U0210445

酒依赖及酒精相关障碍

主　编　陈志恩　吴绍长

副主编　汤庆平　蔡进伟　赵军飞　程伟进

ZHEJIANG UNIVERSITY PRESS
浙江大学出版社

图书在版编目(CIP)数据

酒依赖及酒精相关障碍 / 陈志恩,吴绍长主编.
—杭州:浙江大学出版社,2016.12
ISBN 978-7-308-16164-0

Ⅰ.①酒… Ⅱ.①陈… ②吴… Ⅲ.①醇中毒—精神
障碍—防治 ②戒酒 Ⅳ.①R749.6 ②R163.3

中国版本图书馆 CIP 数据核字(2016)第 210267 号

酒依赖及酒精相关障碍

陈志恩 吴绍长 主编

责任编辑	张　鸽	
文字编辑	林允照	
责任校对	赵黎丽	
封面设计	黄晓意	
出版发行	浙江大学出版社	
	(杭州市天目山路 148 号　邮政编码 310007)	
	(网址：http://www.zjupress.com)	
排　　版	杭州星云光电图文制作有限公司	
印　　刷	浙江印刷集团有限公司	
开　　本	787mm×1092mm　1/16	
印　　张	21.5	
字　　数	492 千	
版 印 次	2016 年 12 月第 1 版　2016 年 12 月第 1 次印刷	
书　　号	ISBN 978-7-308-16164-0	
定　　价	88.00 元	

编委会

序　言

  饮酒在我国是一种具有悠久历史的生活习惯和社会风俗,素有"酒文化"之称。随着社会经济的发展,酒的生产量和消费量在近 20 年均飞速增加,自 2002 年以来,我国已成为世界最大的啤酒生产国,饮酒率和人均饮酒量大增,而与酒精有害使用所致的相关躯体和精神障碍日趋突出。一项由世界卫生组织(World Health Organization,WHO)资助的对我国 5 个城市≥15 岁普通人群(2001 年)的调查表明:男性、女性一年内饮酒率及总饮酒率分别为 74.9%、38.8%和 59.0%,年人均饮酒量为 4.47L 纯酒精(在 1970 年仅为 0.75L),在饮酒者中,年人均饮酒量为 7.58L 纯酒精(在 1970 年为 1.03L,在 1996 年升至 5.17L),男性、女性和总的一年内时点酒依赖患病率分别为 6.6%、0.2%和 3.8%。

  饮酒危害主要表现为与急性酒中毒相关的暴力、犯罪、经济及家庭问题。饮酒相关的远期问题主要表现为躯体、精神障碍问题,公共卫生问题以及社会问题。1990年,WHO 的全球疾病负担资料中造成前 10 位残疾的原因有 5 种是精神障碍问题引起的,其中酒精滥用仅次于抑郁症而排在第 2 位;据 WHO 保守估计,中国当年与饮酒相关的死亡人数为 11.4 万。2002 年,WHO 的报告指出,酒精使用障碍占到了疾病总负担的 4%,是发展中国家首要的疾病负担危险因素,有害性饮酒造成的疾病负担高达 9.2%;我国同时期调查显示,有酗酒经历者达 3 亿多人,人年均耗酒量已达 4.7L,消耗粮食 300 亿千克,一年酒资的消费就要近 200 亿元。2004 年,WHO 调查显示,全球大约 20 亿人饮用酒精类饮料,其中约 7630 万人(3.8%)被诊断为酒精相关障碍,每年有 180 万人(占全球死亡人口的 3.2%)死于饮酒,伤残调整生命年的损失超过 5800 万元(占总量的 4%)。这一损失在很大程度上是由酒精引起的心血管疾病、神经精神疾病和外伤等事件所致。

  然而,目前在中国提供酒精相关障碍治疗服务的医院和机构却明显不足,而且大部分医生视嗜酒为不良习惯,未能及时诊断并给予适当的治疗。即便给予相关治疗,仍有很高的复饮率、复发率(据近年来相关期刊汇总为 60%～80%)。此外,饮酒的低龄化趋势及传统观念认为嗜酒者均为男性的刻板印象,使女性的饮酒问题更易被忽略。这些现状都令精神医学专家、相关专业从业人员,尤其是药物依赖科临床医生深感忧虑,备受挑战。

  "绿谷浙西秀,丽水润九州",一方水土造就一方特定的人文环境。在 2015 年末的浙江省医学会精神病学分会学术年会上,我有幸与丽水市第二人民医院党委书记、院长、神经科主任医生吴绍长教授并肩工作。他作为这次大会协办单位的掌门人,为这次大会的顺利召开付出了大量心血与努力。尽管合作时间不长，但我感觉他是一位既有创新想法，同时又守规矩，敢负责、勇担当的医学工作者，这也与丽水市第二人民医院2016年招聘人才的主题创意"无所畏，有所为"相一致。从他的身份看，一肩承载着党和政府的希望与社会责任，另一肩担负着与百姓息息相关的医疗卫生事业。事业无限，学无止境，今后的路还很长，要做的事情还很多，我相信吴绍长院长和他领导的丽水同仁们是一个团结、奋进的团队，在今后的工作中会坚持不懈，百尺竿头更进一步，为丽水市的精神卫生尤其是老年科的精神卫生事业做出更大贡献。

翻开本书，读者就会发现作者是按一种新的结构、新的体例来进行编写的，并且具有以下几个特点。

首先，作者按照"生物-心理-社会"新医学模式的客观要求，较为全面、完整、系统地论述了酒精相关障碍及有关概念，尤其是酒依赖的病因、发病机制、临床表现、诊断与鉴别诊断及处理方案。"酒精相关障碍"的概念外延主要参照DSM诊断系统，分为两部分：酒精使用障碍和酒精所致精神障碍。前者包括酒精有害使用和酒依赖；后者包括酒精中毒（急性及慢性中毒）和酒精戒断等。由于酒精相关障碍涉及面广，往往涉及躯体、心理、家庭社会、职业及法律等诸多方面，若单单从某一方面去下定义，则难以准确诠释其概念的实质内涵，也不利于临床实际工作。就这点而言，在目前三大诊断分类中，DSM-Ⅳ的诊断分类与描述更为简明、清晰和实用。

其次，本书编排程序遵循人们认识客观事物的一般规律：从一般到个别，由现象到本质。本书首先从引论之精神活性物质的描述开篇立章，结合中国酒文化的背景介绍，以酒精的理化性质、药理作用及机体内的代谢过程和机制作为切入点，详细介绍了酒精相关障碍的解剖和生理病理学基础、心理社会和环境因素的致病机理以及酒精相关问题的预防，酒依赖的临床表现与识别，酒依赖的急性脱瘾期治疗和康复治疗，酒精所致精神障碍各类型的诊断、鉴别诊断和处理方案。

本书内容丰富，图文并茂，对每章节典型案例和重要内容都配有疾病病例分析、图解或影像学诊断；在酒依赖康复治疗章节中，一些重要心理治疗原理均配合有实例分析加以说明，这些分析是各位编者长期临床工作经验的积累，相信会使广大读者从中获益。

作为同行，我愿意向业内专业人员推荐此书，希望能触发讨论，加强临床实践，并催生中国本土研究及介入策略，我相信，开放的交流与对话能启发更多创新的观点。

浙江省医学会精神病学分会主任委员
浙江省康复医学会会长
中国心理卫生协会老年心理卫生分会副主任委员

2016年10月

前　言

由于酒依赖及酒精相关障碍的研究在整个医学中起步较晚,20世纪80年代初期,我国精神科收治酒依赖患者较少,因此,临床实践及理论研究相对滞后,早期许多文献均将其列入其他相关精神卫生问题。改革开放30多年来,我国的社会经济经历着深刻的变化,一方面,随着工业化的进程,社会竞争不断加剧,人们的价值观念体系悄然而迅速地发生了改变,导致生活中的心理应激因素显著增加;另一方面,经济的发展客观上造就了制酒工业的突飞猛进,居民购买力增加,人均饮酒量大增。流行病学的调查资料及临床观察均表明,酒依赖及酒精相关障碍的患病率增长迅速。

为适应上述变化,目前在精神病学界,在中国精神障碍诊断分类系统CCMD-3中以"酒精所致精神障碍"(相当于国际疾病诊断分类系统ICD-10中"使用酒精所致的精神和行为障碍")作为一大类疾病而单独成章。酒中毒是一种可造成广泛性损害的多系统疾病,常引起躯体、心理损害,导致家庭、社会、职业及法律等各方面出现不良后果。慢性酒中毒者往往以躯体并发症或精神异常的形式就医,显然,仅仅从精神病学角度去定义与分类已无法满足临床实际工作的需要,同时在科研及学术交流方面也易造成概念混乱。而在临床治疗中建立的"治疗同盟"是疾病现状及"生物-心理-社会"医学模式的客观要求。这不仅需要联合临床各科会诊,共同治疗,也需要包括治疗者与患者本人及家属的默契配合,当然还涉及与各种有效社会资源的有机整合。其次,目前国内尚罕见酒依赖及酒精相关障碍的独立专论或专著,我们也寻思将几十年的临床工作经验做个总结、留点记录。鉴于此,产生了编写本书的初衷。

本书遵循既要继承传统,又要有创新意识的原则,无金科玉律,不循规蹈矩。这不仅体现在编排格式及写作风格上,在内容上也以原创精神为导向,不仅详细介绍了各种传统的重要学术观点和最新动态,又适当地体现了作者个人的学术观点、临床工作经验和重要发现。传承是发展的根基,既往编写者多是精神、神经科的专家或是成瘾领域顶尖级的研究者,他们的研究成果和学术观点正是我们前进的基石。在浩瀚的医学现象中,我们的观点也许是沧海一粟,但海纳百川正是编者所追求的境界。

其次,本书的编者均为副主任以上级别医生或护师,都有二三十年以上临床一线工作经验,他们的理论体系许多来自临床实践,又被临床实践所验证,因此他们的学术观点有很大的实用性。目前对于酒依赖已有很多治疗手段和技术,但都偏向于生物医学方向,即便是心理学作用的理论研究也还停留在描述和解释层面,临床实际应用更是凤毛麟角。例如,目前国内大多医院对酒依赖的治疗基本上停留于急性期脱瘾阶段,后续的心理社会治疗方法并没有跟上。现有治疗仅提供了有限的医疗服务或心理关怀、辅导,缺乏有效的康复治疗体系、善后照顾体系和个体化治疗方案。本书重点对戒酒的康复治疗章节进行各种心理治疗内容的填充,对一些重要心理治疗原理均配有实例分析加以说明,期望药物依赖科在不久的将来能学以致用,造福患者。

书中各章节结构比例不尽一致,遵循形式服从内容,不搞削足适履,不求千篇一律,内容有长有短,有话篇幅不限,无话惜墨如金。当然,文中某些观点也是一家之言,难免有"仁者见仁,智者见智"之处,期望各位读者或专家能够理解。倘若我们的一些观点与医学专家的研究观察结果侥幸吻合,抑或对刚涉足药物依赖科的青年医生的临床实际工作有所裨益的话,我们都深感荣幸。

全书共分八章约50万字。每一章在保持整体风格一致的基础上,既各有侧重又相互联系,构成了一个整体。第一章是引论,主要介绍精神活性物质及相关概念,戒烟及常用物质急性中毒处理,以及物质依赖的生物学机制。第二章为中国酒和酒文化,概述了中国酒的发展简史,酒政制度,酒文化的物质形态,饮酒艺术及与古代医学的关系,酒精度和酒精相关知识。第三章为酒精相关障碍,主要梳理了酒精相关障碍的有关概念在目前三大诊断分类系统中的描述,介绍其流行病学、致病机理和影响因素,酒精对躯体、心理及社会损害。第四章为酒精相关问题的预防,主要介绍了酒精相关问题的筛查、处理流程及预防措施。第五章为酒依赖,介绍了酒依赖的基本概念及流行病学,临床表现与识别,诊断与鉴别诊断。第六章为酒依赖急性期脱瘾治疗,主要对戒断综合征及治疗环境进行评估,介绍了主要治疗药物及酒精戒断反应的标准化治疗方法。第七章为酒依赖的康复治疗,介绍了康复治疗的一般原则及方式,包括心理药物疗法及心理社会干预。第八章为酒精所致精神障碍,介绍了各种酒精所致精神障碍的病因、临床表现、诊断及治疗和护理。与以往文献相比,主要增加了物质成瘾的生物学机制,酒精、苯二氮䓬类、苯丙胺类等常用物质急性中毒,中国酒文化及酒精相关知识,酒精相关障碍及有关概念的认识与鉴别,震颤的分类与鉴别,戒酒康复的各类心理社会治疗方法等章节,其中有些重要内容或因描述需要在不同的章节可能略有重复。同时全文对重要或特征性的疾病至少提供一个病例。

对任何新生事物的评价犹如一把双刃剑,由于目前缺少同体例的酒精相关障碍的临床参考书,在内容编排等很多方面都是新的尝试,加之编写人员学识和水平有限,本书虽经一年半推敲与修订,但一定还有很多不足,敬请专家和读者不吝赐教,以不断提高本书质量,以期达到科学性和实用性兼具的价值。

在编写过程中,得到了作者所在单位领导的大力支持。丽水市中心医院程伟进主任、郑旺福主任和丽水市人民医院赵军飞主任、王树民主任的倾情加盟,为酒精相关躯体障碍及麻醉药物等内容的编写提供了更全面、翔实、准确的素材;有关饮酒涉法内容部分,得到了浙江南明律师事务所雷月平主任、邹维菊律师提供的大力帮助和法律咨询服务;文章的编辑、策划得到了浙江大学出版社杨晓明总编、张鸽主任、林允照编辑的精心指导。特别是浙江省人民医院党委书记、副院长、精神卫生科主任,浙江省医学会精神科分会主委,著名学者于恩彦教授从百忙中抽出时间,通读全文,给予指导并为本书作序,使本文润色不少,也使我们受益匪浅,在此,一并致以诚挚的谢意!

主编

2016年12月

目　录

第一章 引 论

[本章主要内容]

本章主要阐明了精神活性物质及其相关概念,主要介绍了代表性的精神活性物质及其药理特性和生理效应、酒精的药理作用机制、我国常用物质急性中毒的处理方案及目前戒烟可控的方法与措施、物质依赖的生物学机制等相关内容。

第一节 精神活性物质及相关概念

一、精神活性物质

精神活性物质(psychoactive substances)指能够影响人类心境、情绪、行为,改变意识状态,并有致依赖作用的一类化学物质。人们使用这些物质的目的在于得到或保持某些特殊的心理、生理状态。精神活性物质,又称物质(material)、成瘾物质(addictive substances)或药物(drug)。在本文中,除"药物"名称外(为避免与以后章节中的治疗药物相混淆),其他名称概念可以互换。成瘾(addiction)指由于反复使用某种精神活性物质所引起的一种周期性或慢性中毒状态,具有以下特征:①强迫性用药,并且会不择手段地获取该药;②有加大剂量的趋势;③产生精神依赖(psychiatric dependence)或心理依赖(psychological dependence),一般都会产生躯体依赖(physical dependence)或生理依赖(physiological dependence);④对个人和社会都会产生危害。

二、有害使用

有害使用(harmful use)是一种适应不良方式,由于反复使用精神活性物质导致了明显的不良后果,如不能完成重要的工作和学业,损害了躯体、心理健康,导致法律上的问题等。这里有害使用强调的是不良后果,使用者并没有明显的耐受性变化或戒断症状,否则就是依赖状态。美国精神障碍诊断与统计手册(Diagnostic and Statistical Manual of Mental Disorders,DSM)第 4 版(简称为 DSM-Ⅳ)中称其为滥用(abuse)。有些依赖者存在多物质滥用(multiple substance abuse),其定义为在 12 个月内同时至少滥用 3 种以上的成瘾物质,其中不包括咖啡因(caffeine)和尼古丁(nicotine,也称烟碱),它不是以其中一种为主,更不是对其中某种特定物质的依赖。"滥用"一词,由于概念过于模糊和潜在的负性含义,近几年使用的频率逐渐减少,在最新的美国精神障碍诊断与统计手册第 5

版（简称为 DSM-Ⅴ）中已被取消，改为有害使用，与国际疾病分类（International Classification of Diseases，ICD）第 10 版（简称为 ICD-10）保持一致。

三、耐受性

耐受性（tolerance）是大多数精神活性物质反复使用后的一种状态，指使用原来的剂量已达不到应有的效果，而必须通过增加使用剂量方能满足物质使用者所追求的效果，否则"过不了瘾"。

"药瘾越发越重"就是这个道理，改变物质使用的途径也是耐受性的表现，如刚开始吸食毒品一般是放在香烟里吸，以后逐渐改成肌内注射、静脉注射等。物质的耐受性是可逆的，停止用药后，耐受性将逐渐消失，机体对物质的反应又恢复到原来的敏感程度。耐受性可分为代谢耐受（metabolic tolerance）和细胞耐受（cellular tolerance）两种。前者主要通过增加肝脏代谢酶活性，使物质代谢分解加速，又称为物质分布性耐受（drug disposition tolerance）。细胞耐受，又称为药效学耐受（pharmacodynamic tolerance），在依赖中更为重要。在中枢神经系统、离体组织和细胞中，所形成的细胞耐受表现在两种水平：一是在受体水平，表现为细胞膜受体减少（如受体内化）或受体与 G 蛋白偶联（G protein-coupled）减弱等；二是在细胞、突触（synapse）和神经网络水平，表现为由于长期使用精神活性物质，使中枢神经系统（central nerve system，CNS）功能与结构发生改变，以保持机体的正常功能。这种机制与神经元（neuron）和突触的适应过程有关，涉及神经可塑性（neural plasticity）改变。

四、依赖

依赖（dependence）与人们通常所说的"成瘾"基本同义。但在精神病学中，成瘾已被专业名词"依赖"所取代。依赖是一组认知、行为和生理发生改变的症状群，明知使用有害，但继续使用，自我用药的结果导致了耐受性增加、戒断症状和强迫性觅药行为。强迫性觅药行为（compulsive drug seeking behavior）是指使用者冲动性使用药物，不顾一切后果，是自我失去控制的表现，不一定是人们常常理解的意志薄弱、道德败坏的问题。依赖可分为躯体依赖和精神依赖。躯体依赖也称生理依赖，它是由于反复使用物质所造成的一种病理性适应状态，表现为耐受性增加和戒断症状。精神依赖又称心理依赖，它使物质使用者产生一种愉快满足的或欣快的感觉，驱使使用者为寻求这种感觉而反复使用成瘾物质，表现为所谓的渴求（craving）状态。

五、戒断状态

戒断状态（withdrawal state）指停止使用物质、减少使用剂量或使用拮抗剂占据受体后所出现的特殊的心理生理症状群。其机制是由于长期使用成瘾物质后突然停用引起的适应性反跳（adaptive inverse jump）。症状表现及严重程度与所用物质和剂量有关，再次使用可缓解症状。不同物质所致的戒断症状因其药理特性不同而不同，一般表现为与所使用物质的药理作用相反的症状。例如，酒精属于中枢神经系统抑制剂，其戒断后出现的是兴奋、不眠，甚至癫痫样发作等症状群。

六、强化

精神活性物质的强化（reinforcement）作用，可以分为正性强化（positive reinforcement）和负性强化（negative reinforcement）。其中，正性强化作用表现为增加正性情绪的作用，如"饭后一支烟，赛过活神仙"，吸毒后的快感以及社会性强化作用等；负性强化作用表现为对抗负性情绪的作用，如"一醉解千愁"等，特别是在形成依赖后，由于戒断症状的出现，使用者不能自拔，必须反复使用精神活性物质才能解除戒断症状，这是最为强烈的负性强化。

（陈志恩）

第二节　精神活性物质分类及药理特性

能产生依赖的物质有很多，从人们最常见的酒类、香烟、野生蘑菇，到海洛因、摇头丸以及冰毒。有的是天然的，有的是半合成的；有的是非法的，有的是合法的；它们各自有着不同的药理特性和毒性作用。

一、主要根据成瘾物质的药理特性分类

（一）中枢神经系统抑制剂

中枢神经系统抑制剂或称精神抑制剂（mental inhibitor），能抑制中枢神经系统，主要包括巴比妥类、苯二氮䓬类及酒精等。它们的化学结构差异较大，但都能作用于 γ-氨基丁酸（γ-aminobutyric acid，GABA）受体，增强 GABA 介导的 Cl^- 内流，使细胞超极化（hyperpolarization），从而产生抑制作用。

1. 巴比妥类

巴比妥类（barbiturates）具有镇静催眠、抗惊厥作用，也可以作为麻醉及麻醉前给药。根据药物作用出现的快慢与作用时间的长短，可把巴比妥类分为长效、中效、短效及超短效四类。如巴比妥（barbitone）、苯巴比妥（phenobarbital，又名鲁米那）为长效类；戊巴比妥（pentobarbital）、异戊巴比妥（isoamyl）为中效类；司可巴比妥（secobarbital，速可眠）、海索比妥（hexobarbital）为短效类；硫喷妥钠（thiopental sodium）为超短效类。巴比妥类能缩短快动眼睡眠期，服用时做梦减少，但人体对巴比妥类耐受产生快，停用易产生"反跳性失眠（anti jumping insomnia）"伴多梦，戒断症状严重，加上其诱导肝药酶（liver drug metabolizing enzyme）活性增加，干扰其他药物代谢，且治疗剂量出现耐受后，其致死剂量并没有改变，故临床已较少用。目前临床上主要应用某些药物的抗惊厥、抗癫痫及麻醉作用。硫喷妥钠起效迅速，作用时间很短，主要用于麻醉（近年来发现其循环系统副作用如低血压发生率较高，也已少用），有时静脉注射也用于控制癫痫持续状态；苯巴比妥起效时间慢（口服需在 1h 以上），作用时间长（常超过 16h），主要用于抗癫痫治疗；而中、短效类药物，主要用于失眠，滥用可能性最大。

2. 苯二氮䓬类

苯二氮䓬类(benzodiazepine,BDZ)又称为弱安定剂,BDZ具有镇静催眠、抗惊厥及肌松、抗焦虑作用,根据药物作用时间的长短,可分为长效、中效、短效三类。如氯硝西泮(clonazepam,又名利福全)、氟西泮(flurazepam,又名妥眠多)和地西泮(diazepam,又名安定)为长效类,优点是镇静、催眠作用最强,缺点是副作用较大;阿普唑仑(alprazolam,又名佳乐定)、硝西泮(nitrazepam)、艾司唑仑(estazolam,又名舒乐安定)、劳拉西泮(lorazepam,又名氯羟安定)、奥沙西泮(oxazepam,又名舒宁)属中效类,镇静、催眠效果肯定,抗焦虑效果好,缺点是第二天醒来副作用偏大;咪达唑仑(midazolam)、三唑仑(triazolam,又名海洛神)为短效类,优点是解决入睡困难效果好,第二天醒来副作用小,缺点是容易产生药物依赖。氟马西尼(flumazenil,别名安易醒)是合成的特异性BDZ拮抗药,主要用于BDZ中毒的诊断和治疗。

3. 非巴比妥非苯二氮䓬类

非巴比妥非苯二氮䓬类(non-barbiturates and benzodiazepine)包括早期催眠药和第三代催眠药。

(1)早期催眠药:如水合氯醛(chloral hydrate)、格鲁米特(glutethimide,又名导眠能)、甲喹酮(methaqualone,又名安眠酮)、甲丙氨酯(meprobamate,又名眠尔通)等。这些药物大多为中、短效类,因有明显依赖性和较多的副作用,目前已少用。其中水合氯醛可经口服或灌肠途径给药,由于它不经肝药酶代谢,比较适用于老年、儿童及肝功能不良的失眠患者。但水合氯醛可抑制乙醇的代谢,而乙醇可促进三氯乙醇的生成,两者所产生的协同作用会引起严重的血管扩张和血压下降,故酒依赖患者禁用水合氯醛。

(2)第三代催眠药:如唑吡坦(zolpidem)、佐匹克隆(zopiclone)、扎来普隆(zaleplon)等。因它们外文名字都以字母"Z"开头,故又称为"Z药"。"Z药"有催眠作用,无镇静、抗惊厥作用,为治疗失眠一线药物。其特点是半衰期短,后遗作用小,对白天影响轻微,很少产生反跳性失眠、耐药和依赖。

4. 抗精神病药

抗精神病药(antipsychotics drugs,APD)是指能治疗各类精神病及各种精神症状的药物。它包括典型抗精神病药和非典型抗精神病药两类。

(1)典型抗精神病药:该药即传统抗精神病药,又称为强安定剂(major tranquilizer)或神经阻滞剂(neuroleptic)。镇静作用较强的有吩噻嗪类、丁酰苯类及硫杂蒽类。吩噻嗪类按侧链结构不同可分为:①脂肪族如氯丙嗪(chlorpromazine);②哌啶类如硫利达嗪(thioridazine,又称甲硫哒嗪);③哌嗪类如奋乃静(perphenazine)。丁酰苯类主要是氟哌啶醇(haloperidol,又称氟哌丁苯 haldol)。硫杂蒽类如氯普噻吨(chlorprothixene,又称泰尔登)。

(2)非典型抗精神病药:如氯氮平(clozapine)、喹硫平(quetiapine)、奥氮平(olanzapine)等。

上述四类药物也称为镇静催眠药,都具有镇静、催眠作用,前两者兼有抗焦虑、抗惊厥作用。长期滥用镇静催眠药可引起耐药性和依赖性而导致慢性中毒,突然停药或减量会引起戒断综合征。第三代催眠药和抗精神病药很少产生或没有耐药性和依赖性,因此,严格来说不应归入精神活性物质行列。

5. 酒精

酒精(alcohols)的化学名为乙醇(ethanol),也属于 CNS 抑制剂,然而,其药理特性与 CNS 抑制剂有所不同,主要有以下的药理作用。

(1)CNS 抑制作用:少量饮酒常常表现为精神兴奋作用,大量饮用则产生麻醉效应。其作用机制是酒精使 GABA 受体兴奋性增加,形成 BDZ 药物样效应,同时抑制 N-甲基-D-天门冬氨酸(N-methyl-D-aspartate, NMDA)受体功能活性。但酒精不是 CNS 兴奋剂,而是 CNS 抑制剂,其抑制的进程为皮层抑制→皮层下释放→中枢抑制。因为这种早期的兴奋状态是在大脑皮层抑制基础上,使皮层下脱抑制释放而产生的,通常持续时间不长,随着酒精量的增大,抑制作用可逐步扩展至大脑、小脑、脑干和脊髓神经细胞,造成 CNS 处于广泛又严重的抑制状态。如小脑功能受损引起共济失调;作用于网状结构(reticular formation)引起昏睡、昏迷;严重中毒时可抑制延髓呼吸和循环中枢,引起呼吸循环功能障碍。

(2)致成瘾作用:致成瘾作用分为急性作用和慢性作用。急性作用主要是酒精作用于中脑边缘系统,增加此系统内多巴胺(dopamine, DA)神经元的冲动,使伏隔核(nucleus accumbens, NAc)以及其他区域如前额叶皮层(prefrontal cortex, PFC)中的 DA 释放增加,形成"犒赏效应(reward offect)";酒精与阿片类(opiates)物质的作用极为相似,能刺激下丘脑(hypothalamus)、垂体(hypophysis)以及 NAc 释放 β-内啡肽(β-endorphin),能提高个体的饮酒欲望,使饮酒量增加,其机制可能是酒精激活内源性阿片系统从而增加 DA 的释放,增强酒精所致的欣快体验。酒精的急性药理作用如情绪脱抑制性释放,缓解焦虑、镇静、共济失调;在酒精戒断症状中可分别出现易激惹、震颤、焦虑、睡眠紊乱和抽搐发作。慢性作用又分为躯体依赖(耐受、戒断)及精神依赖(敏化、渴求),其作用机制涉及的范围很广,详见本章第四节"物质依赖的生物学机制"。

(3)神经毒性(neurotoxicity)作用:动物和人类实验的研究资料表明,酒精本身对人类大脑有直接毒性作用,酒精可直接作用于神经细胞膜脂质部分,使神经细胞脱水、变性、坏死,从而导致大脑萎缩。长期大量饮酒可引起酒精中毒性痴呆(alcoholic dementia),多数学者认为,主要原因是酒精的神经毒性作用和继发的硫胺素(thiamine)缺乏。酒精神经毒性和硫胺素缺乏均可减少神经元活动,干扰神经递质的合成、释放和回收;两者还可导致基底节神经核损伤,使某些神经递质如乙酰胆碱(acetylcholine, ACh)和去甲肾上腺素(noradrenaline, NE)等合成减少。科萨科夫综合征(korsakov syndrome)或柯萨可夫精神病(korsakov's psychosis),也称遗忘综合征(amnesia syndrome),患者的记忆障碍可能与硫胺素缺乏及 ACh 减少有关,当 ACh 减少明显时还会发展成痴呆。动物实验显示,用酒喂养大鼠 28 周,其学习跑迷宫的能力明显下降,并有大脑 ACh 耗竭的征象;将富含 ACh 的神经液注入其脑皮层和海马区后,大鼠学习跑迷宫的能力得到改善。

此外,慢性酒精中毒患者由于长期过量饮酒,从而造成继发性神经系统损伤,其病理机制目前尚未完全阐明。酒精的神经生物学作用机制很复杂,常涉及 DA、5-羟色胺(5-hydroxytryptamine, 5-HT, 又名血清素 serotonin)、GABA、内源性阿片系统(endogenous opioid system)、谷氨酸(glutamate, Glu)等多种神经递质及神经调节系统的参与,且在每一个阶段不同的神经递质和神经调节系统都存在变化,这仍是学者们需要深入探讨的问题。

(二)中枢神经系统兴奋剂

中枢神经系统兴奋剂或称精神兴奋剂(psychostimulants),俗称兴奋剂(stimulants),可使个体处于高度警觉、活动增加、情绪振奋、睡眠减少、呼吸兴奋、血管收缩、体温升高和食欲减退等中枢兴奋状态,主要有以下三类。

1. 可卡因类

可卡因类(cocaines)又称苯甲基芽子碱(stupid methylbud),属于中枢神经系统兴奋剂,是当前所有滥用药物中成瘾性最强的一类药物。它成瘾快、作用强,包括古柯叶(coca)、可卡因碱(cocaine base)、盐酸可卡因(cocaine hydrochloride)以及 20 世纪 80 年代以后出现的可抽吸的快克(crack)等。

可卡因类是最强的天然中枢神经系统兴奋剂,是于 1859 年由德国化学家尼曼(Niemann)最先从古柯属植物古柯灌木的树叶中分离出来的一种最主要的生物碱。1886年,美国人 John Pemberton 开发出了可口可乐(Coca Cola),里面就含有可卡因和咖啡因。直到 1906 年,可卡因才被停止添加到可口可乐中。可卡因是一种致惊厥剂,一次使用即可诱发癫痫发作,重复使用可导致慢性癫痫。可卡因的致癫痫作用称为"促燃作用(promoting effect)",停用可卡因后这种促燃作用仍可存在。

2. 苯丙胺类

苯丙胺类(amphetamine type stimulants,ATSs)为麻黄碱类似物,是一种非儿茶酚胺的拟交感神经胺,为作用最强的中枢神经兴奋剂之一。它的主要作用机制是促进脑内儿茶酚胺递质(包括 NA 和 NE)的释放,减少抑制性神经递质 5-HT 的含量,产生神经兴奋和欣快感。早在 20 年前,阿片类为我国主要毒品,当时鲜有 ATSs 的使用报道。但有远见的学者就认为,中国所出产的麻黄素,一旦发展为兴奋剂,则 ATSs 滥用的现象将更严重。果不其然,ATSs 目前已成为我国社会上最常使用的毒品之一。

ATSs 包括如下几类:苯丙胺(amphetamine,AA),又称安非他明,医疗上用于发作性睡病及儿童多动症的治疗;甲基苯丙胺(methamphetamine,MA),俗称冰毒(ice poison);3,4-亚甲二氧基甲基苯丙胺(3,4-methylene-dioxy-methyl-amphetamine,MDMA),俗称摇头丸(ecstasy);3,4-亚甲二氧基乙基苯丙胺(3,4-methylene-dioxy-ethyl-amphetamine,MDEA),也是摇头丸的主要成分;麻黄碱(ephedrine);哌甲酯(methyphenidate),又名利他林(ritalin)和匹莫林(pemoline),医疗上主要用于儿童多动症的治疗;芬氟拉明(fenfluramine)和西布曲明(sibutramine),医疗上主要用于减肥。

按其药理作用大致分为如下四类。

(1)以兴奋作用为主:主要包括苯丙胺、甲基苯丙胺、哌甲酯及甲卡西酮(methcathinone)。

(2)以致幻作用为主:主要包括 2,5-二甲氧基-4-甲基苯丙胺(2,5-dimeth-4-methylamphetamine,DOM)、4-溴-2,5-二甲氧基苯丙胺(4-bromo-2,5-dimethoxyamphetamine,DOB)。

(3)兼有兴奋与致幻作用:主要为 MDMA、MDEA 等,为摇头丸的主要成分。

(4)兴奋作用较弱,滥用潜力较小:主要有芬氟拉明及其右旋异构体右旋芬氟拉明(dexfenfluramine)、西布曲明等,即在市场上可以销售的、用以抑制食欲的"减肥药"。

其中,MA、MDMA、MDEA 为非法兴奋剂,是目前我国社会上最常用的毒品,其中摇头丸与苯丙胺和甲基苯丙胺的药理机制不同,它除了增加中枢 DA 的释放外,还能增加5-HT 的释放,并阻止其再吸收,促进 5-HT 能神经传递。此外,多次服用摇头丸还可以造成5-HT能神经通路的损害,使大脑皮层(cerebral cortex)和海马(hippocampi)内5-HT能神经突触缺失、神经纤维分支减少,从而对记忆和认知功能产生影响。

一般认为,ATSs 较难产生躯体依赖而更容易产生精神依赖,使用 ATSs 后,特别是静脉使用后,使用者很快出现头脑活跃、精力充沛、能力感增强,可体验到难以言表的快感,即所谓腾云驾雾感(flash)或全身电流传导般的快感(rush);数小时后,使用者出现全身乏力、精神压抑、倦怠、沮丧而进入所谓的苯丙胺沮丧期(amphetamine blues)。以上的正性和负性体验使得吸毒者陷入反复使用的恶性循环中,这也是形成精神依赖的重要原因之一。

3. 其他

咖啡及茶中所含的咖啡因。

(三)阿片类或称麻醉性镇痛药类

阿片(opium)又名鸦片,俗称大烟。鸦片从罂粟科植物中的阿片罂粟未成熟的蒴果中提取,具有镇静催眠、镇痛、止咳、止泻、抑制呼吸、降温等中枢抑制作用。罂粟(papaver somniferum)为一年生或两年生草本植物,果实为蒴果,种子不含吗啡,茎干及叶含少量生物碱,成熟干枯后切成烟草可吸食,未割裂的蒴果成熟后乳汁会自行凝固于果壳成为阿片的原体。阿片含有二十余种生物碱(如吗啡、可待因、蒂巴因和罂粟碱等),其中蒂巴因(thebaine)与吗啡和可待因作用相反,改变其化学结构后能形成具有强大镇痛作用的埃托啡(etorphine);罂粟碱(narceine)不作用于体内阿片受体(opioid receptor)。阿片类镇痛药能作用于体内阿片受体,主要分为以下三类。

1. 天然的阿片生物碱

天然的阿片生物碱如吗啡(morphine)、甲基吗啡(methyl morphine,俗称可待因codeine)。吗啡是 1806 年由德国化学家泽尔蒂纳首先分离出来的,是阿片类中最主要的生物碱。临床上主要用于剧烈疼痛或麻醉前给药。

2. 半合成衍生物

海洛因(heroin)又称二乙酰吗啡(acetomorphine),俗称"白粉"或"白面"。它在人体内吸收之后快速通过血脑屏障,具有比吗啡更强的抑制作用,其镇痛作用也为吗啡的 4~8 倍。海洛因最初曾被用作戒除吗啡毒瘾的治疗药物,后来发现它产生药物依赖性的作用比吗啡更强。常用剂量连续使用 2 周甚至更短的时间即可成瘾,由此产生严重的物质依赖。海洛因被称为世界毒品之王,是我国目前监控查禁的最重要的毒品之一。

3. 合成的阿片类镇痛药

合成的阿片类镇痛药有哌替啶(meperidine hydrochloride,又名杜冷丁 dolantin)、芬太尼(fentanyl)及其衍生物如舒芬太尼(sufentanyl)、阿芬太尼(alfentanil)、瑞芬太尼(remifentanil)等。芬太尼的作用强度为吗啡的 75~125 倍,但是有呼吸抑制作用,主要能使呼吸频率减慢,使用者可产生依赖性,常可引起恶心、呕吐、便秘等。二苯丙胺类如美沙酮(adanon)、乙酰美沙酮(acetylmethadol)、丙氧酚(propoxyphene)等。吗啡喃类如左啡诺(levorphanol)。苯吗啡烷类如喷他佐辛(pentazocine),俗名镇痛新(new andlgesic)。

此外,人体内还有作用于阿片受体的内源性阿片类肽(endogenous opioid peptides),药理作用与阿片类镇痛药相似。

体内阿片受体主要有 $\mu(\mu_1、\mu_2)$、κ 和 δ 受体三类,集中分布在痛觉传导通路及导水管周围灰质(periaqueductal gray)、蓝斑(locus coeruleus)、边缘系统(limbic system)和中缝大核(nucleus raphe magnus)等相关区域,此外还分布在感觉神经末梢、肥大细胞和胃肠道。成人与儿童体内阿片受体数目相似。阿片类镇痛药分为阿片受体激动药和部分激动药,前者主要激动 μ 受体,包括吗啡、哌替啶、美沙酮、芬太尼和可待因;后者主要激动 κ 受体,对 μ 受体有不同程度的拮抗作用,包括喷他佐辛、丁丙诺非(buprenorphine)和布托啡诺(butorphanol)等。

"寸有所长,尺有所短",我们在宣传减少物质滥用的同时,也应正确认识成瘾物质的医用价值,科学、合理地使用这些药物。阿片类物质在全世界都是公认的毒品,但在临床医学实践中或某些特定的情况下,可以利用其药用价值,将其用于麻醉和镇痛治疗。例如镇痛,阿片类药物的镇痛效果确实非常好,特别是对剧烈疼痛和晚期癌症疼痛,是其他镇痛药所无法替代的;再者,在正常临床癌痛治疗实践中,患者尽管会出现耐受性、戒断症状,但出现心理渴求、滥用的比例却很少。WHO 专家推荐镇痛三阶梯疗法(three-step analgesic method),即把疼痛分为轻、中、重三度。对轻中度疼痛患者,首先应使用弱效止痛药,主要为非麻醉的解热镇痛药,代表药物是阿司匹林(aspirin),为第 1 阶梯用药;使用一段时间后,若疼痛仍持续或增加,则应加用阿片类镇痛药,代表药物是可待因、氢可酮(hydrocodone)、曲马朵(tramadol)、镇痛定(analgesic)等,其中,可待因可单独用于中度疼痛患者,为第 2 阶梯用药;如果疼痛持续加重,则应使用强效阿片类镇痛药,代表药物是吗啡,替代药物有氢吗啡酮(hydromorphone)、氧吗啡酮(oxymorphone)、丁丙诺啡、美沙酮、杜冷丁、芬太尼等。

(四)大麻

大麻(cannabis sativa)是地球上大部分温带和热带地区都能生长的一年生草本植物,然而大多数都没有有毒成分。通常所说的可制造毒品的大麻,是指印度大麻中的一种变种,其成分多且复杂,其中起作用的最主要的有效成分是四氢大麻酚(tetrahydrocannabinol,THC),是服用大麻后产生致幻作用的主要成分。大麻是世界上最古老的致幻剂。大麻的使用,最早与宗教活动有关,其次才是治疗,沦为毒品滥用成瘾只是后来的事。我国早在 4000 年前,《黄帝内经》中已有关于大麻的描述;《本草纲目》中也有大麻入药的记载;中医药典中所记载的火麻仁,其实就是大麻的种子,其主要疗效为润燥、滑肠、通淋及活血,能够治疗便秘、痢疾、消渴及月经失调等症状;现代生产啤酒所必需的酿造原料啤酒花(beer hop),学名为蛇麻(拉丁学名:humulus lupulus),在《本草纲目》中称蛇麻花(hops),就是隶属于大麻,为大麻科葎草属多年生草本蔓性植物。目前,临床上大麻可用于治疗某些癌症及艾滋病所致的恶心、呕吐。

适量吸入或者使用大麻可使人感到欣快,增加剂量可使人致幻,从而陷入深沉的睡眠之中;滥用成瘾后则表现为情态萎靡和缺乏进取精神等。大麻叶含麻醉性树脂,可以配成麻醉剂。由于它的化学结构及药理作用特殊,故难以将其归类到现有的任何一种精神药物中(与一般致幻剂不同,故单独分类)。小剂量使用时,既有兴奋作用,又有抑制作用;高剂量使用时,以抑制作用为主。此外,它对免疫、生殖及心血管系统均有影响。尽管大麻属于较低成瘾潜力的物质,戒断症状也较轻,但也被国际禁毒公约列入"麻醉品"行列。

大麻是世界上最廉价、消费最广的非法成瘾物质。从世界区域来看,物质滥用中的"吸食大麻"现象主要发生在非洲。而在欧洲国家,西班牙则使用较多;据报道,15 岁以上人群中有 27％吸食过大麻。2013 年,美国政府宣布华盛顿州与科罗拉多州娱乐性使用大麻合法。现任美国总统奥巴马于 2014 年 1 月接受《纽约客》杂志专访,坦然承认自己年轻时曾吸食过大麻,并称"吸食大麻并不比喝酒来得危险"。于是,"一石激起千层浪",由此引起轩然大波,众说纷纭,争论不止。

(五)致幻剂

致幻剂(hallucinogen)能改变个体的意识状态或者感知觉,以及思维和情感状态。当应用致幻剂达到一定的剂量时可引起幻觉和情绪障碍,故也称迷幻药物(psychedelic drugs)或拟精神病药物(psychomimetic drugs)等。其主要有以下几种化学分类。

1. 吲哚烷基胺类

吲哚烷基胺类(indolyl alkyl amine)如麦角类衍生物中的麦角酰二乙胺(lysergic acid diethylamide,LSD)等。

2. 苯基烷基胺类

苯基烷基胺类如三甲氧苯乙胺(phenyl amine,又名麦斯卡林 mescaline)或称北美仙人球毒碱、苯丙胺、甲基苯丙胺、甲氧苄丙胺(methoxy benzyl amine,MBA)。

3. 人工合成致幻剂

人工合成致幻剂(synthetic hallucinogens)如苯环己哌啶(phencyclidine,PCP)和肉豆蔻(nutmeg)及我国常常被滥用的氯胺酮(ketamine)。在临床上,氯胺酮注射液用作手术麻醉剂或者麻醉诱导剂,被不法分子获取加工成固体氯胺酮(俗称 K 粉,包括狂欢舞会中的"HI"和"嗨药",我国香港地区称为"K 仔"或"茄"),属《中华人民共和国刑法》规定的其他类毒品范畴。其他如大麻、阿托品(atropine)、东莨菪碱(hyoscine,又名亥俄辛)也有一定的致幻作用。

苯环己哌啶(PCP)又名普斯普剂,俗称天使毒品。1956 年,由美国底特律的一个化学实验室首次合成,个体在使用时易出现兴奋、飘忽与酩酊状态,逐渐替代了传统意义上的致幻剂,但由于 PCP 所具有的精神和迷幻效应,有资料表明,由服用 PCP 而引起的自杀、杀人等行为较其他致幻剂要多得多,故 1965 年美国法律禁止将其应用于人类,只限于兽医领域,用于麻醉动物,此后又宣布禁用于兽医领域。

氯胺酮(俗称 K 粉)是苯环己哌啶的衍生物。作为一种非巴比妥类静脉麻醉剂,它可抑制丘脑-新皮层系统,选择性地阻断痛觉。静脉注射 30s(肌内注射约 3～4min)即可产生麻醉。静脉注射麻醉作用持续约 5～10min(肌内注射约 12～25min)。氯胺酮麻醉的特点为痛觉消失,意识模糊而不是完全消失,呈浅睡眠状态,对周围的刺激反应迟钝,呈一种意识和感觉分离状况,称为"分离性麻醉(dissociative anesthesia)"。另一方面,氯胺酮对边缘系统呈兴奋作用,使人产生快感。因氯胺酮会产生类精神分裂症样症状,这类作用在成人较突出和常见,而儿童对此反应相对较轻,因此临床上多用于小儿外科手术的基础麻醉,也可单独应用于一些小手术或诊断检查、全麻诱导、复合全麻以及需反复操作的强镇痛(烧伤换药)等临床麻醉。其优点是对呼吸循环系统抑制作用小,有强力镇痛作用,且在麻醉过程中可维持觉醒状态,曾一度被广泛使用,但因其有致精神病作用,故几年已少用。

(1)滥用方式(abusing patterns):将氯胺酮溶液制成粉(K粉)是常见的滥用方式。K粉通常可以采取气雾法摄取、口服、静脉注射、肌内注射、鼻吸等多种方式。很多滥用者系用鼻吸以追求那种轻微的梦幻感,这种效果一般在5~10min内出现,摄取100mg便足以产生自我感觉良好、致幻的、漂浮的和膨胀的感觉。

(2)急性效应(acute effect):研究表明,氯胺酮所致的欣快作用类似于可卡因、大麻、酒精,氯胺酮使用时可出现一种分离状态,可以表现为狂喜、偏执或厌烦等;伴有知觉损害甚至昏迷,突出表现为灵魂出窍或濒死体验。服用氯胺酮后常会有"去人格化(depersonalization)""去真实感(feralization)""体象(body image)"改变,梦境、幻觉(hallucination)以及恶心、呕吐。有些梦境是愉悦性的,有些则是不愉快的痛苦梦境。

连续数天使用氯胺酮后,使用者可有记忆方面的问题,也可出现幻觉、偏执、怪异行为,甚至出现精神分裂症样(schizophrenia)的表现。

苯环己哌啶和氯胺酮均为NMDA受体拮抗剂。近年来,有学者提出精神分裂症的"谷氨酸(Glu)学说",认为NMDA受体介导的神经传递异常是精神分裂症的主要机制之一。研究发现,患者脑脊液内Glu含量明显降低,而某些脑区Glu受体,主要是红藻氨酸盐(kainate,KA)受体增加,这可能是Glu能神经功能低下导致的代偿反应。同时已有实证支持NMDA受体拮抗剂苯环己哌啶和氯胺酮能够诱导健康人出现类精神分裂症症状,并恶化精神分裂症患者的精神症状。因此,推测NMDA受体激动剂可能对精神分裂症的治疗有帮助,这对于新药研发、治疗改进及精神疾病生化机制的理论研究均有推动作用。

(六)挥发性有机溶剂

挥发性有机溶剂(volatile organic solvent)具有抑制和致幻两种作用,多为青少年使用。其中枢作用与乙醇和巴比妥类等中枢抑制剂的作用类似,这类溶剂可以先产生短暂的兴奋,随后发生中枢神经系统抑制,严重时会产生错、幻觉与妄想。如经常使用,可发生部分耐受性及心理依赖,但不会产生戒断症状。常见滥用的挥发性溶剂有:醇类,如乙醇、甲醇(methanol)和异丙醇(isopropanol);脂肪族碳氢化合物(aliphatic hydrocarbons),如汽油(gasoline)、樟脑油(camphorated oil);芳香烃类(arene),如苯(benzene)、甲苯(toluene)等;还有丙酮(acetone)、四氯化碳(carbon tetrachloride)、氟利昂(freon)等其他类化合物。

(七)烟草

烟草(tobacco)原产于南美洲,15世纪末,哥伦布发现美洲新大陆时没有找到黄金,却发现了南美印第安人吸食烟草的习惯,并把烟草带到了欧洲。

16世纪末,烟草传入我国后,香烟的生产和销售量不断增加,最新的流行病学调查显示,目前我国在烟草问题上居三个"世界之最":最大的烟草生产国,卷烟产销量约占全球的40%;最大的烟草消费国,吸烟人群逾3亿,15岁以上人群吸烟率为28.1%,成年男性吸烟率高达 52.9%，另有约 7.4 亿不吸烟人群遭受二手烟；最大的烟草受害国，每年因吸烟所致的相关疾病死亡人数超过 100 万。据 WHO 统计数字显示，全世界每年因吸烟死亡人数高达 600 万，即每隔 6 秒钟就有 1 人死于吸烟相关疾病，现在吸烟者中将会有一半因吸烟提早死亡；因二手烟暴露所造成的非吸烟者年死亡人数约为 60 万。如果全球吸烟流行状况得不到有效控制，到 2030 年死亡人数将达 800 万，其中 80% 来自发展中国家。由于认识到吸烟的危害，近几十年来，发达国家卷烟产销量增长减缓，世界上多个国家的吸烟流行状况逐渐得到控制。

世界上有多种烟草制品，其中大部分为可燃吸的烟草制品，即以点燃后吸入烟草燃烧所产生的烟雾为吸食方式的烟草制品，卷烟是其最常见的形式。

烟草燃烧后产生的气体混合物称为烟草烟雾。点燃的卷烟被吸烟者吸入口中的烟雾称为主流烟，由点燃部直接冒出的部分称为侧流烟；侧流烟及主流烟中随烟草使用者吸吐向空气中播散的部分称为二手烟。吸入或接触二手烟称为二手烟暴露。

烟草烟雾的化学成分复杂，已发现含有 7000 余种化学成分，其中数百种物质可对健康造成危害。有害物质中至少包括 69 种已知的致癌物如苯并芘（benzopyrene）等稠环芳香烃类、N-亚硝基胺类、芳香胺类、甲醛（formaldehyde）、1,3-丁二烯（1,3-butadiene）等，可对呼吸系统造成危害的有害气体如一氧化碳（carbonic oxide，CO）、一氧化氮（nitric oxide，NO）、硫化氢（hydrogen sulfide）及氨（ammonia）等以及具有很强成瘾性的尼古丁（nicotine，又称烟碱）。"烟焦油（smoke tar）"是在燃吸烟草过程中，有机质不完全燃烧的产物，为众多烃类及烃的氧化物、硫化物及氯化物的复杂混合物。烟草公司推出"低焦油卷烟"和"中草药卷烟"以促进消费，但研究证实，这些烟草产品并不能降低吸烟对健康的危害，反而容易诱导吸烟者成瘾，影响其戒烟。

这些化学成分中，以一氧化碳和尼古丁的作用较强。一氧化碳对血红蛋白的亲和力比氧气强 10 倍，大量吸烟使血液中氧合血红蛋白下降，运送氧气能力减弱，从而使机体各组织器官缺氧，容易导致缺血性心脏病、心绞痛及呼吸困难。尼古丁是烟草致依赖的主要成分，在空气中易氧化变成棕色，有剧毒。研究表明，尼古丁符合高依赖物质的所有作用机制，它是通过作用于尼古丁乙酰胆碱受体（nicotinic acetylcholine receptors，NAChRs）而发挥相应的生理作用。NAChRs 分布于中枢神经细胞膜、外周肌肉和自主神经末梢，当烟瘾者突然戒断时，会出现唾液分泌增加、头痛、失眠、易激惹等戒断症状。尼古丁对中枢神经系统及自主神经系统作用是先兴奋后抑制。许多吸烟者往往感觉吸烟可以消除烦恼、提高工作效率，但这种主观感觉与尼古丁的药理效应不符。其实尼古丁的兴奋作用是很短暂的，而后是长时间的抑制效应。从药理角度来看，吸烟不会增加脑力活动，对学习效率和记忆无好处，吸烟本身就是复杂的条件反射，影响着吸烟者的心理及精神状态。

大量科学证据表明，吸烟可导致多部位恶性肿瘤、慢性疾病、生殖与发育异常，还与其他一些疾病及健康问题的发生密切相关。

实践证明，全球主要对健康造成威胁的是由合法成瘾物质所致，而不是非法违禁毒品。WHO（2000 年）报告指出，在可避免的十大疾病危险因素中，烟草和酒精排在第 4 和第 5 位；另外，WHO（2005 年）报告指出，在发达国家前 4 位（吸烟、高血压、冠心病、酒精）相关死亡原因中，烟草和酒精排在第 1 和第 4 位。

二、根据使用的环境分类

在成瘾物质中,有些随处可买,如香烟、酒类,以及茶中的咖啡因等,它们主要用于社交场合,成为"社交性成瘾物质(social addictive substance)"。有的可在医院或药店买到,如各类镇静催眠药,成为"处方用物质(prescription substance)"。还有的是在任何场合下都禁止使用的物质,如海洛因、可卡因、苯丙胺类等,称为"非法成瘾物质(illicit addictive substance)",因这类成瘾物质的成瘾性大,严重损害使用者的心理、生理健康并危害家庭和社会,故又称之为"毒品(narcotics)"。

三、根据国际公约分类

为加强对成瘾药物的国际管制,1961 年,联合国在纽约签订了《1961 年麻醉品单一公约》,以后又发现苯丙胺类(ATSs)兴奋剂和安眠酮(methaqualone)等镇静催眠药,又于1971 年签订了《1971 年精神药物公约》。

(一)麻醉药品

公约中规定的麻醉药品与具有麻醉作用的乙醚或普鲁卡因不同,是特指那些连续使用后会使机体产生依赖性,并在人群中造成严重滥用的毒品。麻醉药品主要包括三大类:阿片类(opiates)、可卡因类(cocaine)和大麻类(cannabis sativa)。

(二)精神药物

从广义的角度来讲,麻醉品也属精神药物,1971 年公约中规定的精神药物,又称为亲精神药物,包括三大类:苯丙胺类中枢神经系统兴奋剂、镇静催眠药(sedative and hypnotics)和致幻剂。

本文仅对社会上常用的毒品及医疗上相关使用的精神活性物质做简要介绍,其中,用于治疗酒依赖及酒精使用障碍药物,在今后的章节中会有详细的介绍。需要说明的是,上述分类之间没有一条绝对的分界线,例如,酒精既属于中枢神经抑制剂,又是一种挥发性有机溶剂,也是一种麻醉剂;苯丙胺类既属于中枢神经兴奋剂,又是一种致幻剂或拟精神病药物;苯环己哌啶既属于致幻剂,又是一种挥发性溶剂。正如 WHO 的 ICD-10 负责人 Sartorius 教授所言"一种分类只是人们在一定时间内观察世界的一种方式。随着科学的进步和临床诊断治疗的经验积累,最终必然要求修订和更新"。

(陈志恩　郑旺福　兰开荣)

第三节　戒烟及常用物质急性中毒处理

(一)烟草的控制或戒烟措施

从群体的角度来看,提高公众对吸烟危害的意识,通过制订法律来限制烟草产品的各类广告、特别是针对青少年的广告和各类推销活动,规范烟草工业行为,提高烟税等均非常有必要。

从个体的角度来看,可以通过改变行为与认知的综合方法,如松弛训练、刺激控制等减少成瘾物质的使用。也可使用尼古丁替代治疗(nicotine replacement therapy,NRT),NRT 是将尼古丁加入口香糖中经口腔黏膜或放入特制的橡皮膏经皮肤粘贴而被吸收入血,然后逐渐减少使用次数和剂量,最终停止使用。目前临床上应用的戒烟药物如下。

1. 安非他酮缓释片

安非他酮(bupropion)缓释片是第一种可有效戒烟的非尼古丁药物,它是一种抗抑郁剂,作用机制包括抑制 DA 及 NE 的重吸收以及阻断尼古丁乙酰胆碱受体。安非他酮于 1966 年被合成,1985 年被美国食品药品管理局(FDA)批准用于抑郁症治疗,1996 年 FDA 批准安非他酮与行为矫正可联用于戒烟治疗。癫痫、厌食症或近 2 周内服用过单胺氧化酶抑制剂者禁用安非他酮。安非他酮为处方药,据报道,其长期(>5 个月)戒烟率为安慰剂的 2 倍。

2. 伐尼克兰

伐尼克兰(varenicline)是一种新型非尼古丁戒烟药物,2006 年被 FDA 批准上市,并用于烟草依赖的治疗。伐尼克兰对神经元中的 NAChRs 具有高度亲和力和选择性,是 NAChRs 的部分激动药,同时具有激动及拮抗的双重调节作用。据一项多中心(包括中国)的临床研究显示,在 4 周持续戒烟率方面,伐尼克兰治疗组(50.3%)显著高于安慰剂组 (31.6%)。伐尼克兰常见的不良反应为消化道症状和神经系统症状,恶心是最为常见的症状。由于它几乎以原来的形态从尿液中排出,故严重肾功能不全者(肌酐清除率<30mL/min)应慎用。伐尼克兰为处方药,因有部分尼古丁拮抗作用,故不推荐与 NRT 联合使用。

3. 可乐定

可乐定(clonidine)为 α_2 受体兴奋药,可以有效地对抗中枢 NE 的兴奋作用,从而抑制或延缓戒断症状的出现。可乐定的主要不良反应为眩晕、口干、嗜睡及血压降低等。

(二)镇静催眠药急性中毒

巴比妥类和 BDZ 的 CNS 抑制作用都与增强 GABA 能神经功能有关。在神经突触后膜表面有由 BDZ 受体、GABA 受体和氯离子通道组成的大分子复合物,巴比妥类和 BDZ 与氯离子通道上结合位点结合始动,增强 GABA 与 $GABA_A$ 受体结合的亲和力,从而引起 GABA 介导的 Cl^- 内流,增强 GABA 对突触后的抑制功能。但两者机制稍有不同,巴比妥类延长 Cl^- 通道开放时间(channel open time),而 BDZ 增加通道开放频率 (channel open frequency)。此外,两者在 CNS 分布有所不同,作用也有所不同。BDZ 主要选择性作用于边缘系统,影响情绪与记忆力;而巴比妥类分布广泛,主要作用于网状结构上行激活系统而引起意识障碍。巴比妥类对 CNS 抑制有明显的剂量—效应关系,即随着剂量的增加,由镇静、催眠到麻醉乃至延髓麻痹。

吩噻嗪类主要作用于网状结构,能减轻焦虑紧张、幻觉妄想和病理性思维等精神症状。这类药物的作用机制是抑制 CNS 的 DA 受体,减少邻苯二酚氨(catechol ammonia)的生成。吩噻嗪类还能抑制脑干血管运动和呕吐反射,阻断 α 受体,从而发挥抗组胺及抗胆碱能作用。

镇静催眠药都具有脂溶性。脂溶性强的药物易通过血脑屏障,作用 CNS 起效快,作用时间短。

1. 镇静催眠药急性中毒的临床表现

(1)巴比妥类药物中毒:一次性服用大剂量巴比妥类药物,会引起中枢神经系统抑制,症状的严重程度与剂量有关。轻、中度中毒反应:嗜睡、情绪不稳定、注意力不集中、记忆力减退、共济失调、发音含糊不清、步态不稳和眼球震颤。重度中毒反应:进行性中枢神经系统抑制,由嗜睡到深昏迷,呼吸抑制由呼吸浅而慢到呼吸停止,可出现低血压或休克、肌张力下降、腱反射消失、大疱样皮损等表现,长期昏迷患者可并发肺炎、肺水肿、脑水肿和肾衰竭。

(2)BDZ中毒:BDZ急性中毒症状与醉酒状态类似,表现为冲动性攻击行为、情绪不稳、判断失误、说话含糊不清、共济失调、眼球震颤、记忆受损甚至昏迷。但临床研究发现,BDZ安全性较好,即使过量服用后CNS抑制也较轻,主要症状是嗜睡、头昏、言语含糊不清、意识模糊和共济失调,很少出现严重的症状如长时间深度昏迷和呼吸抑制等;如果出现上述症状,应考虑是否同时服用了其他镇静催眠药或饮酒等因素。若伴有意识障碍,则还应与一氧化碳中毒、脑血管意外、糖尿病昏迷、颅脑外伤等鉴别。

(3)吩噻嗪类中毒:最常见的为锥体外系综合征(extrapyramidal syndrome,EPS),临床表现有以下三类。

1)震颤麻痹综合征(paralysis agitans syndrome):①震颤(tremor),表现为两组主动肌与拮抗肌交替收缩引起的不自主动作,如手指"搓丸样"或"数钞票样",频率多为4~8Hz或次/s,一般要比生理性震颤稍慢些,幅度稍大,而比动作性震颤频率快,幅度略小。最先出现于肢体远端,以上肢多见,与酒精中毒的运动性或意向性震颤不同,它呈现为静止性震颤(静止时表现明显,而在做意向性动作时减轻或消失,常伴肌张力增高)。震颤具有波动性,精神紧张或情绪波动时明显加重,随意运动时减轻,入睡后消失。②肌张力增高(hypermyotonia),表现为肌肉僵硬,呈面具脸、拖行步态。严重者出现吞咽困难、构音困难、全身肌强直。其肌张力增高与锥体束损害的"折刀"现象(起始阻力大,终末突然阻力减弱)不同,伸屈肢体时阻力始终增加,称为"齿轮样"强直,为锥体外系损害现象。震颤麻痹综合征的肌张力增高一般比原发性帕金森病严重。③运动不能(akinesia),表现为自发运动减少,姿势少变,行走时上肢的摆动很少。④自主神经功能紊乱(autonomic nervous dysfunction),表现为流涎、多汗及皮脂溢出。

2)静坐不能(akathisia):主要表现为主观上想静坐和客观上不安宁的运动状态。轻症患者主要表现为主观感受,既感到心神不宁,也感到不安;症状明显时出现不停地变换体位,坐起躺下,来回走动,焦虑,易激惹,烦躁不安。少数严重者出现激越、冲动性自杀企图。多发生在服药后1~2周。迟发性静坐不能通常于治疗后数月或数年后首次发生,常与迟发性运动障碍(tardive dyskinesia,TD)重叠。

3)急性肌张力障碍(acute dystonia):是EPS中最常见的早期症状,表现为个别肌群突发的持续痉挛和异常的姿势。例如,面部肌肉痉挛表现为动眼危象或说话和吞咽困难;颈部肌肉受累出现痉挛性斜颈;波及躯干和四肢肌肉引起扭转性痉挛,严重者出现角弓反张。

对氯丙嗪(chlorpromazine)类药物有过敏的患者,即使使用治疗剂量也有可能引起剥脱性皮炎、粒细胞缺乏症及胆汁淤积性肝炎而死亡。一般认为,当一次剂量达2~4g

时,可有急性中毒反应。由于这类药物有明显的抗胆碱能作用,患者常有心动过速、发热及肠蠕动减少的症状;对 α 受体的阻滞作用所导致的血管扩张及血压降低;由于药物具有奎尼丁(quinidine)样膜稳定及心肌抑制作用,中毒患者出现心律失常,以及心电图表现出 PR 及 QT 间期延长、ST 段和 T 波变化。一次过量也可有锥体外系损害症状,中毒后有昏迷和呼吸抑制,全身抽搐少见。

2. 镇静催眠药急性中毒的诊断与鉴别诊断

(1)诊断:急性中毒,有服用大量镇静催眠药史,出现意识障碍、呼吸抑制及血压下降。胃液、血液和尿液中检出镇静催眠药或其代谢产物。

(2)鉴别诊断:对于急性中毒与其他意识障碍病因的鉴别,应了解有无原发性高血压、癫痫、糖尿病、肝病、肾病等既往史,以及一氧化碳、酒精、有机溶剂等毒物接触史。检查有无头部外伤、发热、脑膜刺激征、偏瘫、发绀等。结合必要的实验室检查,经综合分析,可做出鉴别诊断。血清 BDZ 浓度对判断中毒程度意义不大,因其活性、代谢产物半衰期及个人药物排出速度差异很大。

3. 镇静催眠药急性中毒的治疗

(1)维持昏迷患者重要器官功能:①保持呼吸道通畅:深昏迷患者应予以气管插管保护气道,并保证吸入足够的氧气和排出二氧化碳。②维持血压:急性中毒出现低血压多由血管扩张所致,应输液补充血容量;如无效,则可考虑给予适量多巴胺,10～20μg/(kg·min)可作为参考剂量。③心脏监护:给予心电监护,若出现心律失常,则应酌情给予抗心律常药。④促进意识恢复:对于病因未明的急性意识障碍患者,可考虑给予葡萄糖、维生素 B$_1$ 和纳洛酮(naloxone)。

(2)清除毒物:①洗胃催吐。②活性炭对吸附各种镇静催眠药均有效。巴比妥类中毒时可考虑使用活性炭。③碱化尿液与利尿,尤其适合伴有代谢性酸中毒患者。仅对长效巴比妥类中毒有效,对吩噻嗪类无效。④血液透析、血液灌流可促进苯巴比妥和吩噻嗪类药物的清除,危重患者可考虑应用,尤其是合并心力衰竭和肾衰竭、酸碱平衡和电解质异常、病情进行性恶化者。由于苯巴比妥类药物蛋白结合率高,故推荐选择血液灌流;血液净化治疗对单纯 BDZ 急性中毒的作用较为有限。

(3)特效解毒疗法:巴比妥类和吩噻嗪类药物中毒无特效解毒药。氟马西尼是 BDZ拮抗剂,能通过竞争结合 BDZ 受体而阻断 BDZ 药物的 CNS 作用。一般用法:氟马西尼0.2mg 静脉注射 30s;如无反应,则再给 0.3mg;如仍然无反应,则每隔 1 分钟给予0.5mg,最大剂量为 3mg。此药禁止与可致癫痫发作的药物如三环类抗抑郁药(tricyclic antidepressant, TCA)等合用;不用于对 BDZ 已有躯体依赖和为控制癫痫而用 BDZ 药物的患者;也不用于颅内压升高者。

(4)对症支持治疗:多数镇静催眠药急性中毒以对症支持治疗为主,特别是吩噻嗪类药物中毒出现低血压时,应积极补充血容量,以维持血压。如合并吩噻嗪类药物中毒时,应避免应用肾上腺素(adrenaline)、异丙肾上腺素(isopropylnoradrenaline)、多巴胺等具有 β 受体兴奋作用的升压药物,否则可因兴奋 β 受体扩张血管,进一步加重低血压或休克。

(三)酒精急性中毒

在本书后面有关酒精章节将有详细介绍,详见第八章第一节"急性酒精中毒"。

(四)ATSs 急性中毒

由于目前 ATSs 在我国吸毒人群中使用非常普遍，因此，在该药物的使用中，常发现急性中毒者。急性中毒的剂量因个体的不同而相差很大。健康成年人一次性口服 AA 的致死量为 $20\sim25mg/kg$。MA 毒性是 AA 的 2 倍，静注 10mg 数分钟后可出现急性中毒，有时 2mg 即可中毒；MA 吸毒者中毒的剂量为 $30\sim50mg$，而耐药者需静注 1000mg 以上才能发生中毒。

ATSs 急性中毒的临床表现很像抗精神病药引起的恶性综合征（neuroleptic malignant syndrome，NMS）或联用多种 5-HT 能药物引起的中枢 5-HT 综合征（centre serotonin syndrome，CSS）。

1. 诊断步骤

（1）用药或者吸食史：ATSs 滥用者常见于经常出入特殊社交和娱乐场所的青年人，滥用中毒者经查体可发现应用毒品的痕迹：如口鼻烫吸者可见鼻中隔溃疡或穿孔，静脉注射者的皮肤可见注射痕迹。

（2）急性中毒的临床表现：ATSs 急性中毒的临床表现为中枢神经系统和交感神经系统的兴奋症状。轻度中毒表现为瞳孔散大、血压升高、脉搏加快、呼吸困难、震颤、反射亢进、头痛、出汗、口渴、兴奋躁动等症状；还有表现为意识不清、记忆和定向力障碍，并有明显幻觉、妄想（delusions）等精神病性症状，称为苯丙胺性中毒性谵妄。重度中毒时出现心律失常、痉挛、循环衰竭、出血或凝血、高热、胸痛、昏迷（coma）甚至死亡。

（3）实验室检查：口服中毒时，可留取胃内容物、呕吐物或尿液、血液进行毒物定性检查，有条件者可测定血药浓度来协助诊断。

1）尿液检测：可检测尿液 ATSs 及其代谢产物来协助诊断。

2）血液检测：如苯丙胺中毒的血药浓度为 0.5mg/L，致死血药浓度 $>2.0mg/L$。

2. 急性中毒的治疗

ATSs 滥用易产生精神依赖，但停用后通常不会像阿片类、酒精一样出现严重的躯体戒断症状，故一般不需替代治疗，对于 ATSs 急性中毒者，只需对症处理。处理原则为：足量补液，维持水、电解质平衡，利尿以促进排泄。

（1）环境处理：将患者置于安静的环境中，减少环境刺激。

（2）对症处理：严密监测生命体征，保持呼吸道通畅，维持水、电解质平衡，必要时给氧。

（3）催吐：鼓励多饮水，如服用时间不超过 4h 可行洗胃催吐。

（4）酸化尿液：可口服氯化铵（ammonium chloride）0.5g，每隔 4 小时 1 次，使尿液 pH<6.6，以加快 ATSs 排泄。如患者有高热、出汗、代谢性酸中毒，则不宜酸化尿液。

（5）降温、松弛肌肉、抗惊厥：降温，可采用物理降温（冰敷、酒精擦浴）；松弛肌肉，可采取静脉缓慢注射硫喷妥钠 $0.1\sim0.2g$ 或用琥珀胆碱（succinylcholine，SCH，又名司可林），必要时可重复，因高热多为骨骼肌代谢亢进所致，故松弛肌肉也是一种降温方法；抗惊厥，可用安定针 $10\sim20mg$ 缓慢静脉注射，必要时 15min 后可重复 1 次。上述药物在使用时需观察肌肉松弛及呼吸抑制情况，必要时需行气管插管。

（6）高血压处理：一般使用钙通道阻滞剂最为合适，如硝苯地平（nifedipine），既可控制血压，又可缓解痉挛，并能改善心肌缺血。因为 ATSs 中毒导致冠状动脉痉挛是引起心肌缺血和心肌梗死最常见的原因；严重高血压或高血压危象可导致颅内出血，如舒张压超过120mmHg，则应予以紧急处理，可使用酚妥拉明（phentolamine）2～5mg，静脉缓慢注射。

（7）兴奋激越、行为紊乱：可使用 DA 受体阻滞剂氟哌啶醇，氟哌啶醇为 D₂ 受体阻滞剂，能特异性阻断 ATSs 的中枢神经系统作用，大量的临床报告证实其效果良好，常用剂量为 2～5mg，肌内注射；但锥体外系副反应可能会加重高热、横纹肌溶解，故应特别注意，可视病情状况调整剂量。苯二氮䓬类药物也可起到良好的镇静作用。

（五）阿片类急性中毒

阿片中毒大多数由物质滥用引起，滥用方式包括口服、吸入（如鼻吸、烟吸或烫吸）、注射（如皮下、肌内、静脉或动脉）或黏膜摩擦（如口腔、鼻腔或直肠）；有时是误食、误用、故意大量使用或自杀导致；也包括治疗过程中控制失当，如治疗用药过量或频繁用药超过人体耐受量所致。

对于一般成年人来说，吗啡肌注急性中毒量为 60mg，致死量为 250～300mg，首次应用者口服 120mg 或肌注 30mg 以上即可发生中毒；可待因急性中毒量为 200mg，致死量为 800mg；海洛因的急性中毒量为 50～100mg，致死量为 750～1200mg。

1. 诊断步骤

（1）用药或者吸食史：阿片类物质治疗（镇痛或麻醉）中毒者的病史较为清楚；而滥用中毒者则不易询问出病史，经查体可发现应用毒品痕迹，如口鼻烫吸者可见鼻中隔溃疡或穿孔，静脉注射者，皮肤可见注射痕迹。如同时吸食几种毒品中毒者则诊断比较困难。

（2）急性中毒的临床表现：阿片类中毒常出现"三联征"，即昏迷、呼吸抑制（respiratory depression）和瞳孔缩小（contracted pupil）。吗啡中毒时的"三联征"较为典型，并有发绀和血压降低的症状；海洛因中毒尚可出现非心源性肺气肿；哌替啶中毒时可出现抽搐、惊厥或谵妄、心动过速及瞳孔散大；芬太尼中毒常引起胸壁肌强直；美沙酮中毒时出现失明及下肢瘫痪。急性阿片类中毒者，大多数在 12h 内死于呼吸衰竭，存活 48h 以上者预后较好。此外，阿片类中毒昏迷者尚可出现横纹肌溶解、肌球蛋白尿、肾衰竭及腔隙综合征（compartment syndrome）。

（3）实验室检查：口服中毒时，可留取胃内容物、呕吐物或尿液、血液进行毒物定性检查及动脉血气分析等，有条件者可测定血药浓度来协助诊断。

1）尿液检测：可检测尿液阿片类物质及其代谢产物以协助诊断，当怀疑海洛因中毒时，可在初步检测 4h 后留尿检查毒物。

2）血液检测：①血药浓度测定，如吗啡治疗血药浓度为 0.01～0.07mg/L，中毒血药浓度为 0.1～1.0mg/L，致死血药浓度＞4.0mg/L；美沙酮治疗血药浓度为 0.48～0.85mg/L，中毒血药浓度为 2.0mg/L，致死血药浓度＞74.0mg/L。②动脉血气分析，如严重麻醉药类中毒者表现为低氧血症和呼吸性酸中毒。

2. 鉴别诊断

阿片类镇痛药中毒患者出现谵妄时，可能是同时使用其他精神药物或合并脑疾病所致。瞳孔缩小患者应鉴别有无镇静催眠药、吩噻嗪类、可乐定中毒或脑桥出血（pontine hemorrhage）。海洛因常合并其他药物如奎宁（quinine）、咖啡因及安定的使用，中毒表现不典型时应想到可能受到掺杂物的影响。

怀疑某种毒品中毒时,可给予相应解毒药进行诊断性治疗。如怀疑吗啡中毒,静脉注射纳洛酮后可迅速缓解。

3.急性中毒的治疗

(1)一般原则:包括保持呼吸道通畅、给氧,必要时予以气管插管、人工呼吸;严密监测生命体征、脑水肿、心肺功能,并给予相应的处理;保持给药途径的通畅,调节水、电解质平衡;监测意识状态和防止惊厥发作,并实施对症处理等。

(2)特殊处理:确诊为阿片类药物急性过量中毒时,应及时给予特异性的阿片受体拮抗药纳洛酮治疗。纳洛酮为纯阿片受体拮抗药,可有效扭转阿片类过量中毒的中枢神经体征,应注意根据不同情况灵活应用纳洛酮。首次剂量为 0.4～0.8mg,肌内或静脉注射。若给药 20min 后仍未苏醒者,则可重复注射;若仍无反应的,则应考虑有无其他问题,如缺氧、水肿等。同时要注意剂量不要太大,以免诱发戒断症状。

(吴绍长　陈志恩)

第四节　物质依赖的生物学机制

一、物质的成瘾潜力

不论何种精神活性物质均是通过本身的药理作用,对使用者的身心产生特征性的影响。其中物质的成瘾潜力(addictive potential)是决定物质成瘾的重要因素之一,可以从以下五个方面来衡量物质的成瘾潜力:①物质成瘾后的戒断症状的存在及其严重性;②物质的强化效应(reinforcing effects)强度;③物质耐受的程度;④停止使用的难度(difficulty quitting)、复发率、试验性使用者(experimental users)的成瘾比例;⑤物质令人陶醉(intoxication)的程度。

从上述的戒断、强化、耐受、依赖和陶醉等药理特性来开展综合分析,海洛因的成瘾潜力最大,大麻和咖啡因的成瘾潜力相对较小。临床上,物质成瘾者在使用高成瘾潜力的物质(如海洛因、可卡因等)之前,通常是从烟、酒、大麻等较低成瘾潜力物质开始使用的,这就是所谓的通路理论(gateway theory)。而我们平时常说的毒品是社会学概念,指其具有很强的成瘾性,并非"医疗性使用(medical use)",且在社会上被禁止使用的化学物质,它包含的范围比精神活性物质要小得多。我国的毒品主要指阿片类、可卡因类、大麻、兴奋剂等药物。

二、物质的药理作用机制

从神经生物学的角度来看,精神活性物质与本能有关的犒赏物一样,均作用于脑内犒赏系统——DA 中脑边缘系统,从而产生强化作用。活体的微透析研究发现,几乎所有的精神活性物质,包括可卡因、苯丙胺类、阿片类、尼古丁、酒精等,尽管它们有不同的药理作用(见表 1-1),但都能升高 NAc 细胞外的 DA 水平。

表 1-1 常见精神活性物质的作用机制

精神活性物质	药理作用机制
阿片类	激动 μ、δ、κ 阿片受体,抑制 GABA 受体等
可卡因	抑制单胺重吸收转运体
苯丙胺类	刺激单胺释放
酒精及 BZD	异化 $GABA_A$ 受体功能、抑制 NMDA 谷氨酸受体功能
尼古丁	激动尼古丁乙酰胆碱受体
大麻	激动大麻(CB_1 和 CB_2)受体
致幻剂	部分激动 5-HT 受体
PCP	拮抗 NMDA 受体

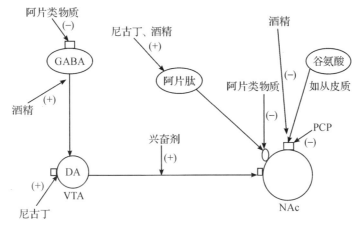

图 1-1 常见精神活性物质作用部位及机制

如图 1-1 所示,阿片类物质能抑制 GABA 神经元,以减少 GABA 对 DA 神经元的抑制作用,从而增加 DA 神经元的兴奋性(脱抑制作用);阿片类物质也能直接影响 NAc。可卡因和苯丙胺类物质分别通过阻滞 DA 重吸收及增加 DA 释放来增加 NAc 的 DA 功能。酒精通过异化 $GABA_A$ 和抑制 NMDA 受体达到镇静、抗焦虑作用,也可激动 NAc 的阿片肽神经元的传入。尼古丁激活 VTA 的 DA 神经元。PCP 能阻滞兴奋性谷氨酸传入NAc 的冲动。

精神活性物质与自然犒赏物不同的是:前者升高 NAc 细胞外的 DA 水平作用更为强烈、持续时间更长。因此,一旦依赖形成,使用者会不顾一切,将物质作为生活的第一需要,为了物质可以置道德、伦理、责任与义务于不顾,甚至对与自我生存、种族保存本能有关的犒赏物也兴趣索然。从经典的条件反射理论来说,物质使用导致的快感使物质使用者对物质及使用物质的环境特别敏感。这些环境因素,更确切地说是情境因素(如常吸毒的场所、时间、同伴、相关物件及正面或负面情绪,尤其是情绪不好、焦虑、无聊、受到刺激等)能"触景生情",激活了 NAc 相关的神经环路,产生强烈的渴求及冲动性的觅药行为。

尽管物质依赖行为的形成和维持与社会、心理、生物学机制均有关,但实验动物在无明显的社会、心理因素的情况下,同样会奋不顾身地自我给药,提示生物学因素的重要性。

三、精神活性物质慢性作用及机制

(一)躯体依赖

1. 耐受性

反复使用精神活性物质后,以中脑边缘系统为主,神经网络由于内稳态(homeostasis)机制,发生适应性改变(adaptation changes),这是产生物质耐受性的主要机制(细胞耐受性),临床上表现为只有服用更高剂量的物质才能获得期望的效果,否则过不了"瘾"。

现以阿片为例,简述细胞耐受性机制:实验研究发现,逐渐增加阿片类物质剂量数周后,人和实验动物均对阿片产生明显的耐受。例如,平时吗啡常用剂量为 10mg,但对成瘾个体而言,只有在 2.5h 内静脉注射 2g 吗啡才能达到预期的欣快效应。

阿片受体是 G 蛋白偶联受体,阿片类初始效应是由激活 G 蛋白偶联受体所介导的。与所有 G 蛋白偶联受体一样,阿片受体能激活和调节多种第二信使通路,这些通路与效应器偶联、受体转移(receptor transfer)和信号转导(signal transduction)相关。

(1)急性减敏与内化:急性减敏可以是同源性的——限于阿片受体激动剂占据及其特定信号转导级联(transduction)方面的减敏;也可以是异源性的——泛指位于相同细胞的其他受体和(或)信号转导系统中的其他元件,如 G 蛋白和离子通道活性方面的减敏。同源性减敏常涉及受体亲和力、受体磷酸化、受体结合蛋白间的相互作用、受体内化等。

目前认为 μ 受体同源性减敏和内化存在以下机制:阿片类物质与受体结合,导致受体构象改变,G 蛋白激活,并与受体解离,游离的 G 蛋白 β/γ 亚基促进 G 蛋白偶联受体激酶(G protein coupled receptor kinase,GRK)向膜转位,磷酸化受体的羧基端丝氨酸及苏氨酸残基。磷酸化后,μ 受体与细胞质内的 β-阻抑蛋白(β-arrestin)结合,阿片受体与 G 蛋白解偶联,且使之成为胞饮作用的对象。

受体减敏并非一定会出现受体内化,但受体内化一旦产生,必定会影响对受体激动药的敏感性。研究表明,μ 受体减敏与细胞膜表面受体结合位点的减少有关。

(2)长时程减敏及下调:长时程适应改变产生的机制尚不十分清楚。早期的一些研究结果仍存在争论。目前认为,吗啡等阿片受体激动剂引起 μ 受体下调,但不引起 μ 受体内化,而 μ 受体内化涉及 GRK 磷酸化机制。研究还表明,μ 受体与相关效应器(如GTP 酶活性、AC 酶、钾通道、钙通道)存在解偶联现象。这种解耦联过程是同源性的,偶联功能的降低或许源于 μ 受体与 G 蛋白的解偶联或细胞膜表面受体的丧失。

总之,快速减敏、受体内化和下调均参与了在细胞和突触水平发生的耐受现象。而反复、连续使用吗啡后,介导耐受的适应性机制则很可能不同。机体各生理系统耐受产生的程度及持续时间不同,通常单细胞所产生的耐受现象较轻,而在系统水平产生的耐受必然涉及分子水平、细胞水平、神经环路水平及其相互作用,目前对这些相互作用的了解通常不多。

2. 戒断症状

成瘾物质在长期使用中持续激动相关受体,机体为保持正常生理功能就要产生适应性改变,这种代偿作用产生了耐受。机体要维持正常的生理功能,必须有相应受体激动剂的存在。如果突然停止使用、减少使用或使用拮抗剂,则机体需要重新适应,出现一系列新的变化,表现为戒断症状,此过程也称为反适应(reverse adapting,RA)。

以阿片为例,初用吗啡时,阿片受体被激动后,抑制了腺苷酸环化酶(adenyl cyclase,AC),而反复多次使用吗啡后,AC 的活性增加(上调),当终止使用吗啡时,AC 活性代偿性的增加仍持续存在,而戒断时细胞水平的表现之一就是 AC 活性的增加。

AC 活性的增加引起神经元环磷酸腺苷(cyclic adenosine monophosphate,cAMP)信号传导通路的代偿性上调,从而抵消急性阿片使用对该通路的抑制作用,当终止阿片使用后,G 蛋白-AC-cAMP 因失去抑制而功能得到急性加强,从而引发蛋白激酶 A(protein kinase A,PKA)的活性升高,使一些底物蛋白如酪氨酸羟化酶(tyrosine hydroxylase,TH)的磷酸化增加,出现一系列的以 DA、5-HT、NE 能神经系统紊乱为主要特征的戒断症状。

长期使用吗啡可改变 NAc 区 cAMP 受体元件结合蛋白(receptor element binding protein,REBP)的功能;利用电离子透入法使用阿片受体拮抗剂纳洛酮后,LC 神经元的点燃率增加,高于正常对照组水平,这是阶段性的细胞学特征;脑切片的研究结果显示,阿片急性使用会激活内向整合的钾传导(inwardly rectifying potassium conductance)机制,引起超极化而降低点燃率;G 蛋白偶联受体的其他神经元也存在这种钾内流现象,说明钾内流减少可能是戒断期间神经元兴奋性增加的机制。

(二)精神依赖

1. 渴求

对物质的渴求(期望再次获得物质的效应)与强迫性、持续性使用物质关系密切,即使在长期戒断后仍持续存在。与躯体依赖的耐受性改变相反,渴求增加了物质的强化效果。目前认为,与渴求及物质线索刺激相关的敏感化机制导致了成瘾的特征性、强迫性觅药行为。

2. 敏感化

敏感化(sensitization)是指在反复使用物质的过程中,物质的效应增加,换言之,敏感化与耐受性方向相反。因为不同的神经通路介导着不同的药物效应,在反复使用物质之后,可对某些效应出现耐受,可对某些效应出现敏感化,而对另外一些效应却无明显变化。被成瘾物质敏感化的现象有两类:行为反应及激励性动机。这两类敏感化均是通过中脑边缘系统所介导的,与物质急性作用的犒赏机制存在交叉重叠。

敏感化和渴求现象持续存在,与复发关系密切。信号转导系统改变、基因表达(gene expression)改变及微结构改变有关的学习、记忆可能是这种现象持续存在的机制。常见精神活性物质的精神依赖、躯体依赖和耐受性比较见表 1-2。

表 1-2　常见精神活性物质的精神依赖、躯体依赖和耐受性比较

物质类型	精神依赖	躯体依赖	耐受性
阿片类	较强	强	强
酒精及 BZD	较强	强	较强
可卡因	强	不明显	不明显
苯丙胺类	强	次强	较强
尼古丁	较强	次强	不明显
大麻	较强	不明显	不明显
致幻剂	有	不明显	较强

在戒断一段时间后,重新给予实验动物相同的物质,或与物质相关的线索(clue),或应激性刺激,能重新诱发动物的觅药行为。应激性刺激及物质相关的线索激发从前额叶皮质(prefrontal cortex,PFC)以及杏仁核(amygdala,AMG)投射到被盖腹侧区(ventral tegmental area,VTA)的谷氨酸(Glu)神经通路,物质促使 VTA 释放更多的多巴胺(DA)和伏隔核(NAc)。第二条通路为 AMG 对 PFC 的投射,此条途径将与物质线索相关的记忆与 VTA 的 DA 通路联系起来。应激诱发的复发还通过促皮质释放因子(corticotropin releasing factor,CRF)和下丘脑-垂体-肾上腺轴(HPA 轴),使皮质醇(cortisol,Cort)释放增加来激活 VTA 的 DA 神经元(见图 1-2)。

研究发现,激活中脑 DA 系统中 D₂ 受体和抑制蛋白激酶 A(PKA)与觅药行为有关。

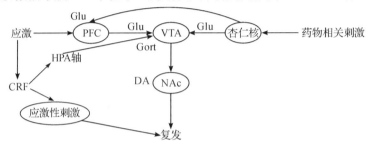

图 1-2　复发的神经生化机制

近年来,对物质依赖方面的生物学机制的研究和认识取得了较大的进展,特别是涉及多种神经递质及信号系统,但内在机制仍很不清楚,特别是对复吸、复发起决定作用的精神依赖机制的研究,仍处于揣测阶段。本文将精神活性物质的作用分为急性与慢性,而又将慢性作用分为躯体依赖(包括耐受性、戒断)和精神依赖(包括敏化、渴求)以及相关的复发(palindromia),这均是为了叙述的方便。实际上,这些现象是一个不可分割的整体,其机制涉及的范围很广,从神经递质、受体、信号转导、基因表达,甚至到结构改变(见图 1-3),构成了不同的层次(见图 1-4)。

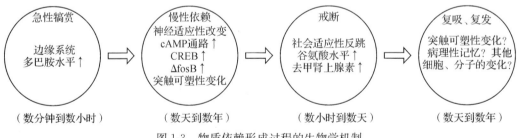

图 1-3　物质依赖形成过程的生物学机制

如果说我们对急性的物质作用与躯体依赖的生物学机制还有所了解的话,我们对精神依赖及与之有关的渴求、敏化、复发的理解较为原始。有不少学者认为精神依赖之所以持续时间长,与病理性的学习记忆有关。问题是这些学习记忆是如何形成的,记忆的痕迹存在何处,如何能干预这些学习、记忆,而又不损害正常的学习,将是我们研究工作的重点、难点。另一个挑战是,如何将在实验动物身上所取得的神经生物学的研究用于解释临床现象和解决临床问题。在较低级的躯体功能上,如耐受性、戒断,动物与人有较好的共通性；但在较高级的心理功能上，如渴求，实验动物就很难模拟人类的心理行为了。

从前述物质成瘾的生物学神经机制来看，依赖往往涉及个体的多种神经递质、系统，显然，机体作为一个整体，作用于单个受体的药物很难满足治疗的需要。如果能够将具有不同作用机制的药物组合在一起来开展治疗，如同时作用于阿片受体、多巴胺受体、M受体等，也许更为有效。当然，这需要临床研究的证实。

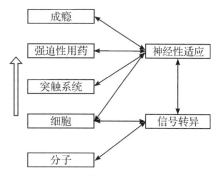

图 1-4　物质依赖的神经行为机制及神经适应

即便如此，人们对目前一系列有关神经递质的假说，其内在机制仍很不清楚。在描述物质依赖的形成、发展、戒断及恢复期的每一个阶段方面，不同神经递质和神经调节系统的变化仍是今后需要深入研究的问题。此外，个体化差异的研究显示它在未来预防和治疗中具有重要作用，这种差异应在以后的物质依赖评估工作中加以重视。其临床评估主要包括家族使用史、人格特征、使用动机等，个体化差异包括病因学和症状学上的差异，这些都提示对于不同个体需采取个体化的治疗方式。

目前，物质有害使用已成为全球性的社会难题。若要详细介绍各类成瘾物质，则需要较大的篇幅进行阐述。因酒精本身是一种人们最常用的精神活性物质，它不仅有一般精神活性物质的共性，而且与其他物质有着千丝万缕的联系。这些物质有的常与酒精合并使用，或是某与酒精有共同的药理作用机制，抑或是某种在饮酒相关问题的治疗干预中的治疗药物，甚至有些"毒品"的亚属是酒类产品酿造过程中不可缺少的原料之一。本文重点是介绍酒依赖及酒精相关障碍，限于篇幅，这里仅做简单介绍，以作"抛砖引玉"之用，也避"画蛇添足"之嫌。

（陈志恩　吴绍长）

参考文献

[1] 郝伟. 精神病学[M]. 5版. 北京：人民卫生出版社，2006：73-85.

[2] 江开达. 精神病学高级教程[M]. 北京：人民军医出版社，2011：103-124.

[3] 张亚林. 高级精神病学[M]. 长沙：中南大学出版社，2007：125-141.

[4] 庄心良，曾因明，陈伯銮. 现代麻醉学[M]. 3版. 北京：人民卫生出版社，2005：514-533.

[5] 葛均波，徐永健. 内科学[M]. 北京：人民卫生出版社，2015：900-906.

[6] 葛均波，徐永健. 内科学[M]. 北京：人民卫生出版社，2015：7-153.

[7] 陈惠红，朱永平. NMDA受体拮抗剂的奖赏效应与阿片类药物精神依赖性[J]. 中国药物依赖性杂志，2002，11：2-5.

[8] 郝伟，张瑞玲，谌红献，等. 大鼠慢性吗啡处理后不同时间部分脑区腺苷酸环化酶Ⅷ基因表达的变化[J]. 中华精神科杂志，2003，36：176-179.

［9］郝伟. 犒赏的生物学基础［J］. 中国药物滥用防治杂志,2003,9:54-56.

［10］张瑞玲,郝伟,谌红献. 中枢谷氨酸系统与吗啡依赖［J］. 国外医学·精神病学分册,2002,29:241-245.

［11］Everitt B J, Wolf M E. Psychomotor stimulant addiction: a neural systems perspective［J］. J Neurosci, 2002,22:3312-3320.

［12］Nestler E J. Molecular basis of long-term plasticity underlying addiction［J］. Nature Reviews, 2001,2:119-127.

［13］Robinson T E, Berridge K C. Animal models in craving research, the psychology and neurobiology of addiction, an incentive-sensitization view［J］. Addiction, 2000,95:S91-S117.

［14］Torres G, Horoith J M. Drugs of abuse and brain gene expression［J］. Psychosomatic Med, 1999,61:630-650.

［15］Williams J F, Christie M J, Manzoni L. Cellular and synaptic adaptations mediating opioid dependence［J］. Physiological Review, 2001,81:299-343.

第二章　中国酒和酒文化

[本章主要内容]

本章介绍了中国酒的发展简史、酒政制度、酒的分类、制作工艺、化学成分及利弊分析，中国的饮酒艺术和酒与古代医学的关系，最后解释了酒精度的概念、酒精相关理化知识、呼气中酒精含量的检测及判定酒驾、醉驾的原理，重点介绍了酒精在人体内代谢及酒精对机体的药理作用。

第一节　概　述

酒属于精神活性物质的一种，它既有精神活性物质的共性，又具有其自身的特殊性。首先，它是一种社交性的成瘾物质，但不属于国际管制的"毒品"范畴；其次，中国有着深厚"酒文化(spirits culture)"的土壤和底蕴，人们对酒的评价，无论是正面的或是负面的，似乎都离不开"酒文化"这一独特的社会现象。饮酒是一种极为普遍的公众行为，即便是在世界范围内，人们对饮酒行为的评价也各不相同，很难有绝对、统一的标准。所以，客观地来说，饮酒本身并没有好坏之分，由于个体化的差异，何种程度的饮酒被定义为"酗酒"也难有一致的标尺。

酒文化是指酒在生产、销售和消费过程中所产生的物质文化和精神文化的总称，包括酒的制法、品法、作用、历史等酒文化现象。《当代中国词典》对其做出的解释为："酒文化，一种以酿酒、饮酒、品酒为主要内容的中国传统文化现象。它的产生与酒的产地历史、风俗、地理环境以及酒的制作工艺的特点有着紧密的联系。"它既有酒自身的物质特征，也有品酒所形成的精神内涵，是制酒、饮酒活动过程中形成的特定文化形态。

在中国，饮酒的意义远不止生理性消费和口腹之乐。在许多场合下，饮酒代表的是一种文化符号，用来表示一种礼仪、一种气氛、一种情趣、一种心境。在中华民族数千年的历史长河中，酒和酒文化一直占据着重要的地位，迄今酒文化已渗透到人类社会生活的各个领域，对政治经济、人文生活、文学艺术、医疗卫生及工农业生产等各方面都有着巨大的影响和作用。

中国是一个以农业(agriculture)为基础的国家，因此，一切政治、经济活动都以农业发展为立足点。而中国的酒，绝大多数是以粮食进行酿造的，酒紧紧依附于农业，成为农业经济的一部分。粮食(commissariat)生产的丰歉是酒业兴衰的晴雨表，各朝代统治者根据粮食的收成情况，通过发布酒禁或开禁，来调节酒的生产，从而确保民食、民生。

一、酒的发展简史

中国是世界上酿酒历史最悠久的国家之一。一部酒的发展史,不仅酿制出了名目繁多的酒类产品,更造就了具有中国特色的、博大精深的"酒文化"。酒在史前时期就已经出现,这时酒是自然发酵产生的,其中既有天然酒,也有"猴采百花酿酒,土人得之石穴之中"的猿酒。仰韶文化遗址出土的陶器六孔大瓮,证明了 7000 年前中国人已经初步懂得了酿酒技术。酒的发展大致可分为以下四个时期。

(一)新石器时代至商周时期

公元前 7000 年左右的新石器时代到公元前 500 年左右的西周及春秋战国时期是中国传统酒的启蒙与形成时期。由于有了火,出现了五谷六蓄,加之"酒曲"的发明,使我国成为世界上最早用曲酿酒的国家。夏商周时拥有了较高的酿造技术,当时酒就有"五齐"和"三酒"之分。"五齐"是指五种用于祭祀的不同规格的酒,后也泛指酒,它包括:泛齐,指酒刚熟,有酒滓浮于酒面,酒味淡薄;醴齐,指一种汁滓相混合的有甜味的浊酒;盎齐,指一种熟透的白色浊酒;缇齐,指一种赤黄色的浊酒;沈齐,指酒滓下沉得到的清酒。"三酒"包括事酒、昔酒和清酒,是根据用途及酿造时间的长短来区分的。《周礼·天官·酒正》有记载:"事酒,有事而饮也;昔酒,无事而饮也;清酒,祭祀之酒,事酒,今之醳酒也;昔酒,今之酋久白酒,所谓旧醳者也;清酒,今中山冬酿接夏而成。"

夏商周时期,酿酒业受到重视,得到了较大发展,设立了专门的酿酒机构,控制酒的酿造与销售。然酒虽有所兴,并未大兴,其饮用范围局限于上层社会,成为帝王和诸侯的享乐品。与此同时,上层社会常对酒有戒心,认为它是乱政、亡国、灭室的重要因素,所以,当时的一些禁酒令规模都很大而且执行得非常严格。

(二)秦汉至唐宋时期

中国传统酒的成熟时期,拥有了比较系统的酿造技术与理论。北魏贾思勰《齐民要术》中有许多制曲、酿酒的方法,如用曲的方法、酸浆的使用、固态及半固态发酵法、九酿春酒法与"曲势"、温度的控制、酿酒的后道处理工序等,是中国历史上第一次对酿酒技术的总结。唐宋时期,传统酿酒经验升华成酿酒理论,黄酒酿造工艺、措施、设备定型都进入了一个辉煌时期。

此期酒业开始兴旺发达。东汉以来由于长期战乱不断,官场失意者和文人墨客均崇尚空谈,不问政事,借酒消愁;魏晋时饮酒不仅盛行于上层,也普及到民间;唐宋时黄酒、果酒、药酒都有所发展,名优酒品大量涌现,如新丰酒、兰陵酒、鹅黄酒等。这段时期留下了无数诗篇和饮酒轶事,丰富了酒文化的内容。

(三)元明清时期

这段时期是中国传统酒的提高期,西域的蒸馏器传入我国后,促进了中国白酒的诞生。《本草纲目》有记载:"白酒非法也,自元时起始创其法。"从此白酒、黄酒、果酒(葡萄酒)、药酒竞相发展,白酒逐渐深入生活,明朝时已占领北方大部分市场,清朝时成为商品酒的主流,而黄酒业则日趋衰落。这主要是因为白酒酒精度高、刺激性大、香气独特,花费不多也能满足人们的需要。元明清时期出现了众多涉及各类酒酿造技术的文献和大量名酒，文献涉及医书、饮食书籍、日用百科全书、笔记等。如元朝的《饮膳正要》《居家必用事类全集》；明朝的《天工开物》《本草纲目》；清朝的《调鼎记》《胜饮篇》等。明清文学作品《金瓶梅话语》多次提到"金华酒"，《红楼梦》亦提到了"绍兴酒"和"惠泉酒"，《镜花缘》更是列举了 70 多种酒名。

(四)近、现代时期

由于西方科学技术的引入和利用，西方的酒类品种和生产方式对中国产生了诸多影响，中国的传统酒业也逐渐进入变革和繁荣时期。

民国时期，中国酿酒技术的变革和发展表现在如下三方面。①机械化酿酒工厂的建立：最早的葡萄酒厂于 1892 年在山东建立；最早的啤酒厂、酒精厂于 1900 年在哈尔滨建立。②发酵科学技术研究机构的设立与人才培养：1931 年，成立了中央工业试验所的酿造工场。③酿酒科学研究的兴起：20 世纪 30 年代起，中国开始对发酵微生物的分离进行研究，酿酒技术得到了改良。

新中国成立后，中国酿酒技术突破性发展表现在以下方面。①黄酒生产技术的发展：用粳米代替糯米，用机械输送原料，对黄酒发酵剂的革新，以及改良了黄酒的压榨及过滤工艺，更新了灭菌设备、完善了贮藏和包装流程等。②白酒生产技术的发展：围绕着提高出酒率，变高度酒为低度酒，提高机械化水平，降低劳动强度等进行改进。③啤酒工业的发展：20 世纪 50 年代，啤酒产量为 1 万～4 万吨，现在为 2000 余万吨。④葡萄酒工业的发展：中国葡萄酒的质量已接近或达到了世界先进水平。⑤酒精生产技术的发展：20 世纪 50 年代，淀粉利用率仅为 60% 左右，现在已达到了 92%。

二、酒政制度

酒在我国数千年的文明发展史中，逐渐形成了独特的酒文化现象，它在传统的中国文化中有着特殊的地位，其中也衍生出了"酒政(cupbearer)"制度。

在远古时代，酒的生产和消费是一种自发的行为，主要受粮食产量的影响，酒在一定的历史时期内并不是商品，而只是一般的物品。随着时代的发展和进步，人们逐渐认识到了它的经济价值和社会功能，因此，统治阶级逐渐出台了酒的各种管理制度和措施，其实施的内容和方式往往与国家整个经济政策有很大的关系，这与以下几方面有关。①中国酿酒的原料主要是粮食，它是关系到国计民生的重要物质。在历史上常常发生酿酒大户大量采购粮食用于酿酒，与民争食的事件，因此当酿酒原料与口粮发生冲突时，国家必须实施强有力的行政手段加以干预。②酿酒及用酒是一项非常普遍的社会活动。首先，酒的生产非常普及，酿酒作坊可以大规模生产，家庭也可以自产自用。其次，酒生产企业与社会上许多企业有千丝万缕的联系，酒的消费面也非常广，如酿酒业与饮食业的结合，在社会生活中所占比重很大。③酒是一种高附加值的商品，酿酒业往往获利甚多，开办酒坊酿酒的多是富商巨贾，但若财富过分集中在这些人手中，这对国家来说是不利的。④酒是一种特殊的食品。它虽不是生活必需品，但却有一些特殊功能，如同古人所说"酒以成礼，酒以治病，酒以成欢"，在一些特定场合下，酒是不可缺少的。但酒又被人看作是一种奢侈品，没有它并不会影响人们的正常生活，另外，酒能使人上瘾，饮多致醉，惹是生非，伤身败体，人们又将它看作是引起祸乱的根源。

酒政是指国家对酒的生产、流通、销售和使用方面制定的制度政策的总称，它包括禁酒、榷酒、税酒等内容。

（一）古代酒政的内容

1. 禁酒

禁酒（temperance）即由政府下令禁止酒的生产、流通和消费。禁酒的目的有：减少粮食的消耗，备战备荒，这是历朝历代禁酒的主要目的；防止沉溺于酒，伤德败性，引来杀身、家亡国破之祸；防止百官酒后狂言，议论朝政；防止民众聚众闹事等。

在中国历史上，夏禹可能是最早提出禁酒的帝王，《战国策·魏策》记载"帝女令仪狄作酒而美，进之禹，禹饮而甘之，遂疏仪狄而绝旨酒。曰，后世必有亡其国者。"在这里"绝旨酒"可以理解为自己不饮酒，但作为最高统治者，其目的大概不止于此，而是表明自己要以身作则，不被美酒所诱惑，同时也包括禁止民众过度饮酒的想法。西周在推翻商朝统治之后，发布了我国最早的禁酒令《酒诰》。《酒诰》中禁酒之教可归纳为"饮惟祀"（只有在祭祀时才能饮酒）、"无彝酒"（不要经常饮酒）、"执群饮"（禁止民众聚众饮酒，对于那些聚众饮酒的人，抓起来杀掉）及"戒湎酒"（禁止饮酒过度），并认为酒是大乱丧德、亡国的根源。这构成了中国禁酒的主导思想之一，成为后世人们引经据典的典范。西汉前期实行的"禁群饮"制度则更具体化，该律令规定："三人以上无故群饮者，罚金四两"。

禁酒时，由朝廷发布禁令。禁酒也分为数种：一种是绝对禁酒，即官私皆禁，整个社会都不允许酒的生产和流通；另一种是局部地区禁酒，这在有些朝代如元朝比较普遍，主要原因是不同地区，粮食丰歉不一；还有一种禁酒，就是国家实行"专卖"制度，酒曲和酒同盐、铁一样属于官方专卖品，不允许私人制造和营运。

2. 榷酒

榷酒（monopolized）就是酒的专卖，即国家垄断酒的生产和销售，不允许私人从事与酒相关的工作。因此酒价和利润可以定得较高，一方面可获取高额收入，另一方面也可依此来调节酒的生产和销售。其主要有以下几种形式。

（1）完全专卖（complete monopoly）：是由官府负责全部过程，诸如造曲、酿酒、酒的运输及销售。因此酒价可以定得很高，收入全部归官府。

（2）间接专卖（indirect monopoly）：间接专卖的形式有很多，官府只承担酒业的某一环节，其余环节则由民间负责。如官府只垄断酒曲的生产，实行酒曲专卖，从中获取高额利润。在南宋时曾实行过"隔槽法"，即官府只提供酿具、酒曲，而酒户自备酿酒原料，并向官府缴纳一定的费用，酿酒数量不限，销售自负。

（3）商专卖（business monopoly）：官府不生产、不收购、不运销，而由特许的商人或酒户在缴纳一定的款项并接受管理的条件下自酿自销，非特许的商人则不允许从事酒业的经营，即所谓的"官督商卖"。

（4）酒曲专卖（liquor monopoly）：官府垄断酒曲的生产。由于酒曲是酿酒必不可少的基本原料，垄断了酒曲就等于垄断了酒的生产。民间向官府购买酒曲，自行酿酒，所酿的酒再向官府缴纳一定的费用。这种政策在宋代一些大城市如汴梁、洛阳和商丘曾实行。

历史上，西汉武帝时期首次实行酒的专卖政策，这是汉武帝一系列加强中央集权财经政策的一部分。他下令把盐业、铁业收归国家专营，这些措施为增加国家的财政收入起到了积极的作用;同时也为实行榷酒准备了重要的前提条件,尤其是当时连年边关战争,耗资巨大,国家财政入不敷出。因此,酒这种能为国家聚敛巨大财富的特殊商品,很自然的就被提到专卖的榷酒政策中。据《汉书·武帝本纪》记载:"天汉三年春二月,'初榷酒酤'。"

榷酒的首创,在中国酒政史上甚至在中国财政史上都是意义非凡的大事。酒的专卖,在唐代后期、宋代、元代及清代后期都是主要的酒政形式。

3. 税酒

税酒(wine tax)是指对酒征收的专税。由于将酒看作是奢侈品,酒税与其他税相比,一般是比较重的。在汉代以前,对酒不实行专税,而只有普通的市税;在清代后期和民国时期,对卖酒的,还有特许卖酒的,则征收牌照税等杂税。

在汉武帝推行榷酒之前,统治阶层并未认识到管理酒业是敛聚财富的重要手段。商鞅辅政时的秦国,实行了"重本抑末"的基本国策,酒作为消费品,自然在限制之中。《商君书·垦令篇》中规定:"贵酒肉之价,重其租,令十倍其朴。"意思是加重酒税,让税额比成本高十倍。《秦律·田律》规定:"百姓居田舍者,毋敢酤酒,田啬、部佐禁御之,有不从令者有罪。"秦国的酒政有两大特点:一是禁止百姓酿酒,鼓励粮食生产;二是对酒实行高价重税。

禁酒无疑会使酿酒业受到很大的摧残,酒买卖少了,连酒的市税也收不到。唐代宗广德元年,"安史之乱"结束;代宗二年,为确保国家的财政收入,再次恢复了180多年的酒税政策。《唐书·食货志》记载:"定天下酤户纳税";《杜佑通典》也记载:"二年十二月赦天下州各量定酤酒户,随月纳税,除此之外,不问官私,一切禁断。"唐代的酒税,即对酿酒户和卖酒户进行登记,并对其生产经营规模划分等级,给予这些人从事酒业的特权,未经特许的则无资格从事酒业。

4. 其他形式的酒政

(1)隔酿(槽)法(isolation method):这是南宋时期采取的一种变通措施,即官府提供集中酿酒场所、酿具、酒曲,酒户自带粮食,前来酿酒,官府根据酿酒数量的多少收取一定的费用,作为特殊的酒税。此法在当时实行过一段时间,得到了推广。

(2)酒税均摊法(on the tax law):历史上粮食大收成的季节,势必引起米价下降和酿酒风行,继而酒价必然下跌。例如,唐代元和六年(811年),统治者就因此及时调整了酒政,《新唐书·食货志》记载:"罢京师酤肆,以榷酒钱随两税青苗敛之。"青苗钱是一种地税附加税,土地越多,纳的青苗钱就越多,这是向全体人民平均分摊的榷酒钱。在推行榷酒钱随两税青苗敛之的地区,不再开设官办酒店,这与唐朝前期酒类自由经营的政策相仿。一般民众只要缴纳少量的青苗钱,就可以酿酒自用,这样既可以平息民众对官方酒坊或官方认可酒店的怨恨,又使得政府有一定的财政收入。

(二)民国时期的酒政

自唐宋以来,大规模的禁酒令已很少见,酒政的形式大多在榷酒和税酒之间变来变去。一方面与主流社会意识形态肯定饮酒的正性社会效应有关;当然,更大的原因可能涉及酒利在国家及不同社会集团之间的分配问题;所不同的无非只是酒的管理程序越来越复杂、形式越来越多样化而已。民国分为北洋军阀的北京政府和国民党的南京国民政府两个阶段。

1. 北京政府的公卖制

北京政府执政初期，一方面沿袭了清末旧制，保留了清末的一些税种，另一方面还参照西方的酒税法制定了一些新的酒政形式。"公卖制（public sale system）"是其最主要的酒政形式。

"公卖制"始于1915年，行政管理机构是北京政府及各省的烟酒公卖局。实行官督官销，酒类的买卖都须通过公买分栈或支栈，并代征公买费。公买费率为酒值的10%～50%（酒值＋公买费＝公买价格）。北京政府的"公卖制"实际上仍是一种特许制。

1926年，北京政府规定机制酒都应照例纳税，从营销贩处从价征收（price collection）20%；次年又规定出厂捐规则，向制造商征税10%，初步建立了产税（property tax）和销税（sales tax）的两税制度。

北京政府的"公卖制"，早期只在国产土酒上实行，而对属于洋酒的啤酒，则不受这一制度的限制，只要求其缴纳海关正子口税（tax cut）；直至1926年才开始对进口的和在中国仿制的洋酒从价征收20%的贩卖税。

2. 南京国民政府的公卖制、就厂征收制和烟酒牌照税

1927年，南京国民政府成立，规定"公卖制"实行官督商销为宗旨，规定当众竞标，承包商每月缴纳的税款，不得少于认额的十二分之一。公买费率以定价的20%征收，每年修订一次。

1929年，因机制酒名称范围较窄，改称为洋酒类税，规定国内销售的洋酒（进口的和在中国仿制的洋酒），对贩卖商从价征收30%，起运地方例不征税。

就厂征收制（plant collection system）：中国本身酿酒业的规模较小，自清末起，洋酒和啤酒在国内机械化生产后，在酒政上也引入了西方的机制，从征于零散的贩卖商人改为就厂征收。集中征收于制造厂商，是税收制度的一大进步，就厂征收制和烟酒牌照税的征收奠定了现代酒税的基础。

1931年，南京国民政府，规定了就厂征收办法。一次征足，通行全国，不再重征。税率为从值征收（collection）30%，每月底由厂商将全月各种洋酒出厂总数及应缴税款结清，于次月五日前呈送本部"印花烟酒税处"核收；同年将啤酒税与洋酒税分开，啤酒税由本部"印花烟酒税处"直接征收，税率为从值征收20%；1931年6月，又一律改为从量征收（collection from quantity），分为箱装和桶装两类税率，箱装的按每箱纳税银圆2元6角，桶装的按每公斤纳税银圆7分。

烟酒牌照税（license tax）：1931年，南京国民政府还确立了烟酒营业"牌照税"，适用于所有在华生产和销售的酒类，分为整卖和零卖两大类。整卖的分为三等，甲等每年批发量在2000担以上者，每季征收税银32元；乙等每年批发量在1000～2000担，每季征收税银24元；丙等每年批发量在1000担以下，每季征收税银16元。零售分为四等，每季纳银分别为8元、4元、2元和5角。规定税款的1/10归中央政府，其余归省市作为地方收入。1931年7月，烟酒"牌照税"完全划回地方，由各省市征收。1942年，南京国民政府接受地方税，废除牌照税，改征普通营业税（business tax）。

1937年，抗日战争爆发，国民政府以加强税收，充裕饷源为由，将各省土酒一律加征五成。

国产酒类税：1941年，南京国民政府出台"国产烟酒类税"，规定烟酒类税为国家税，均在产地一次征收，行销国内，地方政府一律不得重征任何税捐。即所谓"统税(tax system)"原则，统税是出产税(production tax)，全国采取统一的税率。国产酒类税按产地完税价格征收40%。国产酒类税的实行，说明了"公卖制"的结束。

1942年9月，有关财政部门规定：重新举办酿户登记，未登记不准酿酒。每年每户以24000斤为最低量，不满者不准登记。

抗战胜利后又修订了条例，提高税率。1946年，南京国民政府将国产酒类费率提高至80%，洋酒、啤酒税率提高至100%；1946年8月，南京国民政府公布国产酒类费率按产地完税价格征收80%。

(三)当代中国酒政

自1949年中华人民共和国成立至今，基本上仍实行对酒的国家专卖政策，但在不同的历史时期，由于社会经济环境的不同，因而采取了不同的措施，主要的管理机构也发生了一些变化，以下仅做简要介绍。

建国初期的酒政承袭了民国时期的一些做法，行政管理由财政部和税务总局负责。

1963年，国务院对酒类的专卖管理曾规定：由轻工业部归类统一安排酒的生产、酒类销售；酒类的行政由各级商业部门领导管理，具体日常事务由糖烟酒公司负责，加上有关法规不健全，酒类生产企业除轻工企业外，农业部门、商业部门等都可进行酒类的生产；在流通领域，原先制定的由商业部门负责收购、批发的机制也受到一定的破坏。一些人大代表和政协委员建议重新实行酒类专卖，由此进行了调整整顿。

1993年，《中华人民共和国酒类管理条例》出台，主要内容为：酒业实行归类管理(put under centralized management by specialized departments)，即轻工业部(ministry of light industry)管理酒类生产(production)；商业部(commerce department)管理酒类流通(circulation)。根据"政企分开"的精神，商业系统的糖烟酒公司等企业(enterprise)，不应兼有专卖的行政管理职责。

酒类生产发展的管理突出了国家对酒业生产的指导和管理计划。酒类生产发展应该统筹规划，合理安排；对于列入国家产品计划的酒类产品，其年度和长远规划的指标，应由计划部门综合平衡后纳入国民经济发展规划和年度计划。

关于酒类生产企业的基本建设的技术改造项目：凡限额以上的项目，由国家计委会同轻工业部审批；凡限额以下的项目，由省计委或下级计委会和同级酒类生产管理机构审批，并报轻工业部备案。

禁止个体工商户以营利为目的的酿造、配制各种含酒精的饮料。

酒类生产实行"生产许可证(production license)"，企业必须取得酒类生产许可证后，才可从事酒类生产；酒类销售实行"经营许可证(management licenses)"，企业必须取得酒类经营许可证后，才可从事酒类批发和零售；取得酒类"生产许可证"的企业准许销售本厂产品，但不得经营其他企业的酒类产品。

计划内的国家名酒由轻工业部和商业部联合下达收购调拨计划；其他酒类产品由酒类生产企业与商业销售单位实行合同收购；国家名酒由酒类流通管理机构指定的零售单位挂牌营销。

在保证国家饮料总税收额度不下降的前提下,对酒饮料实行高酒精度高税,低酒精度低税的政策,即:对于 55°以上的烈性酒,其产品税由现行的 35％调整到 40％以上;对于黄酒和葡萄糖,其产品税由现行的 30％和 15％分别降为 20％和 10％;啤酒则由从价计税改为从量定额计税。各类饮料酒厂一律不得减免征收产品税(product tax)、增值税(value added tax)和所得税(income tax)。

(赵军飞　胡培忠)

第二节　酒文化的物质形态

一、酒的种类、生产工艺及产品性能

目前我国酒的种类繁多,《中国酒经》将其分为:发酵酒、蒸馏酒和配制酒。本节主要介绍两种分类方法。

(一)依据其制造过程的不同,大致可分为以下四类

1. 酿造酒

酿造酒(fermented alcoholic drink)又称发酵酒(brewed wine)、原汁酒(juice wine),是将原料经过发酵使糖变成酒精后,用压榨方法使酒液和酒糟分开而得到酒液,再经陈酿、勾兑而成的酒。如米酒、果酒(葡萄酒等)、啤酒等,酒精含量较低,营养价值较高。

(1)米酒(rice wine):主要以大米、糯米为原料,经过精湛技术,与酒曲混合发酵而制成,其代表为我国的黄酒、日本的清酒及韩国的浊酒。黄酒(rice wine),在我国民间又称老酒,是我国最古老的酒类,与啤酒、葡萄酒并称为世界三大古酒。因最初的酒液黄亮,色泽橙黄或呈琥珀色,清澈透明,故称为黄酒。在南方主要以糯米或粳米为原料,北方则以小米或黍米为原料,因香气浓郁,甘甜味美,风味醇厚,酒度适中,更兼营养丰富,又能养胃健脾而广受人们喜爱。在最新的国家标准中,黄酒的定义是:以稻米、黍米、黑米、玉米、小麦等为原料,经过蒸料,拌以麦曲、米曲或酒药,进行糖化和发酵酿制而成的各类黄酒。

中国传统酿造黄酒的主要工艺流程为:浸米(dip meter)→蒸饭(steamed rice)→晾饭(dry rice)→落缸发酵(fall tank fermentation)→开耙(harrowing,即加水)→坛发酵(altar fermentation)→煎酒(fried wine,即加热灭菌)→包装(packing)。黄酒是我国的民族特产,其"用曲制酒、复发发酵"的酿造方法,堪称世界一绝。目前我国大部分黄酒的生产工艺与传统的酿造工艺一脉相承,有异曲同工之妙(见图 2-1)。

经过数千年酒文化的发展,黄酒品种繁多,名称丰富多彩。按黄酒的产地分类:如山东"墨老酒(兰陵酒)",河北张家口"北宗黄酒",浙江绍兴"状元红、加饭酒、女儿红(花雕酒)",浙江嘉兴"嘉善黄酒",江苏无锡"惠泉酒",江苏"白蒲黄酒(水明楼)",江苏金坛和丹阳"封缸酒",江苏张家港"沙洲优黄",江苏吴江"吴宫老酒、百花漾",上海"和酒、石库门酒",江西九江"封缸酒",福建"龙岩沉缸酒、闽安老酒、福建老酒",河南"双黄酒",广东"客家娘酒、珍珠红酒",安徽"青草湖、古南丰、海神黄酒"等。其中以绍兴老酒最为著名。

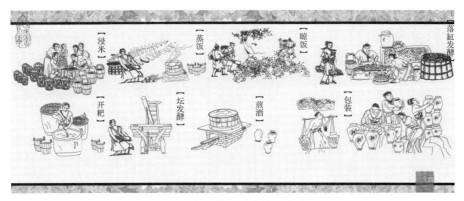

图 2-1　中国黄酒酿造的工艺流程

按黄酒的原料分类如下。

1) 糯米(glutinous)黄酒：以酒药和麦曲为糖化、发酵剂。主要生产于中国南方地区。

2) 黍米(broomcorn millet fruit)黄酒：以米曲霉制成的麸曲为糖化、发酵剂。主要生产于中国北方地区。

3) 大米(husked rice)黄酒：为一种改良的黄酒，以米曲加酵母为糖化、发酵剂。主要生产于中国山东、吉林及湖北襄阳。

4) 红曲(red rice)黄酒：以糯米为原料，红曲为糖化、发酵剂。主要生产于中国浙江、福建及江苏等地区。

按黄酒的含糖量高低分类如下。

1) 干型(dry type)黄酒：表示酒中含糖量少，总糖量低于或等于 15g/L，如绍兴"状元红酒"。口味醇和、鲜爽，无异味。

2) 半干型(dry half type)黄酒：表示酒中的糖分还未全部发酵成酒精，还保留了一些糖分。在生产上，这种酒的加水量较低，相当于在配料时增加了饭量，故又称为"加饭酒"。总糖含量在 15～40g/L，我国大多数高档黄酒均属于此类型，其口味醇厚、柔和、鲜爽、无异味。

3) 半甜型(semi sweet type)黄酒：这种酒工艺独特，是用成品黄酒代水加入到发酵醪(mash，指汁、渣混合的酒，浊酒)中，使发酵醪中的酒精在糖化发酵的开始之际就达到较高水平，在一定程度上抑制了酵母菌的生长速度，由于酵母菌数量减少，使发酵醪中产生的糖分不能转化成酒精，故成品酒中的糖分较高，总糖含量在 40～100g/L。口味醇厚、鲜甜爽口、酒体协调、无异味，如绍兴"善酿酒"。

4) 甜型(sweet type)黄酒：这种酒采用淋饭操作法，拌入酒药，搭窝先酿成甜酒酿，当糖化到一定程度时，加入 40%～50% 浓度的米白酒或糟烧酒，以抑制微生物的糖化发酵作用，总糖含量高于 100g/L。口味鲜甜、醇厚、酒体协调、无异味，如"封缸酒"(绍兴地区又称为"香雪酒")。

一般黄酒的酒精含量为 14%～20%，常用来浸泡药酒。另有一种米酒，色白，为酿制酒，酒精度数不高，有酸甜酒味，也是民间常用的药酒原料。黄酒是医药上很重要的辅料或"药引子"，黄酒不仅能将药物的有效成分溶解出来，易于人体吸收，还能借此引导药物到达需要治疗的部位。我国第一部药典《新修本草》就记录了米酒可以入药。李时珍在《本草纲目》上写道："诸酒醇醨不同,惟米酒入药用。"据统计,目前有70多种药酒需用黄酒作酒基。

选购黄酒时应尽量选择优质产品,黄酒产品执行的国家标准编号为 GB/T 13662—2008。酒液应呈黄褐色或红褐色,清亮透明,允许有少量沉淀。

(2)果酒(wine):又称甜酒,是以水果(葡萄、柑橘、苹果、山楂等)为原材料酿造而成的,其中以葡萄酒(wine)最为常见,按照国际葡萄酒组织的规定,其酒精度数通常在8.5°～16.2°;按照我国最新的葡萄酒标准规定,葡萄酒是以新鲜葡萄或葡萄汁为原料,经全部或部分发酵酿制而成的,酒精度不低于 7.0% 的酒精饮品。一般葡萄酒的酒精含量为7%～18%。国产葡萄酒最著名的为山东张裕、河北长城、天津王朝三大品牌。我国葡萄酒的国家标准编号为 GB/T 15037—2006。随着中国加入世界贸易组织(world trade organization,WTO),国际上的葡萄酒品牌不断进入中国,形成了"品牌林立,百家争鸣"的局面。

依据制造过程的不同,可分为一般葡萄酒、气泡葡萄酒、酒精强化葡萄酒和混合葡萄酒四种。

1)一般葡萄酒(general wine):就是我们日常饮用的葡萄酒类型,按葡萄酒外形颜色及加工方法分类如下。

①红葡萄酒(cabernet):是用红色(黑或紫色)葡萄为原料,采用皮、汁混合发酵而成。果皮中的花青素(anthocyanin)和单宁(tannins)在发酵过程中溶于酒中,花青素是一种能呈现红色并含有抗氧化剂的类黄酮(flavonoid)物质,也是一种水溶性色素,这种色素也存在于兰花、蓝莓等植物中。葡萄酒的颜色主要取决于花青素的含量。红葡萄酒酒色呈暗红或红色,酒液澄清透明,含糖量较多,酸度适中,口味甘美,微酸带涩,香气芬芳。世界五大红葡萄酒品种是赤霞珠(cabernet sauvignon)、梅洛(merlot)、黑皮诺(pinot noir)、仙粉黛(zinfandel)和西拉(shiraz)。

②白葡萄酒(Sherry):是用皮红汁白或皮质皆白的葡萄为原料,将葡萄先拧压成汁,再将汁单独发酵制成。由于皮和汁分离,而色素主要存在于果皮中,故白葡萄酒色泽淡黄,酒液澄清透明,含糖量高于红葡萄酒,酸度稍高,口味纯正,甜酸爽口,香气芬芳。世界著名白葡萄酒品种有霞多丽(chardonnay)、白皮诺(pinot blanc)、长相思(sauvignon blanc)、灰皮诺(pinot gris)、雷司令(riesling)、琼瑶浆(gewurztraminer)、赛美蓉(semillon)、维达尔(vidal)等。

不少人认为,红葡萄酒是用红葡萄生产的,白葡萄酒是用白葡萄生产的,这是一种误解,它们的主要区别在于加工方法的不同。红葡萄酒与白葡萄酒的主要差异在于它们之间酚类物质含量和种类的差异。

a. 单宁是葡萄酒中的一种多酚(polyphenol)物质,具有抗氧化功能。其为带负电荷的活性分子,在品酒过程中单宁分子和唾液蛋白质发生的化学反应会使口腔表层产生一种收敛性的感觉,人们通常形容为"涩(astringent)"。葡萄酒中的单宁一般来自葡萄皮、葡萄籽或者橡木桶。如果说"酸(sour)"是白葡萄酒的个性,那么"涩"就是红葡萄酒的个性。

b. 白葡萄酒酿造前必须去皮、籽、梗,不需萃取色素和单宁。红葡萄酒酿造不需去皮,只要除去籽、梗即可。因为葡萄皮中的单宁成分较多,有助于提高酒的品质,红葡萄酒中的单宁可去油腻,能防止血管硬化和血脂增加;白葡萄酒中的果酸(tartaric acid)则有去腥味的功效,故被认为是最佳的佐餐酒。

③桃红葡萄酒(pink wine):又称玫瑰葡萄酒(rose wine),其酿制方法同红葡萄酒,但在酿制过程中葡萄皮与葡萄汁的接触时间要比红葡萄酒要短,存放时间很短,酒质呈淡红色并含有少量单宁,故没有红葡萄酒那么强的涩味,但这种酒颜色鲜亮,果香清新,是一种很好的"女人酒"。世界五大经典桃红葡萄酒是法国安茹解百纳桃红(cabernet d'anjou)、法国南部塔维勒(tavel)及普罗旺斯(provence)、西班牙桃红葡萄酒(rosados)、意大利桃红葡萄酒(rosato)、美国加州"白"系列桃红葡萄酒(white rose)。

按葡萄酒含糖量的多少,有甜、半甜、干、半干之分。"甜"表示酒中含糖分高,糖分转化成酒精少,通常"甜"是指含糖量≥40g/L;"半甜"是指含糖量一般在12～40g/L;"干"表示酒中含糖分低,糖分大部分转化成了酒精,通常"干"是指含糖量≤4g/L;"半干"含糖量一般在4～12g/L。所以,有红、白、干红、干白、半干红、半干白葡萄酒等称谓。

2)气泡葡萄酒(bubble wine):是指在20℃时,二氧化碳压力≥0.05MPa的葡萄酒。其中以香槟酒最为著名,只有在法国香槟地区生产的才称为香槟酒(champagne),世界上其他地区生产的只能叫气泡葡萄酒。气泡葡萄酒又分为如下几类。①天然气酒(natural gas liquor):酒内二氧化碳是发酵中自然产生的,如香槟酒。②人工气酒(artificial gas liquor):二氧化碳是用人工方法加入酒内的,使酒更具有清新、愉快、爽怡的味感。如干葡萄酒的酒分几乎发酵完,饮用时酸味明显,觉不出甜味,加入二氧化碳主要是起调节口感的作用。

3)酒精强化葡萄酒(alcohol fortified wine):在葡萄酒发酵之前或发酵中加入部分白兰地或酒精。按其含糖量多少分为干、甜两种。主要代表是雪利酒(sherry)和波特酒(port)。

4)混合葡萄酒(mixed wine):是以葡萄酒为酒基,用芳香植物的浸液调制而成的混合葡萄酒,它属于配制酒范畴。如味美思(vermouth),也是一种餐前开胃酒。

葡萄酒酿造的工艺流程一般包括葡萄采摘(pick),去梗与榨汁(stemmed and juice),发酵与浸渍(fermentation and impregnation),除渣与榨汁(in addition to slag and juice),苹果酸、乳酸发酵(malic acid and lactic acid fermentation),过滤和净化(filtration and purification),陈酿(ageing),混合调配(mixed allocation),装瓶(bottling)等(见图2-2)。

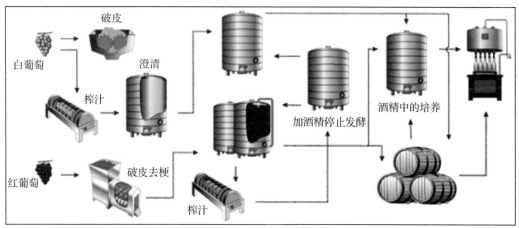

图2-2　葡萄酒酿造的工艺流程

葡萄酒标注的年份,是指酿造该葡萄酒的葡萄采摘年份。一般葡萄酒都使用单一年份的葡萄进行酿造,标签中的年份是指采摘葡萄和发酵时的年份,由于葡萄酒上市之前一般都经过长时间陈酿,因此刚上市的葡萄酒经常贴有久远年份的标签;气泡葡萄酒和酒精强化葡萄酒,包括香槟酒在内,通常不标年份,而是在葡萄酒瓶上标示"NV",因为在酿造这些酒时为了达到"独特的风格",往往需要勾兑不同年份的葡萄酒。

(3)啤酒(beer):啤酒属于"舶来品",它的名字是根据英文 Beer 的中文译音,称之为"啤酒"。1859 年,法国路易斯·巴斯德(Lewis Pasteur)认识了发酵的本质;1878 年,德国汉森(Hanson)进行了纯啤酒酵母的分离与培养,并在啤酒工业中得到应用;19 世纪的工业革命使得啤酒生产的工艺条件可以人工控制;在我国古代,也有类似于啤酒的酒类饮料,《黄帝内经》中记载有醪醴,醴(sweet wine,即甜酒)也是用谷芽酿造的,即所谓蘖(tiller,芽米)法酿醴,是由蘖糖化后发酵的产物,按酿造工艺看,应属于啤酒类饮料;大约在汉代后期醴逐渐被酒曲酿造的黄酒所淘汰;20 世纪初(清代末期),中国引进国外啤酒酿造技术,发展至今我国已拥有全世界最大型的啤酒企业如青岛、燕京、哈尔滨啤酒等,目前已成为世界第一啤酒生产大国。

国际上著名的啤酒品牌有:丹麦"嘉士伯(carlsberg)"、德国"贝克(becks)"和"慕尼黑黑啤(munich black beer)"、荷兰"喜力(heineken)"、美国"百威(budweiser)"和"蓝带(blue ribbon)"、墨西哥"科罗娜(corona)"、爱尔兰"健力士黑啤(guinness)"等。

啤酒是以麦芽为主要原料,经过糖化,加入啤酒花、水,由酵母发酵而成的、含有二氧化碳的、起泡的低酒精度酿造酒。啤酒的度数是指糖度即麦芽汁(beerwort)浓度(标签上常以"°"表示),而不是表示啤酒中酒精的含量。按麦芽汁浓度可分为如下几类。

1)低浓度型(low concentration type):麦芽汁浓度在 6°～8°,酒精含量在 2% 左右,夏季可做清凉饮料,缺点是稳定性差,保存时间较短,又称为营养(nutrition)啤酒。

2)中浓度型(medium concentration type):麦芽汁浓度在 10°～12°,以 12° 为常见,酒精含量在 3.1%～3.8%,是我国啤酒生产的主要品种。多作为佐餐(go with rice or bread)啤酒。

3)高浓度型(high concentration type):麦芽汁浓度在 14°～20°,酒精含量为 4.9%～5.6%,这种啤酒生产周期长,含固形物较多,稳定性好,适于贮存和长途运输。

按啤酒的原料分类,可分为如下几类。

1)全麦芽啤酒(whole malt beer):遵循德国的纯粹酿造法,原料全部采用麦芽,不添加任何辅料,麦芽香味突出。

2)小麦啤酒(wheat beer):又名"白啤(weiss)",它颜色淡黄,并不是白颜色的啤酒,白啤是从德文的发音中直译过来的。它以小麦芽为主要原料(占总原料 40% 以上),非常有特色,泡沫细腻,有特别浓郁的小麦香气。

3)黑啤酒(stout):是由原料中加入部分高温烘烤的焦香麦芽酿造的。它具有色泽深、苦味重、泡沫好、酒精浓度高的特点,并有焦糖香味;口味则根据产品类型而有较大的差别。

按啤酒的色泽分类,可分为如下几类。

1)淡色啤酒(light colour beer):色泽呈淡黄色,其色度在 5～13 EBC。采用短麦芽作为原料,麦芽汁浓度小,酒花香气突出,口味清爽,是我国啤酒生产的主要产品。

2)浓色啤酒(rich colour beer):色泽呈红棕色或红褐色,色度在14~40 EBC。其麦芽香味突出,口感醇厚,酒花口味较轻。

3)黑啤酒(stout):色泽呈深红褐色甚至黑褐色,色度在50~130EBC。因用高温烘烤的麦芽酿造,故含固形物较多,麦芽汁浓度大,有明显麦芽焦香味,泡沫细腻,发酵度较低,味醇厚,麦芽香气明显。

按酵母及发酵工艺分为如下几类。

1)底部发酵啤酒(bottom fermenting beer):该类啤酒酵母在底部发酵,表现为发酵终了时,酵母很快凝结成块并沉积到发酵容器底部。其酵母细胞多呈卵圆形,胞内含有转化酶和蜜二糖酶,能完全发酵棉籽糖。发酵温度要求较低(5~10℃),酒精含量较低,味道偏酸,这类啤酒的代表就是国内常喝的窖藏啤酒。

2)顶部发酵啤酒(top fermentation beer):使用该酵母发酵的啤酒在发酵过程中,液体表面大量聚集泡沫发酵。发酵终了时,酵母很少下沉到发酵容器底部。其酵母细胞多呈圆形,胞内只含有转化酶,不能发酵棉籽糖。以这种方式发酵的啤酒适合温度较高的环境(15~20℃),酒精含量较高,包括淡色啤酒、苦啤酒和烈性黑啤酒等。

按过滤灭菌程度可分为如下几类。

1)生啤酒(draught beer):又名鲜啤酒,不经过巴氏杀菌或瞬时高温灭菌,仅通过硅藻土过滤以除掉部分酵母菌和杂菌。因生啤酒中含有酵母菌,故具有刺激胃液分泌,增强消化和食欲的作用。它无气泡,微苦,味道鲜美但容易变质,保质期为一周左右,一般为散装销售。

2)纯生啤酒(pure draft beer):又称为"冷过滤啤酒",它也不经过巴氏杀菌处理,是生啤经过严格的过滤程序(在0℃左右,用0.4~0.6μm的微孔膜)滤除了酵母菌等杂质成分,达到一定生物稳定性的啤酒。这样的啤酒存放几个月也不会变质。

3)熟啤酒(pasteurized beer):或称杀菌啤酒,是经过过滤膜,在瓶装或罐装后经巴氏灭菌,将酵母菌全部高温杀灭,不会继续发酵。因此稳定性好,可存放较长时间或用于外地销售,普通的啤酒都属于这种类型。一般来说,瘦人宜饮生啤酒,胖人宜饮熟啤酒。

4)扎啤(beer on draft):是根据英文"draft"(经过净化、汲取的)的音译而命名的,中文完整的称呼应该是"重加二氧化碳冰镇啤酒(with carbon dioxide ice cold beer)",它既不同于经过高温杀菌的瓶装、听装熟啤酒,也不同于没经过杀菌的散装啤酒,被誉为"原汁啤酒"的扎啤是经过过滤除菌的生啤酒,从生产线上直接注入全封闭的不锈钢桶,饮用时用扎啤机充入二氧化碳,并直接打到啤酒杯里(酒温控制在3~8℃),避免了啤酒与空气接触而产生氧化味,使啤酒更新鲜、醇厚,泡沫更丰富,饮用时更加爽口,回味无穷。

巴氏灭菌法(pasteurization)来源于19世纪法国为解决啤酒酿出后变酸的问题而研制的方法。路易斯·巴斯德经过长时间观察与实验,发现啤酒变酸的主要原因是乳酸杆菌(lactic acid bacillus),而以50~60℃的温度加热啤酒半小时,就可以杀死乳酸杆菌而不会破坏啤酒本身。故这种方法也叫"巴氏杀菌法",现已广泛应用于乳制品行业。

其他特别种类啤酒如下。

1)干啤酒(dry beer):或称低糖(low sugar)啤酒,指啤酒的发酵度高、残糖低、二氧化碳含量高。具有口味干爽、杀伤力强的特点。国际上有规定,除符合淡色啤酒的技术要求外,真正发酵度不低于72%才能冠以"干啤酒"的名称。

2)低醇啤酒(low alcohol beer)或无醇啤酒(alcohol free beer):酒精含量少于2.5%的啤酒为低醇啤酒;酒精含量少于0.5%的啤酒为无醇啤酒。

3)绿啤酒(green beer):啤酒中加入天然螺旋藻(spirulina)提取液,通常在啤酒过滤后的清液中进行添加,啤酒呈绿色,夜场中更具有"灯红酒绿"的颜色效果,口味更干净、爽口,有明显的螺旋藻味。研究证明,螺旋藻是天然蛋白质、维生素、矿物质的宝库,它的蛋白质含量是大豆的2倍,牛肉、鸡蛋的3~5倍。

4)冰啤酒(iced beer):既不是冰冻后的啤酒,也不是啤酒加冰块的总称。它是以这种啤酒生产过程的特点来命名的,酿造原理是将啤酒冷却至冰点,使啤酒出现微小冰晶,然后经过过滤,将冰晶滤除后得到的啤酒。

5)暖啤酒(warm beer):也是按工艺方法来命名的,它属于啤酒的后调味,即在啤酒的后发酵中加入姜汁或枸杞,有预防感冒和胃寒作用。

啤酒生产的工艺流程一般包括如下(见图2-3)。

1)制麦(preparation of wheat):大麦→粗、精选→浸麦→发芽→绿麦芽→烘干、除根→成品麦芽。

2)糖化(saccharify)、制汁(juice):麦芽及辅料→粉碎→糊化、糖化(加水)→过滤→煮沸(加啤酒花)→冷却→冷麦汁。

3)发酵(fermentation):冷麦汁→主发酵→后发酵。

4)过滤(filtration):发酵完的酒液需进行过滤,才能包装出售。

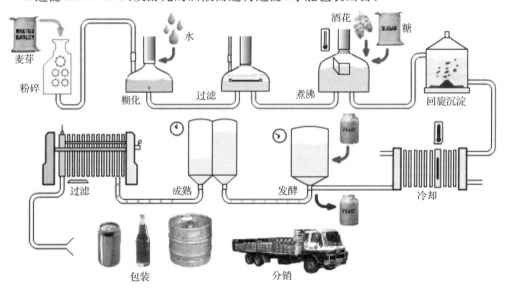

图2-3　啤酒生产的工艺流程

发酵酒生产中应用的酿酒酵母菌(saccharomyces cerevisiae)都属于酵母属,又称为面包酵母菌(baker's yeast)或出芽酵母菌(budding yeast),在自然界分布很广,有许多菌种,其中以啤酒酵母菌(brewer's yeast)最为重要。它与其他酒类酿造方法不同,啤酒生产中利用的微生物主要是纯粹培养的啤酒酵母菌,而不是野生酵母菌。

通常啤酒的酒精含量为2.5%~7.5%,不宜做浸泡酒。夏天喝啤酒除了享受清凉舒适感外,还能帮助消化。我国啤酒的国家标准编号为 GB/T 4927—2008。

2. 蒸馏酒

蒸馏酒(hard liquor)是将各种原料酿造产生酒精后的发酵液、发酵醪或酒醅(grains,指没有滤过的酒)经过蒸馏(利用酒精沸点 78.5℃与水的沸点 100℃不同,将它们加热至两者沸点之间),提取其中的酒精和香味物质等易挥发成分,再经冷凝而成的酒。一般包括原材料的粉碎(smash)、发酵(fermentation)、蒸馏(distill)及陈酿(aging)四个过程。世界六大著名蒸馏酒包括我国的白酒及外国的白兰地、威士忌、伏特加、朗姆酒和金酒等。蒸馏酒酒精含量高,除提供热能外,几乎不含营养素,常需经过长期的陈酿。

(1)白酒(spirit):俗称白干、烧酒或高粱酒,多用高粱制成,也有用玉米和薯类作为原料的,白酒的酒精含量一般在 50%～60%,故统称为烈性酒。近年来,一些酒精含量较低的白酒已经被研制出来了,但其酒精含量通常在 20%以上。白酒的特色为无色透明,芳香馨鼻,酒味醇厚,回味悠长,因酒精度数较高,故比较适合浸泡药酒。白酒的国家标准因分型而不同。

酒的风格由色、香、味三大元素所组成。在我国常用酒中,若是根据其香味对酒类型进行划分的,也仅白酒而已。目前的分型方式不是很统一,在国家级评比中,常按以下方法分类。

1)酱香型(soy sauce aroma type):典型的代表为贵州"茅台酒",故又称茅型。所谓酱香,就是用淀粉反复发酵时发出的一种类似豆类发酵时所发出的酱香味。其各种芳香物质含量都较高,而且种类多,香味丰富,是多种香味的复合体。这种香味又分为前香和后香,前香主要由低沸点的醇、酯、醛类所组成,起呈香作用;而后香由高沸点的酸性物质所组成,起呈味作用,是空杯留香的主要物质。酱香型白酒的口感风味具有酱香、细腻、醇厚、回味久长等特点,其酱香长久表现为隔夜留舌,饮后空杯留香且经久不散,故有"扣杯隔日香"之说。其他的代表酒如"贵海酒",贵州的"习酒、怀酒、珍酒",四川的"郎酒""酱脉酒",以及"国帅酒"等。国家标准编号为 GB/T 26760—2011。

2)浓香型(highly flavored type):典型的代表为四川的"五粮液、水井坊"和"泸州特曲",又称为大曲香型或泸型。它以己酸乙酯和丁酸乙酯为主体香,此外,还有丙三醇、有机酸(以乙酸为主,其次是乳酸和己酸)、醛类(以乙缩醛为主)。其中,丙三醇使酒变得绵甜甘冽,有机酸起协调口味作用,乙缩醛是构成喷香的主要成分。口感风味具有芳香、绵甜、香味协调等特点。这种香型在市面上较为多见,如河南"杜康"、国窖1573、古井贡酒、双勾大曲、洋河大曲、贵阳"大曲"、习水"大曲"、郎牌特曲、剑南春、贵州"鸭溪窖酒"及江苏地方的"三沟一河"都是这类酒。国家标准编号为 GB/T 10781.1—2006。

3)清香型(fragrance type):典型的代表为山西杏花村"汾酒",故又称为汾型。它以乙酸乙酯和乳酸乙酯两者的结合为主体香味,具有传统老白干的风格,是中国北方的传统产品。它含酯量比酱香型、浓香型都要低,但突出了乙酸乙酯,同时乙酸乙酯与乳酸乙酯的比例协调,具有清香、醇甜、柔和等特点。其他如河南"宝丰酒"、特制黄鹤楼酒、青稞酒、红星二锅头、竹叶青,也是清香型白酒。国家标准编号为 GB/T 10781.2—2006。

4)米香型(rice flavored type):以广西著名的旅游景点"南桂林北冰峪,奇山秀水甲天下"的桂林"三花酒"和冰峪庄园"大米原浆酒"为代表。其酯类仅有乳酸乙酯和乙酸乙酯,它的主体香味成分是β-苯乙醇和乳酸乙酯,香味有点像黄酒酿与乳酸乙酯混合组成的蜜香。口感风味具有蜜香、清雅和绵柔等特点。其他如西江贡、全州"湘山酒"、广东"长乐烧"等也属于米香型白酒。国家标准编号为 GB/T 10781.3—2006。

5)特香型(special flavored type):如江西"四特酒"以整粒大米为原料,富含奇数碳脂肪酸乙酯的复合香气,香味协调,余味悠长,不上头即酒后不头痛,是酒之珍品。有"惟特香领袖,四特酒独有"的美誉。国家标准编号为 GB/T 20823—2007。

6)芝麻香型(sesame flavored type):以山东"一品景芝"系列酒及河南"傅潭酒"为代表,是新中国成立后两大创新香型之一(另外一种为兼香型)。芝麻香型白酒是以芝麻香为主体香味,兼有浓、清、酱三种香型之长,故有"一品三味"之美誉。其酿造技术难度最大,条件要求最高,堪称白酒中的贵族香型。国家标准编号为 GB/T 20824—2007。

7)兼香型(complex flavored type):又称为复香型,即兼有两种以上主体香气的酒,这类酒在酿酒工艺上吸取了清香型、浓香型、酱香型的精华,采用大、小曲工艺。既有大曲酒浓郁的芳香,又有小曲酒的绵柔醇和、入口舒适甜爽的特点。如四川"郎酒"、安徽"口子酒"、湖南"白沙液酒"、贵州"董酒"(因其制曲过程中加入中草药,故又称为药香型)、湖北"白云边酒"及黑龙江"玉泉酒"。国家标准编号为 GB/T 23547—2009。

8)豉香型(soybean flavored type):以广东佛山"玉冰烧酒"为代表,其特点是豉香独特、醇厚甘润、后味爽净、风格突出。国家标准编号为 GB/T 16289—2007。

9)凤香型(chicken flavored type):以陕西"西凤酒"为代表,以乙酸乙酯为主,以一定量的己酸乙酯香气为辅。其特点是醇香秀雅、醇厚甘润、诸味协调、余味爽净。国家标准编号为 GB/T 14867—2007。

10)老白干香型(laobaigan flavored type):以河北衡水"衡水老白干"为代表,其风格特点是酒香清雅、醇厚丰满、甘洌挺拔、诸味协调、回味悠长。国家标准编号为 GB/T 20825—2007。

前四种香型比较成熟,工艺流程趋于标准化与定型化,有"浓型之芳香,酱型之细腻,清型之纯净,米型之优雅"之誉。目前尚不能拿出定性及定量的数据来说明其化学成分,白酒香型的划分并没有最后的定论,随着科学技术的进步、酿酒工业的发展,白酒的香型也必将更加丰富多彩。

按酒的质量划分如下。①国家名酒:是指由国家评定的质量最高的酒,白酒的国家级评比自创办至今共进行过5次。其中茅台酒、四特酒、汾酒、泸州老窖、五粮液等酒在历次国家评酒会上都被评为名酒。②国家级优质酒:国家级优质酒的评比与国家名酒的评比是同时进行的。③各省、部级评比的名优酒。④一般白酒:该酒占酒产量的大多数,价格低廉,为百姓所喜爱并接受。有的质量也不错。这种白酒大多是用液态法生产的。

值得一提的是水井坊酒,上起元末,历经明清,下至当今,呈"前店后坊"的布局,延续五六百年从未间断生产,是我国发现的古代酿酒作坊和酒肆的唯一实例。有力地佐证了明朝李时珍在《本朝纲目》中"烧酒非古法也,自元时始创制之"的观点。此考古发现被考古界、史学界、白酒界一致认定为"中国白酒第一坊",并被国家文物局授予"1999 年中国十大考古新发现"之一。

(2)白兰地(brandy):是特指以葡萄为原料制成的蒸馏酒,其他的白兰地酒还有苹果白兰地、樱桃白兰地等。

（3）威士忌(whisky)：是用预处理过的谷物制造的蒸馏酒，通常以大麦、玉米、黑麦、小麦为主，其发酵与陈酿过程的工艺特殊，陈酿通常是在经烤焦过的橡木桶中完成的。威士忌酒以苏格兰、爱尔兰、加拿大和美国的产品最为著名。

（4）伏特加(vodka)：可以用任何可发酵的原料来酿造，如马铃薯、大麦、黑麦、小麦、玉米、甜菜、葡萄甚至甘蔗。其最大的特点是不具有明显的特性、香气和味道。

（5）朗姆酒(rum)：是主要以甘蔗为原料，经发酵蒸馏后制成的。一般分为淡色朗姆酒、深色朗姆酒和芳香型朗姆酒。

（6）杜松子酒(geneva)：是一种加入香料的蒸馏酒，人们通常按其英文发音叫作"金酒或琴酒(gin)"。

3. 配制酒

配制酒(integrated alcoholic beverages)又称调制酒、混成酒，是酒类里面的一个特殊品种，不能专属于哪个酒的类别，是混合性酒品。主要有两种配制工艺：一种是在酒和酒之间进行勾兑配制，另一种是以酒与非酒精物质（包括液体、固体和气体）进行勾兑配制。通常以酿造酒、蒸馏酒或食用发酵液为酒基，用混合蒸馏、浸泡、萃取液混合等方法，混入香料、药材、花等，使之形成独特的风格。配制酒的品种繁多，风格各有不同，划分类别比较繁杂，通常的分类法是将配制酒分为四大类：开胃酒(aperitif)、餐后甜酒(dessert wine)、利口酒(liqueur)和中国的药酒(medicinal liquor)。如中国有五加皮、竹叶青、刺梨酒、虎骨酒、参茸酒、鸡蛋酒、松苓酒、杨梅酒等；外国有开胃酒（味美思、苦酒、茴香酒），甜食酒（波尔图酒、雪利酒、玛德拉酒、马拉加酒等），利口酒，花露酒等。其酒精含量介于酿造酒与蒸馏酒之间，大约为25%～40%。加工周期短，营养价值则依据选用酒基和添加辅料的不同而异。

4. 浸泡酒

浸泡酒(soak wine)特指具有中国特色的各种药酒。药酒，在中医史上称为"酒剂(vinum)"，是祖国传统医学方剂学中的重要组成部分，也是祖国传统医学养生健体和防病治病的又一独特治疗方法，具有"制作简单，使用方便，内外可用，安全可靠"等特点，而易被百姓所接受，饮用者日益增多，深受人们喜爱。从制作方法来看，浸泡酒隶属于配制酒，按最新的国家饮料酒分类体系，药酒确定属于配制酒范畴。这里之所以单独列出，是为了彰显其在中国"酒文化"中的特殊地位及酒与医学、养生的深厚关系，具体见本章第四节"酒与古代医学渊源"。

(二)各类酒按酒中酒精含量大小分类

1. 低度酒

低度酒(low wine)的酒精浓度小于20%，多见于啤酒、葡萄酒、黄酒。

2. 中度酒

中度酒(moderate wine)的酒精浓度在20%～40%，多见于中度白酒及部分黄酒。

3. 高度酒

高度酒(high wine)的酒精浓度在40%以上，多见于高度白酒。

二、我国常用酒类的化学成分及利弊初步分析

酒是多种化学成分的混合物。其中酒精(alcohol)的化学名叫乙醇(ethanol)，是酒的

主要成分,水和其他众多的化学物质亦是构成酒的成分。这些化学物质可分为酸、酯、醛、醇等类型。决定酒的质量的成分含量往往非常低,但种类很多,这些成分有利有弊,有些有较高的营养价值,有些会影响酒的口味和香气,而有些为有害成分。其中有些成分含量的配比非常重要,不同的含量或不同的配比会产生截然不同的效应。

影响酒的化学成分和香气的主要因素有:原料、制曲(糖化发酵剂)工艺、发酵酿酒工艺、操作、窖池结构、生产环境等,此外,还与贮存时间、贮存容器有关。

(一)白酒

白酒(spirit)主要成分为酒精与水,占99%以上。其他成分约占1%,其中包括杂醇油、多元醇、甲醇、醛类、酸类、酯类等,这些成分含量虽少,但却会影响白酒的口味和风格,如含量过高或比例失配还会产生毒害作用。白酒的酒精含量高,除提供热能外,几乎不含任何营养素,常需经过长期的陈酿。

1)乙醇(ethanol):是白酒中含量最多的成分,呈微甜味,略带刺激。若乙醇含量愈高,则表明酒性也愈烈,对人的危害也愈大。

2)水(water):水中的盐类包括钙、镁、钠、铵盐、硝酸盐、亚硝酸盐、氯化物等,而尤以钙、镁的碳酸盐含量最多,它们对酿造的影响也最大。酿造白酒的用水,以符合我国卫生标准规定的中等硬度以下的水(13°~18°为中等硬水)较为适合。碳酸钙(calcarea carbonica)含量高的水,多属甜水,适用于酿酒;氯化镁(magnesium chloride)、氯化钙(calcium chloride)、氯化钠(sodium chloride)含量高的水,多属苦水或咸水,对酒精发酵有阻碍作用;硫化物(sulfide)含量高的水,会给酒带来邪味,不能用于酿酒或加浆。

3)酯类(esters):包括乙酸乙酯(ethyl acetate)、丁酸乙酯(ethyl butyrate)、己酸乙酯(ethyl caprate)、乳酸乙酯(ethyl lactate)、乙酸戊酯(banana oil)、丁酸戊酯(amyl butyrate)等,酯类的成分主要关系到白酒的香气。浓香型白酒以己酸乙酯、乙酸乙酯为主体复合香味;清香型白酒以乙酸乙酯为主体香气。

4)酸类(acids):包括挥发性酸如甲酸(methane acid)、乙酸(acetic acid)、丁酸(butyric acid)、己酸(hexanoic acid)等,不挥发性酸如乳酸(lactic acid)、苹果酸(malic acid)、葡萄糖酸(gluconic acid)、酒石酸(tartaric acid)、琥珀酸(chelidoninic acid)等,其中以乳酸较为柔和,能形成白酒的好风味。

5)醛类(aldehyde):是相应醇的氧化物,也是白酒在发酵过程中所产生的一类有机物。低沸点的醛类包括甲醛(formaldehyde)、乙醛(aldehyde)等,高沸点的醛类有糠醛(furfural)、丁醛(butaldehyde)、戊醛(pentanal)、己醛(hexanal)等。醛类毒性比醇类大,其中毒性较大的是甲醛(又名蚁醛)。常态下,甲醛为有特殊刺激味的无色气体,沸点只有$-19.5\ ^\circ\!C$,10g甲醛即能使人致死。甲醛可以使蛋白质发生变性凝固,体外常用40%甲醛溶液(福尔马林)来消毒和固定生物标本。少量乙醛是优质白酒的香气成分,一般浓香型优级酒含乙醛为20mg/dL以上,过高则有强烈的刺激味与辛辣味,容易引起头晕、头痛等醉酒现象。乙醛的沸点为21℃,用开水稍微烫热即可使之挥发,其他醛、醚等有机物的沸点也较低,在20~35℃即可汽化。为减少白酒中的乙醛含量,在蒸馏时要严格控制温度,除去最先和最后蒸馏出的酒液,即所谓"掐头去尾(break off both ends)"。一般白酒内总醛含量应控制在≤0.2%。

6)多元醇(polyol):包括甘油(glycerol)、2,3-丁二醇(2,3-butanediol)、环己六醇(nucite)、甘露醇(mannitol)等。丁四醇(erythrite)、戊五醇(adonite,也称阿拉伯糖醇arabite)、甘油、甘露醇等都有甜味,这些甜味能形成白酒的醇厚风味。

7)甲醇(methanol):别名叫木醇或木酒精,用含果胶质(pectic substance)较多的原料来酿制白酒,其中会含有较多的甲醇。它是一种麻醉性较强的无色透明液体,易燃,在体内被氧化的代谢物称为甲醛、甲酸(毒性更大于甲醇),相对密度为0.791,熔点为−94~98℃,沸点为64.1℃,外观与酒精差不多。易溶于水、醇、醛,既无特殊香味,也无异味,但毒性很大,白酒内的甲醇含量应严格限制,浓度应小于0.4%。甲醇是假酒的主要成分,有毒,对人体的神经系统和血液系统影响最大。人体若摄入甲醇含量超过4mL,就会出现中毒反应,10mL左右的剂量就可导致双眼失明,30mL以上会导致死亡。它的沸点为64.1℃,比乙醇的78.3℃低得多,用开水烫热至70℃就会自行挥发掉。故古人饮酒提倡"温酒而饮(warm wine and drink)"是有一定道理的,一般将酒的温度烫热至65~70℃为宜。

8)杂醇油(fusel oil):杂醇油不是酯类,它是在制酒过程中由蛋白质、氨基酸和糖类分解而成的高级醇的混合物,因其在液体中呈油状,故命名为杂醇油。它包括戊醇(amyl hydrate)、异戊醇(isopentanol)、丙醇(propyl alcohol)、丁醇(butyl alcohol)、异丁醇(isobutyl alcohol)等。杂醇油含量的多少及各种醇之间的比例,对酒的风味影响很大。适量杂醇油,能使酒呈现出芳香气味;而过量杂醇油,不仅会产生苦涩怪味,且对人体有毒害作用,使人体的颅脑血管充血而诱发头痛,也就是人们通常所说的"酒上头"。杂醇油对人体的中毒及麻醉作用比乙醇强,但在人体内的氧化速度却比乙醇慢,故在人体内的停留时间较长。其中以异丁醇、异戊醇的毒性较大。原料中蛋白质含量高时,酒中杂醇油的含量也高。杂醇油的沸点一般高于乙醇和异戊醇。在蒸馏时要掌握温度,需进行"掐头去尾"的处理,以减少成品酒的杂醇油含量。白酒内杂醇油含量应控制在≤0.2%的水平。

9)固形物(solid matter):米香型酒精度为50°~59°,固形物的国家产品标准为小于0.4g/L。浓香型和清香型的酒精度为40°~49°,固形物的国家产品标准可为0.5g/L。以上各香型均不得加入非自身发酵所产生的固形物。

10)铅(lead):白酒内的铅主要由蒸馏器、冷凝导管、储酒容器中的铅经溶蚀而来,而且酒的酸度越高,则器具的铅溶蚀越大。铅是一种毒性很强的重金属,含量达0.04g即可引起急性中毒,20g即可致死;目前规定24h内进入人体的最高铅量为0.20~0.25mg。铅通过酒引起急性中毒者的情况较少见,主要是慢性积蓄中毒所致。

中毒时的临床表现:头昏、头痛、睡眠差、记忆力减退、贫血、手握力减弱、腹胀、便秘等。降低白酒的含铅量的主要措施是尽量不使用含铅金属器具来盛酒或制作器具设备,避免产酸菌的污染,提高酒的酸度。

11)氰化物(prussiate):白酒中的氰化物主要来自木薯、野生植物等原料,在制酒过程中经水解产生氢氰酸(hydrocyanic acid)。中毒轻者出现流涎、呕吐、腹泻,重者出现呼吸困难、全身抽搐、昏迷数分钟至数小时甚至死亡。故应对上述原料进行预先处理,尽可能将原料粉碎或用水充分浸泡,蒸煮时尽量多排气以使其充分挥发,也可将原料晒干,使大部分氰化物蒸发。

12) 黄曲霉毒素(aflatoxins)：大米、麦类、玉米、花生等由于霉烂而变质，会受到黄曲霉的污染，有些黄曲霉菌会代谢出有毒物质，人们食用这些原料制成的食品后，会产生致癌物质。故对于发酵食品，尤其要引起注意，国家规定发酵食品中的黄曲霉毒素含量(以黄曲霉毒素 B_1 计)必须≤5μg/kg。

(二)葡萄酒

葡萄酒属于"三低"(低酒度、低糖、低热量)及"三丰富"(丰富氨基酸、丰富维生素、丰富无机盐)的酒种。葡萄酒的营养成分，大部分来自葡萄汁，所含的乙醇则来自果汁发酵，其营养成分丰富且各种成分比例协调自然，故有"生态酒(ecological wine)"的美誉。葡萄酒中含许多氨基酸、多种矿物质、糖类、酯类及丰富的维生素，有补血、增食欲、镇静等功效。《新修本草》已将其列为补酒，记述说"暖腰肾、驻颜色、耐寒"。葡萄酒可作为老年人延年益寿的补养剂。最近美国加利福尼亚大学雷顿教授发现，红葡萄酒中含有大量的栎皮黄素(oak bark)，可起到防癌的作用，甚至有人猜测，西方人的寿命比东方人长，可能与常饮葡萄酒有关。

1) 糖类(saccharides)：包含葡萄糖(glucose)、果糖(fructose)、戊糖(pentose)、树胶质(gumminess)、黏液质(phlegm)等，皆为人体必需的糖类物质。

2) 有机酸(organic acid)：包含酒石酸、苹果酸、琥珀酸、柠檬酸(citric acid)等，皆为维持体内酸碱平衡的物质，能帮助消化。

3) 无机盐(mineral salt)：葡萄酒内含有氧化钾(potassium oxide)、氧化镁(magnesium oxide)，酒中氧化钾和氧化镁的比例恰好相当于人体肌肉中的钾、镁元素比例。酒中的磷(phosphor)含量很高，钙(calcium)及氯化钠(sodium chloride)、氧化铝(aluminium oxide)的含量则相对较低，同时含有硫(sulphur)、氯(chlorine)、铁(ferrum)、二氧化硅(silicon dioxide)、锌(zinc)、铜(cuprum)、硒(selenium)等。

4) 含氮物质(nitrogen-containing material)：一般葡萄酒内平均含氮量为0.05%～0.07%，葡萄酒内平均蛋白质(protein)含量为1g/L，并含有18种氨基酸(amino acid)。

5) 维生素类(vitamins)：葡萄酒内含有维生素 B_1(vitamin B_1，又名硫胺素)、维生素 B_2(vitamin B_2，又名核黄素 riboflavin)、维生素 B_6(vitamin B_6)、维生素 B_{12}(vitamin B_{12})、尼克酸(nicotinic acid)、泛酸(pantothenic acid)、叶酸(folic acid)、生物素(biotin，又名辅酶 R)、维生素 C(vitamin C，又名抗坏血酸)等。

6) 醇类(alcohols)：乙醇含量即为酒精度，为7%～18%。有少量杂醇油、多元醇、酯类、苯乙醇(phenethyl alcohol)、二醇类(glycols)、缩醛(acetal)等，这些有机物是葡萄酒的呈香、呈味物质。

7) 多酚(polyphenol)或类黄酮(flavonoid)：红葡萄酒因采用皮、汁混合发酵而成，故果皮和果汁会释放出较多的多酚或类黄酮。其中，果皮中的花青素和单宁在发酵过程中会溶于酒中，而花青素是一种类黄酮，单宁为植物多酚物质。它们都具有抗氧化、清除自由基、预防心血管疾病、抗癌、抗衰老等功能。近年来发现红葡萄酒中还有大量栎皮黄素，这是目前所知的最有效的天然抗癌物质之一。

(三)啤酒

啤酒是由大麦和酒花制成的含有二氧化碳的酒类饮料，啤酒酿造的原料有大麦

(barley)、啤酒花(beer hop)、酿造用水(brewing water)、啤酒酵母(grape yeast)及辅助原料(auxiliary material)。现在国际上的啤酒大部分均添加辅助原料,有的国家规定辅助原料的用量不超过麦芽用量的50%。但在德国,除制造出口啤酒外,国内销售的啤酒一概不使用辅助原料。常用的辅助原料及使用量为:未发芽谷类(not germinated cereal),如大米、玉米、大麦、小麦,使用量一般为原料的10%～50%;直接添加糖类(saccharide),如淀粉、葡萄糖和糖浆等,使用量一般为原料的10%～20%;糖浆,其具体用量则根据原料的不同而有所不同,如大麦糖浆用量高达50%～70%。

啤酒是一种营养丰富、广受人们喜爱的清凉饮料,它是继水和茶之后世界上消耗量排名第三的饮料。它含有多种、多量氨基酸,有较高的热量且易被人体消化吸收(我国1瓶12°啤酒的产热量约为400 kcal,相当于同样容积牛奶产热量的2/3,大约75%左右可被人体正常吸收),故有"液体面包(liquid bread)"之称。1972年,在墨西哥召开的第九次世界营养食品会议上,将啤酒正式列为营养食品。

1)乙醇:啤酒中的乙醇含量为3.5%左右,是各类酒饮料中乙醇含量最低的一种饮料,适量饮用啤酒时,啤酒中的乙醇可以帮助饮用者抵御心血管疾病,特别是可以冲刷血管中刚形成的血栓。

2)糖、蛋白质类:啤酒中的糖含量约为5%,它们是原料中的淀粉在麦芽中含有的各种酶的催化作用下形成的产物。水解完全的产物,如葡萄糖、麦芽糖、麦芽三糖,在发酵中可被酵母菌转化为乙醇;而对于水解不太彻底的产物,我们称之为低聚糊精(oligomer),其中大部分是支链寡糖,它不会引起血糖增高和龋齿病。这些支链寡糖可被肠道中有益于健康的肠道微生物如双歧杆菌利用,协助清理肠道。

啤酒中的蛋白质的水解产物含量约为0.356%,主要是肽(peptide)和氨基酸,它们几乎可以100%被人体消化吸收和利用。啤酒中含有17种氨基酸,而人体所必需的8种氨基酸中,啤酒可以供应7种。啤酒中碳水化合物与蛋白质的比例约为15:1,最符合人类的营养平衡。

啤酒中没有脂肪(fat),故正常饮用啤酒不必担心脂肪摄入过多而引起肥胖病。但凡事皆有度,有些人夏天天天畅饮啤酒,喝下去的水分会很快被排出,但酒精会迅速被人体吸收。如果长期过量饮用,会影响甚至抑制细胞的正常活力,也可能导致脂肪堆积而阻断核糖核酸(ribonucleic acid)的合成,造成"啤酒心、将军肚"。所以,建议每天饮用量以不超过1000mL(约2瓶啤酒)为宜。

3)二氧化碳(carbon dioxide,CO_2):啤酒中的二氧化碳含量约为5%,可以协助人们加强胃肠运动,增强食欲,益人解渴。

4)维生素及神经递质(neurotransmitter):啤酒在生产过程中,从原料和酵母菌的代谢中可得到丰富的水溶性维生素,每升啤酒中含有维生素B_1 0.1～1.15mg,维生素B_2 0.5～1.3mg,维生素B_6 0.5～1.5mg,泛酸0.5～1.2mg,叶酸0.1～0.2mg,烟酰胺(nicotinamide)5～20mg,维生素E(vitamin E,又名生育酚)0.02mg,胆碱(choline)100～200mg。啤酒中的叶酸含量虽然低,但它有助于降低人们血液中的半胱氨酸(aminothiopropionic acid)含量,而血液中的半胱氨酸实则是一类诱发高血压、心脏病等疾病的物质。

5）抗氧化物质(antioxidant substances)：现代医学研究发现，人体的代谢产物——超氧离子(super-oxygen ion)和氧自由基(oxygen free radical)的积累，会引发心血管系统疾病、癌症，并会加速衰老。啤酒中存在多种抗氧化物质，如从原料麦芽和酒花中得到的多酚(polyphenol)或类黄酮(flavonoid)，在酿造过程中会经代谢形成还原酮(reductone)和类黑精(melanoidin)，以及由酵母菌分泌的谷胱甘肽(glutathione, GSH)等，这些都是减少氧自由基积累的还原性物质。特别是多酚中的酚酸(phenolic acid)、香草酸(vanillic acid)和阿魏酸(ferulic acid)，可以避免人体有益的低密度脂蛋白(low density lipoprotein, LDL)遭到氧化，防止心血管系统疾病的发生。啤酒中的阿魏酸含量虽然比番茄中的含量低 10 倍，但人体对它的吸收率却比后者高 12 倍。当然，新鲜啤酒中还有许多还原性物质，它们是协助啤酒保鲜的有效物质，但随着啤酒保存时间的延长，这些还原剂也会慢慢被氧化直至消失。因啤酒中的多酚、类黄酮兼有对人体有益和对啤酒保鲜的作用，已愈发受到啤酒界的重视。现在生产的新型且具有保健作用的啤酒，如荞麦啤酒、银杏啤酒，主要是因为荞麦和银杏中类黄酮含量较高的特点而被开发出来的。

6）谷胱甘肽和维生素 C：一般的酵母菌能分泌谷胱甘肽 10～15mg/L，某些新研发出来的抗老化啤酒中的酵母菌分泌谷胱甘肽的量可达 35～56mg/L，这对人体健康非常有利。谷胱甘肽由于具有活性巯基，可消除人类的氧自由基，是人们公认的延缓衰老的有效物质。有些啤酒中由于酿造需要，还可添加 10～20mg/L 的维生素 C，维生素 C 也是去除氧自由基的有效物质。

7）在酒发酵过程中可生成少量的杂醇油、有机酸、硫化物、羰基化合物(oxo-compound)等。杂醇油是高级醇的总称，其中异戊醇、苯乙醇、乙酸乙酯、乙酸异戊酯(isopentyl acetate，又称香蕉油或香蕉水)及乙酸苯乙酯(phenylethyl acetate)构成了啤酒的主要香味成分，但啤酒中杂醇油含量过高，饮用后可使人出现头疼感。羰基化合物包括醛类和酮类(ketone)，主要为乙醛和双乙酰(2,3-butanedione)。乙醛生成后可能被还原成乙醇，也可能被氧化成乙酸，当乙醛含量超过界限值时，啤酒呈粗糙的苦味，且有辛辣的腐烂青草味；双乙酰含量的多少是啤酒口味成熟的重要标志，当双乙酰含量超过界限值时，会有馊饭味。有机酸主要有乙酸、乳酸、琥珀酸、柠檬酸等，对啤酒的香气和口味有一定影响。硫化物主要是硫化氢(hydrogen sulfide)。硫化氢、乙醛、双乙酰三者共同构成了啤酒固有的生青味。

在啤酒酿造过程中，啤酒花(beer hop)具有不可替代的作用。啤酒花学名为"蛇麻"(拉丁学名：humulus lupulus)，别名有"忽布、酵母花"等，在《本草纲目》上称为蛇麻花(hops)，隶属于大麻，为大麻科葎草属多年生草本蔓性植物，雌雄异株，酿造啤酒所用均为雌花。还有一个蛇麻变种称为"华忽布"，野生于秦岭一带，是啤酒花的代用品。1907年，德国人首先在酿制啤酒时添加了啤酒花，从而使啤酒具有了独特的苦味和芬芳的香味，并有防腐和澄清麦芽汁的能力。从此，啤酒花被誉为"啤酒的灵魂"，成为啤酒酿造过程中不可或缺的原料之一。

其中，在啤酒花的化学成分中，对啤酒酿造有重要作用的是含水量、啤酒花树脂、啤酒花油及多酚物质。

(1)啤酒花含水量：一般为 10%～12%，大于 12% 不利于贮存，当发热和被微生物污染时,可加速苦味树脂和啤酒花油的氧化、聚合。

(2)啤酒花树脂(hop resin):可分为硬树脂和软树脂,而软树脂又由 α-酸、β-酸及未定性树脂组成。

1)α-酸(α-acid):在新鲜啤酒花内约占 5%～11%,是啤酒中苦味的主要成分,具有强烈的苦味和很强的防腐能力,能增加啤酒的泡沫稳定性。

啤酒泡沫(beer foam)是啤酒中的二氧化碳从酒液中释放出来升至液面,加上啤酒本身的黏度和一些表面活性物质特别是蛋白质的存在,使泡沫不易破裂,保持较长时间的堆积。其主要成分为二氧化碳、啤酒花树脂和来自麦芽的气泡蛋白复合体,复合体在二氧化碳的上面,能有效抑制二氧化碳逸出,防止酒液与空气接触,起到了保护层的作用。

啤酒的优劣不能单以泡沫的多少来决定,但优质啤酒的泡沫是洁白、细腻、丰富且挂杯持久的,在酒液被饮完后仍有大量泡沫留在杯壁上才是好啤酒。在啤酒酿造中,常以 α-酸来衡量啤酒花的酿造价值。

2)β-酸(β-acid):在新鲜啤酒花内约占 11%,在干啤酒花内一般约占 3%～6%,其苦味、防腐能力和酸性比 α-酸弱,在空气中的稳定性也低于 α-酸。β-酸本身不影响啤酒的苦味,但其氧化物在麦汁和啤酒中有较高的溶解度,具有较强的苦味。新鲜成熟的啤酒花,所含苦味的成分主要是 α-酸和 β-酸。在啤酒花干燥和贮藏过程中,α-酸和 β-酸会不断被氧化,变成软树脂,最终被氧化成硬树脂。若硬树脂超过啤酒花树脂的 20%,则视其为陈啤酒花,使用价值降低或不能使用。

(3)酒花油(hop oil):在啤酒花中约占 0.5%～2%,是啤酒花香味的主要来源。其成分很复杂,已检出 200 余种。主要分为两大类:①一类是碳氢化合物,约占 50%～80%,如葎草烯、香叶烯等;酒花油中起酒香作用的主要成分为萜烯碳氢化合物,但它的挥发性很强。②另一类是含氧化合物,如脂肪酸、醇、酮类等。

(4)多酚类物质(polyphenol substance):在酒花中约占 4%～10%,主要成分为花色苷(anthocyanin)、单宁和儿茶酸(catechuic acid)等,是一种非结晶混合物,会对啤酒风味产生影响。它也是引起啤酒浑浊的主要成分,其中 80% 为花色苷物质,是引起啤酒非生物性浑浊的主要成分。啤酒花中的单宁物质易被氧化,单宁及其氧化物均易与蛋白质结合,形成不溶性的复合物而沉淀,尤其在麦汁煮沸时有沉淀蛋白的作用,能使麦汁变得澄清,啤酒口味更具丰满,从而提高苦味质量。但氧化了的高分子多酚会导致啤酒风味变得生硬粗糙,使色泽加深,如在麦汁冷却、发酵,甚至在过滤、装瓶后继续进行,则会导致啤酒出现浑浊,影响啤酒的稳定性。

(四)黄酒

优质黄酒香气浓郁,甘甜味美,风味醇厚,其主要成分除乙醇和水外,还含有丰富的氨基酸、糖、无机盐、有机酸、维生素等,其中糖类、氨基酸和酒精都是高产热的成分,一般每 100mL 黄酒可供热量 120kcal,故有“液体蛋糕(liquid cake)”之称。

(1)含氮物质:黄酒中的蛋白质为酒中之最,其蛋白质含量为 1.2%～2.0%,约是啤酒的 4 倍之多。其蛋白质多以肽和氨基酸的形态存在,易被人体吸收。肽具有营养功能、生物学功能和调节功能。黄酒中的氨基酸达 18 种,包含人体自身不能合成,只能从食物中摄取的 8 种必需氨基酸,其含量是啤酒和葡萄酒的 2 倍至数倍之多。

（2）糖类：黄酒中含有丰富的功能性低聚糖（functional oligosaccharides，又称寡糖），如每升绍兴"加饭酒"中的异麦芽低聚糖（isomalto oligosaccharides），包括异麦芽糖（isomaltose）、潘糖（panose）、异麦芽三糖（isomaltotriose）。功能性低聚糖进入人体后几乎不被人体吸收，不产生热量，但具有显著的双歧杆菌（bifidobacterium）增值功能，可促进 B 族维生素的合成和钙、镁、铁等矿物质的吸收，从而改善肠道功能，提高机体新陈代谢水平，增强免疫力和抗病力，能分解肠内毒素及致癌物质，降低血脂水平，预防各种慢性病及癌症，从而维持人体健康。因此，异麦芽低聚糖被称为 21 世纪的新型生物糖源，而黄酒中的功能性低聚糖是啤酒、葡萄酒所无法比拟的。有关研究表明，每天只要摄入几克功能性低聚糖，就能起到显著的双歧杆菌增殖效果。

（3）抗氧化物质：黄酒含有多酚、类黑精、谷胱甘肽等生理活性物质成分，具有清除自由基、预防心血管疾病、抗癌和抗衰老等功能。

（4）无机盐及微量元素：目前黄酒中已检测出无机盐达 18 种之多，包括钾（kalium）、钙、镁、磷等多种常见元素和铁、锌、硒等微量元素。镁既是人体内糖、脂肪、蛋白质代谢和细胞呼吸酶系统中不可或缺的辅助因子，也是维持正常神经肌肉兴奋性和心脏功能所必需的元素。锌具有多种生理功能，是人体 100 多种酶的组成成分，对机体多种免疫调节过程起着重要作用，能保护心肌细胞，促进溃疡修复。人体缺锌可导致免疫功能低下、食欲不振、性功能减退、创伤愈合不良及脱发、脱皮等症状。硒是谷胱甘肽过氧化酶的重要组成成分，其作用主要是消除机体产生的过多的活性氧自由基，因而具有提高机体免疫力、抗衰老、抗癌、保护心血管和促进心肌健康的作用。上述元素在黄酒中的含量较高，如绍兴"状元红"中镁含量为 $20\sim30\text{mg/dL}$、锌含量为 0.85mg/dL、硒含量为 $1\sim1.2\mu\text{g/dL}$，能很好地满足人体的需要。

（5）维生素类：黄酒中的维生素来自原料和酵母菌的自溶物。黄酒主要以米和小麦为原料，故含丰富的 B 族维生素和维生素 E。维生素 E 具有多种生理功能，其中重要的是与谷胱甘肽过氧化酶协同作用以清除体内自由基。酵母菌是维生素的宝库，黄酒在长时间的发酵过程中有大量酵母菌自溶，因此，除维生素 C 等少数维生素之外，其他种类的维生素含量比啤酒、葡萄酒要高。

（6）有机酸：黄酒中的有机酸分为挥发性酸和不挥发性酸两类。挥发性酸有乙酸、甲酸、丁酸、己酸、丙酸（propanoic acid）、戊酸（pentanoic acid）和辛酸（octanoic acid）。它们的分子量越大，则刺激性越小；分子量越小，则刺激性越强。乳酸、琥珀酸、柠檬酸、苹果酸、酒石酸、葡萄糖酸等属于不挥发性酸，它们能增加酒的醇厚感。在四种类型的黄酒中，挥发性酸占 $0.015\%\sim0.026\%$，不挥发性酸占 $0.34\%\sim0.48\%$。它们既有香气，又是呈味物质，适量、协调比例的有机酸具有除苦、减涩、压暴及协调滋味的作用。

（7）其他有机化合物：黄酒中还含有极微量的甲醇、醛醚类等有机化合物，对人体有一定的影响及损害。为了尽可能减少这些物质的残留量，一般将黄酒隔水烫到 $60\sim70℃$ 再饮用，则较为科学、合理。

从上述我国常用酒类的化学成分分析来看，虽然有不同程度的营养价值和正面效应，然而从科学角度出发，饮酒仍要"因人而异"，我们提倡"适量饮酒"，在我国自古以来的"酒文化"中，《酒戒》《酒箴》等也反复阐明，饮酒"不及于乱"的道理。通常来说，女性、婴儿,以及久病体虚者为不适宜饮酒人群;而患许多躯体疾病如外科疾病、皮肤性病者,亦应将其列入禁忌饮酒范畴。

(赵军飞　陈志恩)

第三节　中国的饮酒艺术

一、各类酒的饮用方法

人工酿酒出现后,酒的饮用方式不断增多,花样百出。古人常有人随性而饮,他们饮酒的处所,往往不在大雅之堂,不在闹市之肆。曾有人在漆黑一片的夜晚中饮酒,称之为"鬼饮";有人在树梢上饮酒,称之为"鹤饮";有人在月下独酌,称之为"独饮";有人读史书击节而饮,称之为"痛饮"等;其他如在山水游览观光中饮酒,分别有"山饮""水饮""郊饮""野饮"的称谓。

(一)黄酒的饮用方法

黄酒的饮用方法有很多,而不同的饮用方法又有不同的作用。

1. 热饮

热饮(hot drink)是最常见的一种黄酒饮用方法。由于醛、醚等有机化合物的沸点较低(一般在 20～35℃),这些微量有机物加热后会迅速挥发,进而能减少对人体的伤害;而且黄酒中所含的脂类芳香物,会随温度升高而蒸腾,使酒的香味更加浓郁。温酒的方法一般有两种:一是,将盛酒器放入热水中烫热(古代用注子和注碗,注碗中放入热水,注子中盛酒后,放在注碗中烫热,而近代多用锡制酒壶盛酒,放在锅内温酒);二是,隔火加热。通常热酒温度以 50℃左右为宜,黄酒的最佳品评温度是 38℃左右。温度太高,饮后伤肺,加热时间过长会使酒精挥发过多,从而导致酒味偏淡。这也是黄酒的传统饮法,尤其是在冬天更盛行温饮。

2. 冷饮

目前,在年轻人中盛行冰镇黄酒或加冰块的喝法,称之为冷饮(cold drink)。将黄酒放入冰箱冷藏室,温度控制在 3℃左右为宜。饮时或再在杯中放几块冰,也可根据个人口味,放入话梅、柠檬或兑些雪碧、可乐、果汁等。尤其在夏天,有消暑、促进消化的功效。

3. 其他饮法

将黄酒加热至 50℃左右,加一个生鸡蛋,快速搅拌至酒液呈乳白色,俗称"蛋水酒",其营养价值丰富;或向黄酒中加入姜丝和白糖,对其微加热,待到吃螃蟹时同饮,能解腥驱寒;或将桂花洗干净,将其加入黄酒中密封,并放于冰箱中一周,取出饮用,其香气馥郁;或用黄酒煮鸡,香甜爽口,补气补肾,最适合产妇饮用。

4. 佐餐饮用

黄酒的配餐也很讲究。以绍兴老酒为例,通常干型的状元红酒,宜配蔬菜类(greengrocery)、海蜇皮(sea blubber skin)等冷盘;半干型的加饭酒,宜配肉类(meat)、大闸蟹(hairy crab);半甜型的善酿酒,宜配鸡鸭类(poultry class);甜型的香雪酒,宜配甜菜类(sugar beet)。

黄酒还是烹饪中不可缺少的主要调味品之一,具有祛腥、解腻、增香的功效。人们都喜欢用黄酒作为佐料。

(1)烹制荤菜时,特别是羊肉、鱼类,应向其加入适量的黄酒,能使造成腥膻味的物质如三甲胺(trimethylamine)、氨基醛(amido aldehyde)溶解于热酒精中,随着酒精挥发而被带走。黄酒的酯香、醇香能与菜肴的香气达到十分和谐的状态,不仅能为菜肴增香,而且还能通过酒精的挥发作用,把食物固有的香气诱发出来,使菜肴更加美味。

(2)黄酒中的多种多糖类物质和维生素,用于烹饪时能增添鲜味,使菜肴更具芳香浓郁的滋味。

(3)烹饪时,调入的黄酒能渗透到肉、蛋、禽类等食物的组织内部,使食物中微量的有机物质被溶解出来,从而令菜肴更加可口。

有人在烹饪中喜欢用啤酒代替调料,其实是不对的。因为啤酒的酒精浓度在3%～5%,且其中有很大一部分是二氧化碳气体,这种二氧化碳气体挥发性高,尤其是受热之后更高。如果烹调时向菜里加入啤酒,酒精在溶解腥膻味之前就已挥发,达不到祛腥除腻的效果。也有人认为白酒的香气味道更好,为此取而代替调料,其实这样的方法也是不对的。白酒的酒精浓度一般至少在20%以上,酒精中的主要成分乙醇有很强的渗透性和挥发性。如果在烹调菜肴的时候,用酒精含量过高的白酒就会破坏菜肴的原味。

黄酒酒精含量适中,营养丰富,口味大众化,有人甚至将它列为营养饮料酒,比较适合日常饮用。有诗云:"黄酒不伤身,微醉如酒神,品自香中来,天地皆入樽",这实际上就是在赞赏饮用黄酒的好处。但黄酒虽好,多喝无益,建议每天饮用量以不超过400mL为宜。中医理论认为:气郁瘀血体质的人适宜饮用黄酒;而湿热阳虚体质者不适宜饮用黄酒。

(二)葡萄酒的饮用方法

葡萄酒一般是在餐桌上饮用的,故常称为佐餐酒(table wines)。葡萄酒的品种众多,不同的葡萄酒有不同的饮用方法,一般应注意如下事宜。

1.注意酒的温度

香槟酒9～10℃,干白葡萄酒10～11℃,白甜葡萄酒13～15℃,干红葡萄酒16～18℃,红甜葡萄酒18℃,桃红葡萄酒12～14℃。在冰箱中存放的葡萄酒取出后应缓慢加温后再饮用。

2.注意饮用的顺序

一般应先上白葡萄酒,后上红葡萄酒;先上新鲜葡萄酒,再上陈酿葡萄酒;先上淡味葡萄酒,后上醇厚葡萄酒;先上不带甜味的干酒,后上甜酒。

3.注意与饮食的搭配

合理的饮食搭配主要是不让酒的风味掩盖菜肴的风味,也不让菜肴的风味抹杀酒的风味,从而达到两者平衡协调,同时兼顾消化营养的最佳效果。一般来说,进食油腻的食物适合配饮红葡萄酒,进食海鲜类食物适合配饮白葡萄酒。几种主要菜肴的葡萄酒搭配方法如下。

(1)肉类(meat):①牛肉、羊肉、鸭肉、鹌鹑肉,适合搭配浓味的红葡萄酒。②猪肉类宜搭配淡味的干红葡萄酒、桃红葡萄酒。③鸡肉类通常搭配白葡萄酒。如果是烤鸡,可以搭配白葡萄酒;如果是丰富酱料做出来的鸡肉,可以搭配红葡萄酒。④野味肉类如鹿肉、野牛肉、袋鼠肉等,最适合搭配口感辛辣的红葡萄酒。

(2)鱼与海鲜类(fish ang seafoods):适合搭配干白葡萄酒,而炖鱼则最适合搭配红葡萄酒。

(3)奶酪(cheese):硬奶酪最好搭配酒体饱满的红葡萄酒;软奶酪则适合搭配干白葡萄酒;蓝奶酪的最佳搭配是甜型葡萄酒。

(4)辛辣食物(spicy food):与甜白葡萄酒搭配是辛辣食物的不二选择。

(5)酸土豆(sour potato):对于以酸土豆为基础的菜肴如比萨饼、意大利式面条,红葡萄酒是很好的搭配。

(6)甜品(dessert):喝葡萄酒一般不宜配甜食。如需要,则甜葡萄酒是甜品的绝配,不过前提是葡萄酒要比甜品更甜。

(三)白酒的饮用方法

与前两种酒相比,白酒的饮用方法相对比较随意。但对著名白酒的饮用方法还是有讲究的,正所谓"一看二闻三尝",不仅要知晓看色、闻香的要点,更是要懂得品尝,其中都蕴含着学问。舌尖对甜味敏感,两侧对酸味敏感,舌后部对苦涩味敏感,整个口腔和喉头对辛辣味敏感;所以,品饮白酒应浅啜,让酒在舌中滋润和匀,使其充分感受到白酒的甜、绵、软、净、香。

少量饮用白酒能刺激食欲,促进消化液的分泌,加速血液循环,使人精神振奋,抵御寒冷,对人体有一定的好处。但若饮用过量,则会刺激胃黏膜,不利于消化。轻者会表现出过度兴奋、皮肤充血、意识模糊,以及自我控制能力减弱等症状;重者会出现知觉丧失,并可能因酒精中毒而死亡。长期饮酒还可能引起肝硬化、神经系统疾病。

(四)啤酒的饮用方法

1.啤酒温度

啤酒的饮用温度以 10～15℃ 为宜。如果温度太高,则其中的苦涩味突出,二氧化碳容易被释放出来,这也会影响其风味。

夏天喝冰啤酒是人们常用的饮用方法(第一台冰箱的诞生就是用来冰冻啤酒的)。啤酒在冰箱中只能直放,也不能冰镇太久,否则会使啤酒气泡消失,酒液浑浊,失去原有的香味;同时也不能将酒厂刚运到的啤酒立即打开饮用,否则会因气泡太多,使酒外溢。

2.酒杯的讲究

宜选厚壁、深腹、窄口的玻璃杯,以保持酒的泡沫和酒香,便于观察酒液色泽和升泡现象。酒杯容量以 200～300mL 为宜。酒杯在喝啤酒前必须洗干净,在夏天喝啤酒时,将酒杯放在冰箱中冰冻一段时间可使酒杯外面产生一层薄霜,当再取出注酒饮用时,会感到有一股别致的风味。

3.注意倒酒方式

倒啤酒是一门艺术,应先在酒杯中注入 1/3 的啤酒,使其产生一层洁白的泡沫,再把杯子倾斜成一定角度,缓慢把酒注满。斟酒时速度不能太快,尽量使细细的泡沫成奶酪状高高隆起,杯中啤酒与泡沫的比例一般为 8:2 最为合适。酒瓶开启后最好一次倒完,多次倒酒会导致泡沫消失,而泡沫有防止酒香和二氧化碳溢出的作用。

4.特殊的饮用方式

从健康角度来讲,一般提倡"适量饮酒"及"细品慢饮",但饮酒要"因人因酒而异",不同的人有不同的酒量,不同种类的酒也需不同的饮用方式。啤酒一般不宜放置太久,饮用时应在泡沫和酒的分界处大口畅饮,快速喝完。其与如下几方面的原因有关:①啤酒的醇香和麦芽香刚刚倒入杯中是很浓郁的,若时间放长,则香气很容易挥发掉。②啤酒刚倒入杯中时,有细腻洁白的泡沫,它能减少啤酒花的苦味,并能减轻酒精对人体的刺激。③啤酒中的二氧化碳倒入杯中时,能从杯底升起一串串很好看的二氧化碳泡沫。酒内含有的这些二氧化碳被饮入口中后,因有麻辣刺激感,而令人有一种爽快的感觉。上述口感及二氧化碳泡沫的刺激感,有增进消化、改善食欲的功能,尤其是在大口喝进啤酒后,容易打嗝,这就给人有了一种舒适、凉爽的感觉。④夏天喝啤酒时,若啤酒倒在杯内的时间过长,其酒温必然升高,酒香就会产生异味,而使苦味突出,失去爽快的感觉。因此,啤酒适宜快喝,大口大口地喝,若时间过长,则不仅口感缺失,且很有可能对身体产生损害。

(五)药酒的饮用方法

治疗性药酒必须有明确的适应证状、使用范围、使用方法、使用剂量和禁忌证的严格规定,一般应在医生的指导下选择服用。

药酒以饭前温饮为佳,便于药物迅速吸收,较快发挥保健或治疗作用,除滋补性药酒外,一般不宜佐餐饮用。饮用药酒还必须注意饮用禁忌,用量不宜过多,应根据各人对酒的耐受力而定。一般每次饮用 10～30mL,每日早、晚各饮用 1 次。

饮用时应避免不同治疗作用的药酒交叉饮用。用于治疗的药酒应在病情症愈后即刻中止,不宜长期饮用。

二、酒具

早期的酒具(drinking vessel)指制酒、盛酒、饮酒的器具,现仅指盛酒、饮酒的器具。在不同的历史时期,由于社会经济的不断发展,酒器的制作技术、材料和造型等出现了相应的变化,产生了种类繁多的酒具。天然材料的酒具如木竹制品、兽角、海螺、葫芦等;金属酒器如青铜酒具、金银酒具、锡制酒具、铝制酒具、不锈钢酒具等;其他如陶制酒具、漆制酒具、瓷制酒具、景泰蓝酒具、玻璃酒具、玉器、水晶制品、袋装塑料软包装、纸包装容器等。

(一)盛酒类容器

盛酒类容器(wine container)有尊、壶、瓤、卣、皿、鉴、瓮、瓶、彝等,每一种酒具都有多种造型,有普通型、动物造型如牛尊、犀尊、羊尊、虎尊等。尊,今作樽,是古代酒器的通称,作为专名是一种盛酒器,具有敞口、高颈、方腹或圆腹、圈足的特点。

(二)煮(温)酒器

煮(温)酒器(warm wine)有爵、盉(古代盛酒用的器皿,形状像壶,有三足或四足)等。爵,是古代饮酒器的总称,作为专名是一种用来温酒的酒器,下有三足,可升火温酒。

(三)饮酒类酒具

1.觥

古代用兽角做的一种饮酒器皿。

2. 觞

古代喝酒用的器皿。

3. 杯

一种从古至今仍在使用的饮酒器皿,考古资料表明,最早的杯见于新石器时代。杯多为圆柱状或下部略细,一般容积不大,大多是直口或敞口的,口沿直径与杯高基本相等,有平底、圈足或高足。根据制作的材料不同,可分为玻璃杯、塑料杯、陶瓷杯、木质杯、不锈钢杯等。

三、酒中情趣

酒渗透到社会生活的各个领域,使人们的生活变得丰富多彩。围绕酒产生的酒德、酒礼、酒令等,成为中国饮食文化中不可或缺的重要内容,饮酒的情趣(wine taste)也变得多姿多彩。

(一)饮酒之道

1. 酒礼

中国是礼仪之邦,十分讲究礼仪。儒家思想是中国古代社会的主流意识,儒家文化中"六艺"的社会性教育以礼为首。由于中国地域广,民族多,礼仪与习俗十分复杂,但其中有几条是共通的。

(1)未饮先酹酒:"酹"字是指将酒洒于地,表示祭奠。

(2)应中应干杯:端酒敬酒时讲究"先干为敬",受敬者也要以同样的方式回报,否则要罚酒。

(3)斟酒(pour):一般来说,酒水应当在饮用前先斟入酒杯,主人有时为了表达对来宾的敬重友好,会亲自为客人斟酒。如果要显示酒的珍贵,应该当场启封。斟酒时要注意:要面面俱到,一视同仁;要注意顺序;斟酒需要适量,白酒与啤酒均可以斟满,而其他洋酒则无此讲究;除主人与侍者外,其他宾客一般不宜自行为他人斟酒。而来宾在斟酒时应注意:如果是侍者斟酒,勿忘道谢,但不必拿起酒杯;如果是主人亲自斟酒,则必须端起酒杯致谢,必要时还需起身站立或欠身点头为礼;在中餐宴会上,也可回敬"叩指礼",即以右手拇指、食指、中指捏在一起,指尖向下,轻叩几下桌面,它表示在向对方致敬致谢。

(4)敬酒(toast):也称祝酒,它是指在正式宴会上,由主人向来宾提议,为了某事而饮酒。在敬酒时,通常要讲一些祝愿、祝福之词。有时还要发表郑重其事的祝酒词。敬酒可以随时在饮酒过程中进行,频频举杯祝酒,会使现场氛围热烈而欢快;正式的祝酒词则应在特定的时间段进行,一般最适合在宾主入席后、用餐前开始,有时也可以在吃过主菜之后、甜品上桌之前进行。祝酒词内容越短越好,避免长篇大论,喋喋不休。在敬酒或致辞时,其他在场者应一律停止用餐或饮酒,面向主方洗耳恭听。

(5)干杯(cheers):是指饮酒时,特别是祝酒、敬酒时,以某种方式,劝说他人或是建议对方与自己同时喝干杯中的酒,称为干杯。有时干杯者相互之间要碰一下酒杯,故又叫碰杯。干杯前需有人率先提议,提议干杯者,可以是祝酒词的主人、主宾或是在场任何的饮酒之人。提议干杯时,应起身站立,右手端起酒杯,或者用右手拿起酒杯后再以左手托其酒杯,面含微笑,目视他人口颂祝福之词,一干而尽。在西餐礼仪中,祝福干杯讲究只用香槟酒,而均不可用啤酒或其他葡萄酒充数。饮香槟酒干杯时,应以饮去一半杯中之酒为宜。

2. 酒德

酒德(drinking manner)是指饮酒的应有规范和酒后的风度。合度者有德,失态者无德,恶趣者更无德。"酒德"两字最早见于《尚书》和《诗经》,在《尚书·酒诰》中提到"饮惟祀"(只有在祭祀时才能饮酒)、"无彝酒"(不要经常饮酒)、"执群饮"(禁止民众聚众饮酒)及"禁沉酒"(禁止饮酒过度)。饮者应有德行,中国古代儒家并不反对饮酒,认为用酒祭祀敬神、养老奉客是德行,但反对狂饮烂醉。提倡应遵行的规范:量力而行、节制有度、不能强劝。

3. 酒境

酒境(wine exit)是指饮酒追求的一种境界,包括饮酒、环境、时令、情致等的取向和选择以及饮酒后的效果。"醉翁之意不在酒,在乎山水之间也",饮酒行为并不重要,重要的是所获得的各种心理感受和"斗酒诗百篇"的效果以及"酒逢知己千杯少"的心理认同。

在中国,酒神精神以老子、庄子为代表的"道家哲学"为源头。他们主张"物我合一,天人合一,齐一生死",庄周倡导"乘物而游、游乎四海之外、无何有之乡"等。这种追求绝对自由、忘却生死及利禄荣辱,是中国酒神精神的精髓所在。魏晋名士,有中国第一"醉鬼"之称的刘伶在《酒德颂》中言:"以天地为一朝,万期为须臾,幕天席地,纵意所如,枕麹籍糟,无思无虑,其乐陶陶。兀然而醉,豁然而醒,静听不闻雷霆之声,孰视不睹山岳之形。不觉寒暑之切肌,利欲之感情。俯观万物,扰扰焉如江汉之载浮萍"。这种"超脱"的境界就是中国酒神精神的极致体现。这种精神在文艺作品《水浒传》中的一百零八条梁山好汉身上也得到了很好的诠释。

陶渊明《归去来辞》中提到饮酒的两种境界,是许多文人、士大夫所追求的,即:"引壶觞以自酌,眄庭柯以怡颜",指饮酒能"忘忧怡颜";"倚南窗以寄傲,审容膝之易安"指饮酒能"心安傲世"。

(二)酒令、酒联

饮酒行令(drinking game)是中国人在饮酒时助兴的一种特有方式,它是汉族民间游戏之一。它既是一种烘托、融洽饮酒气氛的娱乐活动,也是一种斗智斗巧、提高宴饮品位的文化艺术。内容通常涉及诗歌、谜语、对联、投壶、舞蹈、下棋、游戏、猜拳、成语、典故、人名、书名、花名、药名等文化方面的知识。一般是指席间推举一人为令官,余者听令轮流说诗词、联语或其他类似游戏,违令者或负者罚饮。它是一种有中国特色的酒文化。

1. 雅令

雅令(accor)又称为文字令,如说诗令、拆字令。

2. 通令

通令(general order)的行令方法主要有掷骰、抽签、划拳、猜数、击鼓、传花等。

3. 筹令

筹令(to raise)是指把酒令写在酒筹上,抽到酒筹的人依照酒筹上酒令的规定饮酒。如名士美人令、觥筹交错令、捉曹操令等。

4.酒联

酒联(wine couplet)是与酿酒、饮酒、用酒、酒具直接相关的对联,是饮酒行为与文学艺术的有机融合。按内容可分为赞酒对联、酒楼对联、节俗对联、婚喜对联、祝寿对联、哀挽对联、名胜对联、劝戒酒对联等。历史上优秀的对联不仅言简意赅、对仗工整、音韵和谐、形式灵活、雅俗共赏,且包括了丰富多彩的酒文化知识。

(三)酒与诗词书画

1.酒诗、酒词

中国酒文化的特色之一是诗词与酒的不解之缘,词增酒趣,酒扬诗魂;有酒必有词,无酒不成诗;酒激发诗的灵感,词增添酒的神韵。

《诗经》305篇作品中有40多首与酒有关。诗人词客大多是"饮君子,酒醉自吐胸中墨",在一定条件下,酒成了胆略、才智和艺术创造力的催化剂。陶渊明视酒为"佳人",无酒不欢,著有《饮酒诗二十首》。魏武帝曹操的乐府诗从"对酒当歌,人生几何"到"何以解忧,唯有杜康"再到"周公吐哺,天下归心"。魏末晋初的"竹林七贤"全是一群嗜酒族,其中,阮籍以酒避祸,嵇康借酒佯狂,刘伶作酒德颂以讽刺世事。南北朝时的鲍照爱酒惜酒,狂歌"但愿樽中酒酝满,莫惜床头百个钱"。唐代李白"斗酒诗百篇、会须一饮三百杯,千金散尽还复来",被称为"诗仙、醉圣",在李白现存1500篇诗文中有关饮酒的诗作达170多首,超过16%。杜甫被称为"诗圣、少年酒豪",但其嗜酒如命的行为却鲜为人知,从"得钱即相觅,沽酒不复疑,朝回日日典春衣,每夕江头尽醉归",直到"浅把涓涓酒,深凭送此身"的诗句中可知,其对酒的喜爱程度,现存诗文1400余首,写饮酒的达300首,超过21%;白居易人称"醉司马",自号"香山居士",极喜以酒会友,说"身后堆金挂北斗,不如生前一尊酒",其有关饮酒的诗更是多达800首,其以讴歌饮酒的文章《酒功赞》,创立了"香山九老"诗酒之会。北宋范仲淹作"酒入愁肠,化作相思泪"。晏殊在《浣溪沙》中写道:"一曲新词酒一杯,去年天气旧亭台。夕阳西下几时回?无可奈何花落去,似曾相识燕归来,小园香径独徘徊。"欧阳修曾写道:"文章太守,挥毫万字,一饮于钟。"苏轼在《水调歌头》中写道:"明月几时有?把酒问青天。不知天上宫阙,今夕是何年……人有悲欢离合,月有阴晴圆缺,此事古难全。但愿人长久,千里共婵娟。"李清照是酒中巾帼,曾作诗句:"东篱把酒黄昏后""昨夜雨疏风骤,浓睡不消残酒""三杯两盏淡酒,怎敌他,晚来风急"。南宋陆游曾以《醉歌》名志:"我饮江楼上,阑干四面空,方我饮酒时,江山入胸中……乾坤大如许,无处著此翁,何当呼青鸾,更驾万里风。"辛弃疾在《满江红》中写道:"问人间,谁管别离愁,杯中物",在《水调歌头》中写道:"我饮不须劝,正怕酒樽空",在《洞歌仙》中写道:"人生行乐耳,身后虚名,何似生前一杯酒",在《清平乐》中写道:"若解樽前痛饮,精神便是神仙",在《满庭芳》中写道:"无穷身外事,百年能几,一醉都休",在《浣溪沙》中写道:"总把生平入醉乡,大都三万六千场"。

2.酒与书画

因醉酒而获得艺术的自由状态,是中国古代艺术家解脱束缚获得艺术创造力的重要途径。不仅诗词如此,在绘画和中国文化特有的书法艺术中,酒神的精神更是活泼多端。"吴带当风"的"画圣"吴道子,作画前必酣饮大醉方可动笔,醉后为画,挥毫立就。"元四家"中的黄公望也是"酒不醉,不能画"。"书圣"王羲之也是在喝醉时挥毫而作空前绝后的《兰亭序》，遒媚劲健，绝代所无，而至酒醒时，更书数十本，终不能及之。"草圣"张旭"每大醉，呼叫狂走，乃下笔"，于是有其"挥毫落纸如云烟"的《古诗四帖》。

(四)酒事

酒是我国灿烂辉煌文学艺术的一种灵感激发剂，酒与文学结下了不解之缘。古时中国就有"文人得酒，才气如无闸之水；武士得酒，杀敌如操刀割芥"之说，历史上有关酒的故事典故很多，不仅见诸艺术文学，也出现在各种纪实文学中。故事大多精彩生动，不可胜数，本节仅作简单介绍，即便如我国古典四大名著中唯一一部与佛家戒律有关而沾酒较少的《西游记》，也出现了悟空醉酒后大闹天宫的故事。

1. 酒池肉林

《史记·殷本纪》记录了商朝末年纣王贪酒好色："以酒为池、县(悬)肉为林，使男女裸相逐其间，为长夜之饮"。后人常以此形容生活奢侈，纵欲无度。由于商纣王的暴政和酗酒，导致了商朝的灭亡。

2. 箪醪劳师

春秋战国时期，越王勾践为实现"十年生聚，十年教训"的复国大略，下令鼓励人民生育，并用酒作为奖品："生丈夫，二壶酒一犬；生女子，二壶酒，一豚"。越王率师伐吴，在出师前，越中百姓向勾践献上美酒，勾践将酒倒入河的上游与将士一同共饮，士兵士气大振，终于打败吴国。

3. 鸿门宴

鸿门宴是指在公元前 206 年在秦都咸阳城郊外的鸿门举行的一次酒宴，参与者包括当时两支抗秦军的领袖项羽和刘邦。当时项强刘弱，但项羽属下谋士范增担心刘邦会成为西楚霸业，督促项羽杀死刘邦，故在酒宴中设了"项庄舞剑意在沛公"的局。但刘邦属下早已识破其诡计，刘邦以强大的心理压力和恭敬无为的态度让项羽得意忘形，以为刘邦怕他而没有把他放在心上，改变了当初摆宴杀刘邦的决定。这次酒宴在秦末的楚汉战争中产生了重要的影响，被认为是间接促成项羽败亡和刘邦汉朝政权建立的分水岭。后人也常用"鸿门宴"一词来形容不怀好意的宴请或加害客人的宴会("辞海"释义)。

4. 煮酒论英雄

取自《三国演义》第二十一回片段，故事发生在曹操在白门楼勒杀吕布后，带着刘关张三人回到许都，实则是对刘备有所顾虑，于是派人宴请刘备进行考验。故事提及"盘置青梅，一樽煮酒，两人对坐，开怀畅饮。议论天下英雄，刘备使用韬晦之计，步步退让"，当曹操说到"天下英雄唯使君与操耳"，刘闻之大惊失箸。时雷雨大作，刘以胆小、怕雷掩饰而使曹操释疑，并借此脱身。

5. 竹林七贤

竹林七贤是指晋朝名士阮籍、嵇康、山涛、刘伶、阮咸、向秀和王戎。他们豪放不羁，常常在竹林中饮酒，其中最有名的酒徒是阮籍、嵇康和刘伶。

阮籍饮酒出常规，与人饮酒以大盆盛酒，众人围坐其周围，并用手捧酒喝，有时甚至与猪一同饮酒。晋文帝司马昭欲为其子求婚于其女，阮籍借醉 60 天，使之无法开口，只得作罢。刘伶自称"天生刘伶，以酒为名，一饮一斛，五斗解酲"。《酒谱》记载他常随身带一酒壶，坐一鹿车，边走边饮，后跟一仆人带着挖掘工具，一旦他醉死了即就地掩埋。刘伶在《酒德颂》中称自己"行无踪,居无室,幕天席地",随时带着酒杯酒壶,喝了就睡,醒来也是恍恍惚惚,一点也不在意别人的评说,惊雷听不见,泰山看不见,不知天气冷暖,不知世间利欲感情。上述事例均反映了晋朝文人的心态,由于国家长期处于分裂状态,社会动荡,战乱不断,对文人的迫害严重,借酒消愁,以酒避祸,以酒后狂言发泄对时政的不满。

6.饮中八仙酒会

饮中八仙酒会是指盛唐时期八位著名人士在长安聚会酒宴,分别作诗吟唱、讴歌饮酒的盛事。一仙贺知章:"知章骑马似乘船,眼花落井水底眠。"二仙汝阳王:"汝阳三斗始朝天,道逢曲车口流涎,恨不移封向酒泉。"三仙李适之:"左相日兴费万钱,饮如长鲸吸百川,衔杯乐圣称避贤。"四仙崔宗之:"宗之潇洒美少年,举觞白眼望青天,皎如玉树临风前。"五仙苏晋:"苏晋常斋绣佛前,醉中往往爱逃禅。"六仙李白:"李白一斗诗百篇,长安市上酒家眠。天子呼来不上船,自言臣是酒中仙。"七仙张旭:"张旭三杯草圣传,脱帽露顶王公前,挥毫落纸如云烟。"八仙焦遂:"焦遂五斗方卓然,高谈阔论惊四筵。"

7.贵妃醉酒

贵妃醉酒历来被认为是中国传统四大美人图之一,也是中国古代十大酒局中唯一的美人酒局。故事剧情取自唐代天宝年间,杨贵妃在百花亭摆宴等候唐明皇,唐明皇却突然转驾西宫,由此贵妃失宠,独饮遣愁的故事。有资料说此剧源自昆曲剧目,后经京剧大师梅兰芳修改从外形和动作的变化来反映这个失宠贵妃从内心苦闷、强自作态到不能自制、沉醉失态的心理变化过程。该剧后来成为最著名的京戏之一。

8.杯酒释兵权

宋太祖赵匡胤自陈桥兵变后,担心他的部下会效仿他,于是在公元961年安排了酒宴,解除了石守信、王审琦的兵权;又于公元969年,召集节度使王彦超等宴饮,解除了他们的藩镇兵权。此做法一直为其后辈沿用,因此兵不知将,将不知兵,能调动军队的不会直接带兵,能直接带兵的又不能调动军队,虽成功防止了兵变,但却削弱了战斗力,使其在与辽、金、西夏的战争中连连败北。

此外,古代文学作品中诸如武松景阳冈打虎、醉打蒋门神,林冲雪夜上梁山,关云长温酒斩华雄等脍炙人口的故事,将酒与武将的神勇演绎得精彩绝伦,引人入胜。

(赵军飞 应益飞)

第四节 酒与古代医学的渊源

一、"医"字由来及酒的医药功效

现代"医"字的演变是从"毉"→"醫"→"医","醫"字从"酉"(古时"酒"写作"酉")即是从酒能治病演化而来的,说明两者渊源深远,体现了古代医学与"酒"密不可分的关系。酒在问世之前,人们得了病要求"巫"来医治,由于酒的酿造,我们的祖先在饮酒过程中,发现酒具有"通血脉、散湿气、杀百邪恶毒气、除风下气、开胃下食、温肠胃,御风寒、止腰膝疼痛"等作用,加之用酒入药还能促进药效的发挥,从而逐渐在临床实践中得到应用。早在《汉书·食货志》中就有"酒为百药之长"之说,这是我国古人对酒在医药上应用的高度评价。这可以理解为在众多的药中,酒是效果最好的,而且还可以提高其他药物的效果。东汉医圣张仲景在《金匮要略》杂症篇方剂中,用黄酒作药引的方剂占到全篇的1/3。北魏时期的陶弘景在《本草经集注》中提出了"酒可行药势"的论述,认为酒可以使药力外达于表而上至于颠,使理气行血药物的作用得到较好的发挥,也能使滋补药物补而不滞。唐代医学家孙思邈的《备急千金药方》共收有药酒方80余篇,涉及补益强身、内科、外科、妇科等方面,并针对当时一些人因嗜酒纵欲所引起的各种病症,研制出了一些相应的解酒方剂。

所谓药酒,一般是把相应的中药材和动物全体或内脏以及某些矿物质成分按一定比例浸泡在低浓度食用酒精(edible alcohol)、白酒、黄酒、米酒或葡萄酒中,使药物的有效成分溶解于酒中,经过一段时间后去除渣滓而制成的;部分外用药酒,还可以用医用酒精(medical alcohol)来配制;也有一些药酒是通过发酵等方法制成的。药酒之所以有保健祛病的作用,是因为酒是中药的良好有机溶剂,中药所含的有效成分能充分溶解在酒液中,借助酒精的"疏通血脉、改善循环"的力量而作用于人体脏腑、经络、气血,从而发挥出药效作用。药酒的酒精浓度根据选用的酒种而有高有低。

(一)按作用功效划分的药酒

1.滋补性药酒

滋补性药酒(tonic wine)虽然对某些疾病有一定的防治作用,但其主要功能是对人体起滋补保健作用,促进身体健康。此类药酒多具有较好的色、香和独特风味,可作为一般饮料酒,也可以佐餐饮用。

2.治疗性药酒

治疗性药酒(the treatment of wine)是以治疗或防治疾病为主要作用的药酒,所以在配方上都有一定的要求,服用时间及饮用量都有一定的规定。按适用范围可分为内科用、外科用、妇科用、骨伤科用、儿科用及五官科用药酒。

3.美容性药酒

美容性药酒(the beauty of wine)主要有美容润肤、乌发防脱、生发、除黄褐斑等功效。如乌发酒、红颜润肤酒等。

(二)按使用酒基划分的药酒

1.白酒类药酒

白酒类药酒(liquor wine)是使用白酒为酒基制备的药酒。所用白酒要符合卫生部关于蒸馏酒质量标准的规定,蒸馏酒的浓度依据各品种要求而定,内服酒剂应以谷类酒为原料。药典收藏的中药药酒,均用白酒制备。一般来说,现代药酒的制作多选用酒精含量为50%~60%的白酒。首先,其依据是因为乙醇浓度太低不利于中药材中的有效成分的析出;其次,如果酒的浓度过低,则药物可能因吸收水分而体积膨胀,同时一些苦味质及杂质等易被溶出,从而影响药酒的气味;当然,乙醇浓度过高也不适宜,因为这样会使药材中的少量水分被吸收,使得药材质地坚硬,有效成分难以被析出。通常配制滋补类药酒时，原料酒中的乙醇浓度可以低一些；而配制祛风湿、疏经活血的药酒时，则原料酒中的乙醇浓度要高些。

2.其他酒类药酒

其他酒类药酒是指采用黄酒、米酒、葡萄酒等酒精含量较低的酒作酒基制成的药酒。由于酒精含量较低，适于不善饮酒者使用。这类酒与白酒相比，含有葡萄糖、氨基酸及矿物质等营养素。用黄酒作酒基配制药酒较为常见，其优势是酒精度适中、性温和，而白酒虽然对中药溶解效果好，但饮用时刺激较大，对部分不善饮酒者易出现腹泻、瘙痒等症状。另外，若用啤酒作酒基，则酒精度太低，不利于中药有效成分的溶出。

二、酒的麻醉效应

酒对中枢神经系统的作用与麻醉药相似，酒的麻醉作用几乎为祖国历代名医所涉及。《史记·扁鹊列传》有记载，战国名医扁鹊以"毒酒"作麻药，为患者"剖腹探心"。《三国志·华佗列传》有记载："疾发结于内，针药所不能及者，乃令先以酒服麻沸散，既醉无所觉，因破腹背，抽割积聚；若在肠胃，则断截湔洗，除去疾秽，继而缝合，缚以神膏"，这说明在公元200年前，神医华佗就已经利用酒的药理特性进行全身复合麻醉后的腹腔手术。明代李时珍在《本草纲目》中，曾介绍了曼陀罗花合酒的麻醉作用，"用热酒调服三，少顷昏昏欲醉，割疮灸火，宜先服此则不苦也"；同时代的名医张景岳《资蒙医经》记有"蒙汗药"，此药是将闹羊花、川乌、草乌、乳香、没药等磨为极细粉末，用热酒调服。"蒙汗药"在古代文学作品中也有记载，在《水浒传》第十六回"杨志押送金银担，吴用智取生辰纲"的故事中，描述的就是梁山好汉用"蒙汗药"智取生辰纲的过程。这些都是我国古代将酒应用于临床麻醉手术或现实生活的实例。然而，随着近代医学的发展及麻醉药理学研究的深入，基于可控性及安全性考虑，酒逐渐被后来开发的麻醉药所取代，目前酒的麻醉手术作用基本已绝迹于临床应用。

三、酒的保健和养生功效

《诗经·豳风》记有"为此春酒，以介眉寿"，就是用酒可以帮助人长寿的意思。滋补性药酒的主要功能是对人体起滋补保健作用，促进身体健康。此类药酒多具有较好的色、香和独特风味，可作为一般饮料酒或佐餐饮用。但也应根据人的体质、年龄、对酒的耐受力以及季节性等适当选择。中医理论认为："瘦人多火，肥人多湿"，也就是说形体消瘦的人偏于阴虚血亏，容易上火、伤津；形体肥胖者，偏于阳虚气虚，容易生痰、怕冷。因此，前者应多选用滋阴补血、生津的药酒；后者应多选用助阳补气的药酒。

近代的许多研究显示，适量饮酒者比滴酒不沾者更健康长寿。研究还表明，适量饮酒，尤其对40岁以上人群的健康有好处，主要原因是心血管系统疾病的危险度下降。美国波士顿的一家老人院每天给老人供应啤酒，2个月后可以自己行动的老年人从21%增加到了74%，而服用强效镇静剂（抗精神病药）的老年人从45%降到了0%。美国的生物统计学者为了证实这一事实，对94对兄弟进行了长期的追踪观察，结果发现适量饮酒者要比不饮酒者更长寿；同时还表明，长寿的主要原因是心血管疾病的发生率较低，即使对于曾经饮酒后来戒酒的人，也要比不饮酒者的心脏病发生率低。有报道称，每天小酌一杯葡萄酒可使女性远离乳腺癌的威胁,不过,科学家也强调,喝白葡萄酒对预防乳腺癌并无帮助,因为从红葡萄酒中提取出的抗癌化学成分主要来自葡萄皮、葡萄籽,而酿造的白葡萄酒精使用的原料全部是葡萄的果肉。我国《博物志》有一段记载:"王肃、张衡、马均三人冒雾晨行。一人饮酒,一人饮食,一人空腹;空腹者死,饱食者病,饮酒者健",按现代理论认为,这种现象有一定的偶然性,但古人认为"酒势避恶,胜于作食之效也"。

古人由于条件所限,无法准确测出酒中所含的各种成分,但他们在长期的生活实践中所得出的经验却未必不科学。中国是最早掌握酿酒技术的国家之一,历来以"酒文化"著称。虽然有关酒的许多习俗依然存在,但饮酒行为模式还是发生了显著变化。当今社会竞争激烈,在许多场合中,酒能缓解紧张,有助于社会交往,进而也成了维系人际关系的纽带。尽管如此,我们仍然要辩证地看待这个问题。现代医学测定酒中的主要成分是酒精(乙醇),酒精浓度越高,有害作用也越大,其有害成分主要存在于蒸馏酒中,而发酵酒中相对较少。高度的蒸馏酒中除含有较高的乙醇外,还含有杂醇油(包括异戊醇、戊醇,异丁醇、丙醇等)、醛类(包括甲醛、乙醛、糠醛等)、甲醇、氢氧酸、铅、黄曲霉素等多种有害成分。酒精本身属于亲神经物质,少量饮用有振奋精神的作用,同时也具有产生温暖感觉、消除紧张、解乏及减轻不适或疼痛感的作用;大量饮用则有麻痹神经的作用。饮酒的目的在于"借物以为养",而不能"身为酒所役"。

"座上客常满,杯中酒不枯,举起一杯酒,能尽万般情,无酒不成礼、无酒不成欢、无酒不成典、无酒不成宴"。将上述归纳为一句话,就是中国人的生活离不开酒。但在这样的酒文化环境下,过量饮酒会引起躯体、社会问题容易被公众所承认和接受,但把饮酒与精神疾病联系起来,无论如何也不能使一些人理解。然而,饮酒可以导致精神疾病这是不争的事实。在国际上,目前酒已经被认为是一种软性毒品,在《国际禁毒公约》中,酒、烟和毒品一并被认定为"有依赖特性"的物品,属于精神活性物质。不仅是高度白酒,就连啤酒也会导致酒依赖。然而在国内,中国饮酒人群对酒危害的认识却明显不足。调查显示,三成以上的酒民并不赞同"过量饮酒有害健康,应该控制饮酒的度和量"的观点。

(陈志恩　赖根祥)

第五节　酒精度及酒精相关知识

一、酒精度概念

酒是多种化学成分的混合物。在各类酒饮料中,尽管化学成分及其比例各有差异,但酒精都是其最主要的化学成分。酒精度(alcoholic strength)是用来表示酒中酒精含量大小的指标,目前国际上通常采用以下三种酒精度数的表示方法。

(一)标准酒度

标准酒度(alcohol‰ by volume)是法国著名化学家盖·吕萨克(Gay Lusaka)发明的。通常是以 20℃气温状况下的体积百分比表示,酒的度数表示每 100mL 酒中含有多少毫升的酒精,酒精度数一般是以容量进行计算的,故在酒精度数之后会加上"Vol",以示与质量计算的区别。标准酒度又称为盖·吕萨克酒度,一般用"体积分数(V/V)"表示。而我国平时所说的酒精含量,例如,血液酒精浓度(blood alcohol concentration, BAC)多以质量分数(质量与体积百分比)来表示,它们之间可以按酒精密度 0.8 克(g)/毫升(mL)互相换算。如 50°的酒,即表示在 100mL 的酒中,含有酒精 50mL(折合乙醇质量为:$50mL \times 0.8g/mL = 40g$),质量分数表示为 40%。

酒精摄入量的计算公式为:酒精摄入量(g)=饮酒量(mL)×酒中所含的酒精浓度(V/V)×0.8。例如,一次饮 52°的白酒 100mL,其酒精量=$100mL \times 52\% \times 0.8 = 41.6g$酒精。

酒精摄入量也通常用酒精单位来计算,一个酒精单位为 8g(10mL)酒精。酒精单位的计算公式为:酒精单位(数)=饮酒量(L,以升计)×酒中所含的酒精浓度(只取数字)。例如,一听 5%酒精度的 330mL 的啤酒,其酒精量=$0.33L \times 5 = 1.65$ 个酒精单位。

(二)美制酒度

美制酒度(degrees of proof US)用酒精纯度(proof)表示,规定 200 proof 酒的酒精含量等同于 100°的酒,如 100 proof 的酒是含酒精 50%。

(三)英制酒度

英制酒度(degrees of proof UK)是 18 世纪由英国人克拉克(Clark)创造的一种酒度计算方法,也用酒精纯度(proof)表示,但与美制酒度所表示的数值大小不一致,但可以进行换算:英制酒度=1.75×标准酒度;英制酒度=7/8×美制酒度。

(四)欧美常用盎司

欧美常用盎司简称为 oz,作为容积/体积或重量单位。通常 1 液量盎司=29.57mL(美制),1 液量盎司=28.41mL(英制);而常衡盎司是重量单位,一般 1 盎司=28.35g。

二、酒精的化学结构和理化特性

(一)酒精的化学结构、生产方法和分类

酒精是各酒类产品的主要化学成分,化学名叫乙醇,它是一种有机物,分子式为:C_2H_6O,结构简式为:CH_3CH_2OH 或 EtOH,为带有一个羟基的饱和一元醇,因化学结构式中含有乙基(Et),又属醇类,故名为乙醇。乙醇分子由 C、H、O 三种原子构成(乙基和羟基两部分组成),每个分子结构中 C、O 原子均以 sp3 杂化轨道成键,属于极性分子,可以将其看成是乙烷分子中的一个氢原子被羟基取代的产物,也可将其看成是水分子中的一个氢原子被乙基取代的产物。乙醇分子中的羰键(碳氧键)和羟键(氢氧键)比较容易断裂。乙醇的分子量为 46.07g/mol。

乙醇主要通过糖发酵途径生成,包括各类酒饮料和各种用途的酒精。尽管各类酒精的生成方式不尽相同,转化过程的程序也较为复杂,但糖转化成乙醇的主要化学反应式是一致的,即:$C_6H_{12}O_6 \rightarrow 2CH_3CH_2OH + 2CO_2$。

酒精的合成方法和分类:现在的酒精主要是通过发酵法进行制备的。发酵法制备酒精的原料主要有淀粉质(starchiness)和纤维质(cellulosic),通过酶的作用而产生酒精。酒精生产也带来了很多的副产品,比如说杂醇油、甲醇、二氧化碳等。

1. 按生产使用的原料

按生产使用的原料可分为淀粉质原料、糖蜜原料、亚硫酸盐纸浆废液。

(1)以淀粉质(starchiness)为原料发酵酒精:一般有谷类、薯类和野生植物等含淀粉质的原料,在微生物的作用下将淀粉水解为葡萄糖,再进一步由酵母菌发酵生成乙醇。

(2)以糖蜜(molasses)为原料发酵酒精:是直接利用糖蜜中的糖分,经过稀释杀菌处理后并添加部分营养盐,借助酵母菌的发酵作用而生成乙醇。

(3)以亚硫酸盐(sulfite)纸浆废液为原料发酵酒精:其实也是利用造纸废液中含有的六碳糖(hexose)作为原料,在酵母菌的作用下发酵成酒精(也有用木屑烯酸水解作为酒精生产的原料),主要产品为工业用酒精。上述方法其实都是采用发酵法,不同之处无非是原料及发酵工艺流程步骤的多少而已。

2. 按生产的方式

按生产的方式可分为发酵法、合成法和联合生物加工法。

(1)发酵法(fermentation method):是用淀粉原料(如谷类、薯类、玉米、高粱或野生植物果实)和糖质原料(如糖蜜、亚硫酸废液)等发酵,前者是主要的发酵原料。发酵法与酒饮料生产的工艺流程一致,它是在酿酒基础上发展起来的,在相当长的历史时期内,曾是生产乙醇的唯一工业方法。在这个过程中,发生了一系列复杂的生化反应,以淀粉原料为例,整个生产过程包括原料蒸煮、糖化剂制备、糖化、酒母制备、发酵及蒸馏等工序。原料中的可溶性淀粉,在酶的作用下水解为糖,再经过酵母菌发酵生成乙醇并放出二氧化碳(用糖质原料不需经过淀粉水解成葡萄糖这一步)。发酵液中乙醇的质量分数约为$6\%\sim10\%$,再经蒸馏工艺将乙醇浓缩为大约95.57%的酒精溶液。

根据淀粉水解方程式可以推算出:200kg的100%(Vol)淀粉,可生产出95%(Vol)的普通酒精122.98kg或100%(Vol)的绝对无水酒精113.56kg。

(2)合成法(synthesis method):随着近代有机工业的发展,可利用炼焦油、石油裂解所得的乙烯来合成酒精。此法中的原料为乙烯,可大量取自石油裂解气,成本低,产量大,这样能大量节约粮食,因此发展很快。化学合成法生产酒精的方式有直接水合法和间接水合法两种,目前工业上普遍采用前者。

1)直接水合法(direct synthesis):乙烯与水蒸气在有机磷催化剂存在的条件下,经高温、高压作用,可直接发生加成反应生成酒精。此法步骤简单,无腐蚀问题。但要求乙烯纯度在98%以上的原料气,需采用特殊的方法分离裂解其中的各种成分,对设备、材料都提出了较高要求。

2)间接水合法(indirect synthesis technique):又称为硫酸水合法,是用硫酸与乙烯经加成作用生成硫酸氢乙酯,再进行水解,生成乙醇和硫酸。此法对原料气体的纯度要求不高,设备简化。缺点是对设备腐蚀严重,酸消耗多。

(3)联合生物加工法(combined biological process,CBP):生物转化使用的原料大多为粮食作物,大量使用会影响到粮食安全,而利用生物能源转化技术生产乙醇可缓解不能再生的化石能源日渐枯竭所带来的能源压力。因秸秆、麸皮、锯木粉等农业、工业废弃物含有大量的木质纤维素,所以来源广泛的纤维素将是很有潜力的生产乙醇的原料。另外,在生物燃料的生产过程中,纤维素的预处理和纤维素酶的生产成本较高,故减少预处理,增强纤维素酶活性,提高发酵产物的产量和纯度,减少中间环节也是降低生产成本的途径。联合生物加工法就是将糖化和发酵结合到由微生物介导的一个反应体系中,因此与其他工艺流程相比,底物和原料相对较低,一体化程度较高。这种综合方法的未来发展前景广阔。

3.按产品的质量或性质

按产品的质量又可分为高纯度酒精、无水酒精、普通蒸馏酒精和变性酒精(下述的乙醇浓度均为质量分数)。

(1)高纯度酒精(high purity alcohol):是指99.9％的乙醇水溶液。

(2)无水酒精(anhydrous alcohol):是指99.5％的乙醇水溶液。高纯度酒精和无水酒精都不是纯净物,如果要去掉残留的水分,可加入金属镁来处理,可得100％的绝对无水酒精。

(3)普通蒸馏酒精(ordinary distilled alcohol):是指95.57％的乙醇水溶液,此为单用蒸馏法提纯乙醇浓度的极值,因为此时乙醇和水形成共沸物,单用蒸馏法不能再提高纯度。此时,可以用生石灰煮沸,再回流提纯至99.5％。

(4)变性酒精(denatured alcohol):也叫工业酒精(industrial alcohol),它是在乙醇中加入添加剂(甲醇或甲醇＋颜料),工业酒精中的乙醇含量无定数,一般乙醇浓度在96％左右。因其含有足够量的甲醇,如长期饮用,则有致盲的危险。由于这类酒精不能饮用,可避开国家对酒类饮料征收的税项,所以,工业酒精价格较为便宜,这也成为不法"黑心商贩"用工业酒精勾兑酒类饮料的一大原因。

4.按产品系列

按产品系列可分为优级、一级、二级、三级和四级。

其中一、二级相当于高纯度酒精和普通蒸馏酒精;三级相当于医用酒精;四级相当于工业酒精。设立级别标准是为了满足不同用户和生产的需要,减少生产与使用上的浪费,从而提高产品质量。

(二)酒精的物理性质

在常温、常压下,乙醇是一种无色透明、易挥发、易燃烧、不导电的液体。它的水溶液具有酒的气味和刺激的辛辣滋味,微甘。乙醇与甲醚互为同分异构体。

乙醇燃烧的化学反应式:

$CH_3CH_2OH + 3O_2 \rightarrow 2CO_2 \uparrow + 3H_2O$

在20℃常温下,乙醇液体密度是0.789g/mL,其沸点是78.3℃,乙醇气体密度是0.00159g/mL,熔点是−114℃,其蒸气能与空气形成爆炸性混合物。

乙醇是一种很好的溶剂,既能溶解许多无机物,也能溶解许多有机物,能与水以任意比例互溶,能与氯仿、乙醚、乙酸、甲醇、丙酮、甘油和其他多数有机溶剂混溶,相对密度为(d15.56)0.816。所以,常用乙醇来溶解植物色素或其中的药用成分;也常将乙醇作为化学反应的溶剂,例如,在油脂皂化反应中,加入乙醇既能溶解油脂,又能溶解氢氧化钠,让他们在同一溶剂中充分接触,从而加快反应速率。

乙醇的物理性质主要与其低碳直链醇的性质有关。分子中的羟基可以形成氢键,因此乙醇的黏性大,也不及相近相对分子质量的有机物极性大。其黏度为1.074mpa.s(20℃)。乙醇由于存在氢键,故具有潮解性,可以很快从空气中吸收水分。

(二)酒精的化学性质

1.酸碱性

弱酸性(严格说不具酸性,不能使酸碱指示剂变色,也不与碱发生化学反应),因含有极化的氧氢键,故电离时会生成烷氧基负离子和质子。其化学反应式为:

$$CH_3CH_2OH \longrightarrow CH_3CH_2O^- + H^+$$

乙醇解离系数 pKa=15.9(25℃),与水接近。电离平衡足以使它与重水之间的同位素迅速交换。其化学反应式为:

$$CH_3CH_2OH + D_2O \rightleftharpoons CH_3CH_2OD + HOD$$

2.脱氢反应(还原性)

乙醇可以被氧化成为乙醛,其化学反应式为:

$$2CH_3CH_2OH + O_2 \xrightarrow[Cu\ 或\ Ag]{\triangle} 2CH_3CHO + 2H_2O$$

(1)人体外反应条件是在催化剂 Cu 或 Ag 的作用下加热,而人体内则是经乙醇脱氢酶(alcohol dehydrogenase,ADH)作用使乙醇变成乙醛。

(2)乙醇可被高锰酸钾氧化,同时高锰酸钾由紫红色变成无色。

(3)乙醇可与酸化的三氧化铬(chromic anhydride,化学名为 CrO_3)反应,当乙醇蒸气进入含有酸化的三氧化铬的硅胶中时,可见硅胶由黄色变成草绿色,此反应可用于检验司机是否饮酒驾车(酒驾或醉驾)。其检测原理为:当人饮酒时,酒精被吸收进入血液,经过肺泡,一部分酒精随呼气重新排出体外。经测定,这种呼气中的酒精浓度和血液中的酒精浓度比例是 1:2100,也就是说,每 2100mL 呼出气体中含有的酒精和 1mL 血液中含有的酒精量是相等的。一种简易的酒精检测仪就是利用这样的原理,根据检测仪中的颜色变化来测定驾驶者呼气中的酒精含量,从而很快计算出受测者血液中的酒精浓度。

把呈黄色的酸化三氧化铬置于硅胶上,它是一种强氧化剂,而人体呼出的乙醇具有还原性,两者发生以下化学反应:

$$2CrO_3 + 3CH_3CH_2OH + 3H_2SO_4 \longrightarrow Cr_2(SO_4)_3 + 3CH_3CHO + 6H_2O$$

生成的硫酸铬是草绿色的。这一反应的颜色变化明显,可据此检测酒精蒸气。

3.金属反应

乙醇可以与活跃性强的金属反应,生成醇盐和氢气。醇盐遇水则迅速水解生成醇和碱。例如,与金属钠反应,其化学反应式为:

$$2CH_3CH_2OH + 2Na \longrightarrow 2CH_3CH_2ONa + H_2 \uparrow$$

$$CH_3CH_2ONa + H_2O \longrightarrow CH_3CH_2OH + NaOH$$

乙醇可以与金属钠反应产生氢气,但反应缓慢,金属钠沉在溶液底下,远不如水与金属钠反应剧烈,后者常有猛烈气泡,反应生成的热可使钠燃烧。

4.酯化反应

乙醇可以在浓硫酸的催化并加热的情况下,发生酯化作用,生成乙酸乙酯(具有果香味)。"酸"脱"羟基","醇"脱羟基上的"氢"。该反应为可逆反应。其化学反应式为:

$$C_2H_5OH + CH_3COOH \underset{(稀\ H_2SO_4)}{\overset{(\triangle 浓\ H_2SO_4)}{\rightleftharpoons}} CH_3COOCH_2CH_3 + H_2O$$

5.取代反应

乙醇可与卤化氢发生取代反应,生成卤化烃和水。其化学反应通式为:

$C_2H_5OH + HX \longrightarrow C_2H_5X + H_2O$(X 为卤素)

6.氧化反应

(1)燃烧:完全燃烧属于完全氧化反应,发出淡蓝色火焰,生成二氧化碳和水,并放出大量的热;不完全燃烧时生成一氧化碳,有黄色火焰,放出热量。其化学反应式为:

完全燃烧:$C_2H_5OH + 3O_2 \xrightarrow{点燃} 2CO_2\uparrow + 3H_2O$

不完全燃烧:$2C_2H_5OH + 5O_2 \xrightarrow{点燃} 2CO_2\uparrow + 2CO\uparrow + 6H_2O$

(2)催化氧化:在加热和有催化剂 Cu 或 Ag 存在的情况下进行,用于工业制作乙醛。其化学反应式为:

$2CH_3CH_2OH + O_2 \xrightarrow[\triangle]{Cu\ 或\ Ag} 2CH_3CHO + 2H_2O$

7.脱水反应

乙醇可以在浓硫酸和高温的催化下,发生脱水反应。随着温度的不同,生成物也不同。

(1)缩合(分子间脱水)制乙醚(130～140℃):该反应的温度需控制在 130～140℃。其化学反应式为:

$2C_2H_5OH \xrightarrow{浓\ H_2SO_4} C_2H_5OC_2H_5 + H_2O$

(2)消去(分子内脱水)制乙烯(170℃):制取时要在烧瓶中加入碎瓷片或沸石以免爆沸。其化学反应式为:

$C_2H_5OH \xrightarrow{浓\ H_2SO_4} CH_2=CH_2\uparrow + H_2O$

(四)酒精的用途

酒精的用途很广,可用乙醇制取乙醛、乙醚、乙酸乙酯、乙胺等化工原料及制造乙酸(食醋)、饮料、香精、染料、燃料等。在国防工业、医疗卫生、有机合成、食品工业、工农业生产中都有广泛的用途。用作燃料的 99.5% 无水酒精,社会需求量巨大,目前已成为各国能源的主要补充,同时在生物学上可用来提取叶绿体中的色素。

酒精在医疗上的相关使用途径包括如下几方面。①95% 的酒精常用于擦拭紫外线灯及器械浸泡消毒。②75% 的酒精常用于皮肤消毒,其机制主要是使细菌体内蛋白质凝固而达到杀菌效果,但研究表明,酒精不能杀死细菌芽孢和许多病毒如肝炎病毒,故只能用于一般消毒,达不到灭菌要求。③40%～50% 的红花酒精可用于预防压疮。④20%～50% 的酒精可用于擦拭皮肤,以达到物理降温的效果(注意酒精浓度不可过高,否则可能会刺激皮肤,并吸收表皮大量的水分)。⑤酒精作为良好的有机溶剂,中医常用它泡制药酒,送服中药,以使药物效果得到更大的发挥;也利用其防腐作用,用作存放和保管物品。

"橘生淮南则为橘,橘生淮北则为枳",酒精在人体内、外发生化学反应的"土壤"条件、反应方式、结果产物各有不同,不同浓度的酒精在生理机能上也颇有差异。但其基本的理化性质、生理功能是一致的,这正如学习"变态心理学"必须先熟知人的正常心理活动一样,了解和熟悉酒精基本的理化性质、性能功效,对于从事精神科的临床实践者,尤其是药物依赖科的从业人员是不可或缺的理论基础。

三、饮酒后乙醇在人体的吸收与代谢

乙醇对人体来说是一种异物,在肠道内由于细菌发酵所产生的乙醇含量极少,因而,对机体影响不大。我们所讲的乙醇代谢主要是指通过饮酒或含酒类饮料摄入体内的外源性乙醇在人体内的代谢。

(一)乙醇在人体消化道的吸收

经口摄入的乙醇,大多数在小肠的上部被吸收。其中约20%在胃内直接被吸收,约80%为十二指肠和空肠吸收。乙醇经胃和小肠在0.5～3h内完全被吸收,摄入后20～60min达高峰,分布于体内所有含水组织(包括脑和肺泡)和体液中,故血中乙醇浓度可直接反映全身的乙醇浓度。若在空腹状态下饮用时,第1h、1.5h吸收量分别为60%和90%,基本在2h内为人体全部吸收;若与其他食物同时进食,尤其是脂肪类食物,则其吸收速度会明显减慢。

乙醇在吸收后经血液循环进入全身的脏器,约10%的乙醇经呼气、尿液、汗液而被排出体外,90%的乙醇在机体肝脏内代谢为乙醛(aldehyde)、乙酸(acetic acid),最后代谢成水和二氧化碳。乙醇的代谢是限速反应。乙醇清除率为2.2mmol/(kg·h)或100mg/(kg·h),成人每小时可清除纯乙醇7g(9mL),血中乙醇浓度下降速度约为0.43mmol/h或20mg/(dL·h)。

(二)乙醇在机体内的代谢

乙醇的代谢场所主要在肝脏,乙醇及其代谢产物不能在体内储存,也并不存在调节乙醇氧化速度的特殊反馈机制。乙醇代谢途径主要包括乙醇脱氢酶(alcohol dehydrogenase,ADH)催化的ADH乙醇氧化体系和微粒体乙醇氧化体系(microsomal ethanol oxidizing system,MEOS)。此外,还有NADPH氧化酶-过氧化氢(H_2O_2)酶体系及黄嘌呤氧化酶-过氧化氢酶体系。在这些体系中,以前两者最为重要。当血液酒精浓度(blood alcohol concentration,BAC)不高时,在ADH作用下乙醇被氧化生成乙醛;当BAC很高时,乙醇主要通过ADH乙醇氧化体系进行氧化,同时也需要其他三个系统进行氧化代谢,进而形成乙醛(见表2-1)。

表2-1　肝脏中的乙醇代谢体系

代谢体系	反应式及有关酶
ADH乙醇氧化体系	$C_2H_5OH + NAD^+ \xrightarrow{ADH} CH_3CHO + NADH + H^+$
	$CH_3CHO \xrightarrow{ALDH(乙醛脱氢酶)} CH_3COOH \rightarrow 乙酰辅酶A \rightarrow 三羧酸循环$
微粒体乙醇氧化体系(MEOS)	$C_2H_5OH + NADPH + H^+ + O_2 \xrightarrow{MEOS} CH_3CHO + NADP^+ + 2H_2O$
NADPH氧化酶-过氧化氢酶体系	$NADPH + H^+ + O_2 \xrightarrow{NADPH氧化酶} NADP^+ + H_2O_2$
	$H_2O_2 + C_2H_5OH \xrightarrow{H_2O_2酶} 2H_2O + CH_3CHO$
黄嘌呤氧化酶-过氧化氢酶体系	$次黄嘌呤 + H_2O + O_2 \xrightarrow{黄嘌呤氧化酶} 黄嘌呤 + H_2O_2$
	$H_2O_2 + C_2H_5OH \xrightarrow{H_2O_2酶} 2H_2O + CH_3CHO$

1. ADH 乙醇氧化体系

大部分乙醇是通过 ADH 乙醇氧化体系代谢,主要在肝细胞细胞液及线粒体内进行。乙醇在肝细胞液中被 ADH 催化脱氢生成乙醛,烟酰胺腺嘌呤二核苷酸(NAD^+,N 指烟酰胺,A 指腺嘌呤,D 是二核苷酸)又称辅酶Ⅰ(coenzymeⅠ),起中间体的作用以接受氢原子;乙醛又在乙醛脱氢酶(aldehyde dehydrogenase,ALDH)催化下脱氢转化生成乙酸;乙酸再转化生成乙酰辅酶 A 进入三羧酸循环(tricarboxylic acid cycle,TCA 或 Krebs 循环),被氧化成二氧化碳和水排出体外,同时释放出大量 ATP,作为能量被利用或用于脂肪酸与胆固醇的合成。

正常人血液中的乙醛浓度较低,因为很快就会被 ALDH 破坏。哺乳动物根据其亚细胞所在位置、结构、动力学特征及原始序列的相似性,可以将 ALDH 分为三类:①存在于细胞质的 ALDH1;②存在于线粒体的 ALDH2;③可诱导的存在于细胞质的 ALDH 和可诱导的存在于微粒体的 ALDH(如 ALDH3)。

截至 2012 年,研究发现 ALDH1 和 ALDH2 能有效促使短链脂肪族醛和芳香族醛的氧化。相比之下,对第三类 ALDH 特别是对微粒体 ALDH 的研究较少,作用机制尚不明确。ALDH 是限速酶,目前人类明确具有氧化作用的是 ALDH1 和 ALDH2。ALDH1 对乙醛的廓清率(KM)低于 ALDH2,ALDH2 对乙醛的 KM 约为 $30\mu mol/L$,而 ALDH1 的 $KM < 5\mu mol/L$,故线粒体内的 ALDH2 在乙醛代谢中起核心作用。乙醇氧化时(成人一般每小时可氧化代谢约 10mL 乙醇)可释放出大量热能,据测定 1g 乙醇氧化时可产生 7kcal 热能(人体内三大营养物质的能量代谢情况:1g 脂肪释放出的热能为 9kcal,1g 蛋白质或 1g 碳水化合物为 4.5kcal,1g 葡萄糖为 3.37kcal)。乙醇虽能产生大量的热能,但缺乏其他的营养价值,尤其是氨基酸、维生素(以 B 族维生素为主)、矿物质等,且不能贮存于体内。乙醇在肝细胞内的代谢过程见图 2-4。

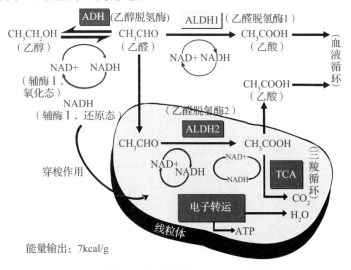

图 2-4　乙醇、乙醛在肝细胞内的主要代谢过程

2. 微粒体乙醇氧化体系(MEOS)

少部分酒精在肝细胞微粒体内被 CYP2E1 酶(属于 CYP450 酶系)氧化分解代谢。

但 MEOS 氧化酒精所产生的能量为游离热,会直接散发,故不能为机体所利用。MEOS 乙醇的代谢与肝细胞微粒体功能有很大的关系,从形态学上观察到:长期饮酒的人及实验动物的肝细胞滑面内质网显著增加,支持"乙醇也在微粒体中代谢"的结论,尤其是 MEOS 对 ADH 和过氧化氢酶的抑制剂有耐受性,因此,在大量饮酒,BAC 很高时或长期过量饮酒发生慢性酒精中毒后导致 ADH 产生耐受的情况下,MEOS 对酒精代谢的代偿效应更具意义。ADH 乙醇氧化体系与 MEOS 的组成和性质不同(见表 2-2)。

表 2-2　ADH 体系与 MEOS 的比较

项　目	ADH 体系	MEOS
细胞内区域分布	肝细胞线粒体内、细胞液	肝细胞微粒体
适宜 pH 值	10.8	7.2～7.4
辅酶	NAD^+	NADPH
米氏常数(Km)	2mmol/L	8.6mmol/L
吡唑的抑制程度	99%	3%
加入乙醇后引起的活性变化	不变	增加
与乙醇氧化相伴的能量变化	与氧化磷酸化相偶联产生氢,释放能量	需 NADPH 和 O_2,消耗能量
在乙醇代谢中所占的比例	75%～80%	20%～25%

注:上表仅指乙醇转化成乙醛的过程

3. CYP450 酶系简介

肝药酶是肝脏微粒体混合功能酶系统的简称,其中最重要的是 CYP450,即细胞色素(cytochrome)P450 单胺化酶酶系。细胞色素酶是一种以亚铁血红素或铁卟啉为辅基的蛋白质(cytochrome protein,CYP 表示细胞色素酶蛋白),它属于 b 族细胞色素,因还原型 P450 与一氧化碳(carbonic oxide,CO)的复合物在 450nm 处有一强吸收峰,故而得名 CYP450。CYP450 有许多同工酶,故称为 CYP450 酶系。它主要存在于人体肝脏的微粒体中,也称为肝微粒体酶。

(1)CYP450 酶系的分类:CYP450 酶系是由许多同工酶组成的超基因大家庭。随着分子生物技术的发展和人类基因组计划的完成,人类编码 CYP450 酶系的基因已基本明确。其由 17 个基因家族、42 个亚家族、55 个基因和 29 个假基因组成。

(2)CYP450 酶系的命名方法:第一个数字表示族,第二个英文字母表示亚族,第三个数字表示特定的酶,如 CYP2D6。

(3)CYP450 酶系与药物代谢的关系:CYP450 酶系参与内源性物质和包括药物、环境化合物在内的外源性物质的代谢。最新研究表明,CYP450 酶系是药物代谢过程中的关键酶,据报道,临床常用药中 80% 都由此酶代谢。而且对细胞因子和体温调节都有重要的影响。例如地西泮、巴比妥类主要由 CYP2C19 所代谢;抗精神病药氯氮平主要由 CYP1A2 及 CYP3A4 代谢,奥氮平主要由 CYP1A2 及 CYP2D6 代谢;选择性 5-羟色胺抑制剂除舍曲林外均由 CYP2D6 代谢,其中舍曲林主要由 CYP3A4 代谢,氟伏沙明由 CYP2D6 及 CYP1A2 代谢;抗癫痫药卡马西平和乙琥胺主要由 CYP3A4 代谢。CYP 参与药物代谢的总反应式为:

$$DH+NADPH+H^++O_2 \rightarrow DOH+H_2O+NADP^+$$

(4)CYP450 酶系与环境物代谢的关系:外源性物质中的阿片类主要由 CYP2D6 代谢;尼古丁主要由 CYP2A6 代谢;咖啡因主要由 CYP1A2 代谢。CYP2E1 在肝脏中占

CYP450 酶系总量的 7%,是许多低分子化合物及药物的主要代谢酶,如乙醇及烟草中许多成分均通过 CYP2E1 在体内进行生物转化。乙醇是 CYP2E1 的底物,又是该酶的诱导剂。

在以上的代谢中,需要一些酶及辅酶的参加,也产生了一些中间产物,如氢离子、丙酮酸(pyroracemic acid)、嘌呤(purine)类物质等。在临床实践中,常常可以见到大量饮酒后出现的高乳酸血症、高尿酸血症(痛风发作)。长期过量饮酒使体内脂肪氧化受阻,大量脂肪酸以及中性的脂肪蓄积、堆积在肝脏内,形成脂肪肝、高脂血症、动脉硬化等,大量酒精能对肝细胞造成损伤,导致酒精性肝炎、肝硬化等。

四、人体内酒精的药理作用机制

酒精属于精神活性物质中的中枢神经系统抑制剂,其主要作用于中枢神经系统。在细胞水平上,酒精表现为单纯的抑制作用。然而,通过脱抑制作用,酒精可以对涉及奖赏机制的中脑边缘多巴胺神经通路产生兴奋作用。酒精对中枢神经系统的不同效应,目前可用下述的作用机制加以解释。

(一)γ-氨基丁酸

γ-氨基丁酸(γ-aminobutyric acid,GABA)是中枢神经系统的主要抑制性递质,分布于整个大脑。酒精会使 A 型 γ-氨基丁酸(GABA$_A$)受体的兴奋性增加,形成苯二氮䓬类(BDZ)药物样效应;GABA$_A$ 受体兴奋性增加会抑制 N-甲基-D-天门冬氨酸(N-methyl-D-aspartate,NMDA)受体功能活性,使后者代偿性增加,从而对酒精效应产生耐受。

(二)中脑边缘多巴胺系统

酒精也会使中脑边缘多巴胺(dopamine,DA)系统的功能发生改变,可直接或间接兴奋中脑腹侧被盖区(ventral tegmental area,VTA),引起 DA 大量释放,从而产生犒赏效应,其中也可激活内源性阿片肽系统,促进 DA 释放而产生欣快感。这与阿片类药物直接产生的中枢神经的犒赏效应是一致的。

(三)5-羟色胺

酒精同样可以刺激 5-羟色胺(5-hydroxytryptamine,5-HT)能系统,提高 5-HT 能神经元的放电率,并可增加伏核的细胞外 5-HT 浓度,引起攻击行为。

(四)酒精神经毒性和继发的硫胺素缺乏

酒精神经毒性和继发的硫胺素缺乏均可降低神经元活动,干扰神经递质的合成、释放和回收。两者可导致基底节神经核损伤,使中枢神经递质乙酰胆碱(acetylcholine,ACh)和去甲肾上腺素(norepinephrine,NE)等合成减少。ACh 与记忆障碍及痴呆有关,NE 可能与"面红反应"及酒精戒断部分症状有关。

个体对酒精的反应差异很大,取决于血液酒精浓度(不同类别的酒,其酒精浓度有很大差异)和个体耐受性。一般来说,在没有产生明显依赖的情况下,饮酒量越大,吸收速度越快,酒精在血液中的浓度越高,那么酒精的抑制效应也越大(包括程度及范围);酒精在血液中保留的时间越长,其抑制效应越小。如一体重为 60kg 的成人,饮用 0.15～0.25kg高度白酒(50°左右),其血液酒精浓度达 0.06% 左右,此时酒精首先抑制大脑皮层,使皮层下脱抑制释放,使情绪得以释放,出现做事草率、讲话任性冲动等行为;但也因人而异,大多数人变得喧闹与活泼,"酒逢知己千杯少,酒后吐真言",而有些人却表现为忧郁和退缩,"话不投机半句多"。随着饮酒量的增加,抑制作用会进一步加深,在饮0.25～0.3kg 高度白酒时,血液酒精浓度大致在 0.1%,出现醉酒状态,精神活动、语言及运动功能抑制加深,表现为对周围事物反应性降低、感觉迟钝、判断记忆受损、自控力下降、动作不稳、构音含糊、联想散漫,可有挑衅攻击行为。其后,大脑处于高度抑制状态,醉倒不起,呕吐、便溺全然不知。当血液酒精浓度超过 0.40% 时,则可能出现昏迷、呼吸心跳抑制,死亡的可能性很大。

是否发生急性中毒除个体素质外,还与下列因素有关:酒精种类及血液酒精浓度;胃内有无食物(空腹者吸收快);是否食入了脂肪类食物(脂肪类食物可显著减慢酒精的吸收);胃肠功能的好坏(胃肠功能好的吸收迅速);人体转化剂处理酒精的能力(能迅速将乙醇转化成乙酸的,不易中毒)。

(吴绍长　陈志恩　兰开荣)

参考文献

[1] 徐少华. 中国酒与传统文化[M]. 北京:中国轻工业出版社,2008.

[2] 蔡向红,轩宇鹏. 新编药酒大全秘方[M]. 西安:陕西科学技术出版社,2015.

[3] 王传荣. 酒精生产技术[M]. 北京:科学技术出版社,2004.

[4] 岳国君. 现代酒精工艺学[M]. 北京:化学工艺出版社,2011.

[5] 庄心良,曾因明,陈伯銮. 现代麻醉学[M]. 3 版. 北京:人民卫生出版社,2005,3-15.

[6] 周爱儒. 生物化学[M]. 北京:人民卫生出版社,2001:144-162.

[7] 葛均波,徐永健. 内科学[M]. 北京:人民卫生出版社,2015,900-902.

[8] 于恩彦. 实用老年精神医学[M]. 杭州:浙江大学出版社,2013:411-418.

[9] 江开达. 精神病学高级教程[M]. 北京:人民军医出版社,2011,112-118.

[10] 奥递兹[美]. 细胞色素 P450 结构、药理和生化机制[M]. 王明霞,译. 北京:人民卫生出版社,2014.

[11] Volpicelli J R. Alcohol abuse and alcoholism:an overview[J]. J Clin Psychiatry, 2001,62(20):4-10.

[12] Conor K, Keith F. Trait markers for alcoholism:clinical utility[J]. Alcohol and Alcoholism,1999,34(5):649-665.

[13] DW G. Ethanol oxidizing enzymes. Roles in alcohol metabolism and alcoholic liver is ease[J]. Prog Liver Dvis, 1995,13:151-172.

[14] Vieira I M, Sonnier, Cresteil T. Developmental expression of CYP2E1 in the human liver. Hypermcthylation control of gene expression during the neonatal period[J]. Eur J Biochem, 1996,238-247.

第三章　酒精相关障碍

[本章主要内容]

　　本章介绍了目前各社会意识流对饮酒及酒精相关障碍的态度；梳理了酒精相关障碍的有关概念以及其在目前三大诊断分类系统中的描述及优劣；简述了酒精相关障碍的流行病学研究概况；阐述了酒精对个体的躯体（重点介绍神经系统损害机制、大脑形态学改变及常见疾病和合并症）、心理及社会功能的损害；介绍了我国与饮酒相关的违法犯罪司法的几种状况的鉴定要点；分析了酒精相关障碍的致病机理和影响因素。

第一节　概　述

　　酒作为一种独特的食品，在人类发展和交往中有着特殊的地位和作用。首先，它是一种社交性的成瘾物质，具有易获得性的特点，在我国随时随处都可以买到。在改革开放之前，人们的生活水平较低，大多数人仅能维持温饱问题，酒类供应紧张，故而人均饮酒量较低；在改革开放之后，随着社会经济及人民生活水平的迅速提高，酒类供应丰富，各种广告铺天盖地，在酒精消费量飞速增加的同时，也伴随着饮酒相关问题的日益增长，这是一件必然的事情。其次，毒品的危害众所周知，毒品滥用在中国具有很长的历史，其中影响最严重的事件便是鸦片战争，给中国带来了屈辱的历史和深重的灾难。然而，饮酒作为一种历史悠久而普遍的社会风俗和生活习惯，人们对其历来都有着褒贬不一的看法，其中《说文解字》中解释："酒，就也，所以就人性之善恶。一曰造也，吉凶所造也"；《养生要集》："酒者，能益人，亦能损人"。唐代以嗜酒著名，即便是为官为民皆有口碑、人称"醉司马"的白居易，也存在两种完全不同的观点，既有"身后堆金挂北斗，不如生前一尊酒"的豪言壮语，也有"佳肴与旨酒，信是腐肠膏"劝告世人戒酒或节饮的箴规之言。

　　从历史的角度来看，《诗经》有记载："十月获稻，为此春酒"，表明当时酒之兴起，距今已有五千多年的历史，而 1979 年在山东莒县大汶口文化遗址中，发现了夏禹时代酿酒、贮酒和饮酒用的陶器，也进一步佐证了这种说法。饮酒不但成为朝堂的礼仪庆典，亲庙的祭祀活动，军队的出征誓师、凯旋庆功，文人墨客的浅吟低唱的重要组成部分，也深入到老百姓的日常生活中，如婚丧嫁娶、年节团聚，都会饮酒助兴。中国人认为，饮酒代表着快乐和吉祥。因此，在中国饮酒不仅是个体行为，更是被社会大众普遍接受的一种社会文化现象。

　　在中国"酒文化"环境下，饮酒所引起的躯体、社会问题容易被人承认和接受，但把饮酒与精神疾病联系起来，无论如何也不能使一些人理解。然而，饮酒可以导致精神疾病这是不争的事实。目前在国际上，酒已经被认为是一种软性毒品，属于精神活性物质。不仅是高度白酒，就连啤酒也会导致酒依赖。从现代医学的角度进行观察，魏晋名士刘伶的行为模式（见第二章），就是一种非常典型的酒依赖的"发作性酒狂(paroxysmal methomania)"饮酒模式。

从我国的现状来看，虽然不像毒品滥用那样遭到大众的唾弃，但酒精相关障碍(alcohol-related disorder)，尤其是酒依赖患者常被误解、指责为品质低劣或意志薄弱，而现在许多权威人士认为酒精中毒是令所有人苦恼的一种"疾病"（造成严重的个人健康问题和巨额的医疗费用负担，导致重大的家庭、社会危机）。现阶段的社会主流意识对酒精中毒的界定仍比较模糊，至少尚没有将它看作是一种纯粹的疾病。例如，从社会医疗保险制度的实践来看，与"吸毒"患者全部自理费用及"基本疾病"患者全部享受国家医疗保险政策有所不同，在我国大部分地区采取的是一种折中方法，即门诊自费，住院享受医疗保险优惠服务的政策。从这点上来看，我们的观念是落后于国际先进水平了。科学研究表明，长期过量饮酒会导致个体对酒精形成依赖，实际上是一种疾病，包括躯体和心理社会两个层面。早在 1960 年，以 Jelnek 为首的科学家就对这一观点进行了系统的阐述，并进行了广泛的宣传。因此，我们主张这样一种理念和观点：酒依赖是一种身心疾病(psychosomatic disease)。它不是坏人的一个坏习惯，而是好人得了一种难治的慢性脑疾病(chronic brain disease)。

酒精相关障碍涉及的病因非常复杂，既与社会文化环境有关，又与个体的生理及心理素质有关。它一般具备其他精神活性物质滥用和依赖的共同特征，形成了酒依赖患者特有的生理、心理与社会功能障碍。因此，酒精相关障碍是一类具有典型"生物-心理-社会"医学模式的疾病之一。

尽管如此，目前仍难对"酒精相关障碍"下一个标准化的定义。一般来说，酒精相关障碍可以理解为：一切有害的饮酒模式和饮酒已引起酒精负面效应的各种状态，包括导致躯体、心理、家庭、社会、职业及法律等的不良后果。其中酒依赖(alcoholic dependence)始终都是其核心内容，也是临床治疗中需要解决的关键和难点。

（陈志恩）

第二节　诊断分类系统简介

一、概　述

早期临床医学诊断分类的主要目的是人们在临床实践中试图将纷繁复杂的医学现象有序化，以便能分辨出一些具有共同临床特征的患者群体，从而给予适当的治疗并预测其可能的结局。与其他医学分支一样，目前对精神医学进行分类有三个主要目的：首先是便于临床医生能彼此交流患者的具体症状、治疗措施和病情预后；其次是保证科研工作能在有可比性的同一组患者中进行；第三是为了保证所收集到的流行病学资料在研究过程中或制订计划时能够成为可靠的科学依据。

在一般医学分类中常使用"疾病(disease)"一词，而疾病是指建立在病理基础上的、表现为症状或征象的医学异常；而在精神医学中更多采用"疾病(illness)"一词，由于精神疾病的病因并不十分清晰,因此心理功能的异常(精神病理学)一直被视为疾病的基础。在临床医学中,疾病一词有以下三种定义:丧失健康、存在痛苦、病理过程。这些定义,用在精神医学中既有其实用价值,又存在不足。例如"丧失健康",世界卫生组织(WHO)将健康定义为"一种在生理、心理以及社会等方面的完好状态,而不只是没有患病或不适",这在一定程度上提高了精神疾病的地位和重视程度,确立了"生物-心理-社会"的现代医学模式。又比如"存在痛苦",很可能是一部分人到医院就诊的原因,包括许多神经症患者,也见于慢性酒精中毒以躯体并发症就医者。但是,对于许多酒精所致精神障碍或精神分裂症患者,他们或不感到痛苦,或不认为痛苦来自疾病,抑或拒绝承认,但他们确实存在精神疾病,由此可以看出这一定义的不完全性。还有,"病理过程",迄今酒精相关障碍发生的生物学机制相对明确,但大多数精神疾病尚没有可察觉的躯体病理过程,目前以病理过程来定义精神疾病尚不可行。然而一些精神疾病如精神分裂症已被发现是躯体病变的基础,这又从另一层面说明该定义对精神疾病的深入研究起到了启发和促进作用。

精神障碍(mental disorder)是目前国际疾病分类(ICD)、美国精神疾病诊断与统计手册(DSM)、中国精神障碍分类与诊断标准(CCMD)三大系统所共同使用的词汇。在DSM-Ⅳ中有写道:"精神障碍是发生于某人的临床上明显的行为或心理症状群或症状类型,伴有当前的痛苦烦恼(distress)或功能不良(disability),或伴有明显的发生死亡、痛苦、功能不良或丧失自由的较大风险。而且,这种症状群或症状类型不是对于某一事件的一种可期望的、文化背景所认可的(心理)反应。"CCMD-2-R 也对其进行了定义:"指存在精神和认知的异常,可以达到或不达到精神病的程度,前者称为精神病性障碍,后者称为非精神病性障碍。"可见这是一个宽泛的概念,但在实际应用中"精神障碍"往往等同于"精神疾病"。

在整个 20 世纪里,大多数国家的分类系统采用 Kraepelin 所提出的理论框架。他采用病程与结局作为精神疾病分类学的指标,他所创立的"描述性取向"和他对几个主要精神疾病单元的临床症状归纳,仍被沿用至今。

英国的分类方法更多的是基于经验。在斯堪的纳维亚国家,强调较多的是心因性的概念,认为其包括偏执、抑郁和意识模糊等症状类型。法国的精神疾病分类则建立在精神病理学和存在主义哲学相结合的基础之上,它包含两个独特类型:妄想阵发和慢性妄想性精神病。自 DSM-Ⅲ 被全世界多数国家所普遍接受后,美国对于精神疾病分类的观点较 20 世纪上半叶有着颠覆性的变化,DSM-Ⅲ 强调在研究中引入严格的标准。

精神障碍的分类是依据精神障碍的临床表现来划分的,以往大多分类系统多采用神经症和精神病这两个术语。这两个术语分别代表不同的疾病实体,在一定时期内,对于临床和研究工作都具有一定的价值。

1. 神经症

我国最早的精神科医生是从神经科分流出来的,"神经症(neurosis)"一词原意也指所有涉及神经系统的疾病,包括所有的精神障碍以及许多神经疾病。随着研究的进展,神经症这一类别的范围逐渐变窄。首先,某些具有明显神经病理改变的神经系统疾病(如癫痫、脑卒中)被剔除;其后又独立出了精神病这一完全不同的类别。

神经症,以往也称为神经官能症或精神神经症(psychoneurosis),作为一组人为合并起来的疾病单元,具有以下共同特征:①病前常有一定的易患素质和人格基础;②病情的发生与发展常受心理、社会因素的影响；③症状没有相应的器质性病变作为基础；④一般没有明显或持续的精神病性症状；⑤自知力完整或基本完整，对症状感到痛苦，有求治要求；⑥病程大多持续迁延，但社会功能相对完好。伴随于躯体疾病或其他精神疾病所出现的各种神经症症状或组合，一般不能将其诊断为神经症，而被描述为"神经症样综合征"。

2. 精神病

"精神病(psychosis)"一词是针对神经症而言的(上述神经症特征除③、⑥外，其余大致为对立概念)，泛指精神障碍的严重形式，如器质性精神障碍、精神分裂症等。与此相呼应，特制订了一些特征标准使定义更加明确，如疾病的严重程度(有明显或持续的精神病性症状)、不能区分现实与主观体验、自知力缺乏(对症状不感到痛苦或无求治要求)等。

由于这些术语所包含的疾病之间的相异点多于共同点，定义也较困难，所提供的信息有限。因此，DSM-Ⅲ和ICD-10都不再采用神经症和精神病作为分类的基本原则，也抛弃了神经症这一术语。但我国学者经过慎重考虑，在CCMD-3中仍然保留了"神经症"这一分类名称。

二、目前常用的分类系统

(一)国际疾病分类(ICD)

1948年，WHO出版的ICD-6虽将精神疾病首次纳入国际疾病分类系统中，但却非常简单。1968年出版的ICD-8对各类疾病名称进行了描述性定义，才有了实际使用价值。1980年出版的ICD-9将精神疾病列入第五章中，将"精神疾病"改称为"精神障碍"。1992年，ICD-10的修订施行被许多国家所接受，逐渐开始仿效并出版了单行本，书名为《ICD-10精神与行为障碍分类》，将ICD-9中的4精神障碍大类29小类扩展到10大类100小类(编码为F00-F09)，不再坚持病因学分类。

(二)美国的精神疾病诊断与统计手册(DSM)

1952年，美国精神病学会(PAP)出版了DSM-Ⅰ，作为当时颇受指责的ICD-6的替代品，它主要接受了精神分析的理论观点；1980年出版的DSM-Ⅲ异军突起，在全世界均有着举足轻重的地位，开始在国际上产生巨大影响。其在如下五个方面进行了革新。

(1)为精神疾病(除分裂情感性和不典型精神病)制订了操作性诊断标准，包括纳入标准和排除标准。

(2)建立五轴诊断，包括：①主要精神障碍；②人格障碍与病前智力发育水平；③精神科以外的躯体疾病；④心理社会及环境问题；⑤病前的社会适应能力水平，即社会功能的全面性评定。

(3)重新修订诊断名称和专业术语。如取消了"神经症"与"精神病"的分类界限，按临床症状归类；将所有"情感性障碍"组合成一个类别；取消了许多传统的病因学诊断形容词如"内源性"与"外源性、器质性"和"功能性"等。

(4)分类不再像以前的版本那样基于精神分析的理论。

(5)对某些疾病，引入了病程作为诊断的标准之一。

1994年出版的DSM-Ⅳ，与前版相比修改不大，基本上是基于与ICD保持编码和专业技术方面一致性的需要而进行修订。ICD-10 与 DSM-Ⅳ的主要区别见表 3-1。

表 3-1　ICD-10 与 DSM-Ⅳ的主要区别

项　　目	ICD-10	DSM-Ⅳ
来源	世界卫生组织	美国精神病学会
呈现形式	有三种版本共临床、研究和基层使用	只有单一的版本
语言	有多种语言的相应版本	只有英文版
结构内容	属于 ICD-10 总体框架一部分;第五章仅有一轴,但有单独的多轴系统供使用;诊断指南与标准未包含障碍后的社会结果	多轴,采用五轴诊断;诊断标准包括了对社会、职业和其他领域的功能损害
特征	诊断标准是描述性的;修订更新较慢,自 1992 年出版 ICD-10 以来未再修订	诊断标准具有精确的操作性;修订更新较快,自 1994 年出版 DSM-Ⅳ后历经 DSM-Ⅳ-R,2014 年已正式出版 DSM-Ⅴ

(三)中国精神障碍分类与诊断标准(CCMD)

中国精神障碍分类与诊断标准是国际上诊断分类的又一变异,从 CCMD-2-R 到 CCMD-3 的修订,更加趋近于 ICD-10。2001 年出版的 CCMD-3,主要向 ICD-10 靠拢,兼顾病因和症状学分类,分类排列次序服从等级诊断和 ICD-10 分类原则。保留了神经症(但癔症从神经症中分离)、复发性躁狂症、同性恋、与文化相关精神障碍;也保留了单纯性精神分裂症的分型,病程仍使用缓解期、残留期及衰退期的概念。

三、酒精相关障碍在目前分类系统中存在的问题

几乎所有的精神病学专著或教科书中都毫不例外地提到了酒精相关障碍(由于各种原因,名称和概念的描述不尽一致),但大多数会以独立章节予以论述,却很罕见有酒精相关障碍的专著进行系统性的阐述。

由于酒精相关障碍在整个医学中发展较晚,因此,临床实践及理论研究相对滞后,早期许多文献均将其列入其他相关精神卫生问题。改革开放 30 年以来,虽然许多有关酒的习俗依然存在,但饮酒行为和模式还是发生了显著的变化,酒精相关障碍的患病率也在明显增加。为与上述变化相适应,目前在我国的精神病学界,已将中国诊断分类系统 CCMD-3 中的"酒精所致精神障碍"(相当于国际诊断分类系统 ICD-10 中的"使用酒精所致的精神和行为障碍")作为一大类疾病而单独成章。器质性精神障碍(编码为 F00-F09)的定义是由大脑疾病、脑损伤或其他导致大脑功能紊乱的精神障碍,酒精所致精神障碍从逻辑上来讲,应属于器质性精神障碍,这样分类的目的主要是为了精神科的临床应用。ICD-10 中所介绍的精神障碍这一部分(即第五章),根据不同的对象需要,研制出了三种版本供精神科使用,包括临床诊断用版本(精神科临床医生使用)、研究用诊断版本(精神科临床研究使用)及基层医生用版本(基层全科医生使用)。CCMD-3 中"酒精所致精神障碍"的许多症状类型或综合征都是与其他精神活性物质捆绑命名的,缺乏特异性,这一问题在 ICD-10 中得到了解决,但酒精相关障碍有许多共病(comorbidity)问题,ICD-10 解决了精神障碍的共病,如增加了临床常见的"混合型焦虑抑郁障碍"这一诊断,但对躯体

共病问题未引起足够重视。显然,对于酒精相关障碍,仅仅从精神病学角度去定义与分类已无法满足临床实际工作的需要,在做科研及学术交流上也易造成概念混乱。在美国诊断分类系统 DSM-Ⅳ 中,却有不同的描述,相当于 CCMD-3 中"酒精所致精神障碍"和 ICD-10 中"使用酒精所致的精神和行为障碍"被命名为"酒精相关障碍"。"酒精相关障碍"分为两部分:酒精使用障碍和酒精所致精神障碍。前者包括酒精有害使用和酒依赖;后者包括酒精中毒(急性及慢性中毒)和酒精戒断等。从临床实用的角度来看,我们认为 DSM-Ⅳ 的诊断分类与描述更为简明、清晰,既考虑到了精神障碍,又兼顾了躯体障碍,还注明了使用障碍。故本书主要参考了 DSM 诊断分类体系,并适当结合了 ICD-10 及 CCMD-3 的诊断概念。

(陈志恩 金国林)

第三节 相关概念及流行病学

在疾病的分类中,按病因或病理改变的诊断进行分类,是医学各科所遵循的一个基本原则。疾病的分类是与疾病的命名、疾病的诊断和鉴别诊断密切相关的。先有疾病的命名与诊断,才有疾病的分类。疾病分类学的目的可加深对疾病之间的认识并可进一步探讨各个疾病的病理基础,为诊断与鉴别诊断、治疗及临床研究提供了清晰的思路,也可为流行病学的调查提供可靠的数据。

一、相关概念的描述

(一)酒精中毒

酒精中毒(alcohol intoxication)包含急性酒精中毒及慢性酒精中毒两类疾病概念,是指过量和(或)长期饮酒导致的神经精神障碍。前者可在短期内给患者带来较大的伤害,甚至可以直接或间接导致死亡;后者给患者带来的是累积性伤害,如酒依赖、精神障碍、酒精性肝硬化及诱发某些癌症等。酒精中毒属于社会学概念,这一名词未被 ICD-10 收录,WHO 也不推荐使用,DSM-Ⅳ 则取消了这一诊断名称,但 DSM-Ⅴ 却又恢复了"酒精中毒"名称。在我国,由于它经常出现在专业和非专业的文献中,具有较高的临床实用价值及分类意义,本书也予以采用。虽然对酒精相关障碍进行分类的一些术语(例如中毒、成瘾、滥用)可能会给患者带来社会歧视,增加压力,造成困境,但不采用这些术语也不会使患者的痛苦有所减轻,也不能掩盖其需要接受治疗的现实。当然,尽可能地根据社会文明的需要和发展去完善分类系统也是必要的。我们认为,这些术语名称的取舍,应真正体现本学科的最新研究成果,就其实质内容而言,应遵循科学分类意义和临床实用价值的原则。

(二)急性酒精中毒

急性酒精中毒(acute alcohol intoxication)俗称醉酒状态,是指由于短时间内摄入大量酒精或含酒类饮料后出现的一种以中枢神经系统功能紊乱为主的状态,多表现为行为和意识异常,严重者出现脏器功能受损,导致呼吸循环衰竭,进而危及生命。其又分为普通醉酒和异常醉酒。其对神经系统和肝脏的伤害最大。通常情况下,对非嗜酒者来说,成人一次性纯酒精中毒摄入量为70～80mL,致死摄入量为250～500mL,当血液酒精浓度达到110mmol/L(500mg/dL)时,就能致死。而平素嗜酒者一般更能耐受酒精,当血液酒精浓度达90～110 mmol/L时,有些嗜酒者还能保持较为清醒的状态。

1. 普通性醉酒

普通性醉酒(common drunkenness)又称为单纯性醉酒(simple drunkenness)或生理性醉酒(physiological drunkenness),是指一次过量饮酒出现的急性中毒状态,为多数人可产生对酒精的正常反应,并具有共同临床特征的醉酒。先是出现自制能力变差,言行轻佻、不加考虑等类似轻躁狂的症状(少数人直接进入抑制状态,表现为忧郁和退缩);随后可出现言语零乱、步态不稳、困倦嗜睡等麻痹期症状。可伴有轻度意识障碍,但记忆力和定向力多保持完整。多数经数小时或睡眠后可恢复正常。

2. 异常醉酒

异常醉酒(abnormal drunkenness)指酒精急性作用于异常个体的结果,是非常强烈而持久的精神兴奋和高级精神活动突发的严重障碍,导致个体的行为失去了礼仪,出现了人格的异质行为。异常醉酒分为两类:与普通醉酒只有量的差异为复杂性醉酒,具有质的差异为病理性醉酒。

(1)复杂性醉酒(complex drunkenness):是介于普通性醉酒和病理性醉酒之间的一种中间状态。一般患者均有脑部器质性疾病和躯体疾病,如脑炎、癫痫、颅脑外伤、脑血管病、肝病等。在此基础上,患者对酒精耐受力下降,当饮酒量超过以往的醉酒量时,便发生急性中毒反应、出现明显的意识障碍。常伴有错觉、幻觉、被害妄想,可出现攻击和破坏行为。发作常持续数小时,醒后对事件经过可存在部分回忆,而不是完全遗忘。

(2)病理性醉酒(pathological drunkenness):是个体因特异性体质而引起的对酒精过敏的反应。发生于极少数人,以往从不饮酒,一次少量饮酒就出现较深的意识障碍,多伴有紧张惊恐、片断的幻觉和被害妄想,常突然产生目的不明的攻击、伤人等行为,受害人多为其亲友或陌生人。病理性醉酒发生突然、持续时间不长,多在发作数十分钟至数小时后以深睡的形式告终。患者醒后对发作过程不能回忆,或只能忆起片段情节。但没有多少证据说明这是一个临床疾病单元,在DSM-Ⅳ中就再没出现这个疾病类别了。有人称之为"非典型或特异性反应性酒精中毒",这个说法或许更为合适。

(三)危险性饮酒

危险性饮酒(hazardous drinking)是指频繁、过量地饮酒,平均饮酒量超过了公认的安全界限,尽管饮酒者目前并无任何疾病,却肯定增加了出现有害性后果的危险性。这种饮酒者有时也被称为"重度饮酒者"或"问题饮酒者"。由于没有造成躯体、精神损害及其他不良后果,故所谓"危险性饮酒"是一种边缘状态,只能说这种饮酒模式有问题,尚不属于酒精相关障碍。"问题"的概念外延范围比"障碍"广,可以这样理解,酒精相关障碍＋危险性饮酒＝酒精相关问题(alcohol related problems)。

不同国家、不同地区、不同时期对危险性饮酒临界点的定义各不相同,基于"人"是一个多维度的概念,这些维度都会影响定义中所涉及的数据(适量饮酒及危险性饮酒的界定详见本章第五节"饮酒相关障碍致病机理和影响因素")。美国国家酒精滥用与酒精中毒研究所(NIAAA)所采用的,也是目前美国研究及临床实践中最为广泛使用的标准。

(1)1个标准饮用量的酒类饮料:含17g的纯乙醇,相当于336g的酒精度为5%的啤酒或42g酒精度为40%的烈酒。

(2)危险性饮酒:是指每天饮酒量超过4个标准饮用量(男性)和3个标准饮用量(女性及65岁以上男性)或每周饮酒量超过14个标准饮用量(男性)或7个标准饮用量(女性及65岁以上男性)。

上述标准只适用于成人,不包括青少年(通常年龄在12~18岁)。这些标准只是通用指南,界定危险性的酒精饮用量因人而异。更有说服力的指标应该是BAC(酒精摄入量尚受胃肠道吸收等因素的影响,严格来说不能等同于饮用酒精量)。

我国危险性饮酒引用WHO有关标准酒精单位的概念进行下列规定。

(1)酒精摄入量:常以酒精单位(unit)计算,1个标准摄入酒精单位为8g或10mL的纯酒精,相当于半打普通啤酒或一小杯低度白酒。计算公式为:①酒精单位(数)=饮酒量(L)×酒的度数(只取数字)。②酒精摄入量(g)=饮酒量(mL)×酒的度数(体积分数)×0.8。

(2)危险性饮酒:是指每天酒精摄入量超过5个标准摄入酒精单位(男性)或3个标准摄入酒精单位(女性)。5个标准摄入酒精单位约40g纯酒精,相当于35°的白酒约140mL,普通啤酒约1000mL。

(3)血液酒精浓度:人体本身也能合成少量酒精,正常人的血液中含有0.003%的酒精;危险性饮酒通常指BAC超过0.05%(生物学上通常以此作为轻度酒精中毒的临界点,而违法机构常用0.08%作为醉酒浓度)。BAC除用仪器检测外,也可根据酒精摄入量进行粗略计算。如一体重为60kg成人,按血容量占体重的8%(血液密度为1.054 g/mL),则血容量计算结果约为:60×0.08(8%)×1000/1.054=4554mL;若一次饮用40g纯酒精,假设酒精吸收后在血循环中均匀分布,则其BAC为:40/4554=0.88%。

(四)有害性饮酒

如果过度饮酒已造成了躯体或精神层面的损害,并带来了不良的社会后果(包括家庭、社会、职业、法律等后果),这种饮酒方式通常也称为酒精有害(危害)使用(harmful use of alcohol)。这里强调的是不良后果或者说是既成事实,但没有耐受性增加或戒断症状,否则就是依赖综合征。1982年WHO组织了一个六国协作研究,旨在制作一个能在人群中早期筛查出危险饮酒和有害饮酒的量表,即"酒精使用障碍筛查量表"(Alcohol Use Disorder Test,AUDIT)。此量表已在世界上被广泛应用。该量表共计10道题,前8道题为五级评分(0~4),后2题为三级评分(0~2)。条目包括饮酒量、饮酒频度、酒依赖项目和一过性遗忘。临界值为8分,若>8分,则提示有危险饮酒和有害饮酒的问题。该量表经临床验证效度很好,敏感度为95%,特异度为85%,也就是说仅有5%的假阴性率及15%假阳性率,漏诊和误诊的概率均很低。李冰等于2003年通过该量表对中国长春部分人群进行测试,表明其具有良好的信度,测得男性危险饮酒和有害饮酒的界线分值为7分;此量表区分危险饮酒和有害饮酒的灵敏度和特异度均较高,分别为99.7%和90.0%。

(五)酒依赖

酒依赖(alcohol dependence)是由于饮酒者长期反复饮酒引起的对酒渴求的特殊心理状态,使饮酒者无法控制自己的饮酒行为,并且出现了躯体耐受或戒断症状的情况,即俗称的"酒瘾"。其特征有:①对酒有强烈的渴求,强迫饮酒,无法自我控制;②固定的饮酒模式,定时饮酒;③饮酒作为生活的第一需要,高于一切活动,不顾事业、家庭和社交活动;④耐受性逐渐增加,饮酒量增多,但酒依赖后期耐受性会下降,每次饮酒量有所减少,但饮酒频率却增多;⑤反复出现戒断症状,当患者停饮、减少饮酒量或延长饮酒间隔期、血浆酒精浓度下降明显时,就出现手、足和四肢乃至躯干震颤,出汗、恶心、呕吐等戒断症状。若及时饮酒,此戒断症状迅速消失,此现象常发生在早晨,称之为"晨饮"。如戒酒后重新饮酒,常常会在较短时间内再现原来的依赖状态。

(六)慢性酒精中毒

慢性酒精中毒(chronic alcoholism)着重强调长期过量饮酒所导致的器质性精神障碍,包括社交功能、职业功能和社会适应能力严重受损。酒精中毒一词偏向于生物社会学概念;而酒依赖则侧重于饮酒引起的特殊心理状态或异常的行为模式,其概念偏重于心理学取向。在临床上,慢性酒精中毒与酒依赖往往存在交叉重叠,一般来说,慢性酒精中毒是在酒依赖的基础上而产生的,但极少部分慢性酒精中毒患者也可不伴有酒依赖。

在日常生活中,人们往往将"酒依赖、慢性酒精中毒、酒精所致精神障碍"等同于一个概念。但在 CCMD-3 中,所谓"酒依赖"和"慢性酒精中毒"都从属于"酒精所致精神障碍"的概念,它们只是"酒精所致精神障碍"的一方面或仅是其某一项综合征。当然,如果结合"酒依赖"和"慢性酒精中毒"的临床表现,几乎包括了"酒精所致精神障碍"的所有症状。因此,不少人将"酒依赖"和"慢性酒精中毒"理解为"酒精所致精神障碍"的代名词,这两个名称在临床上已被习惯性地理解和应用多年。

如果发现以下情况,则应怀疑存在慢性酒精中毒:①经常饮酒量大,平均日饮量>80g;②智力损害;③每天进食少,每日饮酒常≥3 次;④影响社会功能;⑤体检发现饮酒者存在各种外伤(尤其是头伤)、两手震颤、清晨恶心呕吐、消化不良、慢性腹泻、肝大、多尿、阳痿、心悸、高血压等。

(七)酒精所致精神障碍

酒精所致精神障碍(alcohol-induced mental disorders)是指酒精相关障碍的精神层面,其概念包括急性酒精中毒、酒依赖戒断症状和慢性酒精中毒所致精神障碍(alcoholism mental disorder)。有的教科书称为酒精相关神经精神障碍(alcohol-related neuropsychiatric disorders)或酒精所致器质性精神障碍(alcohol-induced organic mental disorders),与酒精所致精神障碍同义。由于酒精相关障碍涉及面广,严格来说,后两种命名更为准确。

这里我们之所以花许多时间讨论酒精相关概念及含义,是因为在流行病学研究中,会涉及不同的诊断概念,如果不加以区分,会对酒精相关的精神障碍的流行状况产生混乱,造成完全错误的认知。

二、流行病学

21世纪初期，美国的一项研究表明，酒依赖及其相关障碍已经成为仅次于心血管疾病、肿瘤而位居第三的全球性公共卫生问题，因此应引起广泛及充分的重视。我国与发达国家比较，人均饮酒量、酒精相关障碍发生率相对较低，其造成的健康影响及社会危害远没有达到引起足够的认识和重视的地步。但由于饮酒人群基数大，如今已越来越成为重要的公共卫生问题。

由于受到不同的资料、不同的诊断概念的影响，即便是同一区域的样本，调查结果也会随着时空的变化而产生很大的差异。目前国内尚缺乏酒精相关障碍发病率和患病率全面、系统、规范的统计学资料。据相关统计资料显示，在一般成年人中，一生中滴酒不沾者占5%，只在特定场合如节日、聚会才饮酒的人即所谓社交饮酒者占80%，问题饮酒者占10%，而真正的酒依赖患者只占5%。

传统观念认为，除了完全禁酒者外，任何程度的饮酒者都有可能成为酒依赖患者的"后备力量"。因为在流行病学研究中，总要涉及样本中所有个体的各类饮酒行为。

(一)饮酒及酒精相关障碍的流行病学数据

WHO在2004年指出，"酒精的有害使用"在全球范围内都是对健康危害最为严重的问题之一。WHO在2004年的一份调查显示，全球大约20亿人饮用酒精类饮料，其中约7630万(3.8%)的人被诊断为酒精使用障碍，每年有180万人(占全球死亡人口的3.2%)死于饮酒，伤残调整生命年(disability-adjusted life year,DALY)的损失超过5800万(占总量的4%)。2002年，它占到了疾病总负担的4%。在低死亡率发展中国家，有害性饮酒造成的疾病负担高达9.2%。

有资料表明，欧洲发达国家人均年饮酒量最高(10～11L纯酒精)，如瑞士10.8L、西班牙10.8L、英国7.6L、德国12.7L，美洲次之(6～7L纯酒精)，东南亚及穆斯林聚居区的人均年饮酒量最低。在欧美国家，终生饮酒率为80%，饮酒常常起于青少年，约20%饮酒者可能是问题饮酒者；据欧美6个国家的大型调查显示，男性出现慢性酒精中毒的终生患病率为5%，女性为0.1%～1%。在美国，Robins在1984年对城市流行病学调查发现，人群酒精滥用和酒依赖的终生患病率为13.6%，男性是女性的3倍，在综合性医院住院患者中，25%～50%是酒依赖患者。据报道，美国35%的急诊和10%的门诊患者与酒精中毒有关，大约有1400万人酗酒成瘾。2001—2002年，Grant等对全美普查数据进行分析，发现12个月内酒精滥用和酒依赖的发生率分别为4.65%和3.81%；就酒精滥用而言，男性为6.93%，女性为2.55%，酒精滥用随年龄的增长而降低，这一变化存在于所有种族的人群中，在男性和女性中均如此。

1982年，我国进行的12地区精神疾病流行病学调查结果显示，在被调查的15岁及以上人口中，仅有7例符合ICD-9酒依赖的诊断标准，时点患病率为0.18‰。到1993年，采用了基本相同的方法，在原来的7个抽样地区再进行流行病学调查，确认了13例酒依赖患者，时点患病率为0.68‰。

1989年，北京大学精神卫生研究所对9个城市4种不同职业人群(共计44926人)的酒依赖发生情况进行调查，结果显示酒依赖的患病率以重体力劳动者最高，患病率为6.89%。

1990 年,全国 10 家单位共同对城市科技人员、行政干部和轻、重体力劳动工人的饮酒相关障碍流行病学进行调查,酒依赖的时点患病率达 37.27‰,男性高达 57.89‰,女性为 0.19‰;慢性酒精中毒终生患病率为 3.7%。其中,重体力劳动工人的饮酒相关障碍平均患病率为 68.89‰,轻体力劳动工人为 33.25‰,行政干部为 24.91‰,科技人员为 17.69‰。

1998 年,郝伟等在全国六个地区对 23513 名受试者(18～65 岁)进行的饮酒相关障碍的调查显示,84%的男性和 30%的女性有过饮酒行为,其中 16%的男性和 2.5%的女性每日饮酒。男女两性酒依赖总的时点患病率为 3.43%,而急性酒精中毒的半年患病率亦为 2.64%。

2001 年,由中南大学精神卫生研究所牵头及 WHO 资助,国内 5 家单位对国内 5 个城市 24992 名社区普通人群(≥15 岁)饮酒和健康状况的流行病学调查结果表明:①一年内男性、女性及总饮酒率分别为 74.9%、38.8%和 59.0%,3 个月内男性、女性及总饮酒率分别为 63.8%、18.3%和 43.5%,饮酒率随年龄增加而增加,至 40～50 岁达到高峰,而后下降。其中 22.2%的男性饮酒者和 2.5%的女性饮酒者有每日饮酒的行为。②在整个样本中,年人均饮酒量为 4.47L 纯酒精(在 1970 年仅为 0.75L),男性饮酒量为女性的 13.4 倍;在饮酒者中,年人均饮酒量为 7.58L 纯酒精(在 1970 年为 1.03L,在 1996 年升至 5.17L),男性饮酒量为女性的 6.90 倍。③啤酒和白酒(包括高度和低度)是我国饮酒者最常饮用的酒类,占酒精消费总量的 80.5%(自 2002 年起中国的啤酒产量成为全球第一);未注册的酒饮料的 3 个月连续使用率为 7.1%,占酒精消费总量的 14.9%。④男性、女性和总的酒依赖一年内时点患病率分别为 6.6%、0.2%和 3.8%。就年酒精消耗量而言,中国地区还是低于许多工业化国家,例如,2001 年欧洲人均年酒精消耗量为 8.6L。

值得指出的是,20 世纪 80 年代以后,发达国家的酒精人均消耗量、酒精所致障碍的发生率都有下降趋势,而用于酒依赖治疗、康复、研究的投入却在不断增加。但这种改变并不平衡,在社会经济低的阶层和少数族裔中,酒精消费以及饮酒相关障碍仍在增长。低死亡率的发展中国家虽然人均酒精消费在世界范围内仍处于较低水平,但增长速度却非常快,从而导致与酒精相关的社会损害显急剧上升态势。同时,发展中国家的有害饮酒模式(暴饮、外出就餐饮酒、在公共场所饮酒等)要远多于发达国家。

(二)酒精相关障碍的社会人口学特征

酒精相关障碍尤其是酒依赖患者的社会人口学特征可以归纳为:①以男性为主;②重体力劳动者发生率最高,科技人员的发生率最低;③以少数民族患者居多,有相关调查显示,东北的鄂伦春族(时点患病率 43.09‰)、云南傣族(时点患病率 35‰)和白族(时点患病率 30‰),都显著高于同期汉族地区的患病率。

郝伟等分析了酒依赖的相关危险因素,按作用强度排列依次显示为:大量饮酒、男性、年龄较大、体力劳动、受教育年限少和吸烟者。

近年来,已有种种迹象表明,除了酒依赖的患病率逐渐上升之外,患者的特点也呈现出以下的变化趋势:①国家公务人员饮酒比例上升,而重体力劳动者高的特征已逐渐不明显;②女性的饮酒率上升,出现酒依赖的比例也有所增加;③饮酒有低龄化的趋势,出现酒依赖的年龄有所提前。

(吴绍长　汤庆平)

第四节　与酒精有关的躯体、心理及社会损害

在日常生活中,酒精中毒发生率较高。急性酒精中毒成为急诊科常见的急症之一;而慢性酒精中毒可以因酒精毒性作用、代谢异常等因素导致很多系统的并发症及心理和社会功能损害,但慢性酒精中毒常常以躯体并发症或精神异常的形式就医。一般来说,一次相对大量饮酒即可导致精神异常,如果长期反复大量饮酒,则会引起脑功能减退和各种精神障碍,甚至导致不可逆的病理改变。

一、酒精导致的躯体损害

过度饮酒或者有害性饮酒导致越来越多的疾病与死亡,据 WHO 统计,饮酒与 60 余种疾病、伤害有关,显然其对躯体损害是全方位的。这不仅与酒的种类,长期、大量饮酒,也与不正确的饮酒方式有关。酒精对身体的作用分为急性和慢性作用。其急性作用主要表现为急性胃、食管出血等,慢性作用指长年累月地大量饮酒,超过肝脏的代谢能力,引起各脏器和组织的损害,主要表现在脑、肌肉、肝脏、心脏、胰腺、消化道等。当然酒精导致的内脏并发症有明显的个体差异,对于不同的人来讲,所致的各脏器损害程度及形式是不同的。其中对脑、肝脏和心脏的损害为最直接损害,也是临床上较为严重的并发症。

一般来说,与其他原因所致的躯体疾病相比,酒精所致的躯体脏器损害预后相对较好。例如,酒精性肝硬化患者的黄疸、腹水看起来很严重或酒依赖患者的血液"三系(红细胞/血红蛋白、白细胞、血小板)"显著减少,但戒酒后或经适当对症处理,则能很快得到改善。不过,这也许给患者造成了一个误解,认为饮酒所致的疾病问题不大,导致其往往有"病好后再次饮酒"的观念,此类情况并不少见,这也为临床医生敲响了警钟。根据江开达教授在国外工作的经验介绍,在患者住院后第一、二周(相当于急性期脱瘾治疗),是先由内科医生处理内科问题,然后再由精神科医生、心理学家、社会工作者处理酒瘾问题。这也从一个侧面说明,酒精导致的躯体损害不容忽视,酒精治疗尤其是戒酒治疗是一个需要"治疗同盟"及多方参与的系统工程。

(一)神经系统疾病

酒精是亲神经物质,又是中枢神经系统抑制剂,酒精与中枢神经系统密切相关。一次大量饮酒,可出现急性神经精神症状;长期过量饮用可产生酒依赖和慢性酒精中毒,可以造成中枢神经系统结构和功能的改变。酒精对神经系统的损害与其他系统不同,不仅表现为躯体症状,同时也有精神神经症状。

1. 神经系统中毒和损伤机制

(1)酒精对神经系统的损害是首当其冲的,其对大脑和神经中枢的影响最大。以前的观点认为,酒精作用于细胞膜脂质部分,酒精的麻醉作用的强弱取决于酒精对其脂溶性。该观点的理论机制为:酒精进入细胞膜内,打乱了细胞膜脂质分子的排列,使"膜"的流动性增加。目前也有研究发现,酒精较难溶于神经细胞膜脂质,认为主要是其作用于γ-氨基丁酸(GABA)受体,增加了 GABA 的抑制作用,同时作用于 N-甲基-D-天门冬氨酸(NMDA)受体,降低了 NMDA 受体的兴奋作用所致。这些机制可以解释急性醉酒相关

的共济失调、抗焦虑、记忆障碍等症状表现。酒精中毒早期可表现为兴奋话多、言语轻佻、攻击性及腱反射亢进等大脑兴奋症状,但酒精是中枢神经系统抑制剂而非兴奋剂,这种表现与大脑皮层下脱抑制有关,随着酒精量的增大,抑制作用可扩展至大脑、脑干和脊髓神经细胞。酒精中毒时可使血-脑脊液屏障的通透性增高,所以酒精中毒所致的中枢神经系统损害既广泛又严重,进入组织的酒精排出体外非常缓慢,故有不少酒依赖患者可经常处于中毒状态。

(2)酒精导致神经系统继发性损伤的机制尚未完全阐明,但长期的低营养状态必然影响神经系统的功能及结构。目前认为可能与下列因素有关:①硫胺素缺乏。慢性酒精中毒的硫胺素缺乏常反复间断发生,其主要原因是硫胺素摄入不足和吸收不良,其次会影响肝脏贮存。硫胺素以焦磷酸硫胺素(thiamine pyrophosphate,TPP)的形式发生作用,它是细胞代谢中许多重要酶的辅酶,使丙酮酸(pyroracemic acid)脱羧转化成乙酰辅酶A(acetyl-CoA)或使 α-酮戊二酸(α-ketoglutaric acid)转化成丁二酸(succinic acid,又名琥珀酸),后两者均是三羧酸循环(tricarboxylic acid cycle,TAC)的重要成分。在硫胺素缺乏时,会引起焦磷酸硫胺素减少,则 TAC 不能顺利进行以生成足够的 ATP,造成糖代谢障碍及神经组织的供能减少,并引起脑组织中乳酸堆积和酸中毒,进而引起神经组织的结构和功能异常;其次,硫胺素缺乏还能造成磷酸戊糖(pentose phosphate)途径代谢障碍,影响卵磷脂(lecithin)的合成,使周围和中枢神经出现脱髓鞘变(demyelination)和轴索变性(axonal degeneration)样改变;当然长期大量饮酒导致摄入性营养不良,造成包括蛋白质、其他维生素、矿物质等必需物质缺乏也有关系。②酒精可通过血-脑脊液屏障和神经细胞膜,并作用于膜上的酶类和受体而影响神经细胞功能。③酒精在代谢过程中生成的自由基和一些代谢产物,其中间代谢产物乙醛更易与各种蛋白质结合成乙醛-蛋白质产物;酒精还可激活某些特殊的外源酶,产生异常的毒性产物如磷脂酰乙醇(lecithin ethanol)和脂肪酸乙酯(fatty acid ethyl ester),这些毒性产物均可以引起大脑细胞中毒、死亡。

2.慢性酒精中毒所致大脑损害的形态学变化

(1)神经病理学研究:通过对大量慢性酒精中毒死亡患者的尸检研究发现,他们均有大脑皮质萎缩、大脑重量减轻、大脑周围空间扩大、脑室扩大和脑内白质容量减少等改变。而对活体检查的常见神经电生理改变有:脑电图(EEG)有弥漫性 δ、θ 波,散在或阵发性尖波、棘波,波幅降低,诱发试验欠敏感;脑干听觉诱发电位(BAEP)有Ⅲ、Ⅳ、Ⅴ波潜伏期延长,Ⅲ-Ⅴ峰间期延长;视觉诱发电位(VEP)有潜伏期延长,波幅降低,主波群异常,周期性不明显及侧性优势消失。

从细胞水平看,慢性酒精中毒患者的主要改变是大脑皮质神经细胞萎缩、缺失,神经细胞轴突和树突减少。通过神经计数定量学研究发现,大脑皮层不同区域的损害程度有所不同,额叶皮质神经元数量减少较明显;与正常对照组相比,扣带回、颞叶和运动区皮层虽无神经元数量减少,但神经细胞体均有明显萎缩。还有研究发现,患者大脑海马区的神经元出现变性,锥体细胞和树突分支减少。

当出现柯萨可夫综合征(Korsakoff syndrome)时,普遍存在病理改变的部位有丘脑、下丘脑、脑干上端和脑水管周围灰质部位,而且第三脑室和侧脑室扩大以及两侧大脑半球间距增宽也变得很明显。韦尼克脑病(Wernicke encephalopathy,WE)普遍存在病理改变的部位有乳头体、脑干、第三脑室和导水管周围、丘脑、下丘脑、小脑蚓蚓部上端和前庭神经核等,其中典型的组织学改变特征是神经元和髓鞘结构变性、坏死和缺失。柯萨可夫综合征和 WE 特征性的病理改变是乳头体萎缩。

(2)神经结构影像学研究:通过对头颅 CT 的研究结果发现,慢性酒精中毒患者均有大脑皮质萎缩,脑室(包括第三、第四脑室和侧脑室)扩大,两侧大脑半球间距、大脑外侧裂和脑沟增宽的影像学表现。这些结果说明,患者不仅有皮层萎缩,还有皮层下白质萎缩。皮层萎缩一般是弥漫性的,最明显的部位是额叶和顶叶。

核磁共振成像(MRI)还可发现局灶性损伤,有人对柯萨可夫综合征患者进行了头部 MRI 扫描,发现他们均有乳头体萎缩和丘脑损伤。WE 在中国精神障碍分类方案中,归类于酒精所致精神障碍,但目前尚缺乏明确的诊断标准。CT 扫描可发现 WE 患者双侧丘脑和脑干有低密度或高密度病变,也可见乳头体密度改变,25%患者的导水管周围灰质有低密度区,但 CT 检查不能提供特殊发现,而 MRI 对 WE 的早期诊断比 CT 敏感,是诊断 WE 的理想工具。

MRI 检查发现,WE 患者的双侧丘脑和脑干有对称性改变,其典型的改变为第三脑室和导水管周围有对称长 T_2 信号影(在 6~12 个月以后的恢复期,增高的信号就会降低或消失),而且乳头体萎缩被认为是急性 WE 特征性神经病理异常的表现。乳头体明显缩小不但是硫胺素缺乏的特殊标志,还能将急性 WE 与未受伤对照组或阿尔茨海默病加以区别。

一般来说,患者的饮酒年数越长、饮酒量越大、年龄越大,大脑萎缩就越严重。神经放射学研究表明,某些患者在长期戒酒之后,他们的大脑萎缩可以出现可逆性恢复。对慢性酒精中毒患者戒酒前后的头部 CT 对照研究表明,就第三脑室宽度而言,戒酒 1 年组比戒酒 4 周组来得宽;而在戒酒 1 年组与正常对照组之间已无明显差异。但有些患者,如果年龄超过 40 岁、酗酒年数很长、酒精中毒又很严重的话,他们的大脑萎缩就很难恢复了。因为戒酒后,虽然脑细胞中水分和电解质含量恢复了正常,以及脑神经胶质细胞和神经元树突出现大量再生,但大脑中死亡和缺失的神经细胞却不能复原。

(3)神经功能影像学研究:神经功能影像学技术为检测慢性酒精中毒患者大脑的功能和行为之间的关系提供了一种科学的工具。测量大脑局部脑血流(regional cerebral blood flow,rCBF)和葡萄糖利用率就能直接反映出神经元生理功能水平,检测出大脑不同区域功能的完整性。

单光子发射断层扫描(SPECT)发现,慢性酒精中毒患者的大脑皮质和深部白质脑结构均有明显的 rCBF 减少。大脑皮质 rCBF 减少的区域有额叶、颞叶、右枕叶中部和左侧顶叶小区;皮质下白质 rCBF 减少的区域有下丘脑、丘脑和基底神经核。其中 rCBF 减少最显著的区域是额叶,严重者脑室周围的 rCBF 也有所减少。伴有韦尼克-柯萨可夫综合征(WKS)的慢性酒精中毒患者比不伴有 WKS 患者在 rCBF 减少方面来得更明显,而且大脑白质也有 rCBF 减少,特别是额叶白质的 rCBF 减少得更明显。白质 rCBF 减少是WKS 的特征,而在不伴有 WKS 的患者中却没有白质 rCBF 减少。

正电子发射断层扫描(PET)发现,慢性酒精中毒患者的全脑葡萄糖利用率降低,即皮质和皮质下葡萄糖利用率均有所降低。大脑皮质葡萄糖代谢率下降的区域有额叶、颞叶和顶叶,一般以额叶降低最为明显。也有学者报道,顶叶皮质的葡萄糖利用率下降得更明显。这一结果与 rCBF 研究结果相同,表明这些部位脑组织的功能受损比较严重。

一项结合大脑血流、糖代谢和大脑形态三者的检查发现,慢性酒精中毒患者在没有出现大脑形态结构异常之前,SPECT 和 PET 均显示出他们的大脑功能障碍;当出现大脑萎缩时,他们的 rCBF 和大脑葡萄糖利用下降就会变得更明显。在戒酒治疗几周之后,大部分慢性酒精中毒患者的 rCBF 和大脑葡萄糖利用率可恢复到正常水平。

近年来,酒精中毒的功能影像学方面的研究较受关注。SPECT 和 PET 技术除可直接反映出大脑各结构和功能区域的大脑局部脑血流和葡萄糖利用率的变化外,亦可运用各种放射性配体结合相应的神经递质受体和转运体,测量其在大脑不同区域和酒精中毒不同时期的密度变化,为进一步了解酒精中毒的生化机制提供了前沿技术和思路。

3. 常见的神经系统疾病及合并症

(1)酒精性末梢性神经炎(peripheral neuropathy):是由于长期饮酒造成 B 族维生素缺乏所致。临床表现为左右对称性四肢无力、感觉麻木、针刺样或烧灼样的感觉,检查时腱反射减弱、浅感觉降低,闭上眼睛时站立不稳,手足出汗过多,严重者走路时连鞋子、袜子掉了也不知道。由于神经系统的营养状态及皮肤的抵抗力均不佳,故一旦四肢出现外伤,将会出现久久不能愈合的情况,偶有因此而截肢的患者。

(2)酒精性记忆障碍(alcohol amnestic disorder):酒依赖患者神经系统的特有症状之一是记忆障碍,特别是不能记住最近发生的事情,学习新知识十分困难。其中有一种特殊的记忆障碍,称之为 Korsakoff 综合征,表现为记忆障碍、虚构、定向障碍三大特征,患者甚至几乎完全丧失了近期的记忆,或对过去实际经历过的事物在其发生的时间、地点、情节上,有回忆的错误,张冠李戴、唐汉不分。由于记忆受损,患者在被要求回忆往事时,为了摆脱困境,以随意想出的内容来填补记忆的空白,称之为虚构。此类患者常对生活中的经历片刻即忘。连虚构的情节也不能在记忆中保持,在每次重述时都有变化,且易受暗示的影响。到后来,患者分不清东西南北,记不住亲人的姓名,更记不住自己年龄的大小,外出不远即会迷路。患者还可能有幻觉、夜间谵妄等表现。

(3)Wernicke 脑病(基底神经节中央灰质出血):主要是由于硫胺素(维生素 B_1)缺乏所致,表现为眼球震颤、眼球不能外展,步态不稳及明显的意识障碍,伴定向障碍、记忆障碍、震颤谵妄等。硫胺素缺乏对基底节、间脑、脑干上端和乳头体等部位的损害较为严重,乳头体明显萎缩是硫胺素缺乏的特殊标志。同时硫胺素缺乏也会损害大脑皮层,引起脑萎缩等大脑结构异常。大量补充维生素 B_1 可使眼球的症状很快消失,但记忆障碍的恢复却仍较为困难,80%的 Korsakoff 综合征是由 Wernick 脑病转变而来的。

(4)酒精性癫痫(alcoholic epilepsy):主要见于在慢性酒精中毒基础上的戒断状态,也可由大量酗酒后酒精的直接效应引起。大约30%的酒依赖患者在酒精戒断期间出现癫痫样痉挛发作,表现为意识丧失、四肢抽搐、两眼上翻、角弓反张、口吐白沫等,持续时间不等,一般在 5～15min 恢复意识。因这种情况较为危急,有生命危险,故需住院治疗。

(5)酒精导致的脑外伤(alcohol induced brain injury):头部外伤在酒精相关问题中较为常见,包括单纯急性酒精中毒、在慢性酒精中毒基础上突然中断饮酒严重引起的戒断症状(如痉挛大发作、谵妄等)或在一次大量饮酒出现的醉酒状态下,均可能由于危险意外事故而导致残疾,这主要取决于损害是在脑组织中的某个特定区域(局灶性),还是广泛性地分布在某些区域(弥散性)。不同区域的脑损害可引起不同的症状,局灶性症状包括运动、感觉、言语、视觉、听觉异常等症状;而弥散性脑损害常影响记忆、睡眠或导致意识模糊和昏迷。其中,在大脑皮层特定的局灶性区域损害中,与精神活动关系较为密切的引起语言中枢受损的几种状况见图3-1。

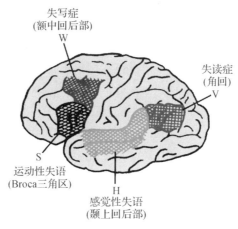

图 3-1　大脑皮层特定区域语言中枢损害

1)运动性失语:受损部位在中央前回底部前方,也称为 Broca 三角区(S)。患者能听懂文字,听懂别人的谈话,且发音器官正常;但不能将自己的思想用词语进行口头表达。

2)失写症(agraphia):受损部位在额中回后部,接近中央前回手部代表区(W)。患者能看懂文字,听懂别人的谈话,也能说话;但不会书写,而手部其他的运动均正常。

3)感觉性失语:受损部位在颞上回后部(H),也称为 Wernicke 语言区。患者的听力、视力完好,可以讲话、认字、书写;但听不懂别人谈话意思或看不懂一段文字所表达的含义。因此患者不能系统地表达思想并进行交流,如果损伤不严重,患者可表达简单的思想,但用词杂乱。

4)失读症(alexia):受损部位在角回(V)。患者看不懂文字含义;但视觉及其他语言功能正常。

(6)酒精性肌病(alcoholic myopathy):长期大量酗酒者导致酒精中毒性肌病(alcoholic intoxication)也不少见,这是一种发病机制不十分明确的肌肉病变,推测可能与下列因素有关。①酒精和乙醛降低糖酵解活性,抑制糖类的代谢;②酒精和乙醛对肌细胞有毒性作用,使肌鞘膜和线粒体受到毒性损害,使线粒体功能紊乱或阻止肌动蛋白和肌红蛋白的激酶,阻止肌钙蛋白的合成,从而破坏细胞结构,影响细胞运输,导致肌细胞损伤;③使神经骨骼肌的主要氧化基质的游离脂肪酸减少;④出现低钾血症、低钠血症、低磷血症、低钙血症和低镁血症等代谢异常,以及 B 族维生素缺乏,使神经肌肉产生继发性损害;⑤酒精中毒患者如有癫痫发作、震颤谵妄、高热等,均可增加躯体活动和肌细胞代谢,导致肌细胞损伤;外伤、癫痫发作和肢体受压则可直接诱发横纹肌溶解(主要为骨骼肌损害,也可表现心肌损伤,出现心律不齐、心律失常、低血压及心源性休克)。

酒精性肌病在临床上主要可分为如下两型。

1)急性酒精性肌病(acute alcoholic myopathy):这是一种病情严重且危及生命的疾

病。发生在长期饮酒的慢性酒精中毒患者中,多在长期酗酒的基础上,在一次超量饮酒后急性起病,表现为肢体突然出现痉挛、疼痛、乏力、水肿和压痛,可为全身性或一个肢体,伴腱反射减弱或消失。实验室及辅助检查:可有肌蛋白尿,血清肌酸激酶活性增高,肌电图有横纹肌溶解的表现。急性酒精性肌病的病理表现为:肌肉坏死,有或无炎症反应,肌纤维再生,Ⅰ型纤维萎缩。急性酒精性肌病经戒酒及积极、及时治疗后1~3周可恢复正常,如处理不当也可因急性肾衰竭、高钾血症而死亡。

病例 3-1

患者,男性,45 岁,汉族,小学文化,农民,已婚 10 年,未育有子女。既往有饮酒史 30 多年,每天必饮,日饮黄酒在 1~1.5kg 以上,且经常醉酒,有晨饮现象。3d 前因与人斗酒,饮 6 瓶劲酒(45°)后发生斗殴事件,被公安局拘留,拘留至第 3 天 18:00 出现胡言乱语,不识家人的情况,说道:"看见房间里有很多四脚的蛇在爬,怀疑看守所的人给他吃'老鼠药'要谋杀他……",为此惊恐不安、行为凌乱,砸开水瓶;晚上 23:00 突然出现肌强直-痉挛性发作一次,历时大约 3min,有"尿裤"现象。由公安人员连夜联系患者妻子,送来我院住院治疗。

入院后经体格检查,结果发现:神清,定向基本正确,双手前臂、双下肢多处挫裂伤,左手腕、双下肢足踝部肿胀、水肿明显,伴压痛,躯干四肢皮肤多处擦伤,体温 36.9℃,血压 138/92mmHg,心率 88 次/min,心律齐,两肺听诊无殊,腹软,肝脾肋下未及。神经系统检查:四肢震颤明显,四肢肌力 3 级(肢体能抬离床面,但不能抗阻力),双侧膝腱反射减弱,病理反射未引出。入院后经精神检查,结果发现:意识清,定向无误,接触尚合作,对答基本切题,未引出幻觉、妄想,情绪较焦虑,诉有全身疼痛、乏力,对前一晚的发病经历不能回忆,配合治疗补液。入院后经实验室及辅助检查,结果发现:血常规大致正常;尿液呈酱油色,尿常规示隐血 2+,蛋白 3+;血生化示谷丙转氨酶 302U/L,谷草转氨酶983U/L,谷氨酰转肽酶 416U/L,总胆红素 40.69μmol/L,直接胆红素 13.15μmol/L,尿素氮 13.62mmol/L,肌酐 254μmol/L,尿酸 637μmol/L,葡萄糖 9.47mmol/L,超敏 C 反应蛋白 52.4mg/L,血淀粉酶 298U/L,肌酸激酶 36439U/L,肌酸激酶同工酶 393U/L,乳酸脱氢酶 1485U/L,电解质钾、磷、钠、氯、钙正常;贫血 3 项示铁蛋白 1500ng/mL;肌钙蛋白Ⅰ 0.28μg/L;心电图示窦性心动过速 90 次/min,左室高电压;头颅 CT 示右侧颞叶硬膜下血肿考虑,双侧额颞叶部分脑沟增宽改变;肌电图示横纹肌溶解的表现。

入院后予心电监护,监测血压、电解质及 24h 尿量;予安定针 20mg(静滴、qd)替代治疗;其他措施如护肝、补充 B 族维生素以营养神经及对症支持补液治疗。入院后次日上午,患者妻子投诉患者病情是被公安人员殴打所致,反复要求回家交涉;下午患者又出现严重的戒断综合征——震颤谵妄。为此,经上级主任医生会诊,紧急与公安人员联系及经患者妻子同意后,转入 ICU 病房以做进一步治疗。

诊断:酒精相关障碍,戒断状态;急性酒精性肌病。

【分析】 这是一例典型的急性酒精中毒性肌病。它发生在长期饮酒基础上,在一次超量饮酒(6 瓶劲酒)后起病,表现为多个肢体突然出现痉挛、疼痛、乏力、水肿、压痛,伴腱反射减弱。目前发现有癫痫发作、震颤谵妄及外伤等致病诱发因素。患者的临床表现及辅助检查(尿常规示隐血2＋,蛋白3＋;肌酸激酶36439U/L;肌电图示横纹肌溶解),提示横纹肌(包括骨骼肌和心肌)大量溶解。本例主要为骨骼肌损害,目前心肌损伤尚不明显,一方面没有出现各种心律失常、低血压及心功能不全的表现。此外,肌钙蛋白 I 为0.28μg/L,虽提示稍微升高,但尚缺乏心肌损伤的临床阳性意义;而肝功能示谷丙转氨酶302U/L,谷草转氨酶983U/L,总胆红素40.96μmol/L,直接胆红素13.15μmol/L,谷胺酰转肽酶627U/L,铁蛋白1500ng/mL,则提示肝细胞受损明显;目前已出现肾功能不全(尿素氮13.62mmol/L,肌酐254μmol/L)。该病一般的处理原则为稳定生命体征,去除病因,预防急性肾小管坏死,治疗的关键在于阻断引起急性肾衰竭的环节,如肾小管堵塞、血容量不足、尿酸沉积及自由基的释放,该病死亡率为5%～30%,若继发急性肾功能损害,死亡率可达50%。因此,在收治酒精相关障碍的患者时,就须密切观察患者的戒断症状及意识、震颤、抽搐及外伤等情况,急查电解质、肾功能、心肌酶等相关酶谱指标,并注意观察尿液颜色、尿量等,尽早发现、及时处理。本例患者的病情较为危急,主要防治大量横纹肌溶解导致的急性肾衰竭及高钾血症,经综合考虑,故转入 ICU 病房治疗。

2)慢性酒精性肌病(chronic alcoholic myopathy):长期、大量饮酒常有四肢,特别是以下肢近端肌肉为中心,两侧无痛性的对称性肌无力和肌萎缩,往往双下肢重于双上肢。常与酒精性周围神经病同时存在。有人认为它是酒精性神经障碍的另一种表现形式,也与营养不良、长期废用等因素有关。慢性酒精性肌病的病理表现为 II 型肌纤维萎缩,且肌纤维大小不一。在戒酒后 2～3 个月内常有所改善,治疗措施主要以康复训练、加强活动及改善营养状况为主,尤其是补充 B 族维生素。

病例 3-2

患者,男性,50岁,汉族,初中文化,工人。有饮酒史 30 多年,每天必饮,有晨饮现象,日饮高度白酒 8 两左右,有时还掺和 3～5 瓶啤酒。既往曾 2 次来我院行戒酒治疗,诊断为"酒依赖",但病情好转出院后又复饮,一直未戒断。近 3 年对酒耐受量显著下降,日饮白酒 0.1～0.15kg,且经常醉酒,饮酒后进食少,甚至不吃饭,只吃点水果。3d 前在家属监督下戒酒,但却出现了夜眠差、易烦躁、头昏乏力,走路经常摔倒的情况。入院当日(2013 年 09 月 27 日)病情加重,不能行走,妻子用轮椅将患者送来住院治疗。

入院后经体格检查,结果发现:神清,慢性病容,形体消瘦(身高 168cm/体重 42 kg),体温 36.6℃,血压 136/90mmHg,心率 116 次/min,心律齐,两肺听诊无殊,腹软,肝脾肋下未及。入院后经神经系统检查,结果发现:四肢、躯干震颤明显,四肢肌肉萎缩,尤以双下肢为甚,双上肢肌力 4 级(能作抗阻力动作,但较正常差),双下肢肌力 2 级(肢体在床面上能移动,但不能抬离床面),末梢神经支配区感觉减退,双侧膝腱反射减弱,病理反射未引出。入院后经精神检查,结果发现:意识模糊,定向正确,对答切题,未出现明显幻觉、妄想、焦虑情绪,记忆力和智力可,主动来院寻找戒酒治疗,诉希望停饮,但总是控制不住。入院后经实验室检查,结果发现:血常规示白细胞数 3.0×10⁹/L,血红蛋白83g/L;血生化示总蛋白 53.8g/L,白蛋白 35g/L;钾 3.29mmol/L、磷0.84mmol/L,钠、氯、钙正常;总胆固醇 2.97mmol/L,高密度脂蛋白 1.03mmol/L,低密度脂蛋白 1.52mmol/L,尿素氮 1.10mmol/L,肌酐 39μmol/L;心肌酶、肝功能指标大致正常;心电图示窦性心动过速 163 次/min；腹部 B 超示"酒精肝"图像；头颅 CT 示脑萎缩。

诊断：酒精相关障碍，戒断状态；慢性酒精性肌病（肌萎缩）；营养不良（贫血、低氮血症）；白细胞减少症；低钾血症。

入院后予安定针静滴（10mg～30mg/d×10d）替代治疗；予芪胶升白胶囊（2mg、tid）以补血及提升白细胞；其他治疗措施如补钾，补充 B 族维生素及营养支持治疗；再确认康复、心理治疗。

入院第 13 天，患者的戒断症状消失，夜眠、胃纳好转，精神状况及躯体不适改善，但双下肢仍不能下地站立、行走。复查血常规示白细胞数 5.4×10⁹/L，血红蛋白 92g/L；血生化示总蛋白 56.2g/L，白蛋白 35g/L，钾 3.51mmol/L，磷 0.94mmol/L，钠、氯、钙的水平正常，血脂及肾功能指标大致恢复正常；心电图正常；腹部 B 超示"酒精肝"图像；头颅 CT 示脑萎缩。

由于双下肢仍不能下地站立、行走，应家属要求，于第 19 天请神经内科主任医生会诊，会诊意见：患者脑萎缩是由于长期嗜酒所致的中枢神经系统损害所致，目前检查未发现局灶性神经系统体征，所以患者不能站立、行走的直接原因是慢性酒精性肌病（肌肉萎缩），而不在于脑部疾病。患者目前双上肢肌力尚可，但双下肢肌力明显减退，检查为 3 级肌力（肢体能抬离床面，但不能抗阻力），双侧股四头肌几乎消失，主要原因是长期营养不良和缺少运动所引起的营养不良性萎缩和失用性萎缩。今后治疗以加强营养（也包括继续使用 B 族维生素）及康复治疗、增加活动为主，患者的肌力恢复需要一个逐渐、长期的过程，有些甚至需要半年以上才会初见成效。

结合患者及家属的要求，住院 21d 后给办理出院。回家后继续加强营养治疗，增加患者的户外活动和日晒时间，并定期到我院做康复治疗。在戒酒的前提下，经随访发现，患者在出院后的第 22 天能下地站立并借助拐杖缓慢行走，2 个月后已能正常行走。随访至今，患者已行走自如，并有一定的劳动能力。

（7）其他状况（other conditions）：大量酗酒引起小脑损伤可出现运动平衡能力受损，共济失调，酩酊步态；大量酗酒会对下丘脑和脑垂体会产生重要影响，即影响性行为和排尿。酒精会对控制性欲和性能力的下丘脑中的中枢神经产生抑制作用，随着血液酒精浓度的升高，性行为会增加，但性能力下降。酒精滥用与精子畸形密切相关，可使精子存活率和 A 级精子活力显著下降，并抑制性功能，50％的男性和 23％的女性因为酒精滥用而出现性功能障碍。据报道，慢性酒精中毒男性患者，若伴有肝脏损害，则发生性功能障碍的概率会更高，常见的性功能障碍有阳痿、早泄和性欲低下。酒精也会抑制下丘脑和脑垂体血管加压素（vasopressin）或称抗利尿激素（antidiuretic hormone）的分泌与释放；当抗利尿激素水平降低时，肾脏再吸收水分的能力下降，使尿液被稀释，从而产生更多的尿液。

我们在临床中也可见到一些长期酒依赖患者的"酒糟鼻"现象，虽然不会带来重大的健康危害，却对患者的形象造成严重影响。目前病理机制尚不清楚，一般认为与螨虫感染、特异敏感体质、神经血管调控和内分泌失调、长期嗜酒引起脸部毛细血管长期扩张及胃肠功能紊乱等因素有关，故临床特异度不高。

上述观察结果早在文艺复兴时期就有描述，在威廉·莎士比亚的《麦克白》中就提到了这些内容,下面是从中摘录出来的一段对白。麦克德夫问道:"饮酒后,最容引起哪三件事情?"仆人回答道:"呃,大人,是酒糟鼻、睡觉和撒尿。而至于淫欲呢,它虽被挑起来,但却被压下去了;它虽挑起你的'春情',可又不让你真的行动起来。"

(二)消化系统疾病

由于酒精首先进入的是胃肠道,随即又进入肝脏代谢,因此,消化系统的损害是首当其冲的。

1. 消化道疾病

食管疾病可由酒精的直接化学作用所引起,如食管炎。醉酒后大量呕吐可使食管与胃黏膜破裂,引起上消化道出血(upper gastrointestinal bleeding,UBG),严重者会出现由酒精性肝硬化所导致的食道下段静脉曲张破裂出血,需急诊抢救。还有人报告,大量饮酒与食管癌(esophageal cancer)的发生有一定关系,特别是长期大量饮用高度酒者。

过度饮酒后 $6\sim12h$,可出现急性胃炎(acute gastritis)及急性胃溃疡(acute gastric ulcer),表现为心前区疼痛、恶心、呕吐甚至呕血等,有的病情严重,需住院治疗。长期饮酒者可导致慢性胃炎(chronic gastritis),表现为消化不良、食欲不振、贫血等。过量饮酒可诱使原有的胆囊炎(cholecystitis)和胰腺炎(pancreatitis)出现急性发作。长期饮酒会导致胃肠功能紊乱,再加上营养不良、低钾血症等因素,可引起麻痹性肠梗阻(paralytic ileus)。

2. 肝脏疾病

近 30 年来,我国的酒精消耗量大大增加,与之相应的是,与饮酒有关的肝脏疾病的发生率也明显升高。大量饮酒与肝脏疾病的关系十分密切,这是因为 90% 以上所饮的酒精是在肝脏内代谢的。一般而言,短期反复大量饮酒可发生酒精性肝炎,平均每日饮含有 80g 乙醇的酒达 10 年以上者,可发展为酒精性肝硬化。可能涉及下列多种机制:①乙醇的中间代谢物乙醛是高度反应活性分子,能与蛋白质结合形成乙醛-蛋白复合物,后者不但对肝细胞有直接的损伤作用,而且可以作为新抗原诱导细胞及体液免疫反应,从而导致肝细胞受到机体免疫反应的攻击。②乙醇代谢的耗氧过程导致小叶中央区缺氧。③乙醇在肝细胞微粒体乙醇氧化途径中会产生活性氧,从而导致肝损伤。④乙醇代谢过程会消耗辅酶Ⅰ(NAD),而使还原型辅酶Ⅰ(NADH)增加,导致依赖 NAD 的生化反应减弱而依赖 NADH 的生化反应增加,这一肝内代谢的紊乱可能是导致高脂血症和脂肪肝的原因之一。⑤长期大量饮酒患者血液中的酒精浓度过高,使肝内血管收缩,血流减少,血流动力学紊乱,氧供减少以及酒精代谢氧耗增加,这将进一步加重低氧血症,导致肝功能恶化。

(1)脂肪肝(fatty liver):最常见于大量饮酒者。肝脏是身体的解毒中心,乙醇在肝内代谢成乙酸后可再代谢成脂肪,脂肪堆积在肝脏会引起脂肪肝。脂肪肝的肝细胞内有大量的脂肪滴,脂肪含量比正常肝脏增加 30%~50%,故而表现为肝脏肿大。研究发现,健康成人在保证足够的营养、维生素、热量的情况下,连续两日每日饮酒 270g(相当于高度白酒 0.6kg 或啤酒 12 瓶)即可出现脂肪肝的病理表现,如果每日饮用 154g 酒精,连续 8d,也可出现脂肪肝的病理表现。酒精性脂肪肝所致的肝损害,首先表现为肝细胞脂肪变性,轻者出现散在单个的肝细胞或小片状肝细胞受累,主要分布在小叶中央区,进一步发展成弥漫分布。但肝细胞无炎症及坏死,小叶结构完整。

脂肪肝患者多数没有症状,部分患者仅表现为轻度的疲倦感、腹胀、肝部疼痛等,体检发现肝大。但表面较光滑,伴有轻度的压痛,严重脂肪肝患者可出现黄疸。肝功能血生化检查可见丙氨酸氨基转移酶(也称谷丙转氨酶,ALT)和天冬氨酸氨基转移酶(也称谷草转氨酶,AST)正常或轻度升高,通常以 ALT 升高为主,也可有轻度胆红素(bilirubin)增加等。脂肪肝一般预后良好,戒酒后可部分恢复;若不戒酒,则酒精性脂肪肝可直接或经酒精性肝炎阶段发展为肝硬化,故应早期诊断、早期治疗、早期处理。一般戒酒 4～6 周后脂肪肝可停止进展,结合低脂饮食,合理营养支持如补充蛋白质或氨基酸,坚持运动锻炼,最终也可恢复正常。

(2)酒精性肝炎(alcoholic hepatitis):与脂肪肝相比,酒精性肝炎较为严重,严重者可发生急性肝衰竭,甚至危及生命,需要慎重对待。典型病理表现为肝细胞坏死、中性粒细胞浸润、小叶中央区肝细胞内出现酒精性透明小体(Mallory 小体),上述变化为酒精性肝炎的特征,严重的会出现融合性坏死和(或)桥接坏死,周围可伴有纤维化病变。酒精性肝炎患者的临床表现差异较大,与组织学的损害程度有关。常发生在近期(数周或数月)持续大量饮酒后,如出现食欲缺乏、恶心、呕吐、全身倦怠无力,伴有腹痛、腹泻等消化道症状,体检发现有发热、黄疸(jaundice)、肝大并有触痛,也可以出现腹水(ascites)。化验检查可见贫血、白细胞增加及肝功能异常。酒精性肝炎患者的肝功能检查可见转氨酶明显升高,且 AST 升高比 ALT 升高明显,AST 值可升至 200～400 U/L,AST/ALT 常＞2,但 AST 值很少会超过 500 U/L,否则应考虑合并其他原因引起的肝损害。此外,患者常见胆红素增高,也可见谷胺酰转肽酶(glutamyl transferase,GGT)和碱性磷酸酶(alkaline phosphatase,ALP)升高。

病例 3-3

患者,男性,37 岁,畲族,初中文化,个体户。饮酒史 20 年,初中毕业后随家族做陶瓷生意,自此开始饮酒,之后逐渐上瘾,每次朋友聚会会不惜丢下家庭与生意也要参加,经常喝醉。近 10 年来饮酒量增大,每日必饮,且一般的酒不过瘾,只喝白酒,最多一天喝高度白酒 1kg 以上,出现晨饮、独饮现象,且醉酒后经常打骂家人或与别人发生纠纷,不饮酒就难以安眠,心慌手抖,工作业绩明显受影响。期间曾因醉酒或戒断症状 5 次送我院治疗,检查有"脂肪肝",通常住院期不超过 10d,经一般处理后,自觉症状稍好转,就要求出院。每次住院时,患者都信誓旦旦地表示要戒酒,或写保证书或跪地发誓,称"我已经经不起任何折腾,只要让我出院,这次我一定会戒了酒……不然真对不起你们(医生)",但每每出院后不久就将誓言抛到九霄云外,再次复饮。2 周前因与家人争吵独自跑到外地酗酒多日(约 52°白酒,2kg/d),3d 前在宾馆被家人找回,昨晚出现夜不眠、出汗多、心慌手抖伴有恶心、呕吐、腹胀、乏力、肝区疼痛,今由家人再次送来住院治疗(昨晚至今未进食)。既往个人史无殊;家族史:其父也有嗜酒史,但无酒瘾。

入院后经体格检查,结果发现:体温37.8℃,血压 140/84mmHg,心率 110 次/min,神志清,出汗多,巩膜轻度黄染,心律齐,两肺听诊无殊,腹部稍膨隆、腹软、无压痛、反跳痛,肝肋下约 3cm,质硬、有触痛,脾肋下未及,移动性浊音阴性,双下肢无水肿。入院后经神经系统检查,结果发现:四肢、躯干震颤明显,四肢肌力 4 级(能作抗阻力动作,但较正常差),口齿不清,末梢神经支配区感觉减退,病理反射未引出。入院后经精神检查,结果发现:意识清,定向准,自行入室,对答基本切题,未引出幻觉、妄想,情绪焦虑,频繁出现恶心感、腹胀、乏力、肝区疼痛,主动要求补液,在诉说病症中多次出现"干呕",即时肌注甲氧氯普胺针 10mg 后缓解。

入院后经实验室及辅助检查,结果发现:血常规示白细胞 $11.7×10^9$/L,中性粒细胞 84.4%,淋巴百分比 6.6%,其余指标正常;血生化示谷丙转氨酶 206U/L,谷草转氨酶 461U/L,直接胆红素 38.78μmol/L,总胆红素 59.91μmol/L,碱性磷酸酶 167U/L,谷氨酰转肽酶 1107U/L;总蛋白 59.8g/L,白蛋白 33.9g/L,白球比 1.31,总胆固醇 6.92mmol/L,甘油三酯 2.84mmol/L,低密度脂蛋白胆固醇 3.34mmol/L,电解质、肾功能、心肌酶、血糖大致正常;凝血功能示凝血酶原时间 16.5s;血流动力学轻度异常;叶酸 7.2nmol/L,铁蛋白 517.0ng/mL;乙肝三系及抗 HIV、抗 HAV、抗 HCV、RPR、TPPA 均阴性。胸部 CT 无异常发现;头颅 CT 示轻度脑萎缩;心电图示窦性心动过速,110 次/min,左室高电压;腹部 B 超示"酒精肝"图像,胆囊壁厚、胆泥淤积。

诊断:酒精相关障碍,普通戒断状态;酒精性肝炎。

入院后予经Ⅱ期代谢的劳拉西泮替代递减治疗(首次予劳拉西泮片 2mg、tid),用美他多辛改善酒精中毒;予熊去氧胆酸、多烯磷脂酰胆、水飞蓟宾、还原型谷胱甘肽等保肝退黄;用质子泵抑制剂兰索拉唑养胃;给以 B 族维生素、营养脑细胞药物等。1 周后戒断症状基本缓解,情绪转平稳;2 周后黄疸消退,皮肤瘙痒明显减轻,消化道症状改善,胃纳、夜眠好转,逐渐减量、停用劳拉西泮,复查血常规正常;血生化示谷丙转氨酶 56U/L,谷草转氨酶 95U/L,直接胆红素 12.46μmol/L,总胆红素 27.81μmol/L,碱性磷酸酶 115U/L,谷氨酰转肽酶 256U/L;总蛋白 73.5g/L,白蛋白 36.6g/L。

【分析】 肝脏是酒精对人体最直接和较严重损害的器官之一,这与普通老百姓知道的"酒伤肝"及过量饮酒会引起"酒精肝"的观点是一致的。当然,这个"酒精肝"是通指酒精性肝病,包括酒精性脂肪肝、酒精性肝炎及酒精性肝纤维化和酒精性肝硬化等不同的病理状态。实验室的肝功能评估是判断病情状况、选择药物治疗的主要参考指标之一,肝功能检查项目的指标较多,各个指标所代表的临床意义各不相同。可按下列四个步骤对检查结果做出初步分析和处理。

(1)了解肝细胞受损程度:主要指标有谷丙转氨酶(ALT)和谷草转氨酶(AST)。如肝细胞受损,两者都会升高,且升高程度与肝细胞受损程度一致。ALT 主要分布在肝细胞质中,而 AST 主要分布在肝细胞质和线粒体中,也存在于骨骼肌、肾脏等组织,故血中单以 AST 升高为主,则不一定是肝细胞受损。①对于急性肝炎和轻型慢性肝炎患者,因肝细胞受损,但线粒体完整,故主要表现为 ALT 升高,AST/ALT<1。②对于急性重症肝炎和中重度慢性肝炎患者,因肝细胞及线粒体均受损,故表现 AST、ALT 均升高,AST/ALT≥1;当存在酒精性肝炎时,AST、ALT 均升高,且 AST/ALT>2,但两者值很少超过 500U/L,否则,应考虑合并其他原因引起的肝损害;肝炎受损达极致时,由于肝细胞被破坏殆尽,转氨酶反而下降而胆红素升高,称为"酶胆分离"现象,是肝细胞严重坏死的表现,也称为肝衰竭,病死率约高达 90%。③对于肝硬化和肝癌患者,肝细胞及线粒体均有严重受损,但后者损伤程度更为严重,故 AST、ALT 均升高,其中 AST 升高更为显著,AST/ALT>1,甚至有 AST/ALT>20 者。当发生肝硬化时,肝脏病理改变以肝纤维化、肝细胞萎缩为主,故很多患者的 AST 及 ALT 可正常。

(2)了解胆道功能:主要指标有碱性磷酸酶(ALP)和谷胺酰转肽酶(GGT)。血清 ALP 到达肝脏经胆道系统排泄,若血清中 ALP 明显升高,常提示胆道排泄受阻,可能存在淤胆型肝炎或肝外胆道梗阻。血清中 GGT 主要来源于肝脏,当患胆道疾病如酒精性肝炎、阻塞性黄疸等,GGT 会显著升高。

(3)了解肝脏胆红素的代谢功能:主要指标有总胆红素(totaL bilirubin,TB)和直接胆红素(direct bilirubin,DB)或称结合胆红素(conjugated bilirubin,CB)。一般来说,若血清转氨酶正常,TB 略偏高,则无须处理,定期随访即可;若 TB 和 DB 明显升高,则常提示有肝胆疾病的可能,因及时去医院就诊。判断病因:①若 TB 显著升高,DB 正常或略高,多考虑为红细胞破坏过多如溶血性黄疸;②若以 DB 和 TB 均显著升高,多考虑为肝细胞受损;③若 DB 升高为主,则提示胆红素排泄受阻,可能存在胆道梗阻。

(4)了解肝脏的合成能力:主要指标如下。①血清白蛋白,包括前白蛋白(prealbumin,PA)、白蛋白(albumin,A)、白球比(A/G)。若 PA、A、A/G 下降,则提示肝脏合成蛋白质的能力下降,而降低程度与肝病的严重程度成正比。②绝大部分的血浆凝血因子都在肝脏合成,尤其是维生素 K 依赖因子(Ⅱ、Ⅶ、Ⅸ、Ⅹ)。在肝功能受损早期,白蛋白尚处于正常水平,而维生素 K 依赖因子却显著降低。凝血酶原时间(prothrombintime,PT)测定、活化部分凝血活酶时间(activated partial thromboplastin time,APTT)测定及凝血酶时间(thrombin time,TT)测定是临床上了解机体溶、凝血功能最常用的指标。③由于 70%的内源性胆固醇(cholesterin)在肝脏合成,故当肝功能受损时,血胆固醇水平将降低;血清胆碱酯酶(cholinesterase,ChE)活性与肝脏的严重程度和预后相关,若 ChE 活性持续降低且无回升现象,则多提示预后不良。

酒依赖者在发生酒精性肝炎前,往往在短期内有持续大量的饮酒史,通常伴有非特异性消化道症状、肝大及肝酶学升高。部分患者若肝功能损伤严重,可有发热、厌食、黄疸、白细胞计数升高等症状(类似细菌性感染),更重者也可出现肝衰竭或肝性脑病。治疗酒精性肝炎的主要方法是戒酒,其疗效与肝病的严重程度有关。对于轻、中度的酒精性肝炎患者,若能及时戒酒和治疗,大多数患者可恢复;对于重度患者的主要死亡原因为肝衰竭。在戒酒的基础上应给予高热量、高蛋白、低脂饮食,并补充多种维生素(如维生素 B、C、K 及叶酸)。酒精性肝炎患者的肝内有炎症反应,肝细胞坏死及胶原生成,起病与进展过程中有免疫因素参与,血中可查到 Mallory 小体的抗体,因此有人提出可用糖皮质激素治疗酒精性肝炎,临床证明,糖皮质激素可缓解重症酒精性肝炎患者的症状,改善其生化指标,但目前尚有争论。其他保护肝细胞的药物应酌情选择应用,这些药物虽有一定的药理学基础,但目前普遍缺乏循证医学依据,特别是口服药物,若过多使用,则可能加重肝脏负担。

(3)肝硬化(hepatic cirrhosis):长期大量饮酒导致肝细胞损害、脂肪沉积及肝脏纤维化,逐渐发展为肝硬化,酒精性肝硬化大体为小结节性肝硬化。营养不良、合并 HBV 或 HCV 感染及损伤肝脏药物等因素将增加酒精性肝硬化发生的风险。在酒依赖患者中,肝硬化发生率为 30%。肝硬化发展的基本特征是肝细胞坏死、再生、肝纤维化和肝内血管增殖、循环紊乱。酒精性肝硬化的病理改变为肝小叶结构完全毁损,代之以假小叶形成和广泛纤维化,在肝纤维化发展的同时,伴有显著的、非正常的血管增殖,使肝内门静脉、肝静脉和肝动脉三个血管之间失去正常的解剖关系,出现交通吻合支等,这不仅是形成门静脉高压的病理基础,也是加重肝细胞的营养障碍、促进肝硬化发展的重要病理机制。Lelbach 等追踪了每日饮酒量达 160g 以上的酒依赖患者,发现饮酒 10 年以上者,其重度肝损害的发生率为 61%(肝硬化发生率为 21%),饮酒 15 年者的重度肝损害发生率为 82%(肝硬化发生率为 51%)。发生肝硬化的平均年龄为 49 岁,初期常无症状,所以多数肝硬化患者是在毫无预兆的情况下发生的。等到出现症状时已到晚期了,如很多患者第一次住院的原因是黄疸、腹水、水肿或上消化道出血。肝硬化失代偿期症状较明显,表现复杂多样,主要有肝功能减退(hypohepatia)和门静脉高压(portal hypertension)两大类临床表现。①肝功能减退的临床表现包括消化吸收不良、营养不良、黄疸、出血和贫血、不孕不育、蜘蛛痣、肝掌、男性乳房发育(这四组症状与性激素代谢异常有关,由于肝脏对雌激素的灭活能力的减少,引起雌激素增多,而雄激素减少)、肝病面容(肝硬化时,合成肾上腺皮质激素重要的原料胆固醇酯减少,肾上腺皮质激素合成不足,肾上腺皮质功能减退,促黑素细胞激素增加形成)、肝性脑病等。实验室可从肝细胞受损、肝脏合成功能减退、胆红素代谢和胆道功能受阻等方面予以反映。②门静脉高压的临床表现包括腹水、腹壁静脉曲张、脾大及食管胃底静脉曲张出血(esophageal and gastric varices bleeding,EGVB)等。实验室相关检查结果显示:a. 血小板降低是门静脉高压的早期信号,随着脾大、脾功能亢进的加重,红细胞及白细胞水平也随之降低。b. 没有感染的肝硬化腹水,通常为漏出液;合并有自发性腹膜炎者,腹水可呈典型的渗出液或介于渗、漏出液之间;血性腹水应考虑合并肝癌、门静脉血栓形成及结核性腹膜炎等。影像学相关检查结果显示:a. 少量腹水、脾大、肝脏形态改变可采用超声、CT 及 MRI 证实;b. 门静脉高压者门静脉主干内径常 > 13mm,脾静脉内径常 > 8mm,可用多普勒超声、腹部增强 CT 及门静脉成像术,来观察门静脉及其属支形态改变,以便对门静脉高压状况做出较全面的评估;c. 胃镜检查有助于鉴别肝硬化所致上消化道出血的具体原因及部位。

病例 3-4

患者,男性,50 岁,汉族,初中文化,排水管道安装工人。30 年前由于工作性质关系,认为酒可以御寒除湿,加上同事男工友都嗜酒,因此经常聚在一起喝酒、拼酒,感觉谁的酒量大,谁的说话分量就足,无形中显现出领导地位,开始时什么酒都喝,近 8 年来其对酒的耐受量增大,每日必饮,且一般的酒不过瘾,只喝白酒,最多一天喝高度白酒 2kg 左右,出现晨饮、夜饮现象,且经常醉酒,不饮则心烦不适,夜难眠,手发抖,一饮酒就能缓解,以酒为中心,严重影响其社会功能和劳动能力(2 年来已改任后勤工作)。4 年前在综合医院检查发现有"乙肝、肝功能异常",住院 20d 后病情好转出院,此后在医生建议下多次戒酒均未成功,其中 2 次戒酒后出现四肢抽搐、口吐白沫等症状,之后出现凭空视物、耳闻语声,称看到护士拿枪对自己不利,送到我院住院治疗,经安定针替代治疗及其他对症支持处理后病情好转出院。出院后仍不能坚持戒酒,戒了 2 个月后又复饮如初。近一周来出现纳差、腹胀,颜面部及下肢浮肿。今其家人再次送来我院住院。既往史:4 年前患"乙肝,肝功能异常",3 年前患"胰腺炎"多次在综合医院住院治疗,目前一直服用胰腺肠溶胶囊(0.3mg、tid)。

入院后经体格检查，结果显示：体温 37.7℃，血压 115/75mmHg，心率 106 次/min，神清，结膜稍苍白，巩膜轻度黄染，慢性肝病面容(面色黑黄、晦暗无光)，形体消瘦，心律齐，两肺听诊无殊，腹部稍膨隆、腹壁静脉曲张、腹软和无压痛、反跳痛，肝肋下约三指、质硬、脾肋下未触及，移动性浊音呈弱阳性，颜面部及下肢浮肿。入院后经神经系统检查，结果显示：四肢有震颤，上肢肌力 4 级(能作抗阻力动作，但较正常差)，下肢肌力 3 级(肢体能抬离床面，但不能抗阻力)，共济失调步态，病理反射未引出。入院后经精神检查，结果发现：意识清，定向无误，对答基本切题，未引出明显幻觉、妄想等精神病性症状，情绪偏低，自我感觉差，自诉厌食、腹胀、乏力，左肋下有疼痛感，未见怪异行为，记忆、智力可，对酒的危害有部分认识，认识到自控能力差。

实验室及辅助检查：小便常规示尿胆原 1＋、胆红素 1＋；血常规示白细胞 4.9×10^9/L，中性粒细胞 84.4%，红细胞 3.39×10^{12}/L，血红蛋白 125g/L，血小板 70×10^9/L，其余指标正常；血生化示谷丙转氨酶 36U/L，谷草转氨酶 54U/L，直接胆红素 (DB) 39.82μmol/L，总胆红素 (TB) 56.79μmol/L，碱性磷酸酶 145U/L，谷氨酰转肽酶 971U/L；总蛋白 56.4g/L，白蛋白 25.8g/L，白球比 0.84，总胆固醇 2.50mmol/L，钾 2.92mmol/L，钠 132.5mmol/L，氯 97.3mmol/L，血淀粉酶 230U/L；甲状腺功能示总 T_3 0.74ng/mL，游离 T_3 2.90pmol/L；叶酸 5.9nmol/L，铁蛋白 416.30ng/mL；性激素示雌二醇 90pg/mL，睾酮 1.12mg/mL；乙肝三系示表面抗原、E 抗体、核心抗体阳性；HBV-DNA 低于检测水平；抗 HIV、抗 HAV、抗 HCV、RPR、TPPA 均阴性；心电图示窦性心律，轻度 T 波改变；腹部 B 超示"肝硬化"图像，门静脉增宽，少量腹水形成(前 2 次住院 B 超仅显示脂肪肝)，胆囊肿大，胆囊有胆泥淤积，胰腺回声改变伴钙化；腹部 CT 示慢性胰腺炎，少量腹水；头颅 CT 示双侧顶额叶脑沟增宽改变。

诊断：酒精相关障碍，依赖综合征；肝硬化失代偿，腹水；血小板减少症；低蛋白血症；慢性胰腺炎；电解质紊乱(低钾血症、低钠血症及低氯血症)。

入院后予奥沙西泮片(15mg、tid)替代治疗；以多烯磷脂酰胆碱、乙酰半胱氨酸、还原型谷胱甘肽降低胆红素，减轻胆汁淤积，保护肝细胞并提高凝血酶原活动度；鼓励肠内营养，给予胰酶以缓解腹胀、腹痛，助消化，增加食欲；限制水、钠摄入，予以呋塞米联合螺内酯利尿，酌情输注白蛋白和氨基酸；予芪胶升白胶囊以促进血小板及有形血细胞数量的提升；补钾、补充 B 族维生素，维持水、电解质平衡。住院第 3 天，其姐姐来院探视，给其进食馄饨后晚间出现腹泻，解水样便，无脓血，无恶心、呕吐，无里急后重，伴中度发热，体温 38.3℃，予小檗碱(黄连素)片及蒙脱石散冲剂等对症处理 10d 后好转。治疗第 10 天晨，查房发现：患者颜面部及下肢浮肿消退，但诉有明显嗜睡、头昏、乏力，测血压 75/44mmHg，急诊查电解质钠 130.7mmol/L，余正常；腹部 B 超示"肝硬化"图像，门静脉稍增宽，胆囊壁增厚，胰腺回声改变伴钙化。低血压考虑为肝硬化失代偿本身血容量不足，加上低盐饮食、腹泻、利尿脱水引起有效循环血容量下降及安定类镇静作用所致，经停服奥沙西泮、呋塞米及螺内酯，适当补充林格氏液和氨基酸后好转。治疗 2 周后情绪平稳，精神状况改善，躯体不适及胃纳好转。实验室生化指标：血常规示白细胞 5.6×10^9/L，中性粒细胞 84.4%，红细胞数 4.43×10^{12}/L，血红蛋白 147g/L，血小板 128×10^9/L(已正常）；血生化示谷丙转氨酶26U/L，谷草转氨酶59U/L，直接胆红素14.91μmol/L，总胆红素26.19μmol/L，碱性磷酸酶91U/L，谷氨酰转肽酶315U/L；总蛋白60.5g/L，白蛋白26.9g/L，白球比0.80，钾、钠、氯已正常，血淀粉酶108U/L；心电图正常。安排其出院，因低蛋白血症无明显改善，建议转入肝病专科医院进一步诊治。

【分析】　肝硬化是一种进行性慢性肝病，酒精性肝硬化是由于长期大量饮酒导致肝细胞损害、脂肪沉积及肝脏纤维化，逐渐发展形成的。营养不良、合并HBV或HCV感染及服用损伤肝脏药物等因素将增加酒精性肝硬化的发生风险。本例患者从三次住院的超声检查结果来看，因未能戒酒，由酒精性脂肪肝直接发展为肝硬化。这类患者早期常无明显症状，后期因肝脏变形硬化、肝小叶结构和血液循环途径显著改变，临床以门静脉高压和肝功能减退为特征，常因并发上消化道出血、肝性脑病、继发感染等死亡。对于代偿期患者，治疗旨在保护肝功能，减少肝损害，延缓肝功能失代偿，减少肝细胞癌的发生；对于代偿期患者，则以改善肝功能，治疗并发症，延缓或减少患者对肝移植需求为目标。

治疗的一般措施包括：①休息，不宜进行重体力活动及高强度的体育锻炼。代偿期患者可从事轻工作，失代偿期患者应卧床休息。保持情绪稳定，减轻心理压力。②饮食，应以易消化、产气少的粮食为主，小荤不断，常吃蔬菜水果，保持大便通畅，不要用力排大便。肝硬化患者以低盐饮食为宜。若有腹水，则应严格限制水、钠摄入：摄入的钠盐控制在500~800mg/d（氯化钠1.2~2.0g/d），入水量<1000mL/d左右（如有低钠血症，则应<500mL/d）；若有食管胃底静脉曲张，进食不宜过快、过多，食物不宜过于辛辣和粗糙，在食带骨的肉类时，应注意避免吞下骨或刺。在临床上发现，这类患者摄入荤食后易出现腹泻现象，这与患者门静脉高压所致的胃肠道瘀血水肿、消化吸收障碍（如本例不仅胆汁缺乏，而且由于胰腺炎造成胰腺外分泌不足）及肠道菌群失调等有关。同时由于门静脉高压使肠黏膜屏障功能降低，通透性增加，肠腔内细菌容易经过淋巴或门静脉进入血液循环，加上肝脏损害、脾功能亢进或脾切除后机体免疫功能降低，使肝硬化患者容易发生继发感染如肺部、肠道、胆道、尿道及自发性细菌性腹膜炎（伴腹水患者），故需要加以甄别，分别处理。③减少药物性肝损伤，不宜服用不必要且疗效不明确的药物、各种解热镇痛的复方感冒药、不正规的中药偏方及保健品。镇静催眠药需在医生指导下慎重使用，BDZ类尽量使用不经肝脏代谢的3-羟类如奥沙西泮、劳拉西泮等。目前普遍认为，对于HBV肝硬化失代偿者，不论ALT水平如何，当DNA为阳性时，均应予以抗HBV治疗。本例HBV感染患者，既往已经开展过规范的抗HBV治疗，目前转氨酶大致正常，HBV-DNA低于检测水平，肝炎活动不明显，但应继续采取原方案抗病毒治疗。当然，干扰素是不宜使用的。

（1）腹水是肝功能减退和门静脉高压的共同结果，是肝硬化失代偿期最突出的临床表现，也可同时出现其他部位如下肢、颜面部浮肿。腹水出现时常有腹胀，少量腹水时体征常不明显，多需要及时采取超声、CT等影像学检查进行确诊；大量腹水时，腹部膨隆、状如蛙腹，甚至促进脐疝等形成，同时也会使横膈抬高或使其运动受限，导致呼吸困难和心悸的出现。腹水的形成机制涉及：①门静脉高压，腹腔内脏血管床静水压增高，组织液回流吸收减少而漏入腹腔。②有效循环血容量不足，肾血流量减少，肾素-血管紧张素系统激活，肾小球滤过率降低，排钠和排尿量减少。③低蛋白血症，尤其是白蛋白<30g/L

时,血浆胶体渗透压降低,毛细血管内液体漏入腹腔或组织间隙。白蛋白含量与有功能的肝细胞数量呈正比,白蛋白持续下降,提示肝细胞坏死进行性加重,预后不良;若治疗后白蛋白上升,提示白细胞再生,治疗有效。④肝脏对醛固酮和抗利尿激素灭能作用减弱,导致继发性醛固酮和抗利尿激素增多。前者使钠重吸收增加,后者使水吸收增加,引起水、钠潴留,尿量减少。⑤肝淋巴量超过了淋巴循环引流的能力,导致肝窦内压升高,肝淋巴液生成增多,自肝包膜表面漏入腹腔,参与腹水的形成。

(2)由于受严重的门静脉高压和内脏高动力循环的影响,使体循环血流量明显减少;多种扩血管物质如前列腺素、一氧化氮、胰高血糖素、心房利钠肽、内毒素和降钙素基因相关肽等不能被肝脏灭活,引起体循环血管床扩张,导致肾脏血流尤其是肾皮质灌注不足,因此出现肾衰竭。临床主要表现为少尿、无尿及氮质血症,但患者肾脏并无实质性病变,称为肝肾综合征。在本例患者中,再加上低盐饮食、腹泻、利尿脱水引起有效循环血容量明显下降及体循环血管床扩张,也可形成低血压。

(3)其他严重的并发症有食管胃底静脉曲张破裂出血和肝性脑病。门静脉高压是导致曲张静脉出血的主要原因,诱因多见于粗糙食物、胃酸侵蚀、腹内压增高及剧烈咳嗽等。临床表现为突发大量呕血或柏油样便,伴出血性休克等。肝硬化及其他重型肝病是肝性脑病的主要病因,常见诱因有消化道出血、大量排钾利尿、放腹水、高蛋白饮食、镇静催眠药、麻醉药、便秘、尿毒症、外科手术及感染等。临床表现轻者可仅为轻微的智力减退,严重者出现意识障碍、行为失常和昏迷。限于篇幅,这两种并发症仅做简单介绍,这里主要了解其临床表现及诱发因素,以便临床医生识别和预防,在实际临床工作中以免进入盲区。

现有的治疗方法尚不能逆转已发生的肝硬化,对于酒精性肝硬化患者来说,一切有效的防治措施均需建立在严格戒酒的基础上。要达到长期戒酒的目的,主要需了解患者形成酒依赖的心理社会因素,因人制宜地采取措施,以期达到最佳目标。

3. 胰腺炎

近年来,随着我国饮食结构的改变及饮酒量的增加,胰腺炎的发生率也有所增加。大多数酒精性胰腺炎在大量饮酒后 8～10 年发生,其临床表现与一般胰腺炎无明显差异,典型的症状为在饮酒后剑突下和左季肋部出现强烈的痛感,向背部放射,前屈位能使疼痛有所减轻,常伴有恶心、呕吐和便秘,也有无明显疼痛的病例,称之为无痛性胰腺炎。体征上可见腹部膨胀、肠胀气、麻痹性肠梗阻,有明显压痛、反跳痛,重度的病例可有休克、肾功能不全等。在胰腺炎的早期,实验室检查可发现有血、尿淀粉酶增加,白细胞升高等,必要时应做腹部平片、CT 检查和其他实验室检查。

(三)心血管系统疾病

1. 冠心病

自古以来,我国就崇尚酒的活血化瘀作用,认为饮酒可减少心血管疾病的发生率。有文献资料表明,适量饮酒(每日不超过 30～40g 纯酒精)较不饮酒者和大量饮酒者的心血管疾病发生率低。但最近的研究发现,饮酒对冠心病(coronary heart disease,CHD)的作用仅仅表现为减少精神紧张、减少应激以及减轻疼痛的效果。尽管动物实验表明,使用酒精可使人和狗的冠脉血流增加,但就冠心病患者而言,对此结果有不同的看法。冠心病患者的冠状动脉血管弹性明显下降,管径明显狭窄,很难想象通过饮酒可以增加冠状动脉血流量。在冠心病患者少量饮酒后,让其做运动负荷试验,BAC 在 40mg/dL 时心电图上即出现缺血性变化;而 BAC 在 100mg/dL 时,这种变化则更为明显。

饮酒可诱发冠状动脉痉挛(coronary artery spasm)、心绞痛(angina pectoris)及心肌梗死(myocardial infarction),因此,冠心病患者应该戒酒,以减少心脏病的发作。

2. 心功能不全和心肌肥大

长期大量饮酒可直接损害心脏,从而引起酒精性心肌炎(alcoholic myocarditis)或酒精性心肌病(alcoholic cardiomyopathy),慢性酒精中毒患者的发生率约为 20%~30%,表现为左心室扩大、心肌肥大、心肌酶显著升高,主要表现为呼吸困难、水肿等心功能不全症状。也有报告指出,其与维生素 B₁ 缺乏有关,无特殊治疗方法,重点是戒酒。一般来说,酒精性心肌炎的预后较其他心肌炎为好,在戒酒后可见心脏明显缩小,心功能症状也随之好转,但再次饮酒后数月,心肌炎症状很快就会恶化。

3. 心律失常、突然死亡

健康人在大量饮酒后,可出现一过性的期前收缩的心律失常症状,即便是健康的年轻人也可出现。动物实验发现,给予动物大量的酒精后,会出现心率下降、传导阻滞(block)、期前收缩(proiosystole),甚至心搏骤停(cardiac arrest)的情况。大量饮酒者出现酗酒后猝死的情况并不少见,可能与饮酒后诱发心律失常(arhythmia)(心肌直接损伤、低钾血症等)或者心肌梗死有关。

4. 高血压

有关过量饮酒与高血压(hypertension)的关系的研究较多,因为高血压不仅是心血管疾病的危险因素,而且与脑血管疾病密切相关。Cushman 等在 1998 年总结了多项研究结果,得出如下结论:过量及有害饮酒与血压升高密切相关。过量饮酒引起的血压增高是可逆的,减少的饮酒量与血压的下降成正比。而且,饮酒频率对血压的影响与饮酒量同样重要。血压升高与长期饮酒导致血管加压素(抗利尿激素)活性下降或酒精戒断所涉及的儿茶酚胺系统(catecholamine system)变化有关。

成人的血压按不同水平进行以下分类。①正常血压值:120~139/80~89mmHg;②Ⅰ级高血压(轻度):140~159/90~99mmHg;③Ⅱ级高血压(中度):160~179/100~109mmHg;④Ⅲ级高血压(重度):≥180/110mmHg;⑤单纯收缩期高血压:收缩压≥140mmHg,而舒张压<90mmHg。

测量血压是高血压病诊断和分类的主要手段,需要经非同日的三次反复测量才能判断血压升高是否为持续性,至少有两次血压升高(2/3 次),方可诊断为高血压病;若患者的收缩压与舒张压分属不同的级别时,则以较高的分级为准;既往有高血压病史,如患者目前正在使用抗高血压药,即使血压正常,也应诊断为高血压病。

通过整体心血管危险性评估来确定治疗措施是高血压治疗的核心宗旨,一旦确诊为高血压,要首先进行临床评估,确定高血压病因、潜在危险大小及适宜的治疗措施等。按危险因素、靶器官损伤及临床并存情况等合并作用将危险量化为低危、中危、高危和极高危四个级别。

在临床实践中,接诊酒依赖患者时经常会遇到一种情况,即:入院时血压异常升高,有些其至达到重度高血压的标准,但经入院后每天监测血压,许多患者的血压在1～3d后恢复正常水平。分析可能与入院时酒精戒断及应激、情绪反应等外在因素有关。所以,如患者入院时血压升高,若原先无高血压病史,除非是临床评估为高危和极高危状况,一般不主张使用降压药。只有连续监测三天以上均为高血压水平者,才考虑为合并高血压病的可能。

病例 3-5

患者男性,55岁,汉族,小学文化,农民,家中开食品经销店。30年前因工作原因开始饮酒,初始为社交性饮酒,常被灌醉,后发展为主动饮酒,每日必饮,饮52°白酒0.5kg/d,偶尔醉酒。14年前增至1kg/d左右,醉酒后经常打骂家人,不饮酒就难以安眠,心慌手抖。6年前因家人劝其戒酒,停酒期间出现凭空看见地上有蛇,能看到鬼,感到有人害自己,此情况反复出现,并有多次肌痉挛发作。平时常有心悸、胸闷、疲乏、无力,尤其不能胜任重体力活,但在家属监督下多次戒酒均以失败告终,3天前因戒酒问题与家人争吵而跑到外面酗酒,喝醉回家(饮52°白酒大约0.5kg),前天因酒被家人控制而停饮1d,昨天上午在田里干活时出现大汗淋漓、心慌手抖,称看见有蛇有鬼,称有人要杀自己,骂骂咧咧,夜间通宵不睡、惊慌失措、气促、不能平卧,今上午送入我院。

入院后经体格检查,结果发现:全身震颤明显,意识不清,呈谵妄状态,双手发抖,气促,有咳嗽,咳出粉红色泡沫状痰,躯干、四肢皮肤没有明显外伤,双下肢足踝部肿胀明显;体温38.3℃,呼吸32次/min,血压118/98mmHg,脉搏96次/min,心率124次/min,心律绝对不规则;两肺听诊呼吸音粗,闻及哮鸣音,两肺底闻及少许湿啰音,肝脾肋下未及。入院后经神经系统检查,结果发现:四肢、躯干震颤明显,上肢肌力4级(能作抗阻力动作,但较正常差),下肢肌力3级(肢体能抬离床面,但不能抗阻力),病理反射未引出。入院后经实验室及辅助检查,结果发现:尿液浑浊,尿常规示隐血3＋,蛋白2＋;血常规示白细胞7.8×10^9/L,中性粒细胞百分比84.9%,淋巴细胞百分比10.2%;肝功能示谷丙转氨酶155U/L,谷草转氨酶132U/L,谷胺酰转肽酶425U/L,总胆红素34.1μmol/L,直接胆红素18.2μmol/L;肾功能示尿素氮24.3mmol/L,肌酐225μmol/L,尿酸1068μmol/L;电解质钾3.25mmol/L,镁0.52mmol/L,磷0.64mmol/L;心肌酶谱示肌酸激酶11346U/L,肌酸激酶同工酶472U/L,肌钙蛋白Ⅰ0.76μg/L;乳酸脱氢酶782U/L;葡萄糖8.57mmol/L;贫血3项示铁蛋白1415ng/mL;心电图示房颤,左心室高电压,ST-T改变;心脏彩超示左心室肥厚,左室舒张功能减退;肌电图示横纹肌溶解的表现。

诊断:酒精相关障碍,震颤谵妄;酒精性心肌病(左心功能不全Ⅱ级,房颤);急性肾功能不全;电解质紊乱(低钾血症、低镁血症、低磷血症)。

入院后请心内科医生会诊后予心电监护,卧床休息(采取半卧位或端坐位),给予高营养、高蛋白、低盐饮食,吸氧,开放静脉通道,留置导尿,监测血压、电解质及24h尿量;予安定针静滴行替代治疗,以改善肌张力及躁动情绪,缓解震颤;予小剂量洋地黄以强心及改善房颤;间断、快速地利尿;补钾补镁,补充维生素,尤其应大量补充维生素B$_1$;补充辅酶Q、ATP、磷酸肌酸等,以营养心肌;适量补液以改善血容量,稀释肌红蛋白,碱化尿液,促进排泄。治疗10d后其意识恢复,生化检查提示谷丙转氨酶104U/L,谷草转氨酶51U/L,谷胺酰转肽酶160U/L;肾功能示尿素氮4.5mmol/L,肌酐92μmol/L,尿酸

131μmol/L；电解质钾 3.52mmol/L，镁 0.75mmol/L，磷 0.94mmol/L；心肌酶谱示肌酸激酶 1038U/L，肌酸激酶同工酶 72U/L，肌钙蛋白 I 0.76μg/L；乳酸脱氢酶 305U/L；葡萄糖 6.45mmol/L；贫血 3 项示铁蛋白 245ng/mL；脱离生命危险，心肺听诊未见异常，生命体征转平稳，双下肢浮肿消退，尿液恢复正常。

　　【分析】　酒精性心肌病是由于乙醇及其代谢产物乙醛等对心肌造成直接毒害的结果（有报道称，如每天摄入纯乙醇量 125mL，即可造成直接损害），再加上长期饮酒导致摄入性营养不良如维生素 B$_1$ 缺乏及低钾血症、低镁血症等，使心肌产生继发性损害，其实也包括骨骼肌等横纹肌不同程度的损害，严重者常可并发急性肾功能不全。多见于 30～55 岁的男性患者，通常有 10 年以上过度嗜酒史，临床表现多样化，主要表现为心功能不全及心律失常。心功能不全表现为心悸、胸闷、疲乏、无力等，严重者以左心充血性心力衰竭为主，出现呼吸困难，咳粉红色泡沫状痰，端坐呼吸及夜间阵发性呼吸困难；体征可有心脏扩大，颈静脉怒张，下肢水肿，甚至胸腔积液，血压偏高者常见，特别是舒张压增高而收缩压正常或偏低，称之为"去首高血压"。心律失常也可为本病的早期表现，最常见为房颤。长期过量饮酒对心肌细胞的直接毒害作用主要表现在：①损害心肌细胞膜的完整性；②影响细胞器的功能；③影响心肌细胞离子的通透性；④酒精代谢时引起中间代谢的改变；⑤长期饮酒可使调节蛋白（肌凝蛋白和原肌凝蛋白）的结构发生改变，从而影响心肌的舒缩功能；⑥长期饮酒导致摄入性营养不良如维生素 B$_1$ 缺乏，进而加重心功能不全；⑦酒类的某些添加剂中含有钴、铅等有毒物质或由铅金属盛酒或制作器具设备溶蚀而来（酒的酸度越高，器具的铅溶蚀越大），长期饮用可引起中毒或心肌损伤。该病的处理关键是早诊断、早戒酒及对症治疗。对症治疗主要是治疗心力衰竭（heart failure），处理心律失常或肾功能不全，同时补充维生素，营养心肌，加强营养支持治疗。当然，从长远来看，治疗的关键仍是戒酒，同酒精导致的其他躯体障碍一样，多数病例在戒酒后可获得病情的恢复。否则，该病的治疗终究会归于失败。

（四）血液系统疾病

　　问题饮酒者因长期胃纳不佳，加上醉酒及戒断综合征所致的呕吐、腹泻等因素易引发电解质紊乱及酸碱平衡失调（严重低钾血症常危及生命）。一方面酒精会影响与造血有关的营养素吸收，如长期饮酒导致摄入性营养不良，其中磷缺乏会引起 ATP 生成不足、膜结构破坏，进而导致血细胞数量减少和功能受损，而酒精引起的胃肠并发症可影响铁剂、叶酸、维生素 B$_{12}$ 的吸收；另一方面，酒精可直接作用于血小板及骨髓造血过程，如可影响红细胞对铁的利用。对于临床上常见的贫血（anemia）、白细胞减少症（leukopenia）及血小板减少症（thrombocytopenia），如果患者没有严重的躯体合并症如肝硬化、脾功能亢进（hypersplenism）等，只要恢复平衡饮食，这些异常状态会在戒酒一周后逐渐恢复。血细胞"三系"同时减少在临床上亦不少见，此时要考虑肝损害继发脾功能亢进的可能，若出现血细胞"三系"严重减少，则需进行"再生障碍性贫血（aplastic anemia，AA）"的病因排查。血小板减少加上肝损害，会导致许多凝血因子（blood coagulation factor）的缺乏，易并发凝血功能障碍（coagulation disorders）；摄入性营养不良加上肝损害所致的白蛋白合成减少，会引起低蛋白血症、水肿及肝性腹水，这与我们的临床观察相一致。

病例 3-6

患者,女性,35 岁,畲族,小学文化,农民。患者原在菜场以卖菜为业,10 年前开始饮酒,开始只是喝点啤酒或家酿黄酒,不影响正常工作和生活。其后因个人婚姻不顺(先后有过三次婚姻),经常心情烦躁,借酒消愁,逐渐上瘾,而对一般的酒不过瘾,要喝高度白酒,每天必饮,从不间断,伴晨饮、独饮现象,日饮高度白酒在 0.5kg 以上。自 2 年前第三任丈夫因"车祸"去世后,经常喝得酩酊大醉,不省人事,醉酒后乱发脾气骂人,工作、生活严重受到影响。上个月在当地医院查出"脂肪肝",2d 前在亲戚监督下戒酒,昨晚出现夜眠差、梦多、心烦焦虑,伴四肢发抖、出汗、恶心。今在兄弟及儿子陪同下来院戒酒。患者思维言语正常,无抽搐发作,胃纳差,两便无殊。

入院后经体格检查后,结果发现:神志清,形体消瘦,双眼凹陷,营养不良貌;体温 36.8℃,血压 128/79mmHg,脉搏 110 次/min,心率 110 次/min,心律齐,两肺听诊无殊,腹软。经神经系统检查后,结果发现:双手震颤,四肢肌力 4 级(能作抗阻力动作,但较正常差),轻度共济失调,指鼻、跟膝胫试验欠稳准,但昂伯氏征阴性,病理反射未引出。经精神检查后,结果发现:意识清,定向准,自行入室,对答基本切题,未引出幻觉、妄想,情绪焦虑,诉梦多眠浅,夜间常因大汗淋漓而惊醒,主动要求补液,记忆、智力可。经实验室及辅助检查检查后,结果发现:血常规示红细胞数 2.94×10^{12}/L,血红蛋白 77g/L,白细胞数 2.8×10^9/L,血小板 66×10^9/L;血生化示谷丙转氨酶 97U/L,谷草转氨酶 147U/L,电解质、血糖、心肌酶、肾功能指标大致正常;贫血三项示叶酸 3.9nmol/L,维生素 B_{12} 122pmol/L;心电图示窦性心动过速(110 次/min),左心室高电压;腹部 B 超示脂肪肝,脾肿大。

诊断:酒精相关障碍,单纯戒断状态;中度贫血;白细胞减少症;血小板减少症;酒精性肝炎;叶酸缺乏。

入院后给予安定针替代;予芪胶升白胶囊、利血生片以改善贫血,提升白细胞和血小板数量;予水飞蓟宾胶囊护肝;补充 B 族维生素和叶酸;加强营养治疗。2 周后戒断症状缓解,情绪稳定,双手震颤消失,夜眠、胃纳好转。复查实验室相关生化指标,结果发现:血常规示红细胞数 4.01×10^{12}/L,血红蛋白 127g/L,白细胞数 4.5×10^9/L,血小板 130×10^9/L;肝功能、叶酸已恢复正常;腹部 B 超示脂肪肝。

【分析】 此患者为一轻、中度酒精慢性中毒的戒断状态,躯体并发症主要是血液系统疾病。在慢性酒精中毒患者中,血细胞成分缺乏很常见,病理机制较为复杂,与酒精导致多系统损伤有关,上文已有详细介绍。如本例血细胞"三系"全面减少在临床上相对少见,除前述原因外,可能与脾大、脾功能亢进引起吞噬细胞增加有关。在保持戒酒状态下,如果没有特别严重的并发症(如肝硬化失代偿期),只要恢复平衡饮食,结合对症处理及营养治疗,这些状况就会在戒酒 1～2 周后逐渐有所改善甚至完全恢复。当然,这不是成为我们不重视的理由,尤其是对于重度的血细胞"三系"减少者,更应加强观察,及时对症处理。

(五)内分泌、代谢系统疾病

摄入性营养不良及急性酗酒,尤其是空腹饮酒会引起低血糖及低血糖性昏迷

(hypoglycemic coma)，因为饮酒后食欲受到抑制，胃纳下降，使饮食结构发生异常变化，加上酒精本身不能被氧化代谢成葡萄糖，并有抑制糖原异生(gluconeogenesis)的作用。值得警惕的是，低血糖性昏迷易与醉酒状态相混淆，醉酒状态往往掩盖严重低血糖状况，由此出现危险后果。所以，对于急性醉酒状态患者，需注意常规检测血糖。

长期、大量饮酒易引起脂类代谢异常，继而导致动脉硬化(arteriosclerosis)、高血压的发生风险增高。长期、大量饮酒也可出现高乳酸血症(hyperlactacidemia)、高尿酸血症(hyperuricemia)[即痛风发作(gout attack)]、酮症(ketosis)，从而引起阴离子间隙代谢性酸中毒(metabolic acidosis)。酒精过量饮用可因麻醉、抑制呼吸而造成呼吸性酸中毒(respiratory acidosis)；另外，戒酒综合征可因过度呼吸而导致呼吸性碱中毒(respiratory alkalosis)。

酒依赖患者合并糖尿病(diabetes mellitus,DM)在临床上很常见，但两者之间到底是何种程度的因果关系尚不明确。对于>40岁的患者而言，Ⅱ型糖尿病本身是一种常见病、多发病，其与肥胖症、血脂异常、高血压等疾病常同时或先后发生。医学研究已证实，环境因素中的饮食习惯是导致Ⅱ型糖尿病的重要原因，而高脂饮食和过量饮酒是当前不良饮食习惯的显著特征。其中高脂饮食在糖尿病发生发展中的影响作用已经明确，但一般认为饮酒与糖尿病的直接关系不大，不过长期酗酒会引起脂质代谢异常及高血压，间接成为糖尿病的致病因素。最近也有研究报道，长期饮酒不但可以诱发胰岛素抵抗，还可直接损害胰岛β细胞的合成和释放能力，使糖耐量异常的发病率显著增高。总的来说，目前对饮酒与糖尿病的关系尚缺乏系统的研究论证。因此，对已确诊为糖尿病的患者，一般建议戒酒(酒精对降糖药有干扰作用，使药效减弱)或只有在血糖控制满意，在医生允许的情况下限量饮用。所谓限量，通常指一周内饮酒量不超过2个"酒精单位"。

病例 3-7

患者，男性，29岁，汉族，初中文化，农民兼做厨师。10年前读初中时就开始饮酒，与几个损友同学经常跑到外面与社会人士一起喝酒，毕业后因厨师身份更方便喝酒，多饮高度白酒，喝酒后感觉心情愉悦，干活有劲，未诉有特殊躯体不适及精神依赖。之后逐渐上瘾，3年前每日饮酒量增至52°白酒1kg以上，每天必饮，经常晨起饮酒或独自饮酒，并逐渐出现手抖、心慌、头晕，感双上肢麻木，双下肢乏力，不饮则无法入眠，胃部不适或呕吐，心烦易怒，常打骂家人，平时常伴多饮(包括其他饮料和白开水)、多尿现象，人变得消瘦、乏力。近1年来已无法正常工作，整日闲置在家，以酒为伴，从早喝到晚，一直处于醉醺醺的状态。今由家属骗来住院戒酒治疗。病来无明显冲动、消极行为，未见抽搐发作，胃纳一般。既往史：7年前因胰腺囊肿在综合医院接受手术治疗；1年前因"酒精性肝炎""Ⅰ型糖尿病"在综合医院住院治疗，因没有限制措施，住院期间仍经常外出偷偷饮酒，酒精一直未戒断。酒精性肝炎经护肝降酶等对症处理后好转；但糖尿病经"甘精胰岛素针、诺和灵针后联合二甲双胍片"治疗后，血糖控制仍不理想，出院后未继续使用降血糖药，亦未对血糖开展监测。入院后测空腹血糖12mmol/L，餐后2h血糖26.36mmol/L。

入院后经体格检查后，结果发现：神志清，出汗较多，体温36.6℃，血压122/77mmHg，脉搏120次/min，心率120次/min，心律齐，两肺听诊无殊，腹软，肝脾肋下未及。经神经系统检查后，结果发现：四肢震颤明显，四肢肌力4级(能作抗阻力动作，但较正常差)，口齿不清,末梢神经支配区感觉减退,双侧膝腱反射减弱,病理反射未引出。经精神检查后,结果发现:意识清,定向准,接触被动,对答基本切题,未引出幻觉、妄想,情绪偏低,稍焦虑,近事记忆欠佳,智力尚好,戒酒信心不强。入院后经实验室及辅助检查后,结果发现:尿液浑浊,尿常规示葡萄糖2+,蛋白质1+,镜检白细胞1+;血常规大致正常;肝功能示谷草转氨酶155U/L,谷胺酰转肽酶1216U/L,总胆红素25.20μmol/L,直接胆红素11.6μmol/L;甘油三酯4.07mmol/L;高密度脂蛋白胆固醇1.63mmol/L;低密度脂蛋白胆固醇4.42mmol/L;载脂蛋白A1 2.04g/L;肾功能大致正常;电解质镁0.61mmol/L,其余指标正常;心肌酶水平正常;葡萄糖9.94mmol/L;心电图正常;腹部B超示脂肪肝;头颅CT示轻度脑萎缩。

诊断:酒精相关障碍,依赖综合征;Ⅰ型糖尿病;酒精性肝炎;高脂血症。

入院后予奥沙西泮片替代治疗,其他护肝、降糖(胰岛素针联合二甲双胍、弗莱迪口服)、降脂、补充维生素B、改善脑功能等对症支持治疗,共持续20d。情绪平稳,精神状况及躯体不适有所改善,夜眠好转,肝功能指标转正常,但患者饮食不配合糖尿病饮食,血糖控制仍不稳定,空腹血糖9.06~13.5mmol/L,餐后2h血糖18.2~29.3mmol/L,请内分泌科会诊后转科以做进一步治疗。

【分析】 据WHO报告,在过去的20年中,糖尿病尤其是Ⅱ型糖尿病患病率呈爆炸式增长,目前在全球总共3.8亿的糖尿病患者中,中国糖尿病患者数就超过了1亿,约占中国成人人口总数的1/10,除了遗传因素外,主要原因在于不健康的生活方式,如高糖和高脂的饮食结构、过量饮酒、吸烟和缺乏运动,如果不尽快采取行动来减少危险因素,预计在2040年这个数字将增加到1.5亿人。

临床观察到,酒依赖患者并发糖尿病的比例也是越来越高,与上述报告结果相一致。饮酒与糖尿病是否有直接因果关系目前尚不明确,但饮酒作为糖尿病发病的间接因素或诱发因素是明确的,且酒精对降糖药有干扰作用。所以,一旦确诊为糖尿病,一般建议戒酒、戒烟,除了控制血糖外,同时需注意血压、血脂的控制,足部的护理,以及定期筛查视网膜病和肾脏病。在此基础上保证健康饮食和适当的身体锻炼,也是至关重要的。

需要说明的是,这类酒依赖患者行安定针替代治疗时应禁忌使用葡萄糖溶液。因此,对于戒断症状较轻,且伴有肝功能损害明显者,适宜采用奥沙西泮或劳拉西泮口服治疗;对于戒断症状较重,宜用劳拉西泮或氯硝西泮针肌注替代治疗(因其他BDZ类药物肌注的效价要比口服降低20%左右)。

(六)其他并发症

75%的酒精滥用者可以引发头颈部癌症,并且食管、肠道、胃部及乳腺的癌症发生率也有所升高。

不少年轻的酒依赖患者(我国流行病学调查显示饮酒有低龄化的趋势)常合并有其他物质滥用的情况,而物质滥用是人类获得性免疫缺陷病毒(human acquired immunodeficiency virus,HIV)感染的高危因素,共用注射器和不安全性行为是HIV感染的高危行为。

病例 3-8

患者,女性,27岁,汉族,初中文化,个体商人,已恋未婚。患者读书时就因长相靓丽、身材苗条,使得异性同学追求者甚多。毕业后自己开了一家服装店,与社会上的人接触频率增多,开始饮酒,后逐渐上瘾,有时不间断地饮酒,以半斤以上高度白酒为主,被家里人阻止时就不定时地偷着喝,喝后经常醉得一塌糊涂,并出现胡言乱语、情绪不稳等行为。曾因个人感情问题一时冲动割腕自杀,而后喝醉不省人事,病后曾在杭州住院期间接受戒酒治疗,出院后配服"艾司西酞普兰、劳拉西泮"等药物。出院后患者常为一些小挫折而心情不好,导致再次复饮,经常喝酒致醉,夜间难眠,脾气暴躁,记性差,影响劳动,今主动来院要求住院行戒酒治疗。既往史:5 年前开始有吸食"冰毒"的病史,当时烫吸 2 次/周,用量约 0.1g/次,每月需花费 2500 元左右人民币,曾因此 3 次被警察送入女子戒毒所强制戒毒;3 年前因睡眠差、心情烦闷而经人介绍去医院配阿普唑仑使用,开始时每晚只需0.4mg 就能入眠,后经常自行调整药物的服用剂量,逐渐上瘾,目前服用阿普唑仑片 3.6mg/d,而且每天要抽 2~3 包烟(期间医生试图给她更换其他安眠药均未成功;也向其建议合用其他助眠药物,以减少阿普唑仑用量和减轻酒依赖性,但患者也以种种理由拒绝)。

入院后经体格检查后,结果发现:神清,仪表欠整,面色苍白,形体消瘦,背部腰椎两侧皮肤有许多圆形或椭圆形直径约 1~2cm 的玫瑰色斑疹,皮疹分布对称,压之褪色,互不融合,体温36.6℃,血压 118/79mmHg,脉搏 114 次/min,心率 114 次/min,心律齐,未闻及杂音,双肺听诊无殊,腹软,肝脾肋下未及。经神经系统检查后,结果发现:双手震颤明显,四肢肌力正常,末梢神经支配区感觉减退,无明显共济失调,病理反射阴性。经精神检查后,结果发现:意识清,定向准,接触被动,问之答少,对答基本切题,未引出幻觉、妄想,情绪稍低,称知道喝酒不好,但无法控制,夜眠差,近事记忆欠佳,智力可,自知力部分存在。经实验室及辅助检查后,结果发现:尿毒品 4 项检测示冰毒阳性,其余指标阴性;血常规示红细胞 3.19×10^{12}/L,血红蛋白85g/L;血生化示谷丙转氨酶 132U/L,谷草转氨酶 429U/L,谷氨酰转肽酶 1071U/L,总蛋白 62.7g/L,白蛋白 35.1g/L,尿素氮2.80mmol/L,尿酸 430μmol/L,心肌酶、电解质、血糖正常;乙肝三系及抗 HIV、抗 HAV、抗 HCV 阴性,梅毒血清筛查试验(RPR)及梅毒螺旋体特异抗体(TPPA)均为阳性,梅毒滴度(ST)1:32;心电图、胸片正常;头颅 CT 示轻度脑萎缩;腹部 B 超示肝回声细密,右肝内胆管管壁钙化,胆囊小结石。

诊断:多物质滥用(酒精、冰毒、阿普唑仑);依赖综合征;中度贫血;肝功能异常;Ⅱ期梅毒。

入院后予劳拉西泮替代治疗;其他治疗如予度洛西汀、丙戊酸镁、B 族维生素及护肝药物,改善贫血,加强营养治疗。对于梅毒的处理,请皮肤科医生会诊后予苄星青霉素 G(长效西林)240 万 U 肌注,1 次/周,共 3 次。20d 后情绪稳定,言行正常,双手震颤消失,睡眠及食欲正常。复查血常规示红细胞 3.48×10^{12}/L,血红蛋白 9.7g/L;肝功能指标转正常;尿毒品 4 项检测示冰毒阴性;梅毒经青霉素足量、规则治疗后 2 个月复查(主要是神经系统及梅毒血清学检查)。

【分析】 多物质滥用目前在临床中已较为少见,多物质滥用的标准定义为:指在 12个月内同时至少滥用 3 种以上的成瘾物质,其中不包括咖啡因和尼古丁(烟碱)。本例患者先是出现酒依赖(通常男性成人酒依赖的形成需饮酒史在 10 年以上,而女性的发展过程较男性快,青少年机体未发育成熟,出现酒依赖的进程更短),继而更是染上毒瘾和滥用 BDZ 类药物，而且还有嗜烟的陋习。这种情况不仅影响临床症状的观察、鉴别和诊断，而且可能增加患者的躯体损害(如肝功能异常、营养不良、感染如性病等)和心理损害(抑郁、暴力行为、自杀风险等)，应引起足够重视。

由于长期嗜酒引起摄入性营养不良及白细胞数减少，并可降低中性粒细胞的运动力和黏附性，影响迟发型过敏反应的表达(可能出现结核菌素试验假阴性)，由此造成机体免疫力下降，导致对感染因素的易感性增高，如急慢性感染。在临床上，酒依赖患者合并肺部感染(pulmonary infection)和肺结核(tuberculosis)十分常见。

病例 3-9

患者，男性，37 岁，汉族，小学文化，农民兼做厨师。有饮酒史 20 多年，每天必饮，开始什么酒都喝，近 5 年来对酒耐受量增大，且一般的酒不过瘾，只喝白酒，日饮高度白酒 0.75kg 左右，有晨饮现象，且经常醉酒。3 年前在综合医院检查发现有"酒精肝"，此后多次在家属监督下戒酒均未成功，其中 2 次戒酒后曾出现严重的戒断症状伴癫痫发作，到我院住院治疗(期间从未发现胸片异常)。出院后不久帮人做"酒席"又难耐酒瘾，先是喝点佐料酒或啤酒，不久又复饮如初。今年来妻子对其戒酒也失去信心，独自外出打工。因此患者生活更加无序，终日沉溺于酗酒，不分昼夜，不知饮食和卫生，劳动能力缺失。今其姐妹再次送来我院住院治疗。

入院后经体格检查后，结果显示：神清，定向基本正确，形体消瘦，体温 37.0℃，血压 140/96mmHg，脉搏 82 次/min，心率 82 次/min，心律齐，两肺听诊无殊，腹软，肝脾肋下未及。经神经系统检查后，结果发现：口齿不清，四肢震颤明显，四肢肌力正常，共济失调步态，病理反射未引出。经精神检查后，结果显示：意识清，定向无误，接触尚合作，交流欠佳，交谈吞吞吐吐，未引出幻觉、妄想，记忆、智力可，情绪较低落，对自身及家庭现状过分担忧。

实验室及辅助检查：血常规示白细胞 $12.5×10^9$/L，中性粒细胞百分比 84%，淋巴细胞百分比 12.2%；血生化示谷丙转氨酶 176U/L，谷草转氨酶 311U/L，谷氨酰转肽酶 456U/L，钾 3.18mmol/L，其余指标大致正常；心电图、头颅 CT 正常；胸片示左上肺异常密度影；腹部 B 超示酒精肝。

诊断：酒精相关障碍，依赖综合征；酒精性肝炎；低钾血症。

入院后予奥沙西泮片替代治疗，75mg/d，tid；其他治疗措施如护肝、补钾、补充 B 族维生素，予以营养神经药物、补液治疗等对症支持。入院后未发现咳嗽、咳痰现象，第 5 天复查胸部 CT 示两上肺浸润型肺结核伴空洞形成。因此，转归口医院治疗肺结核。

另外，育龄女性饮酒会影响下一代，如可产生胎儿酒精综合征(fetal alcoholic syndrome，FAS)，表现为初生儿低体重、低智力、生长和发育的严重损害。

二、酒精导致的心理改变

(一)人格改变

长期酒依赖可导致人格改变(personality change)，表现为自我中心倾向性增强，多见道德标准降低(自私、撒谎、冷淡)，义务感、责任感缺失，如对家庭、工作缺少关心照料，很少顾及亲属和家庭,对工作疏懒、不负责任,玩忽职守。有些嗜酒者常常表现出虚夸自负,不能用一种诚心质朴的态度与人沟通,内心刚愎自用,治疗中往往拒绝医生的建议或虽口头承认却阳奉阴违;有些嗜酒者的思维缺乏想象力,孤僻而不善与人交往及表达情感,往往存在表述情障碍,而大多数酒依赖患者都表现为工作技巧和能力的下降,容易受到意外伤害。

(二)精神障碍

大约50%酒精有害使用和酒依赖患者会出现精神异常,常见为情感障碍和精神障碍(mental disorders)。嗜酒者有情感障碍的相关风险比值为2.3,伴有抑郁的比值为2.7,伴有双相情感障碍的比值为9.2。78%的男性酒依赖和86%的女性酒依赖患者至少有一种其他的精神障碍。

酒依赖患者最常见伴发的症状是焦虑或抑郁状态。有人报道,80%酒依赖患者曾有过强烈抑郁的情感体验,30%～40%患者情绪低落达两周或更长时间,一般有35%的患者符合抑郁症的诊断标准。国外有学者曾报道,大约有1/3酒依赖患者的情感障碍在大量饮酒前就已出现情绪低落,符合抑郁症的诊断标准,而2/3是在饮酒后引起的,属于酒精所致的心境障碍。美国的一项研究表明,酒依赖患者一生中发生抑郁症的比例为38%～44%,而没有酒依赖的人仅为7%,前者比后者的抑郁症发生率高了5～6倍。

由于自身性功能障碍,导致夫妻关系紧张或破裂,还可继发产生对性对象的嫉妒观念或嫉妒妄想。

(三)消极观念及自杀行为

王华侨等在2013年报道,抑郁是酒依赖患者最常见的伴随症状,抑郁与酒依赖相互促进,成为自杀或自残的重要原因。Ritson在1977年报道,慢性酒精中毒患者约有6%～20%的人有自杀行为。1993年的一项研究表明,24%～35%的自杀者中的血液酒精浓度为阳性。有人报道,酒精中毒所致的自杀发生率与抑郁症相同,终生自杀率大约为15%。一些研究表明,与同年龄对照组比较,酒依赖组的死亡率是对照组的3.6倍。

三、酒精导致的社会损害

(一)外伤、暴力、家庭破裂、社会关系及法律问题

1995年,Vinson报道,饮酒量与外伤的发生比例成正比,包括驾车意外、意外摔伤、溺水、操作机器时受伤等,而且饮酒量越大,发生外伤的危险性也越大。1999年,美国的一项研究表明,38.5%的非交通意外伤害所致的死亡与饮酒有关。显然,过量饮酒在意外伤害中起了非常大的作用,这些意外伤害随之造成的是相当大的经济损失。江开达等在对中南大学湘雅二医院急诊室收治的外伤患者进行的一项调查中发现,使用呼出气体酒精浓度测定仪和问卷调查(WHO提供的草案IE版),发现在560例外伤患者中,有100例(17.9%)系酒后外伤患者,其中40例(7.14%)处于急性酒精中毒状态。

Smith在1999年的一项调查发现,最多的意外伤害死亡还是车祸。在所有的车祸事故中,32.8%的车祸与过量饮酒有关。美国的一项调研显示,1999年的意外死亡大约一半是车祸所致。酒后开车可以对人的驾驶能力造成损害,损害的程度与饮酒量密切相关;若饮酒量越大,则损害的程度就越重。2005年,WHO的一项报告指出:除了多年的

过量饮酒可造成慢性躯体疾病外,由此造成的意外,亦会殃及许多年轻的生命。酒精的过量使用是道路交通事故中最主要的危险因素之一。

1997年,Lipsey等人总结了从1950—1994年129项有关酒后暴力行为的研究,发现饮酒量与犯罪和家庭内暴力的发生呈明显正相关,而且暴力事件的发生在那些饮酒普遍的地区更高。另一些研究结果也显示,社会问题的增加与饮酒量和饮酒频率密切相关。长期酗酒引起的性功能障碍(最多的是阳痿、早泄等),致使夫妻关系紧张或破裂,以及家庭内暴力和犯罪的增加(包括对家庭财产的犯罪、对配偶和孩子的虐待等)。

Greenfeld在1988年的一项调查发现,美国每年约有一千一百万的暴力犯罪事件(包括强奸、抢劫、伤人、杀人等),其中1/4(二百七十五万)是酒后犯罪,过量饮酒后的控制力下降是导致犯罪的直接原因。关于家庭内暴力的研究显示:丈夫在饮酒后对妻子进行躯体伤害是言语攻击的4倍。许多研究已经证实,过量饮酒可以引起暴力、犯罪、对配偶和孩子的虐待、杀人和自杀等行为。

2000年,WHO报告指出,在一些发展中国家,"一次性大量饮酒"是男女使用酒精的一个特点。男性比女性经历更多的与酒精相关的问题。女性通常是男子饮酒后果的直接受害者,证据显示,与大量饮酒者一起生活的女性,更多地暴露于这些危害中,并且比其他女性更易遭受到严重的暴力。育龄女性饮酒可能增加胎儿产前接触酒精的危险(因为酒精能通过胎盘),随后发生一系列广泛的出生缺陷和发育异常,包括胎儿酒精综合征。

(二)经济损失、疾病负担及伤残调整生命年

1998年,美国在酒依赖和过量与有害性饮酒上的经济花费为970.7亿美元,主要是用于由于饮酒导致犯罪进监狱的费用,或者是外伤的费用(不包括继发于过量饮酒所致躯体损害所花费的医疗费用和治疗酒依赖疾病的费用),所有这些问题都导致了个体生产力的丧失,造成了直接或间接的严重经济损失。据韩国的一项研究发现,有害性饮酒所造成的社会经济损失占到了国内生产总值(gross domestic product,GDP)的2.86%。我国于2000年初期的调查显示,有酗酒者3亿多人,人年均耗酒量已达4.7L,消耗粮食300亿公斤,一年的酒资就要消费近200亿元。有研究发现,"医疗资源的高度使用者(high users)"中有一半人群存在精神问题,酒精有害使用者或酒依赖患者的总体医疗费用比其他人高3倍。

WHO报告指出,非故意和故意伤害造成高达10%的全球疾病负担(global burden of disease,GBD)。全球主要对健康造成威胁的负担是由合法成瘾物质所致,而不是非法违禁毒品。1990年,从WHO的GBD资料中发现,前10位造成残疾的原因中有5种是精神障碍问题,其中酒精滥用仅次于抑郁症而排在第二位。1993年,哈佛大学公共卫生学院与世界银行、世界卫生组织合作,对于GBD进行了评估,引入了伤残调整生命年(DALY)来量化疾病负担,DALY是指因死亡或残疾而丧失的健康生命年数。酒精使用占因非故意伤害(包括酒后驾驶所致伤害等)而丧失的"DALY"的13%,占因故意伤害(如自杀和杀人)而丧失的"DALY"的15%。每次饮酒量是伤害所致危险性和严重性的主要决定因素。2002年,WHO的报告指出,酒精使用障碍是发展中国家首要的疾病负担危险因素,是发达国家第三位的疾病负担危险因素。2005年,WHO统计表明,在食道癌、肝癌、肝硬化、癫痫和车祸中有20%～30%与饮酒有关;WHO报告还指出,酒精所致

问题是发达国家第四位死亡原因,酒精使用障碍造成 4%(5830 万人)的"DALY"丧失,这一损失在很大程度上是由酒精引起的心血管疾病、神经精神疾病和外伤等事件所致。

(三)我国与饮酒相关违法犯罪司法鉴定的几种状况

责任能力判定依据:根据我国刑法第 18 条第四条款规定,即醉酒的人犯罪,应当负刑事责任。该条款的具体释义为:醉酒的人,在醉酒状态下,在某种程度上可能减弱控制自己行为的能力,但并未丧失辨认和控制自己行为的能力,而且醉酒的人对自己行为控制能力的减弱是人为的,是醉酒前应当预见的,可见,醉酒的人不属于无责任能力的人,因此,本条款规定醉酒的人犯罪,应当负刑事责任。在执行本条规定时应当注意的是,确认行为人是否在不能辨认或者不能控制自己行为的时候造成的危害结果,必须严格依照刑事诉讼法规定的程序,在法定的鉴定部门进行鉴定,以保证鉴定的科学性,准确地认定行为人的责任能力,正确处理案件。这里的醉酒在司法鉴定中是指生理性醉酒。

1.急性酒精中毒判定的通则

(1)生理性醉酒(单纯性醉酒)为有责任能力。这是我国刑事立法维持和强化社会主义道德的需要,符合犯罪构成,符合刑法的目的要求。

(2)复杂性醉酒为限定责任能力(部分责任能力)。

(3)病理性醉酒为无责任能力。

对后两者的诊断必须持谨慎的态度,需严格进行调查、观察、复核确认。对于第二次病理性醉酒发作或故意制造无责任状况者,应判为有完全责任能力。

2.慢性酒精中毒判定的通则

(1)对于酒精中毒性脑病(韦尼克脑病)、酒精中毒性幻觉症、酒精中毒性妄想症,由于其病情达到精神病性程度,故应参照重性精神病鉴定原则,一般判定为无责任能力。

(2)酒精中毒性痴呆患者多缓慢起病,这些患者往往会丧失对周围事物的辨认力,甚至不能自理生活。此时如有法律纠纷,应判定为无责任与无行为能力。

(3)对于因慢性酒精中毒而致人格改变者,一般判定为有责任能力;但如伴有明显器质性病症以及痴呆时,通常判定为无责任能力。

(4)酒依赖患者在出现戒断症状时,可使其辨认能力和控制能力明显减弱,应根据实际情况判定为限定责任能力或者有责任能力。

(5)柯萨可夫精神病(柯萨可夫综合征)主要表现为"近事遗忘、定向障碍、虚构"三联征,可见一般的冲动危害行为,司法鉴定多属无民事行为能力,对患者的虚构言词,应认为无效或无作证能力。

(程伟进　吴绍长　王树民　陈志恩)

第五节　饮酒相关障碍致病机理和影响因素

一、生物学因素

(一)家族/个体易感性

生活经验告诉我们,现实中确实存在这么一类人,几乎终生饮酒,但从没有出现躯体或心理方面明显的不良后果，也没有依赖现象，社会功能保持良好，我们称之为稳定嗜酒癖（stability of bibulosity）。那么，他们除了有健康、正确的饮酒方式外，是否有特殊的个体素质呢？我们从以下几个方面加以论述。

1. 遗传因素

酒依赖患者有家族聚集性（familial aggregation），酒依赖的遗传度（heredity grade）为51%～65%（男性）和48%～73%（女性）。动物模型研究也证实，动物对乙醇的敏感性存在先天性差异，其嗜酒特征可以稳定遗传。研究显示，最强有力的饮酒问题预测指标是一级亲属中是否有酒依赖患者。近年的研究证实，一级亲属中有酒依赖患者的实验组患酒依赖的危险性比对照组高4～7倍。一项由国内十家大单位协作调查的报告中指出，在酒依赖患者所有家属中，一级亲属发生酒精中毒比例为44.7%，二级亲属为12.6%，但家系研究并不能证明酒依赖有遗传基础，因为共同的家庭环境对饮酒行为也有很大的影响，不能排除"近朱者赤，近墨者黑"的效应。而从双生子研究（twin study）和寄养子研究（adoptee study）中发现，由于控制了家庭环境因素的影响，因而可以区分遗传因素与家庭环境因素在酒依赖发生中的作用。双生子研究显示，单卵双生子的酒精中毒发生率比一般人群高6～8倍；其共病率明显高于双卵双生子。寄养子研究也发现，若生身父母为酒依赖患者，即使儿子被寄养在不是酒依赖的寄养父母家中，仍然有较高的酒精中毒发生率；而由患酒依赖的生身父母自己抚养的儿子与寄养出去的儿子相比，两者的酒精中毒患病率类似。有研究表明，若生身父母为酒依赖患者，则其子女无论生活在何种家庭中，患酒依赖的危险性都会增加2.5倍。

Cloninger在瑞典做的交叉抚养研究表明，酒依赖的遗传易感性存在两种类型，即Ⅰ型和Ⅱ型。对于Ⅰ型酒依赖，男女均可患病，严重程度较Ⅱ型轻，与父母成年以后所形成的轻度酒依赖有关，故子代酒依赖的形成则被认为是受环境因素的影响。Ⅱ型酒依赖只见于男性，严重程度较Ⅰ型严重，起病早（多在青少年期发病），受遗传因素的影响大，相对不受环境因素的影响，特征是有攻击及违法行为，而且其亲生父亲也有类似特征。近年来，又有人提出了Ⅲ型酒依赖，这一类型与Ⅱ型相似，但没有明显的反社会行为。

与酒依赖或大量饮酒有关的染色体区域主要有4号、9号染色体长臂（4q、9q），前者与乙醇脱氢酶（ADH）基因位置接近。另外，1号染色体短臂（1p）也获得了较多的支持。其他与酒依赖或酒精使用障碍相关区域还包括5、6、7、11号染色体及16p。

在易感基因（predisposing genes）方面，目前关于酒精中毒致病遗传因素的研究主要包括如下方面。

（1）酒精代谢酶：乙醛脱氢酶（ALDH）促使乙醛氧化代谢成乙酸，其中线粒体内的ALDH2在乙醛代谢中起主要作用。ALDH2对酒精代谢和酒依赖的影响很大，有些人因先天性缺乏此酶，故摄入人体内的酒精需借助肝脏非特异性P450酶代谢，从而造成代谢缓慢，易发生酒精中毒。该基因位于染色体12q24区域，其多态性Glu487Lys可导致催化作用缺失。ALDH2的一种变异型（ALDH2*2）没有生物学活性，几乎只存在于亚洲人群中，与乙醛高血浓度有关，ALDH2*2的个体表现为饮用少量酒后出现"脸红反应"，表现为脸红、心慌、心悸、恶心、呕吐等症状，甚至出现酒精过敏现象，从而限制了ALDH2活性低者的饮酒；患有肝病的患者同样对酒精的代谢能力减弱，它们也容易出现类似"脸红反应"。约有10%的亚洲人携带ALDH2*2的两个基因(同型结合体),这些人对低剂量酒精也会产生强烈反应,几乎没有发生酒依赖的风险;约有40%的亚洲人携带ALDH2*2的一个基因(异型结合体),这些人对酒精具有较强反应,发生酒精中毒的危险性也很小。乙醇脱氢酶(ADH)促使乙醇分解生成乙醛,ADH活性高与ALDH活性低的作用相同,都会使乙醛发生蓄积,而乙醛可促进儿茶酚胺类(catecholamines)分泌,导致神经精神症状的发生;同时乙醛与儿茶酚胺结合可以生成阿片受体激动剂,间接兴奋阿片类受体,产生吗啡样效应。人类有6种ADH基因,仅ADH2和ADH3具有遗传多态性,由ADH2*2和ADH3*1等位基因编码合成的是高活性的ADH。研究发现,发生酒精中毒危险性的高低也与ADH2或ADH3同工酶有关,尽管这些ADH基因型的影响没有ALDH那样强。例如,在有酒依赖的家族中,ADH2*2等位基因频度很低,说明ADH2*2也具有保护作用。东南亚人群中组合的"ADH2*2/ALDH2*2"分布约占50%,故相对于西方人而言,其酒依赖患病率比较低。

(2)对酒精的反应水平:人对药物的反应强度大多涉及遗传因素,很多嗜酒者在其早期饮酒史中均可见到他们大量饮酒但反应却相对较小的报道。对此,人们对酒精的反应水平(LR)与酒精中毒的危险关系进行了研究。与双卵双生子相比,单卵双生子的LR更为相似。动物研究也显示,LR受遗传因素的影响。在鼠类实验中,它们的LR较低,即需要较多的酒精才能产生反应。

有学者就嗜酒者子女对酒精的反应强度进行了观察(与正常组比较)。观察项目包括主观感觉变化、脑电检查、站立稳定性和某些生物学指标。实验组对酒精的反应强度较低者为40%,而对照组不足10%。有随访研究提示,在20岁时,若LR较低者,则预示其在35岁时可能发生酒精中毒,这一观察结果解释了家族史与酒精滥用和酒依赖的关系。LR较低可能是受遗传影响的一种表型,在与遗传有关的酒精中毒患者中有40%~60%与该表型有关。

其他可能影响酒精代谢的基因还包括γ-氨基丁酸A(GABA$_A$)受体基因、μ-阿片受体基因、5-羟色胺转运体(5-HTT)基因和神经肽Y受体基因等。

以上资料说明,酒依赖的发生和形成有显著的遗传性。目前发现有两个途径传给子代,一个途径是直接遗传酒依赖易感性,另一个途径是间接将特异的心理特征传给子代。有研究表明,在药物依赖的家族成员中,酒精滥用、反社会人格、单相抑郁的相对危险度分别是对照家系的3.5、7.6和5.1倍。

2.神经生化、内分泌因素

(1)中枢神经递质

1)5-羟色胺(5-HT)又名血清素(serotonin):5-HT是CNS最重要的神经递质之一,广泛地参与动物与人的情绪、记忆、疼痛、内分泌及本能活动(如睡眠、食欲、性功能)等生理功能,在脑内中缝核及周围5-HT神经元中的含量最多。5-HT合成前体是色氨酸(tryptophan),色氨酸先经色氨酸羟化酶(tryptophan hydroxylase)作用水解成5-羟色氨酸(5-hydroxytryptophan,5-HTP),再经脱羧作用生成5-HT。近年来,许多研究发现,5-HT与饮酒行为有着密切关系,5-HT功能低下对酒依赖的形成起到了中介作用,所开展的研究有:①动物实验发现,高耗酒量鼠脑中伏隔核(NAc)中5-HT及其代谢产物5-羟吲哚乙酸(5-hydroxyindoleacetic acid,5-HIAA)的含量要低于低耗酒鼠,其 5-HT 神经元数量也低于后者;②在灵长目动物中也发现,脑内 5-HT 活性低的动物,饮酒量就大;当延长 5-HT 在动物大脑中的活性后,饮酒量则随之下降;③另外,该结论在一些人类试验中也得到了证实,如酒依赖患者血小板 5-HT 水平较低,而脑脊液中 5-HT 水平显著低于正常对照组,特别是具有冲动和暴力行为的酒精中毒患者,该现象则更为明显;酒依赖患者的脑干 5-HT 神经元数量比正常人少,与抑郁症同病率为 33%;经 SPECT 发现,酒依赖患者脑内的 5-HTT 数量要比正常对照组减少 30%。

在一些与酒依赖共病的疾病中,如抑郁症、焦虑症和冲动控制障碍等,也存在明显的 5-HT 功能低下。有研究发现,选择性 5-HT 再摄取抑制剂如氟西汀等,不仅能改善抑郁和焦虑等消极情绪,还可以抑制饮酒行为,减少因心理应激所致的重新饮酒的可能性。目前认为,5-HT$_1$A 激动剂能直接抑制个体的饮酒欲望,而 5-HT$_3$ 拮抗剂则可增加对酒的敏感性和饮酒的不适感。很多研究表明,5-HT 功能低下可能与酒依赖的形成有关。

5-HT 还具有缓解应激损伤,保护脑功能的作用。海马(hippocampus)与学习、近期记忆、认知功能密切相关。对酒依赖患者来说,饮酒或戒酒都是一种应激性刺激,使皮质醇(cortisol)水平升高,皮质醇引起神经病损的主要靶区是海马,因此会造成海马损伤,影响学习、记忆和认知功能,严重时可造成不可逆性损害;而 5-HT 可调节 HPA 轴,降低过高水平的皮质醇分泌,并有拮抗神经损伤的作用。

2)多巴胺(DA):在动物实验中,给予 DA 受体激动剂,可导致动物 NAc 和黑质的 DA 水平下降,自发饮酒行为减少;给予 DA 受体拮抗剂,可导致边缘系统及皮层 DA 水平上升和自发饮酒行为增加。在一系列微注试验中证实,在 NAc 中注射 D$_2$ 受体抑制药如舒必利可使动物饮酒量上升一倍;注射 D$_2$ 受体激动剂如溴隐亭、苯丙胺及 DA 摄取抑制剂能使饮酒量减少。大量研究表明,酒精可直接兴奋中脑-边缘 DA 系统和中脑-额叶 DA 系统,并引起 DA 释放,是饮酒行为得到强化的核心环节。

NAc 被认为是酒精刺激大脑的主要区域,其主要神经递质有 DA。DA 合成前体是酪氨酸(tyrosine),酪氨酸先经酪氨酸羟化酶(tyrosine hydroxylase)作用生成多巴(dihydroxyphenylalanine),再经脱羧作用生成 DA。饮酒后能使大脑富含 DA 的区域兴奋,兴奋的 DA 系统能够产生一连串的刺激高峰,刺激大脑奖赏中枢发出愉悦的信号,使饮酒者产生陶醉感和欣快感。而应急也能通过刺激 DA 系统,介导酒精所引起的奖赏效应,使机体产生饮酒的欲望。

近来研究表明,脑内 DA 系统的功能变化是酒依赖复发的重要机制。有关酒依赖的复发只有两种假说:一是酒依赖原来的饮酒环境成为复发的反射刺激,使体内 DA 系统被激活,从而产生饮酒的强烈冲动;二是酒依赖复发是由于长期饮酒导致脑内 DA 系统神经适应性改变,重新饮酒是机体自我治疗不适的一种方式。

DA 系统,特别是 D$_2$ 受体,与奖赏机制和酒依赖复发机制密切相关。有研究表明,酒依赖患者脑内 DA 系统功能明显降低;有人研究发现,对于 6 个月内复饮者,自其戒断起,D$_2$ 受体反应性明显增高,因此认为这是酒依赖不复发的有利因素;有人通过 SPECT 进行研究发现,DA 低水平的酒依赖患者更易在 3 个月内出现复饮的可能。因此预测,若使异常的 DA 功能恢复正常,可能会降低酒依赖的复发率。

3）内源性阿片系统（endogenous opioid system）：主要包括 β-内啡肽（β-endorphin）、脑啡肽（enkephalin）和强啡肽（dynorphin）。有研究发现，长期戒酒 10 年以上的嗜酒者与对照组相比，仍存在血浆 β-内啡肽水平降低的情况。此外，酒依赖高危人群（家族史阳性）的血浆 β-内啡肽水平明显低于对照的低危人群；且高危人群的 β-内啡肽对中等剂量酒精的反应水平与低危人群相比，随着酒精剂量的增加而升高。因而有学者认为阿片肽的缺乏可能是酒精中毒的原因，而不是结果。

饮酒能刺激下丘脑、垂体及伏隔核释放 β-内啡肽，而内源性阿片系统兴奋能产生饮酒欲望，使饮酒量增加。其机制可解释为酒精激活内源性阿片系统，继而增加 DA 释放，提高酒精所致的欣快体验，从而加强了酒精的正性强化作用。应用长效阿片受体拮抗剂纳曲酮（naltrexone）治疗酒依赖取得了肯定疗效，正是利用其阻断内源性阿片系统所介导的强化作用，从而降低了饮酒欲望。

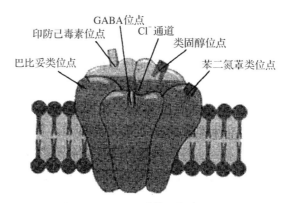

图 3-2　GABA$_A$ 受体及各作用位点

4）γ-氨基丁酸（GABA）和谷氨酸（glutamate，Glu）：①GABA 是 CNS 中主要的抑制性氨基酸，在脑内分布广泛，黑质是 GABA 密度最高的脑区。GABA 由 Glu 经过谷氨酸脱羧酶（glutamate decarboxylase）作用生成。GABA 受体几乎分布在 CNS 内所有的神经元中，主要存在于神经元的细胞膜上。GABA 受体主要有 GABA$_A$ 和 GABA$_B$ 两种亚型，脑内主要是 GABA$_A$ 受体。GABA$_A$ 受体是由 GABA 门控的 Cl$^-$ 通道，含有 5 个亚基，每个亚基含有 4 个跨膜区，在分子的中心部位形成 Cl$^-$ 通道。不同亚基上有不同药物的结合位点，GABA$_A$ 受体是巴比妥类、苯二氮䓬类、乙醇、抗癫痫药物等的作用靶点（见图 3-2）。GABA$_B$ 受体是 G 蛋白偶联受体，主要分布于突触前膜，具有调节 Cl$^-$ 通道的活性和负反馈调节 GABA 的释放的功能。酒精对 GABA$_A$ 受体的作用与苯二氮䓬类相似，长期大量饮酒一方面会增加 GABA$_A$ 受体的兴奋性，形成苯二氮䓬类样效应，使 GABA 活性降低；同时抑制 NMDA 受体功能，从而促使 NMDA 受体代偿性增加，使 CNS 对酒的效应耐受，饮酒量随之增加，相应的神经反应加剧。②Glu 是 CNS 中重要的兴奋性氨基酸，在脑内分布广泛，几乎所有神经元兴奋都与 Glu 有关。由于 Glu 不能通过血脑屏障，脑内的Glu 主要来源于三羧酸循环（tricarboxylic acid cycle，TAC），由谷氨酰胺（glutamine）脱氨生成或由 α-酮戊二酸通过转氨基作用生成。研究发现，酒精对 Glu 及其受体的直接作用是抑制作用，小剂量的酒精即可抑制 NMDA 受体，减弱兴奋电信号，使突触后神经元递质(如 DA、NE、ACh 等)释放减少。有学者认为,这与酒精抑制了由 NMDA 受体介导的钙内流有关。有研究表明,小剂量酒精可阻止植入活体大鼠海马 CA1 区的电极产生 LTP(长时程增强);短暂饮酒后可引起空间记忆缺失。而 NMDA 受体拮抗剂阿坎酸钙(acamprosate calcium)可阻断这一现象的发生。这些研究都支持酒精可抑制 Glu 受体、NMDA 受体及 NMDA 受体介导的 LTP,从而引起学习和记忆障碍。

长期饮酒会引起脑内发生适应性神经改变,由于 NMDA 受体长期受到抑制,促使 NMDA 受体代偿性增加,产生对酒精效应的耐受,使饮酒量亦随之增加。目前主要在动物实验中发现,在长期饮酒的大鼠中,Glu 及 NMDA 受体会对酒精的抑制作用产生代偿反应;放射配体结合法的研究显示,酒依赖大鼠纹状体的功能与 NAc 中 NMDA 受体功能均增强;蛋白印迹法检测 NMDA 受体亚基结果显示,大脑皮层和海马的 NMDA 亚基 NR1、NR2A 和 NR2B 的 mRNA 和蛋白水平均增高;嗜酒鼠 NAc 中的 Glu 释放较非嗜酒鼠增加。

目前一些研究认为,临床与动物实验资料的研究结果不尽相同,因此也不能完全以动物模型的观察结果来代替人类学资料,这些都需要我们进一步的深入研究。

(2)神经内分泌

下丘脑-垂体-肾上腺(hypothalamic-pituitary-adrenal, HPA)轴是机体最重要的神经内分泌系统之一,广泛地参与了机体的生理及心理应激反应,也参与了机体的饮酒反应。酒对 HPA 轴的直接作用是强化作用,一次性或长期饮酒都会导致 HPA 轴功能亢进,促使下丘脑神经元释放促肾上腺皮质激素释放激素和垂体后叶加压素,导致血液循环中皮质醇(cortisol)浓度维持在较高水平。但是长期大量饮酒就会使酒对 HPA 轴的刺激因耐受作用而减弱,有研究发现,长期饮酒后脑内皮质醇受体蛋白合成减少,此时对其他应激的反应也会被抑制。人们认为,这种致敏和耐受现象极可能对饮酒行为起到了促进和强化作用。

饮酒所致的 HPA 轴功能亢进的直接后果就是皮质醇升高。皮质醇是机体重要的应激因子,也是应激致损的主要原因之一,可对大脑神经系统造成损伤,其作用可能是通过刺激 Glu 合成和分泌来实现的。脑内的皮质醇受体主要有 GR 和 MR 两种,前者广泛分布于脑区,后者主要分布于海马,故海马成为皮质醇神经毒性的主要靶点。多次戒酒可能意味着对海马的多次损害,海马常伴有相应的边缘系统功能缺损。

皮质醇在酒依赖的形成过程中也起重要作用。研究发现,皮质醇可增强中脑边缘系统的 DA 能神经元活性,使其在 NAc 等处的轴突末梢的 DA 量释放增加,这一作用很可能是应激所致饮酒行为的神经内分泌机制,也是酒精犒赏效应的重要生物学机制之一。

3.神经电生理因素

研究发现,酒依赖患者的事件相关电位 P_{300} 波幅降低,而且在酒依赖患者的年轻后代中也有类似现象。P_{300} 被认为是反映机体注意、记忆过程的神经生理指标,其波幅随着年龄以及成熟程度而增加,波幅降低常提示大脑皮层认知功能有损害。其他诸如脑电图(EEG)、脑干听觉诱发电位(BAEP)、视觉诱发电位(VEP)等指标,虽然国内资料提示酒依赖患者可能存在一定程度的异常,但其灵敏度及特异度均较低,目前对酒依赖的诊断和疗效观察的意义不大。

关于 P_{300} 波幅降低是酒依赖易感性生物标志的观点,Van Der Stelt 于 1998 年回顾了相关文献,提出了 4 条佐证标准:①与酒依赖或者酒依赖亚型相伴随;②可遗传性;③在酒依赖发生前就已存在;④与家庭性酒依赖相伴随。

由于 P_{300} 异常的特异度不高,在其他精神疾病中也可以出现,导致假阳性率较高,容易误诊。2006 年,Yoon HH 等的研究结果提示,P_{300} 波幅降低应该被视为物质使用障碍风险的内表型,而不仅仅是酒依赖风险的内表型。

目前认为,酒依赖和酒精中毒是一种与机体生物、生理、生化有关的多态性多基因遗传性疾病。

(二)酒依赖相关的神经通路

1954 年,Olds 和 Milner 发现了一个有趣的现象,他们在对鼠脑的电刺激实验中,错将电极插入鼠脑中隔,发现了鼠脑内某些区域有乐于接受电刺激的本能。这种本能非常强大,电刺激所产生的强化效应比自然犒赏物(如食物、水)强得多。Olds 当时就意识到动物脑内存在一种“愉快中枢(pleasure center)”或“强化区(reinforcement area)”,弱电流刺激该区域可以提供一种“犒赏”效应。

其后在人类的研究试验中也发现,电刺激相关脑部同样能引起快感,有些称类似性快感,据称有些受试甚至对实验者产生了爱慕之情。

后来发现,酒精等成瘾物质同样有强烈的犒赏作用,有好几种中枢神经递质涉及犒赏效应,但多巴胺是主要的神经递质,在犒赏性电刺激时,中脑边缘系统(mesolimbic system)的 DA 释放量增加。

目前认为,中脑腹侧被盖区(ventral tegmental area,VTA)向 NAc、前额叶皮层(prefrontal cortex,PFC)和纹状体(striatum)DA 能神经投射,以及从 PFC、杏仁核(amygdala,AMG)和海马向 NAc 的 Glu 能神经投射,共同构成依赖的 NAc 相关的神经通路(NAc-related circuitry)。研究表明,此通路不仅是物种个体、种族保存相关行为,如饮食、性等的神经解剖基础,而且介导与酒精有害性使用相关的犒赏、动机(incentive motivation)和学习(study)等的重要神经通路。

(三)酒精急性作用的神经生物学机制

酒精作用于中脑边缘系统,增加此系统内 DA 神经元的冲动,使伏隔核以及其他区域如前额叶皮层中多巴胺的释放量增加。

(四)酒精慢性作用的神经生物学机制

长期慢性使用酒精,机体可发生更为复杂的变化,这些变化可以是分子水平的,也可以是受体、细胞水平的,还可以是结构性的。

1.耐受性

反复使用酒精后,以 NAc 相关的神经通路为主,神经网络发生适应性改变(adaptation changes),这是酒精产生耐受性的机制。耐受性可分为代谢耐受(metabolic tolerance)和细胞耐受(cellular tolerance)两种。

(1)代谢耐受

代谢耐受主要通过增加肝脏代谢酶活性,使酒精代谢分解增加,又称为分布性耐受(disposition tolerance)。

（2）细胞耐受

细胞耐受在酒依赖形成中更为重要。在中枢神经水平所形成的细胞耐受，表现在两种水平：一是在受体水平，表现为细胞膜受体减少或受体与 G 蛋白偶联减弱，如长期饮酒使 NMDA 受体数量减少、功能抑制而反馈性导致 NMDA 受体表达上调；而 GABA$_A$ 受体改变则反馈性导致 GABA$_A$ 受体表达下调，DA 系统功能失调，从而导致耐受性的形成。二是在细胞、突触和神经网路水平，表现为由于长期饮酒、内稳态（homeostasis）机制使中枢神经系统的功能和结构发生改变，以保持机体正常功能。这种机制与神经元和突触的适应过程有关，涉及神经可塑性（neural plasticity）改变，故又称为药效学耐受（pharmacodynamic tolerance）。机体对酒精耐受性增加的同时，可对其他物质如中枢神经系统抑制剂（巴比妥类、苯二氮䓬类）出现交叉耐受。

2. 戒断症状

持续使用酒精刺激机体，机体为保持正常的生理功能就要产生适应性的改变，这种代偿作用产生了耐受。同时它影响了许多递质系统，主要是 γ-氨基丁酸（γ-aminobutyric acid，GABA）及谷氨酸（glutamate，Glu）。对于长期大量饮酒者而言，一定量的酒精在某种程度上维持了某种内稳态。如果突然停饮、减少使用或者使用拮抗剂，则机体需要重新适应，出现了一系列的变化，表现为戒断症状（withdrawal symptoms），此过程称为反适应（reverse adapting）。一般表现为与酒精的药理作用相反的症状，如兴奋、不眠，甚至癫痫样发作等症状群。其戒断症状常有明显的心烦、焦虑、震颤、腹泻、呕吐、出汗、心动过速、血压升高等自主神经症状，可能主要以蓝斑核部位（系 NE 能神经元集中的部位）为神经基础。

3. 敏感化

在反复使用酒精后，有关酒精的效应（alcohol effect）通常会有以下几种情况：效应不变、发生耐受和敏感化。其中酒精的效应不变，通常发生于不产生酒依赖的"习惯饮酒者"，而后两种情况均有耐受性变化，与酒依赖密切相关。所谓敏感化（sensitization），是指在长期反复饮酒中，酒精的效应增加，换言之，敏感化与耐受的方向相反。被酒精敏感化的现象有两类：行为反应及激励性动机，这两类敏感化现象均是通过伏隔核相关神经通路介导的，与犒赏机制交叉重叠。酒精敏感化与饮酒方式和饮用剂量关系密切，通常越是大量、间断饮酒，越容易出现敏感化现象；常表现为"喝比平时明显少的酒量也是一喝就醉"，但又存在"不喝不行"的情况。药物敏感化现象，可能是酒依赖患者出现强迫性寻求饮酒行为、复饮、复发的重要神经基础。

4. 渴求

可以认为渴求（craving）是对酒精和酒精使用环境等的一种愉快的和不可抗拒的体验的习得反应（条件反射形成）。对酒精的渴求与强迫、持续性的饮酒行为关系密切，即使在长期戒断后仍持续存在。根据敏感化的理论，渴求的唤起过程，就是与酒精使用相关的各种内、外刺激导致的动机凸现（incentive salience）过程，此过程涉及伏隔核相关神经环路的激活。渴求是导致强迫性寻求饮酒行为的直接原因之一。

诱发酒依赖患者出现渴求有三种方法：①观看与酒精相关的实物、图片及录像；②回忆过去饮酒后的体验；③药理学方法。揭示渴求的生物学本质是理解酒精成瘾机制的基础,目前的研究已证实在渴求时有特定的脑功能变化,但大多是对渴求进行静息状态的研究,进一步的研究可以观察渴求的动态变化,以便找到饮酒行为复发的危险时间点,进而为干预和治疗选择最佳时机。

5.复饮和复发

在戒断一段时间后,重新给予酒依赖患者酒精或将酒依赖患者暴露于酒精相关的线索(指与饮酒相关的特定时间、地点、人和饮用工具等)或予以应激性刺激,均能够重新诱发酒依赖患者的寻求饮酒行为。应激性刺激、酒精相关的线索能激起从前额叶皮质以及杏仁核投射到腹侧被盖区的谷氨酸能神经通路,促使腹侧被盖区内释放更多的多巴胺到伏隔核。而重新给予相应的刺激所导致的寻求饮酒行为,可能涉及敏感化过程,与伏隔核相关的神经环路的直接激活作用有关。

二、自然及社会文化因素

尽管存在遗传因素,但也会被酗酒的文化大大抵消。1990 年,Helzer 等研究发现,韩国人群中有相对较高的 ALDH2 活性缺乏比例,特别是在韩国的男性中,符合酒精使用障碍(酒精滥用或酒依赖)的发病率高达 42.8%;中国人与韩国人 ALDH2 基因活性基本一致,而同时期中国男性只有 6.6%。这一结果提示鼓励酗酒的文化背景可以克服 ALDH2 活性缺乏导致的生理毒性作用,而且,社交压力及经常性饮酒行为也会削弱"快速面红反应",降低为避免饮酒相关障碍所产生的保护作用。临床中确实也发现,有不少饮酒后立即面红者,在多次饮酒后随着饮酒量的逐渐增加,"面红反应"减轻,其机制目前尚不清楚,可能与 ALDH 活性增加或通过其他途径代谢,或者对乙醛的耐受性较高有关。

(一)社会文化习俗与自然环境

在中国五千年灿烂文明的发展史中,与酒有着密不可分的联系。酒作为一种独特的文化载体,在人类交往中有着独特的地位,"举杯邀明月""久逢知己千杯少"等都说明了酒已经深深地渗入我国文化的发展史中。可以这么说,上至宫廷大臣,下至黎民百姓,饮酒已成为中国社会能够普遍接受的一种行为,在一些特定场合,甚至成为必不可少的。也有少数文化对饮酒持排斥态度,在有禁酒宗教信念的人群中,酒相关障碍的患病率较低,如伊斯兰教、印度教,他们的教义认为饮酒是一种罪恶,故此,在伊斯兰教及印度教社会中,鲜有酒依赖患者。

大多数文化在接受饮酒行为的同时,也对饮酒行为做出了某种规范,这些规范一般会起到防止饮酒过度造成危害的作用。在我国自古便有"酒德"一说。在《尚书·酒诰》中提到"饮惟祀"(只有在祭祀时才能饮酒)、"无彝酒"(不要经常饮酒)、"执群饮"(禁止民众聚众饮酒)及"禁沉酒"(禁止饮酒过度)。又如《易经》《诗经》等儒家经典里都有劝告人戒酒或节饮的箴规。名医扁鹊说:"久饮酒者溃髓蒸筋,伤神损寿"。唐代以嗜酒著名,白居易却说"佳肴与旨酒,信是腐肠膏"。汉族社会对女子饮酒持反对态度,因此女性饮酒比例相对较低。

各个国家、民族的地理气候环境、文化特征、社会风俗及压力、信念和态度等都在一定程度上影响饮酒的方式和习惯。从地理位置及气候特征来看,地处寒冷或温热潮湿环境中的重体力劳动者,酒精中毒的患病率较高。在我国,调查发现饮酒有明显的地域分布特点,如东北、内蒙古、新疆及青藏高原等地饮酒率高,其中,大兴安岭是全国气温最低的地方,在此生活的鄂伦春族的饮酒比例位于全国最高水平。在这些高寒、缺氧的地区,居民多以酒御寒,此外由于文化娱乐相对缺乏,人们常以饮酒排遣无聊和寻求刺激,故易导致酒精滥用,出现酒依赖。我国一些少数民族如吉林延边朝鲜族、黑龙江鄂伦春族、云南傣族、海南黎族等崇尚豪饮的"酒文化",敬老待客皆贡之以酒,以豪饮醉酒为待人的礼仪方式,且饮酒方式单调,以酒类为主、饮食为辅。这些少数民族以往所饮的酒类饮料多为家酿米酒,酒精含量不高,故能够连饮数升不醉。与外界接触渐多后,酒精度数高的蒸馏酒开始流行,而豪饮的方式不变,因此酒精所致的各种损害更易出现。

美国是一个掺杂着各种民族文化的国家,尽管有严谨的法律和系统的教育宣传以阻止酗酒,但是来自商业和社会的压力仍然导致公民存在较高的饮酒发生率。在盛产酒的地方,酒精的消费量往往高于其他地区,如同为生产著名葡萄酒的欧洲国家,法国及意大利均喜饮葡萄酒,但法国人以嗜酒出名,他们认为饮酒对健康有益,而意大利人对醉酒的人却非常鄙视,因此,法国酒精中毒的发生率明显高于意大利。

中国社会的另一个独特现象是以酒为药,将酒类饮料赋予各种医疗功能。我国医学典籍《黄帝内经》中曾提到:"自古圣人之作汤液醪醴,以为备而。"意思是古人之所以酿造醪酒,是专为药而备用的。元代太医忽思慧所著的《饮膳正要》,从食疗的角度记录了10余首具有滋补保健作用的药酒方。李时珍所著的《本草纲目》中辑药酒方达69种。直至现在,市场上依旧可以见到不少标明各种医疗功效的"药酒"。这种饮酒祛病强身的观念,尤其对老年人饮酒的作用不应低估。我国没有禁止向未成年人售酒的法律,加之社会上多数人认为男孩饮酒是成熟的标志,这些习俗都促成了习惯性饮酒行为及饮酒低龄化。

中国酒文化提倡适度饮酒、集体饮酒及就餐时饮酒,不鼓励独自饮酒、不分时间或场合饮酒、沉溺饮酒和以酒消愁,这可能对个体的饮酒行为起到一定的保护作用。但传统的"干杯""劝酒""猜酒",尤其是"以逼迫为恭敬,以戏谑为慷慨,以大醉为快乐"的市井仆役式喝酒或以喝醉表示哥们义气、豪爽的行为,往往使饮酒者受到一定的伤害,是我国酒文化中的糟粕。

(二)家庭环境因素

人类学习的早期形式之一是模仿,模仿学习的最早对象往往是家庭成员。儿童、青少年首先看到的是父母、兄长的饮酒行为,并从他们那里学到相关饮酒知识。家庭矛盾、家庭人员交流差、不能相互理解支持、夫妻离异或单亲家庭、住房紧张、缺乏良好的养育方式和缺乏正确的饮酒方式及相关知识,都是导致酒依赖的危险因素。良好的家庭环境可以防止个体产生酒依赖。

(三)经济因素

酒多酿自谷物,因此在经济匮乏的年代,酒饮料成为奢侈品,由于供应量少,使得饮酒所带来的问题也相应较少。随着我国经济的发展,居民购买力的增加,尤其是改革开放30年以来,我国酒饮料行业是中国消费品中的发展热点和新增长点,制酒工业突飞猛进,人均饮酒量大增。2002年,我国已成为世界最大的啤酒生产国,啤酒的销售量占所有酒类的73.1%,而白酒占26%。然而折合酒精含量计算,在2001年白酒的酒精消耗量是啤酒的四倍。

近5年来,中国酒饮料市场已成为中国食品行业中发展最快的市场之一。例如,我国在1952年,全国年酒类产品销量8.08亿升,年人均消耗酒饮料不足1kg;2009年酒类产量为503.93亿升,年人均消耗酒饮料为6.7升。若排除占中国人口56%的非饮酒者后,则年人均消耗酒饮料为15.1升(数据为WHO提供,由世界医学界权威学术刊物《柳叶刀》发布报告)。2014年酒类产量已达到640.05亿升,截止到2014年底,中国酒业累计酒类饮料销售收入突破8700亿元,达到8778.05亿元,比上年同期8453.21亿元增长3.84%(这其中还不包括黄酒收入)。黄酒生产企业集中在江浙地区,苏、浙、沪三地合计所占比重达83%;黄酒消费的70%集中在占全国人口比重10.6%的浙江、江苏和上海,随着国家"反腐"力度的加大以及民众"健康消费"理念的进一步加深,葡萄酒、黄酒等酒种的消费可能进一步提高。

白酒产量从2009年的70.69亿升上升到2014年的119.25亿升,上升了68.69%;啤酒产量从2009年的423.64亿升上升到2014年的501.29亿升,上升了18.33%;葡萄酒产量从2009年的9.60亿升上升到2014年的12.03亿升,上升了25.31%;酒的总产量从2009年的503.93亿升上升到2014年的640.05亿升,上升了27.01%。2009—2014年我国酒的总产量逐年上升(见表3-2)。

表3-2　2009—2014年我国酒的总产量及销售收入状况

年　份	白酒总产量 ($\times 10^8$L) /同比增长(%)	啤酒总产量 ($\times 10^8$L) /同比增长(%)	葡萄酒总产量 ($\times 10^8$L) /同比增长(%)	总计 /同比增长(%)	销售收入 (亿元)	同比增长 (%)
2009	70.69(0)	423.64(0)	9.60(0)	503.93	3762.00	
2010	89.08(26.81)	448.31(6.29)	10.89(12.38)	567.39(9.54)	4042.42	7.45
2011	102.56(15.12)	489.89(9.27)	11.57(6.25)	604.01(6.45)	6000.07	48.43
2012	115.32(12.44)	490.18(0.06)	13.82(19.43)	619.33(2.54)	7547.20	25.79
2013	122.62(6.33)	506.15(3.26)	11.78(−14.71)	640.56(0.34)	8453.21	12.00
2014	119.25(−2.75)	501.29(−0.96)	12.03(2.11)	640.05(−0.08)	8778.05	3.84

资料来源:根据中国统计局、中国产业信息网的数据整理

从数据分析来看,自新一届中央政府实行铁腕"反腐"政策以来(主要在2013年和2014年),我国酒饮料总产量和巨额消费的飙升势头得到了明显的遏制,尤其在2014年,以"三公"消费相关联的白酒、啤酒受到的冲击最为明显:白酒产量从2013年的122.62亿升下降到2014年的119.25亿升,下降了2.75%;啤酒产量从2013年的506.15亿升下降到2014年的501.29亿升,下降了0.96%;酒的总产量从2013年的640.56亿升下降到2014年的640.05亿升,也下降了0.08%。其中只有葡萄酒的产量没有下滑,葡萄酒产量从2013年的11.78亿升上升到2014年的12.03亿升,上升了2.11%。分析该结果的原因,与"反腐"涉及的"三公"消费关联较少,而与消费者的消费理念升级及葡萄酒专卖店、连锁酒行等新兴销售渠道的日益崛起有关。2015年6月28日,财政部部长楼继伟向十二届全国人大第十五次会议作2014年中央决算报告显示:2013年中央三公经费合计70.15亿元,2014年三公经费合计58.8亿元,比预算减少了12.71亿元。其中,因公出国(境)经费16.2亿元,比预算减少了3.56亿元;公务用车购置及运行费35.99亿

元,比预算减少了5.28亿元;公务接待费6.61亿元,比预算减少了3.87亿元。值得注意的是,公务接待费的下降幅度最大,相比2013年的11.52亿元,降幅超过4成。

酒的可获得性使用是产生酒精相关障碍的前提条件。上述的行政干预手段,从近期来看,对酒消费量的控制有立竿见影的效果;但对民间的影响甚微,且从近几十年来的经验得以证明,酒消费量的增加几乎均是在发展中国家,原因主要是对饮酒没有相关的政策和法规,预防、控制和治疗环节均较为薄弱。所以,制订常规的制度、政策和法规以期从整体水平上降低酒精所致危害的发生非常有必要。1994年,Edwards等提出"使有害降低",即"除草拔根"方法,试图使人群对酒的整体消费水平降低而达到降低对人的有害影响的目的。

酒产量的增加势必会带来酒消费的增加。在酒类饮料进入市场的过程中,如果不加以一定的约束,会增加酒精滥用的可能。如在电视中播放的酒类广告没有时间段限制、对买酒者没有最低年龄限定、酒类零售网点数目没有限制,则都会增加酒类获得的便利性,从而导致酒消费水平的上升。

三、心理因素

随着人类社会和现代科技的飞速发展,知识更新、社会变迁的日新月异,传统的社会价值、信仰和观念受到了极大的质疑和挑战,人们学会了创造经济价值,适应了人情世故,知道了很多有关电脑、股票、原子和基因的知识,但对人生的价值或建设一个健康完整的内心精神世界却所知甚少,上下求索而不得要领,酒精正好满足了这些人在精神层次上的需求。酒精虽可以暂时缓解人们的焦虑、抑郁等负面情绪,但却给社会、家庭、个人的健康带来了无穷的灾难,这也就是所谓的社会心理因素。

(一)开始饮用酒精的常见心理原因

1. 酒文化思潮的影响

酒文化在中国源远流长,几乎渗透到人类社会生活的每个领域。任何事情总是具有双重性的,饮酒有利有弊,酒在社会上发挥正面效应的同时,一些糟粕文化思潮同时也逐步流行开来。如在民间,喝酒、喝多少酒常常与诚信、讲义气、有能力等相联系起来。如"人在江湖走,怎能不喝酒""感情深,一口闷;感情铁,喝吐血""宁把肠胃喝个洞,不让感情裂条缝""酒品如人品,酒量即能量"等。

2. 追求刺激心理

这种心理与好奇心紧密相关,这部分嗜酒者,特别多见于青少年,他们价值观易受其所在小团队的影响,如把喝酒作为成人的标志,加上好奇,寻求刺激,追求时髦,欲与小团队打成一片的心理,在朋友聚会时最容易"起步上路"。

3. 享乐、逃避心理

个体的期待对"享乐、逃避"心理起重要作用,部分嗜酒者常常性格懦弱、意志力差、好享受,他们往往在心理上过分强调酒所产生的快感或遭遇现实困难和精神压力时缺乏应对技巧,常常借酒消愁,而对不良后果视而不见。

(二)个性特征

研究发现,男性嗜酒者中,有50%的人曾被诊断为反社会人格,这在年轻嗜酒者中较为多见。还有学者提出酒依赖患者的主要人格特征是：被动、依赖、自我中心、易生闷气、缺乏自尊、对人疏远等。

由此，有人提出酒依赖患者某些特殊的性格特征，如反社会性，情绪调节较差，易冲动，缺乏有效的防御机制，适应不良，追求立即的满足，等等。但是，到目前为止，尚不能明确具体的酒依赖人格特征。这当然与人格概念具有多维度，目前处于描述性阶段及较难定义有关。此外，我们在临床中也可以见到不少这样的病例，他们多次戒酒失败，反复住院，在院内、外的表现迥异，住院治疗后其戒断症状、精神病理症状很快能得到缓解，且缓解后病情基本都比较稳定，但出院后总是保持不了多长时间，又再次因饮酒问题而住院。通过临床观察发现，这类患者的性格随和、大度，人际交往也很好，因此，很招周围人群的喜爱，并没有给大众以"异常个性特征"的印象。但他们对戒除酒精的欲望都不强烈，我们分析这与他们多有比较"弱"的性格有关。

(三)酒精的心理强化作用

根据行为医学理论，酒精有明显的心理强化作用。

1. 正强化

酒精有增加正性情绪的作用，如"会须一饮三百杯，千金散尽还复来""酒逢知己千杯少"，饮酒后的快感以及社会性强化作用都对"酒精使用"起到了增强作用。

2. 负强化

酒精有解除或对抗负性情绪的作用，如"一酌散千愁""何以解忧，唯有杜康"，饮酒可以使人克服羞怯、自卑、焦虑，做一些平时难以做到的事。更重要的是，在嗜酒成瘾后，由于戒断症状的出现，使酒依赖患者不能自拔，必须反复使用酒精以解除戒断症状。此时出现两个恶性负性强化循环："问题饮酒→社会家庭问题→负性情绪→酒精有害使用"和"酒精有害使用→依赖→戒断症状→酒精复饮"。正、负强化过程均可涉及神经系统复杂的可塑性变化。

(四)精神病理因素

在慢性酒精中毒人群中，有很多患者合并有明显的焦虑、抑郁、幻觉、妄想及反社会性人格障碍，这些精神病理症状当然也包括酒精中毒后期，由于躯体损害继发的心理状况改变。它们对酒依赖的治疗反应、临床表现及病程预后有明显的修饰作用。例如，一嗜酒者若伴有明显的负性情绪，人际关系不良，冲动控制障碍等，则酒依赖的形成、发展迅速，形成酒依赖后患者往往不愿接受治疗，治疗反应差，停止治疗后很快又会复饮，成为典型的"瘾君子"。

Horton 在 20 世纪 40 年代使用跨文化研究的方法研究了饮酒的行为。他的研究方法和研究结论至今仍有意义。他曾指出："酒类饮料最主要的功用是可以减轻焦虑。"造成酒精中毒的个人心理起因常常是借酒消愁。饮酒可以缓解现实困难和心理矛盾所引起的焦虑。

有学者通过研究发现，在诊断为酒精中毒的患者中，有55%同时被诊断为抑郁症，有60%在酒精中毒发生前存在原发性抑郁。Winokur 等研究发现，许多酒精中毒患者有情感性精神病家族史，他认为酒精中毒可能是重度抑郁症的变异，也有人提出抑郁是酒精中毒发生的主要原因。

Mc1elland 及 Kalin 研究过饮酒方式,得出这样的结论,男性之所以饮酒,是为了获取主观上的力量感,在生理上感觉到由酒精引发的温暖感,在心理上体验到酒后的强健与优越,在社交上体验到他人对自己的敬意。

"自省假说"机制认为,成功时常做出正性的自我评价,乐于进行正性自省而使饮酒行为减少;失败时力图避免做负性自省,因饮酒可中断负性自省,从而导致饮酒行为的增加。

许多研究发现,酒精中毒与异常心理特征(个性特征与精神病理症状)同时存在于同一患者身上,于是就导致了"鸡生蛋,还是蛋生鸡"的争论。有人认为,因为事先有一种特殊的有依赖倾向的人格及精神病理因素存在,患者为了缓解人格问题和精神障碍所出现的焦虑、抑郁、胆怯、恐惧等而大量饮酒,久而久之形成了酒依赖;更多的人认为,酒依赖由于长期饮酒问题本身可导致人格改变及各种精神病理现象,无疑这一点在临床及亲戚朋友中更容易被见到,似乎更有可信度。然而,尚无前瞻性研究说明是由于长期问题饮酒形成了这样的异常心理特征,还是这样的异常心理特征导致了酒精中毒的发生,抑或两者互为因果。

过去的"生物医学模式"常依据"直线式因果思维"来解释疾病现象的病因机制,如将躯体疾病与精神障碍共患的问题分为"心身性障碍"或"身心性障碍",前者是心理因素所致的躯体障碍,后者指由躯体疾病所致的心理障碍。然而随着现代医学的发展,要求我们需要用"整体"的观点来看待健康和疾病的现象,现代心身医学十分重视心理与生理的互动(interaction),将两者看作是生命过程中同时存在、互相影响的两个密不可分的侧面。因此,我们更倾向于"两者互为因果"的观点,这样的思路不论对于理论深度的逻辑哲学,还是临床工作的治疗实践来说,都是利大于弊的。临床实践告诉我们,容易解决和彻底治愈的往往是单向因果关系的疾病,例如,在医学微生物学中,如果明确了某个病原菌会引起某种疾病,那么相应的治疗也就迎刃而解了。这是我们每个临床医生所希冀的,然而,在浩瀚而复杂的医学现象中,这样的病例是愈来愈"罕见"了。

总之,酒精相关问题的形成是上述因素相互作用的结果。酒的可获得性使用和酒的药理特性是产生酒精相关问题的必要条件,但能否成为"瘾君子",还与个体的人格特征、生物易感性有关,而社会心理因素在酒依赖及相关问题的形成中起到了诱因作用。

(吴绍长　陈志恩　赖根祥)

参考文献

[1] 沈渔邨. 精神病学[M]. 5 版,北京:人民卫生出版社,2014,440-460.
[2] 张亚林. 高级精神病学[M]. 长沙:中南大学出版社,2007,325-343.
[3] 于恩彦. 实用老年精神医学[M]. 杭州:浙江大学出版社,2013,25-32.
[4] 中华医学会精神科分会. 中国精神障碍分类与诊断标准[M]. 3 版. 济南:山东科学技术出版社,2001.

［5］胡建,郝伟. 慢性酒精中毒对大脑损害的形态学研究［J］. 国外医学·神经病学神经外科学分册,1998,25(2):72-74.

［6］贾建平,陈生弟. 神经病学［M］. 7 版. 北京:人民卫生出版社,2015.

［7］王建枝,殷莲华. 病理生理学［M］. 8 版. 北京:人民卫生出版社,2015.

［8］葛均波,徐永健. 内科学［M］. 北京:人民卫生出版社,2015,155-457.

［9］胡建. 酒精中毒患者的神经心理损害［J］. 中国临床心理学杂志,1998,6(1):4-62.

［10］许彦松,方明昭. 慢性酒精中毒所致抑郁症状的临床特征［J］. 中国心理卫生杂志,2000,14(2):120.

［11］王华侨,柴萌,王爱伟,等. 酒依赖伴自杀意念患者认知功能分析［J］. 医学综述,2013,19(18):3447-3449.

［12］国务院法制办公室. 中华人民共和国刑法典［M］. 北京:中国法制出版社,2014.

［13］李从培. 司法精神病学［M］. 北京:人民卫生出版社,2010.

［14］韦丰,范建华,沈渔邨,等. 汉族酒依赖高发家系醇醛脱氢酶基因多态性的对照研究［J］. 中华精神科杂志,1999,32(3):164-166.

［15］王祖承,徐鹤定,徐筠,等. 酒依赖相关精神障碍患者的脑干听觉反应及 P_{300} 异常变化［J］. 中华精神科杂志,2002,35(4):231-233.

［16］WHO. The ICD-10 classification of mental and behavioral disorder, clinical descriptions and diagnostic guidelines［M］. Geneva:WHO, 1992.

［17］APA. Diagnostic and statistical manual of mental disorders［M］. Washington, DC:American Psychiatric A ssociation Press, 1994.

［18］Karl M, Derik H, Andreas H. One hundred years of alcoholism:the twentieth century［J］. Alcohol and Alcoholism, 2000, 35:10-15.

［19］Grant B F. Prevalence and correlates of alcohol use and DSM-Ⅳ alcohol dependence in the United States:results of the National Longitudinal Alcohol Epidemiologic Survey［J］. J Stud Alcohol, 1997, 58:464-473.

［20］Edwards G, Anderson P. Alcohol policy and the public good［M］. New York:Oxford University Press, 1994.

［21］Chisholm D, Rehm J, van Ommeren M. Reducing the global burden of hazardous alcohol use:a comparative cost. effectiveness analvsis［J］. J Stud Alcohol, 2004, 65:792-783.

［22］Thomson A D. Mechanisms of vitamin deficiency in chronic alcohol misusers and the development of the Wernick-Korsakoff syndrome［J］. Alcohol, 2000, 35(1):2-7.

［23］Schlapfer T E. Alcohol and the brain-morphological and functional brain changes［J］. Ther Umsch, 2000, 57(4):5-191.

［24］Demir B, Ulug B, Lay E E, et al. Regional cerebral blood flow and neuropsychological functioning in early and late onset alcoholism［J］. Psychiatry Res, 2002, 115(3):25-115.

［25］Leseh A R. The European Acamprosate trials:conclusions for research and therapy[J]. J Biomed Sci, 2001, 8:89-95.

[26] Uzbay I T, Usanmaz S E, Akarsu E S. Effects of chronic ethanol administration on serotonin metabolism in the various regions of the rat brain[J]. Neuro chem Res, 2000, 25(2):62-257.

[27] Markianos M, Moussas G, Lykouras L, et al. Dopamine receptor responsivity in alcoholic patients before and affter detoxification[J]. Drug Alcohol Depend, 2000, 57(3):5-261.

[28] Msley E, Lees R, Lingfond H A. A review of stress and endogenous opioid interaction in alcohol addiction[J]. J Neurol Neurosurg Psychiatry, 2013, 84(9):1-2.

[29] Dai X, Thavundayil J, Gianoulakis C. Response of the hypothalamic-pituitary-adrenal axis to stress in the absence and presence of sthanol in subjects at high and low risk of alcoholism[J]. Neuropsychopharmacol, 2002, 27(3):452-442.

[30] Azrin N H, Sisson R W, Meyers R, et al. Alcoholism treatnlent by disulfiram and community reinforcement therapy[J]. Behav Res Ther, 1982, 14:339-348.

[31] Bien T H, Miller W R, Tonigan J S. Brief interventions for alcohol problems: a review[J]. Addiction, 1993, 88:315-336.

第四章　酒精相关问题的预防

[本章主要内容]

本章介绍了酒精相关问题的概念、筛查、处理流程及预防措施，推荐了国外一些先进的方法与经验，具体介绍了酒驾、醉驾的处罚规定，酒精短期干预及安全、适量饮酒的界定，健康饮酒方式等相关内容。

第一节　概　述

一、酒精相关问题的特定概念

一般来说，"酒精相关问题（alcohol related problems）"的概念外延比"酒精相关障碍"宽广，"障碍"一词倾向于指饮酒导致既成事实的危害和不良后果；而"问题"既指已经形成的损害与不良后果，也包括具有潜在危险性的不良饮酒模式。例如，"危险性饮酒"是指频繁、过量饮酒，平均饮酒量超过了公认的安全界限，尽管饮酒者目前并无任何疾病，却肯定增加了出现有害性后果的危险性，这种饮酒者常被称为"重度饮酒者"或"问题饮酒者"。由于没有造成躯体、精神损害及其他不良后果，故危险性饮酒是一种边缘状态，只能说这种饮酒模式有问题，尚不属于"酒精相关障碍"。当然，在流行病学调查中，由于社会文化背景及个体文化的差异，这种状况往往难以把控。

这里的"酒精相关问题"特指狭义的概念，主要包括酒精"危险使用""有害使用"和"酒依赖"。酒精的危险、有害使用或者说不良的饮酒模式会增加发生酒依赖的概率；而酒依赖往往伴随着慢性酒精中毒综合征，不仅累及家庭和集体，更会影响劳动生产，造成法律问题，给社会增添长期负担，甚至造成严重危害。可见预防酒依赖及相关酒精障碍的发生，不单单是一个医学课题，也是发展社会文化和维持社会政治稳定的一项重要工作，需予以重视。

二、预防为主的理念

"预防为主"是我国的卫生工作方针。在这一方针的指导下，我国在疾病预防与保健方面取得了巨大的成绩，使得社会经济成本降低，人均预期寿命显著得到了提高。实践证明，"预防为主"是一种科学对待疾病的理念。"预防精神医学"是临床精神医学范畴的延伸及重要的组成部分，已越来越多地受到重视。尤其是改革开放30多年来，我国的社会经济经历着深刻的变化，随着工业化的进程，社会竞争的不断加剧，人们的价值观念体系正悄然而迅速地发生改变,导致生活中的心理应激因素显著增加;而经济的发展从客观上也造成了制酒工业的突飞猛进,使居民购买力增加,导致人均饮酒量大增。"酒精相关问题"的飞速增加是不争的事实,因此,对酒精相关问题的预防已成为重要的研究课题。

酒精相关问题的预防理念是:全面去除可能导致酒精相关问题的各种原因与要素,积极治疗躯体疾病,进行有效可行的心理干预,做到家庭、社会资源的有效整合,引起全社会重视,建立社会保障体系。对个体而言,要按照"生物-心理-社会"医学模式的要求进行全面预防,"全面预防"指的是从生理、心理和社会生活三个层面进行预防。生理层面强调的是积极防治各种躯体疾病,包括原发疾病及酒精滥用引起的躯体合并症,特别要注重脑部疾病的防治;心理层面强调的是保持乐观心态,防止各种精神疾病(如抑郁、焦虑、人格改变等);社会生活层面强调的是要养成健康的生活方式,戒除不良的行为方式和生活习惯,培养并保持有益的兴趣,积极参加各种有益的活动和体育锻炼,远离各种引诱的物质。

防患于未然,强有力的预防胜过有效的治疗,将"酒精相关障碍"扼杀在萌芽阶段,将"酒精相关问题"调控在饮酒方式的层面。常见的预防措施包括:宣传酒精对人体的危害,提高全民族的文化素质,严格执行未成年人法,严禁未成年人饮酒,加强法律监督。重视和加强酒的精神卫生宣传,宣传文明饮酒、健康适量饮酒,不劝酒、不酗酒、不空腹饮酒,避免以酒代茶,提倡饮料代酒。提倡生产低度酒,控制和禁止生产烈性酒,严厉打击造假酒的不法犯罪行为。减少或避免因家庭、职业原因导致的酒依赖,这对酒依赖患者开展持久的康复治疗、预防复饮都具有非凡的意义。

(陈志恩)

第二节　酒精相关问题的筛查及处理流程

一、询问病史、检查

酒精相关问题的病史询问内容主要包括:饮酒史、饮酒方式、每日饮酒量(如白酒要问明酒精度数)、戒酒史、戒断症状史、躯体疾病、精神障碍史、是否合并其他物质滥用史,以及社会、心理功能及违法史等。

需要进行较为详细的体格检查和精神状况检查。酒依赖患者常有特征性的外部表现:结膜、鼻子、面颊处的毛细血管增生;由于营养不良,导致形体消瘦,皮肤松弛;如果有戒断症状,会出现震颤(轻者表现为四肢远端意向性或运动性震颤,重者可表现为静止状态下全身性的粗大震颤)。躯体检查可发现肝脏增大、心率加快等。

二、酒精相关问题的筛查及处理流程

根据酒精使用障碍筛查量表(AUDIT)的测评分数,应酌情分别予以处理,处理方式见图4-1。

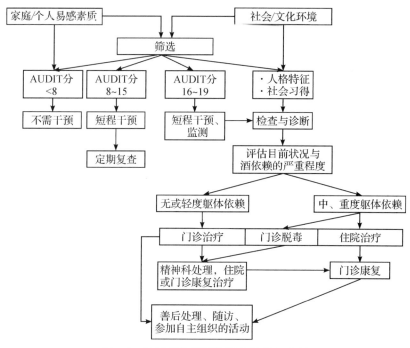

图 4-1 酒精相关问题的筛查及处理流程

（张　岩）

第三节　酒精相关问题的预防措施

由于酒精所致问题的普遍性,各国特别是发达国家都相应制定了相关政策和法规以期从整体水平上降低酒精所致危害的发生率。近几十年来,酒精消费量的增加几乎均是在发展中国家,主要原因是对饮酒没有相关的政策和法规,预防、控制和治疗措施均较为薄弱。酒精消费量的增加很可能造成酒精相关障碍发生率的增加。

近年来,我国颁布了有关法律、管理条例,以降低酒精相关危害,但目前还缺乏针对酒精有害使用的预防项目与计划,这是今后需要急切解决的问题。

一、国外可借鉴的预防措施

在美国等发达国家,被认为最有效的政策是那些可能影响整个社会的政策,这些政策包括如下:①限制销售酒类产品的时间。②限制销售网点的数量。③限定买酒人的年龄。在美国,21 岁以下的人买酒是非法的;有些国家的法律已经规定 21 岁以下的年轻人不能喝酒,澳大利亚规定喝酒的最低法定年龄是 18 岁。④通过产品标签和教育来增加人们对酒类产品的消费意识。⑤通过提价(典型的是通过税收)来降低人们对酒类产品的接触程度。⑥通过对酒类产品的销售业主和服务人员的培训来限制酒类产品的销售,即不卖酒给青少年和已经喝醉的顾客。⑦通过规范酒类广告来降低酒类产品的吸引力。

WHO《2002年世界卫生报告：减少风险，延长健康寿命》中指出，一个国际酒精专家小组将下列十种行为鉴定为"最有效的做法"：①设定购买酒精的最低法定年龄；②由政府设立零售专卖点；③限制酒类产品的销售小时或销售日；④限制销售网点的密度；⑤征收酒精税；⑥驾驶清醒度检查；⑦血液酒精浓度（blood alcohol concentration，BAC）的限定；⑧对酒后驾驶开具暂停执照的行政性处罚；⑨对新驾驶员分阶段颁发执照（即在颁发执照时最初限制驾驶权，如将BAC限定为零）；⑩对过量和有害饮酒者采取短暂干预。

美国是一个"车轮上的国家"，虽然喝酒的人多，又流行"酒吧文化"，但在处理酒驾交通事故方面的经验却值得借鉴。这与汽车保费的制度有关，因为美国具有完善的全国联网的事故记录体系与保费计价制度，能把每个人的驾驶安全与其经济利益相挂钩。但更重要的应归功于严格执法，对"酒驾"实行零容忍。2007年，在美国的50个州全部实行了对酒后驾车触犯法律的新标准，即驾车人通过BAC检测，只要其达到0.08g/dL，驾车就是非法的（与此前各州制定的BAC标准有所不同），除当场吊销执照和入狱一年外，对造成生命伤害的酒后驾驶员可以二级谋杀罪起诉，最高可判死刑。近年来，对酒后驾驶BAC的认定标准越趋严格，从BAC已从0.08g/dL下降至0.05g/dL；针对21岁以下的驾驶者，如果BAC达到0.01g/dL就算酒后开车。

Bruun等于1975年和Edwards等于1994年相继提出"使有害降低"，也就是使人群对酒类产品的整体消耗水平降低而达到降低对人的有害影响的目的。大量的证据表明这种做法非常有效。

二、具体的预防措施

(一)年龄限制

我国法律也规定18岁以下的年轻人买酒是非法的，但在现实生活中，该法规并不具备真正的约束力，仍需加强法律执行力和宣传力度，以及加强民众的法律意识观念。

(二)对酒类广告的管理

经济学的研究认为，广告虽然没有增加总体酒的消费量但却鼓励了人们去饮用某个品牌的酒。研究还表明，儿童与成人相比，更容易受广告的影响而增加饮酒量和饮酒频率。所以，应该对酒的广告进行适当的限制。

(三)酒的供应

酒的可获得性使用是产生酒精相关障碍的必要条件。酒不同于"毒品"，可以绝对禁止供应和销售，就政府制定酒的政策而言，主要是控制酒的供应，以减少酒精相关损害和提高公众的健康意识。WHO在2002年发布的一项调查中指出，对酒实施控制措施后，影响的是酒的消耗量和饮酒习惯，进而可以减少酒精所造成的社会和健康问题。

(四)驾驶时酒浓度的检测及相关违规违法、犯罪处罚

"喝酒不开车，开车不喝酒"是值得敬佩的目标，但"没有规矩无以成方圆"。相关制度、法规的制定，既体现出客观、公正、合理的"依法治国"理念，也是一种行为治疗（换位条件反射疗法），能弱化或纠正不适的嗜酒行为，从而能抑制嗜酒欲望。

2011年5月1日，我国《刑法》首次确立了"醉驾入刑"；2012年9月12日，中华人民

共和国公安部最新修订的《机动车驾驶申领和使用规定》(第 123 号令)于 2013 年 1 月 1 日正式实施。该规定分总则(包括机动车驾驶人考试、发证、换证、补证、机动车驾驶人管理,以及相应的法律责任)和附则,共 7 章 89 条。其中驾驶处罚条文规定,酒后驾驶分两种:若 BAC 达到 20mg/dL(据有关专家估算,20mg/dL 相当于喝一杯啤酒),但不足 80mg/dL 者,为饮酒驾驶,目前属于违法行为;若 BAC 达到或超过 80mg/dL(80mg/dL 相当于 0.15kg 低度白酒或 2 瓶啤酒)者,为醉酒驾驶,目前属于犯罪行为。对于饮酒驾驶机动车辆的,罚款 1000 元~2000 元,记 12 分并暂扣驾照 6 个月。对于饮酒驾驶营运机动车的,罚款 5000 元,计 12 分,处以 15 日以下拘留,并且 5 年内不得重新获得驾照。对于醉酒驾驶机动车辆的,吊销驾照,5 年内不得重新获得驾照,经过判决后处以拘役,并处罚金。对于醉酒驾驶营运机动车辆的,吊销驾照,10 年内不得重新获得驾照,终生不得驾驶营运车辆,经过判决后处以拘役,并处罚金;罚金应当根据被告人的醉酒程度、是否造成实际伤害、认罪悔罪态度等情况,确定与主刑相适应的罚金数额。我国《刑法》规定,醉酒的人若犯罪,则应当负刑事责任。造成犯罪事实后果的又分交通肇事罪和以危险方法危害公共安全罪定罪。交通肇事罪量刑标准有:①处 3 年以下有期徒刑或者拘役;②处 3 年以上 7 年以下有期徒刑;③因逃逸致人死亡的,处 7 年以上有期徒刑。以危险方法危害公共安全的罪量刑标准有:①以危险方法危害公共安全尚未造成严重后果的,处 3 年以上 10 年以下有期徒刑;②造成严重后果的,处 10 年以上有期徒刑、无期徒刑或死刑。

(五)对过量危险和有害饮用的短期干预

1. 重视社区资源利用

家庭与社区是受到酒精滥用直接影响的相关利益群体,也是酒精相关问题患者获得生活关怀、心理支持、经济救助、医疗护理服务的重要参与者。因此,要加强家庭及社区层面的干预,社区全科医生在改变饮酒中的作用应得到充分肯定与重视,突出表现政府在酒精滥用防治方面对日常运作机构的资金投入,保证足够的人力康复资源,组织专业机构定期进行酒精防治及康复知识和技能培训。社区医生的一般性工作包括向来访者做一般的酒精科普知识宣教,介绍过量危险饮酒的危害并提出忠告,并做自我问卷调查以进行初步筛选,必要时可进行简单的医疗干预和处理,并进行治疗及观察治疗反应等。自我问卷内容如下:①你的朋友或亲属曾经向你提出喝酒太多;②在你有过一次或两次的酗酒经历后却难以控制不饮酒的行为;③你曾经不记得自己在什么场合饮过酒;④在酒喝多以后,你曾感到身体不适;⑤当你喝酒时曾与他人争辩或打架;⑥由于酗酒,你曾被挽留或住院接受治疗;⑦你曾考虑得到他人的帮助以控制饮酒或戒酒。

如果你具备上述两个或两个以上的问题,你就可能存在严重的饮酒问题。为了你自己的健康,有必要到药物依赖科或精神科门诊咨询或诊治。

2. 酒精短期干预的实证及安全、适量饮酒

自从 Guyatt 于 1992 年倡导"循证医学"开始,一种治疗方法(医学或心理学的)是否为实证支持(主要指某一研究方法的有效性获得了研究证据的支持)已成为重要又具争议性的问题,但决定是否采用某种治疗方法,实证至少是需要考虑的三个维度之一。酒精短期干预的实证支持主要来源于非酒依赖患者,即过量、危险及有害使用者。WHO 在 2000 年的一项调查中指出,酒精短期干预在酒精有害消费率较低的地方更为有效。有效的

治疗干预,可改善受影响的个人及家庭的健康和生活。2003 年,Miller 等分析了 18 种获得正累积实证分值的酒精治疗模式,累积分值排在前两位的依次是短期干预和动机性强化。

短期干预的目标是帮助人们将酒精饮用降至"低危"水平(饮酒没有引发酒精相关问题或很少)。

(1)1987 年,英国皇家内科学会认为,安全饮酒量为男性每星期饮用不超过 168g 纯酒精,女性每星期饮用不超过 112g 纯酒精;有害饮酒量为男性每星期饮用 169～392g 纯酒精,女性每星期饮用 113～280g 纯酒精。

(2)2007 年,美国国家酒精滥用与酒精中毒研究所(NIAAA)定义了安全饮酒水平,《安全饮酒指南》的建议如下。

1)安全饮酒:是指每天饮酒量不超过 2 个标准饮用量(男性)或 1 个标准饮用量(女性及 65 岁以上男性)。注:1 个标准饮用量的酒类饮料含 17g 的乙醇(相当于 336g 的酒精度为 5%的啤酒或 42g 的酒精度为 40%的烈酒)。

2)危险饮酒临界点:是指每天饮酒量不超过 4 个标准饮用量(男性)或 3 个标准饮用量(女性及 65 岁以上男性);每周饮酒量不超过 14 个标准饮用量(男性)或 7 个标准饮用量(女性及 65 岁以上男性)。

3)酗酒:酗酒指标(一般指一天的饮酒量)为每天达到 5 个标准饮用量(男性)或 4 个标准饮用量(女性及 65 岁以上男性)。

(3)美国食品药品监督管理局(FDA)所定义的"适量饮酒":男性每天饮酒量<2 个标准杯,女性每天饮酒量<1 个标准杯。在美国,一个标准杯的定义为 12g 乙醇,相当于 12 盎司普通啤酒、5 盎司 12°酒以及 1.2 盎司蒸馏烈酒中所含的乙醇量。

(4)西方许多国家采用的标准:危险性饮酒或病理性饮酒定义为平均每日酒精摄入量≥100°乙醇 80g,这种饮酒量肯定会对人体产生毒害作用。西方著名学者 Turner 提出"少量饮酒"的概念,这个标准为日饮酒量≤0.8g/kg,相当于 50°的酒≤100mL 或 12°葡萄酒≤400mL,这种饮酒量不会对人体产生毒害作用。

(5)我国依据 WHO 有关标准中提的酒精单位概念,对安全及危险性饮酒的临界点做出的规定如下。

1)酒精摄入量:常以酒精单位(unit)计算,1 个标准摄入单位为 8g(10mL)的纯酒精,相当于半打普通啤酒或一小杯低度白酒。计算公式:①酒精单位(数)=饮酒量(L,以升计)×酒的度数(只取数字)。②酒精摄入量(g)=饮酒量(mL)×酒的度数(体积分数)×0.8。

2)适量饮酒:是指每天饮酒量不超过 2 个标准酒精单位(男性)或 1 个标准酒精单位(女性)。

3)危险性饮酒:是指每天酒精摄入量超过 5 个标准摄入单位(男性)和 3 个标准摄入单位(女性)。5 个标准摄入单位约为 40g 纯酒精,相当于 35°的白酒约 140mL,普通啤酒约 1000mL。

上述标准只适用于成人,不包括青少年(通常年龄在 12～18 岁)。从上述标准可以看出,不同国家、不同时期的定义各有不同,以上只是通用指南,界定危险性及安全饮酒的饮用量因人而异。虽然酒精使用量与其后果呈正相关的关系,但不能认为低酒精使用量只会导致轻微后果。大量的临床案例显示,实际上存在着有趣的差异,如低频率且少量饮酒也会引发严重负面后果,相比之下饮用更多酒的人反而没有经历太多的负面后果,虽然这种现象尚缺乏系统有效的实证支持,但仍提示控制饮用量目标应视患者的具体情况而定。当然,我们不提倡以此为由而滥用酒精,针对某个人来说,酒精使用量越大,对机体损害的可能性也越大,这是没有争议的。

3. 酒精短期干预的方式和内容

酒精短期干预的功效被视为是增强患者改变问题行为的意愿;而强化的意愿反过来会激发患者运用内在的应对方法及其他行为技巧来实现行为改变。干预应在查明过量或有害酒精消费模式之后实施,干预无需复杂或昂贵的费用。这是一种有效和具有成本效益的战略。短期干预的实施时间较短,大部分干预措施的持续时间都少于 30min,包括一次咨询以及一次或多次短期回访。短期干预的初始疗程可通过面对面交流、电脑、电话或这些方法的整合来实现;回访则一般通过电话这种非面对面的方式来完成。1993 年,Bien 等对酒精干预的分析指出,有效的酒精短期干预至少包含 FRAMES(为 6 项元素英文首字母缩略)内6 项元素中的 2 项。FRAMES 策略(strategy)(酒精短期干预的有效组成部分)包括如下。①反馈(feedback,F):帮助患者一同回顾酒精相关问题的经历及痛苦;②责任(responsibility,R):强调患者对改变的自我选择及责任;③建议(advice,A):对已呈现的改变提出具体的建议,减量或戒酒;④方法(menu,M):提供关于改变可选择方法的菜单列表;⑤共情(empathy,E):展现对患者想法及感受的体恤;⑥自我效能(self-efficacy,S):鼓励患者对饮酒行为改变采取乐观的态度,肯定患者实现改变的能力,逐渐帮助其获得实现改变的信心。

由 NIAAA 出版的《临床医生指南》中提出了"5As"的概念。5As 是从大量有关酒精短期干预的文献中归纳出来的"共同点",其中一些要点与 FRAMES 相似,它是目前最常见的酒精短期干预实施方法。5As 适用于面对面治疗,尤其在初级医疗机构中常被使用。5As包括:①询问(ask,A)患者的饮酒情况;②评估(assess,A)患者是否有酒精滥用或酒依赖;③给患者关于饮酒的反馈,给予患者减少饮用量或戒酒的建议(advice,A);④帮助(assist,A)评估患者的改变意愿并适当帮助患者设定改变目标;⑤若有需要,则安排(arrange,A)回访。

实施酒精短期干预的过程中需注意的关键点:第一,短期干预是"以患者为中心",是以患者而非治疗师为主导的干预进程。第二,治疗师以客观、中立的方式与患者交谈,给予患者教育资料也是干预的组成部分。第三,治疗师将改变的责任赋予患者。最后,治疗师需肯定患者实现饮酒行为改变的能力(自我效能)。

(六)提倡和培养健康、科学的饮酒方式

我国自古就有饮酒箴言:"若夫沉湎无度,醉以无常者,轻则致疾败行,甚者伤帮之家,而陨驱命";提倡"有德者应低斟浅酌,兴尽即止"或"君子喝酒,率真量雅"。

1. 酒量要适度

我们现代许多人饮酒常讲究"干杯",似乎一杯杯的干才觉得痛快,才显得豪爽。其实这样的饮酒方式是不科学的,饮酒要"因人而异",适量是至关重要的(这一点,前文已有较多描述)。一般来说,少饮有益,多饮有害,我们提倡"轻酌慢饮"。《吕氏春秋》中有记载:"凡养生,饮必小咽,端直无戾。"朱彝尊在《食宪鸿秘》中也说道:"饮酒不宜气粗及速,粗速伤肺。肺为五脏华盖,允不可伤。且粗速无品。"当然,啤酒的饮用方式有例外,不宜放置太久,在控制总饮量的基础上,适宜快速喝完。

2. 温酒而饮

古人饮酒多温热而喝,商周时期的温酒器皿,便是有力的证据。医云:"热酒固能伤肺,然行气和血之功居多;冷酒于肺无伤,而恶性寒胃,多饮之,必致郎滞其气。而为亭饮,盖不冷不热,适其中和,斯无患害。"温酒的温度一般以不烫口为宜,大约45～50℃左右,温酒而饮使口味较为柔和,邪杂味消失,故香气更浓郁。现代理论认为,在相对高的温度下,酒中一些低沸点的有害成分,如乙醛、甲醇等较易挥发,这些成分通常有较辛辣的口味。当然,酒的温度不能加太高,饮用过热的酒,一来伤身,二来由于乙醇挥发得太多,再好的酒也失去了味道。

3. 把握好饮酒时间,忌空腹饮酒,不宜"晨饮""夜饮"及饱食后饮酒

(1)唐代孙思邈在《千金食方》中提醒人们禁忌空腹饮酒。因为酒进入人体后主要在肝脏进行代谢,在这过程中需要多种维生素来协助完成,此时胃肠中空无一物,如果饮酒,乙醇会被迅速吸收,造成肝脏等脏器受损。因此,最好的饮酒方法是同时进食。少量饮酒时可吃一些牛肉片、烤鱼、豆腐干等高蛋白质饮食;饮酒量较大时,应减少高蛋白、高脂肪饮食,以免加重肝脏负担,最好的饮食搭配是清淡的菜肴和富含维生素C的蔬果。也不宜吃太多的烧烤类食物,因为酒精能使消化道血管扩张,加速烧烤食物中致癌成分的吸收;海鲜、动物内脏、菌类、豆制品和红肉均为高嘌呤食物,大量合用会使酒内的核酸最终被分解为尿酸,当血液中的尿酸超过一定量后便会在关节腔沉积,从而导致痛风甚至肾、胆管结石等一系列症状。毋庸赘言,"晨饮"更是一种赤裸裸的空腹饮酒方式。

(2)一般认为,酒不可夜饮。《本草纲目》有云:"人知戒早饮,而不知夜饮更甚。既醉既饱,睡而就枕,热拥伤心伤目。夜气收敛,酒以发之,乱其清目,劳其脾胃,停湿生疮,动火助欲,因而致病者多矣。"由此可见,主要是因为夜气收敛,一方面,所饮之酒不能散发,热壅于里,有伤心伤目之弊;另一方面,酒本为发散走串之物,又扰乱夜间人气的收敛和平静,伤人之和。此外,体内乙醇代谢是需要一定时间的,夜间饮酒如果睡眠时间过短,酒气会残留到第二天,乙醇的中间代谢产物乙醛随血液走遍全身,由此引起头痛眩晕、恶心呕吐、脱水口渴等异常现象,称为"宿醉反应"。

(3)饮食后也不宜饮酒,尤其是在高营养餐饱食后。这样会加重消化系统中胃、肝脏及胰腺的负担,可能诱发胃病和酒精性肝炎及急性胰腺炎的发作。

4. 少劝酒,不拼酒,勿强饮

饮酒时少劝酒,不强逼、硬劝别人,自己也不能赌气争胜,不能硬将酒往肚子里灌,可以"饮酒论英雄",而不能"赌酒逞英雄"。张潮在《酒社刍言》小引中说:"饮酒之人,有三种,其善饮者不待劝,其绝饮者不能劝,唯有一种能饮而故不饮者宜用劝,然能饮而故不饮,彼先已自欺矣,吾亦何为劝之哉。故谓不问作主作客,惟当率喜称量而饮,人我皆不须劝。"这是在嫁娶生子、年节团聚及朋友聚会场面上最适合的拒酒辞令。古今关于饮酒的利弊之所以有较多的争议,问题的关键在于饮酒量的多少,也是最难以界定的,这一点前文已有记述。

5. 勿混饮,忌合药

(1)各种不同的酒中除都含有乙醇外,还含有其他一些互不相同的成分,其中有些成分不宜混杂,多种酒混杂饮用会产生一些新的有害成分,会使人感觉不舒服、头痛等。

《清升录》告诫人们："酒不可杂饮。饮之，虽善酒者亦醉，乃饮家所忌。"

（2）在中医的方剂中，有许多酒药方，有的往往用酒作药引或加酒煎煮，然而，在服用西药时，医生却要反复提出不要饮酒的忠告。这是因为用酒作药引的中药是经临床验证为没有毒副作用而精心挑选的，但酒精可与许多药物发生化学作用而影响药物的吸收和药物代谢酶的活性；某些药物也会干扰酒精的正常代谢，从而造成乙醛积蓄中毒。

（3）药酒也不宜用作"饮宴用酒"，否则某些药物成分可能会和食物中的一些成分发生矛盾，令人产生不适。

6. 酒后忌饮浓茶和咖啡，忌抽烟，忌洗澡，忌行房事

（1）酒后忌饮浓茶和咖啡：很多人常常喜欢酒后喝浓茶和咖啡，以为浓茶和咖啡可以解酒，其实则不然。虽然茶叶中的茶多酚有一定的护肝作用，但酒后喝浓茶、咖啡对身体极为有害。李时珍曾说道："酒后饮茶，伤肾脏，腰脚重坠，膀胱冷痛，兼患痰饮水肿、消渴挛痛之疾。"现代医学已证实了酒后饮茶、喝咖啡对肾脏的危害性。其次，浓茶、咖啡本身对胃肠道黏膜有刺激损伤作用，容易使人患食道炎、胃炎和胃溃疡。再者，酒后过量喝浓茶和咖啡会使大脑处于极度兴奋状态，由于极度兴奋后可很快转入极度抑制，并刺激血管扩张，加速血液循环，极大地增加心脑血管的负担，同时，也加重酒精对人体的伤害。还有，维生素 B_1 在碱性环境中极不稳定，易被氧化而失去活性。喝大量咖啡和浓茶，会影响胃肠道对维生素 B_1 的吸收。古人的养生之道认为，酒后宜以水果解酒或以甘蔗与白萝卜熬汤解酒。

（2）酒后忌抽烟：因为酒精可以溶解烟草中的致毒物。如烟酒同用，烟草中的有毒物质很快会溶于酒精而进入人体，输送到人体各部位。而且边吸烟边喝酒还使得人体血液中烟草毒物的容量增大，这是因为酒精具有扩张血管，加速血液循环的作用。烟草中的有毒物质溶于酒精后会很快进入血液，使人兴奋，所以边吸烟边喝酒，误导人感觉更有味道，殊不知这会使肝脏承受双重毒素侵害，实在是应该改变的不良习惯。

（3）酒后忌洗澡：醉酒后洗澡是一件很危险的事情。酒后洗热水澡常会导致头昏、惊慌、眼花等不适，甚至出现昏倒现象，医学上称作"澡堂综合征"。其原因是澡堂内门窗紧闭，新鲜空气少，而人们在热水中浸泡后，全身血管扩张引起大脑缺氧所致。醉酒后引起的血管扩张会使大脑缺氧更加严重，并且酒精的代谢会加速体内葡萄糖的消耗，使血糖含量大幅度下降，容易产生"低血糖性昏迷"，甚至发生"低血压性休克"和"心源性猝死"。

（4）酒后忌行房事：中国古代医学典籍《黄帝内经·素问》早就指出："醉以入房，以欲竭其精，以耗散其真，不知持满，不时御神，务快其心，逆于生乐，起居无节，故半百而衰也。"说的是酒后纵情于房事，有损于人的寿命。上述之说虽然未必全部符合现代医学理论，但酒精能使大脑兴奋，脑部血流量增加，心脏跳动加快和负担加重，而性交也使人处于高度亢奋状态，给大脑和心脏带去了双重负担，却是不争的事实，尤其是对于年老体弱者，存在着潜在的巨大风险。

7. "心身状况"不佳忌饮

躯体不适及心情过分忧愁或盛怒之下都不能饮酒，否则会损害身体健康。清人徐珂在《清稗类钞》中谈及饮食卫生时说"凡遇愤怒或忧郁时，皆不能食，食之不能消化，易于成病，此人人所当初戒者也"。属"饮"类的喝酒更应如此，中医理论有云："人在发怒时，

肝气上逆,面红耳赤,头痛头晕,如再饮酒,加上乙醇的作用,势如火上浇油,更难自控",古语云:"空腹盛怒,切勿饮酒",盛怒与空腹饮酒有"异曲同工"之合。躯体有恙不宜喝酒容易理解;一般认为,心情不佳喝点酒是小事,但现代医学理论认为,心情过分忧愁多使机体免疫功能及抵抗力低下,在此状况下饮酒不仅无益,正所谓"举杯浇愁愁更愁",而且容易罹患躯体疾病。

总之,酒依赖及酒精相关问题是可预防的,最近于 2010 年 5 月由第六十三届世界卫生大会通过的《减少有害使用酒精的全球战略》让人们认识到了有害使用酒精与社会经济发展之间的密切联系,有害使用酒精估计每年造成 250 万人死亡,其中年轻人占据了相当大的比例。就全球而言,酒精有害使用是造成健康不良的第三大风险因素,是主要非传染性疾病中四种最常见的可改变且可预防的危险因素之一。同时,有新的证据显示,有害使用酒精会加重传染病造成的健康负担,例如结核病和艾滋病。

这项战略具有以下五项目标:①提高全球对有害使用酒精所导致的卫生、社会和经济问题的严重程度和性质的认识,加强政府承诺以采取行动处理有害使用酒精问题。②加强有关酒精相关危害严重程度和决定因素以及有关减少和防止这类危害的有效干预措施的基础知识。③增加对会员国的技术支持并增强其能力,促进防止有害使用酒精现象并管理酒精使用所导致的相关障碍及病症。④加强伙伴关系并更好地协调各利益攸关方,增加必要资源的筹集以促进采取适当和一致的行动,防止有害使用酒精。⑤各级机构应加强监督和监测,并开展有针对性的宣传、制定政策等措施。

(汤庆平　陈志恩)

参考文献

[1] 沈渔邨. 精神病学[M]. 5 版. 北京:人民卫生出版社,2014:440-460.

[2] 江开达. 精神病学高级教程[M]. 北京:人民军医出版社,2011:112-118.

[3] 中华人民共和国公安部. 机动车驾驶申领和使用规定[M]. 北京:法律出版社,2012.

[4] Maisto S A, Connors G J, Dearing R L. 成瘾障碍的心理治疗[M]. 包燕,译. 北京:中国轻工业出版社,2012,123-226.

[5] 王梅. 药酒大全[M]. 北京:中医古籍出版社,2014.

[6] 世界卫生组织. 2010 年减少有害使用酒精的全球战略. http://apps.who.int/gb/c/cwha63.html.

[7] Edwards G, Anderson P. Alcohol policy and the public good[M]. New York: Oxford University Press, 1994.

[8] Hugh M, Raymond J M. Treatment of alcohol withdrawal [J]. Alcohol Health&Research World, 1998, 22(1):38-47.

[9] Paul R. Genetic association studies of alcoholism-problems with the candidate geneapproach[J]. Alcohol, 2001, 36(2):99-103.

[10] Connors G J, Longabaugh R, Miller W R, et al. Looking forward and back to relapse: implications for research and praction[J]. Addiction, 1996, 91:191-196.

[11] WHO. Global Status Report on Alcohol[M]. Geneva: World Health Organization, 1999.

第五章 酒依赖

[本章主要内容]

本章主要阐明了酒依赖的概念,介绍了其流行病学、危险因素及现状,饮酒的两个层次及三种状况,酒依赖的描述及临床表现,重点介绍了震颤形成机制、分类特点及诊断思路和步骤,常见的四种戒断症状的识别,酒依赖相关内容的诊断及鉴别诊断。

第一节 基本概念及流行病学

酒依赖(alcohol dependence)俗称酒瘾(alcoholic),是由于长期反复饮酒引起的对酒渴求的一种特殊心理状态或异常行为模式,可连续或周期性出现,为了体验饮酒的心理效应,有时也为了避免不饮酒所致的戒断症状,这种渴望常常很强烈。它使饮酒者无法控制自己的饮酒行为,并且出现了躯体耐受或戒断症状的情况。有些文献将其概念与慢性酒精中毒(alcoholism)等同。从理论上说,慢性酒精中毒是指长期过量饮酒导致的躯体、精神损害,还包括职业功能和社会功能的严重受损,偏重于生物、社会学的概念;而酒依赖则侧重于描述饮酒引起的对酒渴求的特殊心理状态及行为模式,其概念倾向于心理学取向。当然,在某一位具体的患者身上,体现的不是一种纯粹的状态,常常有着重叠的表现。一般来说,慢性酒精中毒是在酒依赖的基础上产生的,但亦有少部分慢性酒精中毒患者也可不伴有酒依赖。

根据世界卫生组织(WHO)的建议,宜采用酒依赖综合征(alcoholic dependence syndrome)的名称来描述长期嗜酒成瘾者的特征性表现和停饮后导致的症状。酒依赖的形成常需饮酒史在 10 年以上,女性的发展过程较男性快,而青少年因机体尚未发育成熟,出现酒依赖的进程更短,最快者连饮 2 年即可形成。

酒精是最常用的精神活性物质之一,在欧美国家,终身饮酒率为 80%。饮酒常常起于青少年,在美国,有一半 13 岁以下的少年儿童饮过酒;到 17 岁时,就有 81.7% 尝试过酒精;与饮酒有关的意外事故发生率,也随着饮酒率、每次饮酒量的增加而增加,到达 35 岁时达到高峰。根据 CAGE 问卷的筛选结果,大约有 20% 的饮酒者是问题饮酒者。根据社区的流行病学调查结果,有 5.4%~7.4% 的人群可以被诊断为酒依赖或酒精滥用者。根据美国 3 个城市的调查发现,酒依赖在一般人群中的终生患病率平均为 13.6%;慢性酒精中毒的终生患病率男性约为 5%,女性约为 1%。

我国最早的一份酒依赖患病率的调查报告是在 20 世纪 80 年代初期完成的,对中国

12 个地区 12000 个家庭,年满 15 岁的 38136 例进行流行病学调查分析,其中仅 7 例符合 ICD-9 酒依赖诊断标准,时点患病率为 0.184‰。此后由于改革开放,中国经济、社会均发生快速变化,1993 年对上述 5 个地区采用了基本相同的方法,再进行流行病学调查发现,当前男性酒依赖患病率为 6.625%,女性为 0.200%(总体患病率为 3.797%)。

1990 年,全国十家大单位对城市科技人员、行政干部和轻、重体力劳动工人的流行病学调查发现,酒依赖的时点患病率达 37.27‰,男性高达 57.89‰,女性为 0.19‰;慢性酒精中毒终生患病率为 3.7%。其中,重体力劳动工人的患病率最高(68.89‰),科技人员最低(17.69‰)。

1992 年,我国酒依赖相关问题协作研究组的调查结果显示,酒依赖平均患病率为 3.727%,而绝大多数酒依赖患者没有得到恰当、及时的治疗。

1998 年,郝伟等在全国 6 个地区对 23513 名受试者(18~65 岁)进行的饮酒相关问题的调查显示,84% 的男性和 30% 的女性有过饮酒行为,其中 16% 的男性和 2.5% 的女性有每日饮酒的行为。男女两性酒依赖总的时点患病率为 3.43%。

2001 年,由 WHO 资助的中国 5 个地区的流行病学调查表明:①一年内男性、女性及总饮酒率分别为 74.9%、38.8% 和 59.0%,3 个月内男性、女性及总饮酒率分别为 63.8%、18.3% 和 43.5%,饮酒率随年龄增加而增加,男性在 41~50 岁上升至峰值,女性则为 36~40 岁,随后饮酒率随年龄的增长而下降。其中 22.2% 的男性饮酒者和 2.5% 的女性饮酒者存在每日饮酒的行为。②在整个样本中,年人均饮酒量为 4.47L 纯酒精(在 1970 年仅为 0.75L),男性饮酒量为女性的 13.4 倍;在饮酒者中,年人均饮酒量为 7.58L 纯酒精(在 1970 年为 1.03L,在 1996 年升至 5.17L),男性饮酒量为女性的 6.90 倍。③男性、女性和总的酒依赖一年内时点患病率分别为 6.6%、0.2% 和 3.8%。就年酒精消耗量而言,中国地区还是低于许多工业化国家,例如,2001 年,欧洲人均年酒精消耗量为 8.6L。

在我国,年轻人的饮酒行为是个值得关注的新问题。一项有关北京地区中学生的调查显示,男、女初中生饮酒行为发生率分别为 72.8%、56.3%,12.2% 的学生承认在过去的一年中有醉酒经历。在一项对上海 115 所初中、高中及职业中学的调查发现(n=9308),45.7% 的学生曾有饮酒行为,17.8% 在调查前 30 天曾有饮酒行为(5.2% 曾有醉酒经历)。

国内的研究还注意到酒依赖的民族差异性。据统计,黑龙江鄂伦春族酒依赖的患病率为 12.54‰,云南思茅地区傣族酒依赖的患病率为 35‰,白族为 30‰。而且就性别而言,男性的患病率远高于女性,约为 15:1;酒依赖的患病高峰为 40~60 岁,以体力劳动者居多。

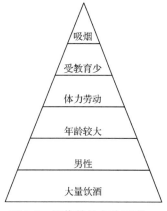

图 5-1 酒依赖的危险因素

我国问题饮酒研究学者郝伟等分析了酒依赖的危险因素,按作用强度依次排列为:大量饮酒、男性、年龄较大、体力劳动、受教育年限少和吸烟者(见图 5-1)。

(1)大量饮酒,容易形成酒依赖。对同一个体来说,饮酒量越大,越能兴奋涉及奖赏机制的中脑边缘多巴胺(DA)神经通路,而且肝脏对酒精代谢能力的负担越重,酒精本身对大脑的神经毒性作用也就越大;饮酒量越大越能激活某些特殊的外源酶,产生异常的毒性产物,同时其中间代谢物乙醛更易与各种蛋白质结合成乙醛-蛋白质产物。有研究表明,这些毒性产物与饮酒量呈正比,而且酒依赖与酒精中毒有相互促进的作用。

(2)男性酒依赖的发生率较女性高。无论是国内还是国外的数据都显示,男性饮酒的比例约占70%~80%,女性相对较少,这与社会文化因素有关,显然在大多数国家与民族中,男性饮酒人群基数远远大于女性。

(3)年龄大者是酒依赖的危险因素。年龄大者使用酒精的时间更长,酒精可能已对大脑产生生物学改变,并使肝功能损害等躯体疾病的发生率增加。此外,年龄大者容易有获得酒的权力和经济实力,对酒精的耐受性更差。

(4)由于体力劳动者的群居性更为 明显,接触烈性酒的机会更多,而脑力劳动者获得的健康知识更多一些,因此体力劳动者比脑力劳动者更易形成酒依赖。

(5)吸烟与饮酒的密切程度达95%。中国酒文化有句谚语:"烟酒不分家",从现象学来看,嗜酒者大多嗜烟,除气氛渲染及嗜烟者本身对酒精的防范意识较差外,尼古丁可降低机体对酒精的敏感性。

对于酒依赖具有保护作用的正性因素包括:有明确动机(戒酒或控制饮酒量)并接受适当的治疗目标,有稳定的工作和婚姻生活,家庭和亲友的支持,合并症得到有效的治疗(如焦虑障碍、社交障碍),有戒酒者互助会(AA)或类似社会机构的帮助。

近年来,综合国内流行病学的资料显示,除了酒依赖的患病率逐渐上升之外,酒依赖的流行趋势亦呈现出新的特征:①国家公务人员的饮酒比例明显上升;②酒依赖的患病率仍以男性为主,但女性的饮酒率有明显提高,出现酒依赖的比例也有所增加;③饮酒及酒依赖发生有明显低龄化的趋势。

2004年,WHO公布了调查结果,全球大约20亿人饮用酒精类饮料,其中约7630万(3.8%)的人被诊断为酒精使用障碍。据人口普查的数据显示,14岁左右因饮酒问题的来访者急剧上升;第一次非正常饮酒多出现在青春期至30岁出头的年纪;若35岁前很少发生饮酒的负面效应,则很少会发展为酒依赖。

近年来,对于急剧上升的酒依赖患病率,究竟在多少程度上是由于诊断或调查方法的差异所造成的,很难有定论。但是市场上酒的生产量也急剧上升是有目共睹的事实,因而酒依赖发生率的增加应该是实实在在的变化。

酒依赖的常见症状是缓解和复饮,而非连续不断的饮酒。2005年,Dawson等指出,占25%的酒依赖患者在没有接受治疗的情况下会出现长期或永久性缓解,其他接受治疗或参加互助小组者,会有40%~60%可能经历长期缓解,而大部分人,无论是否接受治疗,都会持续经历对酒精的依赖。

然而,在中国提供酒依赖治疗服务的机构和医院却明显不足,而且,大部分医生(主要为社区及非精神科医生)视嗜酒为不良习惯,由此未能将其诊断为酒依赖或酒精有害使用,从而给予及时、适当的治疗。即便给予相关治疗,仍有很高的复饮、复发率。通过对近年来相关期刊论文的汇总分析,发现酒依赖患者的复发率约为60%~80%。

此外,饮酒的低龄化趋势及传统观念认为嗜酒者均为男性的刻板形象,使女性的饮酒问题更易被忽略。这些现状都令精神医学专家、相关专业从业人员,尤其是药物依赖科的临床医生深感忧虑,备受挑战。

(陈志恩 刘火荣)

第二节 酒依赖的描述及初步识别

一、酒依赖的命名及解释模型

(一)酒依赖的早期描述

酒依赖综合征首先由 Victol 及 Adams 在 1953 年提出,是指在完全或部分停止饮酒后所出现的一组症状,即:震颤、一过性幻觉、癫痫发作和震颤谵妄等。

1977 年,Edwards 等指出酒依赖综合征有下述特点:①饮酒的强迫感,一旦开始饮酒则无法停止。②固定的饮酒模式,正常饮酒者的饮酒可因时因地而异,而酒依赖患者必须定时饮酒,以解除或避免戒断症状的出现。③饮酒成为一切活动的中心,饮酒已影响事业、家庭、社会和娱乐等。④耐受量增加,对正常者有影响的血液酒精浓度,酒依赖患者可不受影响。耐受性增高是依赖性加重的重要标志。在依赖性形成后期,耐受性会下降,只要少量饮酒也会导致精神和身体损害。⑤戒断症状反复出现。对于存在长年累月的超量饮酒和一周数次的大量饮酒者,每当血液酒精浓度下降,戒断症状即会出现。最常见的早期症状是急性震颤,涉及手、腿和躯干,以致不能举杯、扣衣扣,情绪激动、易惊跳,常有恶心、呕吐和出汗。一经饮酒,则症状即刻消失,否则将持续数天。如病情进一步发展,则可出现短暂的错觉、幻觉、视物变形和发声不清,可导致癫痫发作或震颤谵妄。⑥必须以饮酒的方式才能解除症状,只要继续饮酒就可解除戒断症状的发生,故很多患者一早醒来即会饮酒,这是由于夜间睡眠时间长,血液酒精浓度下降所致。"晨饮"对酒依赖的诊断有重要意义。为了白天继续解除戒断症状,患者常携带酒瓶随时饮酒。⑦戒断后重饮,严重依赖者在戒断一个时期后,可在数天内又恢复酗酒的习惯。

(二)酒依赖的解释模型

酒依赖的成因有多种解释,由于对适应不良所致的饮酒行为解释的角度及侧重点不同,有些解释甚至出现相互排斥的情况,故习惯上将这些解释称为"模型(models)",而非"理论(theories)"。其中,英国学者 Edwards 等在 1976 年提出了酒依赖模型,基本假设是"依赖不是'全'或'无'现象",而是有不同的严重程度。酒依赖的具体特征如下。

1. 固定的饮酒模式

多数饮酒者能控制自己的行为,根据环境来调整自己的饮酒方式。但酒依赖患者的饮酒方式比较固定,如晨起饮酒、在不应该饮酒的时间和场合也饮酒,主要是为了维持体内的血液酒精浓度,以免出现戒断症状。

2. 特征性寻求饮酒行为

酒依赖患者把饮酒作为第一需要,为了饮酒可以不顾一切,可以采取任何手段。患者明知道继续饮酒的严重后果,但难以控制。

3. 酒耐受性增加

酒耐受性增加表现为饮酒量增加,但在晚期,由于肝功能受损,耐受性反而下降,表现为"一喝就醉",但又"不喝不行"的行为。在酒耐受性增加的同时,对其他药物(如巴比妥类、苯二氮䓬类)也会出现交叉耐受的情况。

4. 戒断症状

戒断症状(withdrawal symptoms)可轻可重,重者可危及生命,与个体差异和酒依赖程度有关。戒断症状的发生与体内酒精浓度有关。为了避免戒断症状而饮酒,患者需要晨起饮酒,这是酒依赖最重要的特征之一。

5. 渴求

渴求(craving)通常是指特别想喝酒,患者知道自己应该要少喝酒,以免出丑,但就是不能控制饮酒量。渴求往往与环境有关。诱发渴求的因素如戒断症状,焦虑、抑郁、兴奋情绪,以及到了喝酒的地方等。

6. 多次戒酒失败

这是饮酒行为的共性,患者虽多次戒酒,但总是保持不了多长时间,又再次饮酒。

二、酒依赖的初步识别

(一)饮酒者的不同层次及状况

酒依赖患者饮酒初时多数体验为愉悦的心情,饮酒后喜欢开展人际交往,以缓和紧张和疲劳的状态。他们在形成酒依赖前的较长一段时间内会饮一定量的酒,保持一定的体力以适应正常社会活动的需要,同时也满足个人的饮酒欲望。通常饮酒者的饮酒体验可分为以下两个层次三种状况。

1. 社交性饮酒

通常只在社交场合饮用,会感觉心情舒畅,饮酒是交际的润滑剂,可缓和紧张情绪和疲劳。一般认为社交性饮酒(social drinking)不是问题饮酒。

2. 习惯性饮酒

每天都饮,但在相当长的时间内保持有规律、定量的饮酒,能适应正常社会生活。习惯性饮酒(habitual drinking)随着时间的推移可以分化成以下三种状态。

(1)稳定性酒癖(stability of bibulosity):又称为单纯性酒癖(simple bibulosity),是指长期饮酒并保持有规律、相对恒定的量(对酒精耐受效应不变),没有造成明显的躯体、心理及社会功能受损。这种保持饮酒量的长期均衡的饮酒状况,称为稳定性酒癖。

(2)有害性饮酒(harmful drinking):是指长期饮酒偏离了社会常规和医学允许,过量饮酒超出了患者正常的代谢能力,造成了各种躯体或精神的损害,并带来了不良的社会后果(包括家庭、社会、职业、法律等后果)。这种状况没有耐受性增加或戒断症状,否则就是酒依赖。

(3)酒依赖(alcohol dependence):上述均衡状态被慢性酒精中毒等因素所打破,为了防止发生戒断症状而强烈或强迫性渴求饮酒,并且伴随出现的寻酒行为表现为明显亢进的情绪。其包括精神依赖、躯体依赖和耐受性变化等。

(二)酒依赖患者的病史特点

大量临床观察发现,酒依赖患者的病史常有以下特点:①将饮酒看成生活中最重要或非常重要的事。②饮酒量逐渐增加。③饮酒速度增快,尤其是开始时的几杯。④经常独自饮酒。⑤以酒当药,用酒来解除情绪的困扰。⑥有藏酒行为。⑦酒后常忘事。⑧晨起饮酒或睡前饮酒。⑨因饮酒常与家人争吵。⑩曾经戒过酒,但时间不长又开始复饮。

一般来说,如果某人的饮酒行为出现上述表现中的 3 条以上,应高度怀疑为酒依赖状态。下面是一个典型的酒依赖病例。

病例 5-1

患者,男,56 岁,已婚,汉族,原浙江省第七地质队高级工程师。因习惯性饮酒 30 余年、严重嗜酒 8 年,酒后出现幻觉、大汗、步态不稳而入院 1 周。

个人背景资料:患者系独生子,幼年生长发育良好,18 岁高中毕业即参加工作,工作、学习表现俱佳。平素性情温和、爱结交朋友。21 岁结婚,夫妻感情佳,有一子一女。3 年前起血压偏高,并查出"酒精肝",余无其他躯体病史。患者因工种性质需常年在外生活,有时为了勘探地质,连续一个月翻山越岭、夜宿野外,因此常常以酒御寒解乏,帮助入睡或排遣心中无聊。30 年前开始间断饮酒,每天约饮低度白酒 0.1~0.15kg,大多在晚上或夜间饮用,多饮一点则思睡,醒后工作、学习正常。8 年前开始酒量逐渐增大,原饮酒量及度数已不解渴,每天要饮 0.5kg 左右的高度白酒,不饮不行,不仅夜间饮,晨起也要饮,且经常会醉酒,家人若劝阻则会发脾气。期间有 6 次发生面色青紫,浑身哆嗦,四肢无力,走路不稳,大汗淋漓,不省人事的情况,同时记忆力减退,时常记错时间;曾 4 次住院治疗,并查出患有"酒精肝"。为此,爱人控制其经济,儿子加以阻止,家属对患者住所方圆一公里内所有能买到酒的地方如餐馆、零售店都做了嘱托和安排,但患者仍有办法赊酒来喝,将赊来的酒到处隐藏,如厨房、床下及垃圾筒中。

1 周前为饮酒问题与家人争吵,患者空腹饮酒 0.5kg 后,不认识妻子儿女,听到床下有小孩的哭泣声和他谈话的声音,听到外面有人呼唤他,看见一小孩爬上其床顶,诉该小孩无皮肤、头发在燃烧,看见院内有许多小鸟和蛇头,听到小鸟的鸣叫声,看见有的小鸟长着四个头,还看见一个奇形怪状、叫不出名称的动物,口齿不清、言语零乱、步态蹒跚、面色青紫、大汗淋漓,家人扶上床后沉沉入睡。次日上午醒后怨家人未做饭,又喝了半瓶酒并跑出家门,被儿女找回后仍拒食,并再次饮下半瓶酒,之后不省人事大睡一天方才清醒。家人放心不下,将其送入医院治疗。入院后经化验室及辅助检查后,结果发现:血常规正常;血生化示总胆固醇 6.73mmol/L,低密度脂蛋白 4.19mmol/L,肝、肾功能、电解质、心肌酶、血糖均正常;胸片、心电图正常;腹部 B 超示"酒精肝"图像;头颅 CT 示脑萎缩。

入院后经体格检查后,结果发现:形体消瘦,除血压 150/90mmHg 外,生命体征平稳,其余指标无异常发现。经神经系统检查后,结果发现:双手有细微震颤,四肢肌力 4 级(能作抗阻力动作,但较正常差),眼球及舌肌无震颤,无步态不稳或共济运动失调,四肢无感觉障碍,双侧腱反射对称,病理反射阴性。

经精神检查后,结果发现:患者意识清楚,言谈切题,接触合作,无幻觉妄想,无虚构错构,能准确回忆工作,结婚等生活经历中重大事件发生的年月,能正确回答入院前后的经过,也能记住自己的姓氏。但对入院前醉酒后的言行则大部不能回忆,只是模模糊糊地记得看见床上挂着一具孩子头,床底下有一个不认识的动物,称8年来喝酒成癖,总想喝酒,否则心里就不痛快,坐立不安,开始还能自己控制酒量,近两年已无法自制,没钱买酒就去赊则账。尽管家人搜查甚严,自己还是有办法,天天有酒喝,且酒量日增。承认容易发脾气,否认不顾家庭、亲人或为喝酒而偷骗的情况。诉半年来手脚时常哆嗦,但不严重,生气或喝酒后加剧,患者注意力尚集中,智力无障碍,简单的计算能顺利完成,知道铁轨接头处留间隙是在于防止热胀。情感反应适切,说喝酒既花钱又伤身体,表示决心戒酒。

诊断:酒精使用障碍,酒依赖。

(三)根据临床经验简易识别

在临床实践中,可根据以下两条标准初步判定有无酒依赖状况的存在。

1. 饮酒状况一反常态的改变

饮酒状况的改变包括饮酒方式和饮酒量两个方面。

(1)饮酒模式的变化:如特定情境下的社交性饮酒变为不分时间、场合的饮酒(每日饮酒常≥3次);在固定时间内必须饮酒(如晨饮);由习惯性饮酒变成发作性酒狂。

(2)饮酒量(对酒的耐受性)的明显改变:可表现为对酒的耐受性逐渐增加,饮酒量增多,如原来日饮半斤白酒的患者近半年来需饮相同度数白酒一斤才过瘾;也可表现为对酒耐受性下降,如原来日饮0.5kg白酒的患者近半年来喝0.15kg就会醉,而虽然每次饮酒量有所减少,但饮酒频率都有所增多。

2. 四肢震颤

震颤(tremor)是神经系统常见的症状之一。对于长期饮酒者来说,震颤既是预示慢性酒精中毒的重要指标,也是酒依赖患者早期戒断的典型症状之一。这种震颤多在做动作时发生,运动的肢体愈接近目标时愈明显,严重时常难以完成某项工作。例如,有位患者这样描述自己的经历:"某天上午,我去朋友家做客,朋友递给我一杯茶,原想送到嘴边喝,但我的手抖得厉害,端不稳茶杯,甚至溅出了茶水,自己控制不住,为避免尴尬,我只好将茶杯放在桌子上了"。

如明确无疑存在上述中的一条,就应怀疑为酒依赖状态;若同时具备上述两条,则基本可以确定为酒精中毒或酒依赖状态。

(陈志恩　卢喜金)

第三节　震　颤

一、概　述

震颤的词典释义,一般有两种含义,一是震动,二是颤动。医学上的震颤通常是指后一种含义:医学相关的震颤又有两方面的内容含义,一种是神经系统的常见症状,一般表现为节律性、交替性摆动的不自主动作；另一种是指西医诊断学中体格检查的一个体征，用手触诊时感觉类似猫的颈部或前胸部所触及的颤动感，故又名"猫喘"。医学描述的震颤症状是特指前一种含义，俗称发抖或抖动。

震颤是指机体某一部分发生一连串较有节律的摆动性动作，是最常见的不自主运动形式之一。它是主动肌与拮抗肌交替收缩引起的关节不自主、快速性节律性运动，这种运动可有一定方向，但振幅大小不一。当然也有部分为不规则节律的震颤。

震颤被定义为身体某一部位的振荡活动。振荡这一术语常被借用于震颤研究，生物学意义上的振荡器不仅指某一部位，而是由多个不同部位及其连接构成的系统，包括可产生节律性活动的一系列神经元。

人体振荡的形成可归结为四大振荡机制，即机械性振荡机制、反射性振荡机制、中枢振荡机制、前馈及反馈通路扰乱的振荡机制。

(一)机械性振荡机制

机械性振荡属物理现象，其频率仅受肢体的惰性(僵硬程度、重量)的影响，惰性越小，其振荡频率越快，增加肢体负荷后的振荡频率会减慢，而与肌肉收缩活动无关。身体不同部位的振荡频率不同。例如，手指为 $25Hz$(或次/s)，手部为 $6\sim8Hz$，肩部为 $0.5\sim2Hz$。

(二)反射性振荡机制

反射性振荡通过中枢神经系统反射活动形成，如肢体屈肌收缩经神经反射使伸肌收缩，伸肌收缩又会使屈肌出现反射性收缩。如果反射中枢的增益和传入、传出时间合适，振荡活动就会形成。反射性振荡频率受机械性振荡的影响，而增加肢体负荷后，其振荡频率也会减慢。鉴别反射性频率的方法是：肌电发放频率会随负荷增加而降低。

(三)中枢振荡机制

中枢振荡形成有两种假说。一种假说认为：一个中枢神经核团内的一群神经元具有节律性兴奋的特性，神经元间通过缝隙或突触连接，使下一神经元产生节律性兴奋。研究表明，丘脑腹外侧核和下橄榄核具有这种振荡器特性。另一种假说认为：由多个中枢神经核团构成环路，兴奋活动在环路中周期性传递而产生振荡活动。研究发现，帕金森病患者的大脑-基底核-丘脑-大脑皮层之间可能存在这种振荡活动。确定中枢振荡的要点是肌电发放频率不随负荷增加而降低。

(四)前馈及反馈通路扰乱的振荡机制

这一机制在小脑震颤的形成中最为明显。通过研究"猴投掷活动"发现，可将这一活动分为三个阶段：首先是主动肌兴奋发动运动，接着是拮抗肌收缩使运动幅度不致过大，最后是主动肌收缩对运动进行精细修正。如果将猴的小脑冷却或破坏，发现拮抗肌和第二次主动肌收缩延迟。小脑对随意运动的调节属于前馈调节，其扰乱将导致第一次主动肌收缩不能及时"刹车"，运动幅度过大。为纠正偏差，第二次主动肌兴奋必须加强，以使运动幅度不致过大，故主动肌-拮抗肌对运动偏差的不断修正将导致肢体产生振荡运动；当在进行指向运动时，则表现为意向性震颤。有大量证据表明，人类小脑震颤主要是通过这种机制产生的。

二、震颤的分类和特性

(一)生理性震颤

大多数正常人在两上肢向前平伸时,手部会出现细微的快速震颤。生理性震颤是一种良性、高频、低幅的姿势性震颤,通常肉眼难以识别。其具有以下特点:低幅,频率为6～10Hz;手指是主要发生部位;缓解因素有酒精(alcohol)、苯二氮䓬类(benzodiazepines,BDZ)、β-受体拮抗剂(β-receptor antagonist)等。

(二)小脑性震颤

小脑性震颤又称为意向性震颤或共济失调震颤。表现为一侧或双侧的低频率震颤,多在肌肉运动时出现,运动的肢体愈接近目标时愈明显,可因活动或情绪紧张出现或加重。频率常为2～4Hz,主要发生部位有肢体、躯干、头,见于小脑病变、多发性硬化、脑卒中、酒精中毒、锂盐过量等。其具有以下特点:①主要表现为意向性震颤。有时含姿势性震颤成分,主要见于小脑中线病变,表现为前后方向的摇摆动作;有些小脑病变如橄榄桥小脑变性,呈类似帕金森病的静止性震颤。②中毒、变性造成的肢体震颤一般表现为双侧对称;而血管病变、外伤、肿瘤、脱髓鞘病变等一般引起同侧肢体震颤。③伴随其他小脑体征,如共济失调、躯干和头部的姿势性震颤及肌张力下降等。

(三)姿势性震颤

姿势性震颤又称为位置性震颤,在患者试图维持某一固定姿势或负重时发生而且表现明显(例如上肢向前平伸时),多在主动运动时减轻,完全休息或睡眠时消失,情绪激动时加剧。与意向性震颤相反,当运动的肢体接近目标时,其体位震颤并不加强。低幅,频率常为4～12Hz。临床上常见的姿势性震颤有以下三种。

1. 增强的生理性震颤

增强的生理性震颤由生理性震颤强化所致,是一种肉眼可见的高频姿势性震颤,常见于焦虑、紧张、疲劳(惊恐发作、癔症等)、代谢紊乱(如甲亢、低血糖)者,以及使用某些药物如咖啡因(caffeine)、肾上腺素(adrenaline)、锂盐(lithium)、β-受体激动剂(β-receptor agonist)、酒精、BDZ等物质依赖者停用后。低幅,频率为8～13Hz;手是主要发生部位。

2. 特发性(原发性)震颤

特发性(原发性)震颤又称良性遗传性或家族性震颤,与常染色体显性遗传有关,是一种最常见的运动障碍,患病率为4.1‰～39.2‰,可见于各个年龄段,其中青少年期(13～19岁)与50岁左右为两个发病高峰期。其通常是对称的,也可为单侧性,神经系统无阳性体征。在静止时很轻微或不发生,当个体执行精巧动作时能引发震颤。上述使生理性震颤强化的因素也可使之加强。其具有以下特点:低幅,频率为4～12Hz;手、头、声带是主要发生部位;缓解因素有酒精、BDZ、β-受体拮抗剂、扑米酮(primidone);酒精反应性是其特征。

3. 扑翼样震颤

此种震颤振幅粗大,频率稍慢,通常为对称性的非节律性动作。当患者平伸手指及腕关节时,腕关节会突然屈曲,然后又迅速伸直,加上震颤多动,类似鸟的翅膀在扇动,故以此命名。多见于代谢性疾病,如肝豆状核变性、肝昏迷及尿毒症等。肌电图可观察到这种不自主运动是由主动肌与拮抗肌同步收缩所引起的,其实它是一种肌阵挛现象。

(四)静止性震颤

静止性震颤表现为手指"搓丸样"或"数钞票样"动作,静止时症状表现明显,情绪紧张时症状亦会明显或加重,随意运动时症状减轻,入睡后症状消失。患者常伴肌张力增高,一般不伴共济失调、腱反射异常及锥体束征阳性等体征。部分患者震颤出现较晚,以肌强直为主,易被误诊为中枢性瘫痪。见于帕金森病或震颤麻痹综合征,后者可由抗精神病药、甲氧氯普胺、钙离子拮抗剂、利舍平(reserpine)、一氧化碳(carbonic oxide,CO)中毒及血管源性病因等引起。其具有以下特点:高幅,频率为 3～6Hz;手、手指、前臂、足、唇、舌是主要发生部位;缓解因素有左旋多巴(levodopa)、抗胆碱药(anticholinergic agent)、多巴胺受体激动剂(dopamine receptor agonist)。左旋多巴对帕金森病有缓解作用,而对药物或毒物引起的震颤麻痹综合征无效。

(五)周围神经病性震颤

周围神经病性震颤属于反射性震颤,与肌肉本体传入减少及神经传导速度减慢造成的牵张反射异常及本体传入异常导致小脑调节功能紊乱有关。其表现为上肢的位置性和动作性震颤;各种周围神经病变均有相应的症状和体征,如肌萎缩,四肢远端感觉障碍。其具有以下特点:高频,频率为 4～7Hz;手是主要发生部位。

(六)药物性震颤

药物性震颤是在服用某些药物后发生,停药后震颤减轻或消失。药物性震颤涉及多种作用机制,最常见的是拟交感药物和抗抑郁药物引起的震颤。抗精神病药可阻断多巴胺受体引起震颤麻痹综合征;锂盐及丙戊酸抗癫痫药物(丙戊酸、苯妥英钠)诱发的震颤机制类似小脑震颤,多伴随小脑症状;酒精及 BDZ 等戒断后所出现的震颤为增强的生理性震颤。不同患者有不同的震颤形式,同一患者也可以有多种震颤形式并存。常见的药物性震颤见表 5-1。

表 5-1　药物性震颤的常见原因

类　别	原　因
姿势性震颤	咖啡因、茶碱、苯异丙胺、哌甲酯、锂盐、β-受体激动剂(如沙丁胺醇)、肾上腺素、类固醇、多巴胺、甲状腺激素、胺碘酮、普鲁卡因胺、丙戊酸、三环类抗抑郁剂或氟西汀
意向性震颤	慢性酒精中毒、锂中毒、苯妥英钠
静止性震颤	抗精神病药(氟哌啶醇、氯丙嗪等)、甲氧氯普胺、钙离子拮抗剂、利舍平、一氧化碳中毒、化学品中毒
混合性震颤	金属中毒

(七)肝豆状核变性(Wilson 病)

肝豆状核变性系铜代谢障碍所致肝硬化和以大脑基底核损害为主的常染色体隐性遗传的变性疾病。其具有以下特点:①震颤是最常见的早期症状,可分为意向性震颤和静止性震颤。最具特征性的表现是肢体远端的节律性拍击或肢体近端的扑翼样动作。②可见肌张力增高、肌张力障碍(扭转痉挛、舞蹈样动作、手足徐动症)、精神症状、智力障碍、腱反射亢进、锥体束征,有时可见癫痫发作。③可并发肝功能障碍、铜沉积于角膜 K-F 环。

震颤按频率大小可分为慢震颤(3～5Hz)、快震颤(6～12Hz);从频率的快慢进行比较,一般生理性震颤＞静止性震颤＞意向性震颤;从振幅的大小进行比较,则与其相反,即意向性震颤＞静止性震颤＞生理性震颤。

三、震颤的诊断思路

(一)震颤的观察内容

(1)部位:多见于四肢末端,亦见于舌、头、颈、下颌、眼睑和口唇等,尤其应注意其首发部位以及是否为单侧性或双侧性。

(2)性质:是否为规律性、交替性;振幅大小是否恒定;震颤频率。

(3)与运动关系:震颤见于静止时还是运动时,自运动开始直至终末何时明显。

(4)其他因素:精神因素与环境因素对震颤的影响。

(5)有无伴随症状与体征:包括神经系统症状体征和其他症状。

(6)震颤的变化:观察患者坐位、手置于膝盖上时有无震颤,起立、手向前平伸时有无震颤,双手食指在胸前交叉时有无震颤,指鼻试验、跟膝胫试验时有无震颤。

(二)震颤的诊断步骤

1. 是震颤还是其他类似症状

肌阵挛、肌束颤动、抽搐、痉挛以及痛性痉挛等异常运动与震颤有些相似之处,必须首先加以鉴别。例如,肌阵挛是指一块肌肉或者多组肌肉突然发生的、短暂而又快速的、非同步的、不对称的、无规律的异常运动。这种不主动运动是由主动肌和拮抗肌同时收缩所形成的,而震颤是由主动肌与拮抗肌交替收缩所造成的,这种区别也可在肌电图上进一步证实。

2. 是生理性震颤还是病理性震颤

震颤出现并不代表都是病理性的,有些是生理性震颤,所有正常人都可能出现。

(1)生理性震颤:是一种良性、高频、低幅的姿势性震颤,这种震颤可涉及肢体、头、舌等,以手指震颤最为常见。在肌肉休息时不会出现震颤;在肌肉活动时才会出现震颤,如当手臂向前伸,在伸出手指时常可见到。因幅度小,肉眼通常难以鉴别,可通过在手上放一张白纸使动作得以放大。它的频率往往随年龄而异,即:<9 岁者约为 6Hz;≥16 岁或成人约为 10Hz;40 岁以后者又会逐渐下降;≥70 岁者约为 6Hz。

增强的生理性震颤是一种肉眼可见的高频姿势性震颤,一般在一些非神经系统的病理情况下发生,如代谢紊乱(如甲状腺毒症、低血糖)、使用某些药物及酒精或苯二氮䓬类(BDZ)所致的戒断症状等。

(2)生理性震颤与特发性震颤的鉴别重点:特发性震颤有明显的家族史;为常染色体显性遗传类型,病程较长且较稳定,无真正的缓解,血清内胱氨酸含量增高。另外,β-受体拮抗剂治疗对前者有效,而对后者无效。

(3)佐证:神经系统和其他系统症状体征的存在是病理性震颤的有力佐证,尤其应注意有无锥体束征、小脑体征、肌强直、动作减少、感觉障碍、眼球运动障碍、肌萎缩等。

3. 是何种疾病所致震颤

根据各种疾病的临床特点、震颤类型、辅助检查来确定引起震颤的类型。

(1)检查静止性震颤患者时,可通过伸曲患者手臂来检查肌强直及运动迟缓,以寻找"齿轮样强直"的体征。如让患者用对侧肢体进行随意运动时,其震颤与肌强直变得更为明显;要求患者站立并行走时,其可展示出起步困难、摆臂幅度减少及慌张步态的体征;如怀疑患者为帕金森病时,则可应用多巴胺制剂进行治疗性试验。

(2)对于意向性震颤患者,应详细询问其起始症状。如震颤为脑卒中所致,则起病通常较急,患者主诉有头痛、眩晕、平衡障碍,医生可观察到眼球震颤、言语及吞咽困难、步态不稳(偏向一侧);慢性酒精中毒患者有长期过量饮酒史和酒依赖证据(如耐受性改变及戒断症状),体检证据包括结膜、鼻子面颊毛细血管增生,形体消瘦,皮肤松弛、蜘蛛痣、肝脏肿大及异常血液指标;多发性硬化患者的震颤与视觉障碍有关,还具备多灶型神经系统症状和体征。

(3)姿势性震颤可以是相当持久或是断续的,起病可以是急性或隐性,需注意疲劳或紧张是否可以加剧震颤的幅度。若患者出现体重减轻、兴奋性增加、心率增快、出汗多、易激惹或颈部增粗的症状和体征时,医生应同时检查其是否出现甲状腺肿大、眼球震颤、躯体反射、代谢活跃等体征,可进一步行甲状腺功能检查以排除甲亢的可能。若震颤发生于饭后3～4h,则提示低血糖的可能,同时患者还表现出面色苍白、出汗、意识改变等症状,可进行血糖检测及葡萄糖耐量试验以明确诊断。若患者除震颤外,同时还伴有窒息感、胸部紧迫感、心动过速,则提示可能为急性惊恐发作的可能。若患者出现手震颤、睡眠障碍、兴奋性增高、出汗、恶心、难以集中注意力等症状,则可能是BDZ的戒断症状,医生应详细询问是否服用过可造成震颤的处方药或非处方药物以资甄别。姿势性震颤除了家族史阳性外,其他检查均正常,其特发性震颤的可能性大。

(吴绍长　陈志恩)

第四节　酒依赖的各种临床表现

一、精神依赖性

精神依赖(psychological dependence)俗称"心瘾",是指个体对酒的渴求心理。这种渴求心理有不同的程度,只有当精神依赖性较为强烈,患者难以自制地渴求饮酒时,才有诊断价值。戒断早期多是对酒的一般渴求,当发展为严重的躯体依赖时,患者因恐惧戒断症状,会出现强烈和强制的饮酒渴求,导致出现不可遏制地搜寻酒的行为,这种行为的典型表现为将饮酒作为生活的第一需要,为了使用酒精可以"不顾一切""奋不顾身"。此时,戒酒的决心和誓言将被化为乌有。有研究发现,"心瘾"一般可以持续2年左右,其中戒酒后2～4月"心瘾"最为强烈,以后随着时间的推移会逐渐减轻。

渴求是物质依赖研究领域中常用的术语,但在ICD-10和DSM-Ⅳ中未使用这个术语,在描述依赖症状时常使用"持续的愿望"和"强烈的愿望"。目前认为,渴求是一种病理性的动机状态,是对酒精和酒精使用环境等的一种愉快的和不可抗拒的体验的习得反应。它是导致冲动性寻求饮酒行为的直接原因之一,同时由于条件反射的建立,很难消退,酒精的复饮、复发往往不可避免(可以理解为病理性学习记忆增强)。

二、躯体依赖性

躯体依赖(physical dependence)是指反复饮酒使中枢神经系统发生了某种生理、生化变化,以致需要酒精持续地存在于体内,以避免发生戒断综合征。戒断综合征是指对酒已形成躯体依赖,一旦戒酒,即可出现一定的躯体和精神症状。

酒依赖症状的轻重取决于诸多因素,如饮酒量、酒的种类、饮酒的时间及方式、种族及个体素质等。在某些不受酒量、时间和场合的限制均可饮酒的国家和地区,容易使人陷于酒依赖的危险境地。如果不顾饮酒量、时间、场合及文化背景而随意追求饮酒的,往往是已陷入酒依赖的患者。此时,饮酒行为由多样变得单调,每天或几天总是用相同的方式饮酒,虽有决心控制饮酒,但总是控制不住。这种渴求进一步发展,会使饮酒成为酒依赖患者一切活动的中心,强烈的饮酒欲望会使之处于连续的饮酒状态。

由于精神和生理状态的变化,患者对戒断的轻微症状都极为敏感,即使晚上痛饮后,第二天晨起后因血液酒精浓度降低,就可出现戒断症状;患者通常饮用相当于纯酒精50mL(40g)的酒,约30～60min内即可减轻或缓解戒断症状。

三、耐受性

耐受性(tolerance)是一种药理学现象。即饮用原有的酒量已达不到期待的效果,必须不断增加用量才可达到预期的效应。这种耐受性在临床检查时,患者常表达为:"饮用以前的量已效果不大"或"以前会引起喝醉的量,现在只会引起小醉了"。这表明酒依赖患者对酒精耐受性的增加缓慢,程度为中等。因此,酒精耐受量不像吗啡那样会出现急剧上升的情况,最多不过是初期酒量的几倍。耐受性一般在青壮年达到较高水平,尔后会随中毒的加重及年龄的增长而降低,常常只喝少量酒也会出现"一喝就醉"的情况,这是酒精"敏感化效应"的表现。这时,酒依赖患者觉得自己的"陶醉"感被剥夺了,为了追求"真的醉感",可发生连续饮酒的行为,这是长期酒依赖患者比较常见的临床表现。

四、戒断症状

(一)戒断症状的传统描述与分类

50 年前,Himmelsbach 首次提出物质依赖患者保持大脑和躯体平衡状态的生理机制——神经适应性。它会使患者出现耐受性,药物撤除会引起生理平衡机制受到破坏,出现戒断综合征。主要参与的神经递质为 GABA 系统、谷氨酸系统和钙离子通道系统。

1973 年,Victor 将酒精的戒断状态描述为酒精戒断综合征(Alcohol withdrawal syndrome,AWS),并根据长期临床经验观察,按出现的时间将其分为早期戒断症状和后期戒断症状(通常以戒酒后 48h 为分界线)。

1. 早期戒断症状

(1)早期症状:常先出现焦虑、烦躁、抑郁情绪(患者通常觉得"心里七上八下、忐忑不安,好像有什么事情没有做");同时伴有恶心、呕吐(主要表现为干呕,饮酒后缓解)、食欲差、恶寒、出汗、心悸、脉速不齐、高血压等自主神经系统症状;还可有睡眠障碍,如噩梦、睡眠浅和入睡困难等。这些症状往往是轻度戒断症状或戒断的早期症状。

(2)震颤:酒依赖患者戒断症状的震颤多发生于停酒后7~9h,常为晨起手指及眼睑震颤,开始时为细微的震颤,轻者不能稳定的扣纽扣或握杯,严重者可能发展为肢体和躯体粗大震颤,出现不能咀嚼和站立不稳或摇晃(titubation)的症状。摇晃是一种共济失调,其实也是一种支持性(位置性)震颤,表现为头部与肢体躯体粗大的震颤,在维持直立姿势时明显,平卧后消失,与酒精损害小脑功能有关。

这种震颤一般为意向性震颤,多在做动作时发生,运动的肢体愈接近动作目标时,则震颤愈明显。与帕金森病等引起的震颤不同,其常伴有肌张力降低,表现为肌肉松弛,伸屈其肢体时阻力低,与酒依赖患者小脑病变、周围神经炎及长期营养不良导致肌萎缩等因素有关。震颤也可因活动或情绪被激惹而出现或加重,严重者在静止状态下也可出现。但这种震颤多数在饮用一定量的酒后,在数分钟内症状可减轻或消失。这也是与其他震颤相鉴别的要点。

在震颤较轻时,可以在不影响运动功能或者生活的前提下进行生活自理;随着病情的进展,震颤可以影响部分运动功能,生活自理能力变得越来越困难。有许多酒依赖患者如果早上不喝酒,连刷牙、洗脸、穿衣、进食都会出现困难。所以,照顾者需做好穿衣、洗浴、进餐的护理,在治疗过程中,由于会使用苯二氮䓬类(BDZ)药物,故要特别注意预防呼吸道感染及跌伤意外。

(3)幻觉症和痉挛:属于慢性酒依赖性精神障碍,多在酒精戒断后48h内发生。

2. 后期戒断症状

震颤性谵妄,常发生于戒酒后72~96h,Victor把它作为酒依赖患者后期戒断症状之一。

酒依赖患者如能坚持戒酒,以上物质依赖或身体戒断症状一般会于一周之内消失,患者的体力开始恢复,少数患者可出现迁延性戒断症状。

(二)戒断症状的临床表现形态及严重程度

其发病机制与中枢神经系统失去酒精的抑制作用而兴奋大脑皮层或 β-肾上腺素能神经过度兴奋有关,多发生在已有躯体依赖的酗酒者中。戒断症状或多或少以一种单纯的形式作为主要表现,但临床表现常常为不同形式的重叠,这时应以高级形态的表现作为主要诊断,从低至高主要有以下四类临床表现形态。

1. 单纯性戒断症状

长期大量饮酒后停止或减少饮酒量,在数小时后会出现以下普通躯体戒断症状。①神经症状(手、舌或眼睑震颤,头昏乏力,头痛);②消化道症状(恶心、呕吐);③睡眠障碍(梦多眠浅,入睡困难);④情绪症状(心烦、焦虑、情绪不稳);⑤自主神经症状(出汗,心动过速,血压升高),同时患者往往有强烈的饮酒渴望。戒断症状在 48~72h 达到高峰,继之症状逐渐减轻,4~5d 后症状基本消失。

2. 戒断幻觉症

酒精中毒性幻觉症于 1847 年由 Marcel 首先提出，是指酒依赖患者在中毒基础上，于意识清晰状态下出现的以幻觉为主要症状的精神病状态，并有理由推断幻觉是在酒精的直接效应期内(2 周)出现。它包含两种情况：第一种情况，是指长期、反复饮酒期间引起的幻觉状态，它不包括醉酒状态下意识明显障碍时所产生的错、幻觉；第二种情况，是指在酒依赖基础上，中断饮酒后(往往在 48h 内)出现的幻觉，我们称之为酒精戒断幻觉症，它不包括酒精戒断伴严重意识障碍时出现的错、幻觉，如谵妄、痉挛大发作等状况。此时，患者的感觉往往较为清晰，可有不同程度的意识混乱和自主神经症状，但不存在严重的意识障碍。这里叙述的是第二种情况，在酒精中毒性幻觉症中，较第一种情况多见。为避免概念混淆，我们认为用"戒断幻觉症"称之更为合适。

一般在患者突然停饮后，会出现不适、焦虑，短暂的视、触幻觉或各种错觉，而患者的意识清晰，现实检验能力存在。幻听的性质多为言语性，内容多对患者不利，如听到别人的责骂、侮辱和威胁声，为此而感到惊慌，向人求助或企图自杀；幻视多为原始性，或对小动物也可产生错视、视物变形的状况，且多为恐怖场面，症状到夜晚往往会更加严重。患者可在幻、错觉或继发性妄想的支配下，对幻觉、妄想中所想象的对象发起攻击而冲动伤人，会造成非常严重的后果甚至刑事犯罪。患者的症状在持续数日、数周、数月后会消失，而超过半年以上者极少。

病例 5-2

患者，男性，37 岁，汉族，小学文化，农民兼做厨师。有饮酒史 19 年，每天必饮，开始什么酒都喝，近 5 年来对酒耐受量增大，且一般的酒不过瘾，只喝自制白酒(约 30°左右)，日饮 0.5kg 左右，有晨饮现象，且经常醉酒。入院前一天下午帮人做"酒席"后由"东家"请客，高兴之余，喝了 1kg 多的高度白酒，当时仅微醉(下午 3 时回家后未再饮酒)。入院当日凌晨 6 时醒后出现神情恍惚，步态不稳，口齿不清，胡言乱语，称看见了鬼，听到有人说要分他的财产之类……(当时能分清妻子及家中其他人员)，因此在邻居门前叫骂，甚至冲动毁物，劝阻无效。故由家属、村干部及公安人员协助送来我院住院治疗。

入院后经体格检查后，结果发现：神志清，体温 37.0℃，血压 140/96mmHg，脉搏 82 次/min，心率 82 次/min，心律齐，两肺听诊无殊，腹软，肝脾肋下未及。经神经系统检查后，结果发现：口齿不清，四肢震颤明显，四肢肌力 4 级(能作抗阻力动作，但较正常差)，共济失调步态，病理反射未引出。经精神检查后，结果发现：意识清，注意力难以集中，但对周围时间、地点、人物定向无误，接触交流欠佳，口齿不清，对答吞吞吐吐，存有视幻觉及言语性幻听，情绪不稳定，时而骂骂咧咧。经实验室及辅助检查后，结果发现：血常规示白细胞10.5×10^9/L，中性粒细胞百分比81.0%，淋巴细胞百分比 13.2%；血生化示谷丙转氨酶 76U/L，谷草转氨酶 51U/L，钾3.28mmol/L，其余指标大致正常；心电图正常；腹部 B 超示脂肪肝。

诊断：酒精所致精神障碍，戒断幻觉症

3. 戒断痉挛发作

有文献将戒断痉挛发作(withdrawal convulsion)称为酒精性癫痫(alcoholic epilepsy)，是指严重酒依赖患者在急剧中断饮酒或大量饮酒等情况下出现的痉挛大发作。它包括两方面内容:一是指酒依赖患者在中断饮酒后出现的戒断症状;二是指患者大量饮酒后出现的痉挛大发作。临床上以前者较为常见,但后者也是确实可见的事实。有报道称,个体在大量饮酒后 2h 内即可发生,此时患者的血液酒精浓度往往比较高,故这种情况被认为是酒精直接效应导致,而不是酒精戒断症状。这里叙述的是酒精戒断症状,为避免概念混淆,我们用"戒断痉挛发作"称之以示区别第二种情况,在酒精性癫痫中,戒断状态下的癫痫发作较为常见。

约 30% 的酒依赖患者突然停饮后会出现痉挛大发作,大多表现为癫痫大发作(强直阵挛性发作),表现为意识丧失,双眼上翻,口吐白沫,四肢抽搐,角弓反张,常伴有尿失禁或跌伤,持续时间不等,一般在 5～15min 后意识恢复正常,尤其是老年人需预防外伤意外。其发生机制有如下几方面:①首先,由于酒精属于中枢神经系统抑制剂,酒精戒断后会表现出与酒精药理作用相反的症状,如癫痫样发作等症状群;②其次,因严重躯体依赖,戒酒后血液酒精浓度急剧发生变化,引起血清镁、钾离子浓度降低,动脉血 pH 值上升,这时光诱发肌阵挛阈值降低,可导致痉挛发作;③最后,近年来发现,镁离子可阻滞中枢内兴奋性氨基酸受体之一的 N-甲基-D 天冬氨酸(NMDA)受体,低镁血症时,该阻滞作用减弱,导致中枢神经兴奋性增高,引起异常放电及癫痫发作。一般在停饮后 12～48h 后出现:日本学者从血液酒精浓度与脑电图变化的实验中观察发现,酒精戒断后 19h 脑电图最差,由光诱发可出现高幅锐波及棘波,而戒断 40h 以后脑电图显著改善,光刺激反应消失。一般发作频度不一,多数为单次发作,但也可在一段时间内连续多次发作,预计第一次发作后 4～6h 可能再次发作(合并脑部外伤、CNS 感染、CNS 肿瘤和脑血管疾病者,容易反复发生);严重者可出现癫痫持续状态(status epilepticus,SE)。

经典的 SE 定义为一次癫痫发作持续 30min 以上,或连续多次发作,发作间期意识或神经功能未恢复至日常水平。而对于全面惊厥性 SE,在临床实际操作中的定义则更为严格,是指发作持续 5min 以上或两次及两次以上间断发作,发作间歇期意识未恢复正常。同时应除外其他致病原因,进行相关检查以除外上述 CNS 合并症。这种情况危急,有生命危险,需住院观察治疗。如不及时处理,可因高热、循环衰竭或脑细胞长期缺氧导致不可逆的损伤,严重者可有脑水肿和颅内压增高表现。癫痫持续状态在癫痫患者中的发病率为 1%～5%,其致残率和病死率很高,至今仍有 13%～20% 的病死率。

临床上,癫痫患者常出现异常的高频高幅脑电波(锐波及棘波)或在高频高幅波后跟随一个慢波的综合波形。然而在实际工作中,这种典型脑电波的发现率并不高,但可利用动态脑电图进行持续观察监测,一旦发现这种异常脑电波,即可诊断为"癫痫",以利于早期预防痉挛发作或及时的治疗干预。大量的尖-慢波是癫痫发作的典型脑电波改变(见图 5-2)。

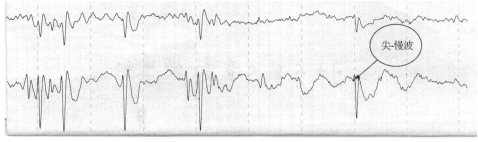

图 5-2　酒精性癫痫的典型脑电波变化

病例 5-3

患者,男性,43岁,汉族,初中文化,酒坊老板。既往有饮酒史20多年,但从无抽搐发作情况。酒量好,日饮啤酒12瓶或高度白酒0.5kg以上,每天必饮,从不间断。入院前一天在当地县医院检查发现肝功能异常,并立即住院观察(当日已停饮酒),当晚19:00突发强直痉挛性大发作,表现为双眼上翻、口吐白沫、四肢抽搐、跌倒在地、不省人事,历时10min后醒来,伴有舌咬伤及皮肤摔伤,无大小便失禁现象,事后对发作经过不能回忆。

入院后经体格检查后,结果发现:神志清,全身皮肤多处擦伤,形体消瘦,营养不良(身高170cm/体重47kg),体温37.9℃,血压150/70mmHg,脉搏110次/min,心率110次/min,呼吸22次/min,心律齐,两肺听诊无殊,腹软,肝脾肋下未及。神经系统检查:四肢末端震颤明显,四肢肌力正常,末梢神经支配区感觉减退,双侧膝腱反射减弱,共济运动障碍,病理反射未引出。经精神检查后,结果发现:在家属扶持下入院,意识清楚,定向无误,接触时情绪低,表情平淡,答语迟缓,无幻觉、妄想引出,诉有头昏、头痛、乏力,自知力部分。入院后经实验室检查后,结果发现:血常规示白细胞数$5.3×10^9$/L,血红蛋白122g/L,血小板数$84×10^9$/L;血生化示谷丙转氨酶103U/L,谷草转氨酶247U/L,谷胺酰转肽酶369U/L,钾3.21mmol/L,磷0.75mmol/L,镁0.89mmol/L,钠131.5mmol/L,氯95.8mmol/L,钙2.34mmol/L,肌酸激酶452U/L;心电图示窦性心动过速113次/min,左室高电压;腹部B超示"酒精肝"图像;头颅CT示双侧额颞顶部脑沟增宽改变。

诊断:酒精所致精神障碍,伴抽搐的戒断状态。

4. 震颤谵妄

严重酒依赖患者,如果突然戒酒,开始时会出现前面描述的普通戒断症状,随着症状的加重,约在戒酒48h后出现震颤谵妄(delirium tremens),72~96h达到极期。震颤谵妄的前驱症状常常为胃肠功能紊乱、焦虑、失眠等。其症状表现的特点是:①意识模糊[清晰度下降,表情茫然,定向障碍(不分东南西北、不知时间、不辨亲人等)];②出现大量形象生动的错、幻觉(以视、触幻觉为主,如常见形象歪曲而恐怖的毒蛇猛兽、妖魔鬼怪、火烧场面;小动物幻视也多见,如看见蝴蝶、蝙蝠在房间飞、蛇头、老鼠在墙上爬或感到很多虫子在自己身上爬),并由此引起极度言语、行为紊乱(大喊大叫、在房间击打幻觉对象、做出在身上抓虫子的动作或情绪激惹、惊恐不安、仓皇外逃);③震颤,特征是全身肌肉都有粗大的震颤;④情绪症状(心烦、焦虑、情绪不稳);⑤自主神经症状(发热、大汗淋漓,心动过速,血压升高);⑥化验与辅助检查:白细胞升高,血沉升高,肝功能异常,水、电解质紊乱,脑电图异常等。

酒精性震颤谵妄的症状特征是:①首先,自主神经活性显著增强,全身肌肉粗大的震颤,同时伴有意识障碍下出现大量错、幻觉及不协调精神运动性兴奋表现。②其次,上述症状呈现典型"昼轻夜重"特点,又是一个重要的特征。震颤谵妄患者可由于房间变得明亮或护理者的适当照料而使症状有所减轻或被抑制,而在暗处成深夜时症状加重。③再者,"暗示性高"是酒精性震颤谵妄的另一个特征。有些患者在幻觉明显时,知觉障碍可由暗示增强。例如,若检查者暗示说"在墙上可看见人",则患者会出现像检查者所说的错、幻觉;有的患者可出现职业性谵妄,如驾驶员会出现相应的驾驶动作,家庭主妇可出现洗衣动作等。

容易诱发酒精性震颤谵妄的危险因素包括:①有长期大量持续饮酒史,通常在10~15年以上;②既往有过震颤谵妄或惊厥发作史;③年龄超过30岁;④共患躯体疾病,健康状况差;⑤距离末次饮酒时间较长。据 Ferguson 报道,在酒依赖患者中,不伴危险因素的发病率为9%,有一种危险因素的发病率为25%,有两种危险因素的发病率为54%,显然危险因素越多,发病率越高。早期对国内7个省市的调查结果显示,在住院患者中,震颤谵妄的发生率约为8.3%,但后来多项研究显示,如果患者与躯体疾病共病(如感染、电解质紊乱),则发生震颤谵妄的风险将明显增加。国内的一篇住院病例综合分析发现,在某精神科医院戒酒病房所有住院的酒依赖患者中,有14.7%的患者发生过震颤谵妄。

震颤谵妄通常被认为是酒精戒断综合征中最严重的类型,如果不及时处理或处理不当,患者常因高热、感染、外伤、脱水、电解质紊乱而死亡,死亡率约为5%~10%。震颤谵妄常突然发生,如没有合并严重躯体并发症,则通常持续2~3d,常常以深而长的睡眠作为结束(当然,在临床观察中,如患者从兴奋躁动状态突然转为安静状态,也需排除病情恶化的可能);即便伴有躯体疾病,大多病程为5~7d,一般不超过15d。患者清醒后,对震颤谵妄的症状体验不能回忆。有些患者可能出现遗忘综合征。

需要注意的是,临床可观察到有少数患者的震颤症状不明显,主要表现为谵妄。根据 Victor 报道,本症状也可有不典型的或轻型的表现,如有一过性的意识障碍,主要伴兴奋、行为异常的症状;有的患者则在轻度意识障碍状态下以活跃的妄想作为主要表现,如果不经治疗,病死率可高达35%。

需要明确的是,上述分型并没有绝对的分界线。例如,单纯性戒断症状可以是一种独立的表现,也可以是癫痫样发作或震颤谵妄的先兆症状和前期表现;酒精性癫痫进一步发展可以演变为震颤谵妄,而在震颤谵妄病程中也可以出现癫痫发作。所以,Victor 当时将其统称为酒精戒断综合征还是有道理的,而且 Victor 作为一名临床医生,经长期观察而总结出酒精戒断症状的症状及病程特征,即使在今天也是有重要的现实意义的。

病例 5-4

患者,男性,63岁,畲族,初中文化,农民兼有木工手艺。既往有饮酒史40多年,每天必饮,从不间断,有晨饮现象,酒量好,日饮高度白酒0.5kg以上。近5年来,体质状况变差,劳动能力明显受损,对酒耐受量下降,一般日饮中度白酒0.25kg以下,且经常醉酒,1月前在综合医院查出"酒精肝"。5d前,在家属监督下戒酒,并出现夜眠差、精神萎靡、易烦躁等症状;3d前,突然出现胡言乱语、不识家人,说"看见房间里有很多虫子在爬,看见可怕的鬼头、蛇头,感觉有人要追杀他……",为此双手摸摸索索,在身上、房间抓拿、拍打虫子,表现出惊恐不安、行为凌乱、夜间仓皇外逃、跳楼等行为,病情时轻时重,尤以夜间为甚。昨天下午突然出现强直痉挛性发作2次,每次发作历时大约1min,有"尿裤"现象。

入院后经体格检查后,结果发现:神志不清,全身大汗淋漓,形体消瘦(身高170cm/体重47kg),躯干四肢皮肤多处擦伤,体温37.9℃,血压160/100mmHg,脉搏100次/min,心率100次/min,律齐,两肺听诊无殊,腹软,肝脾肋下未及。经神经系统检查后,结果发现:四肢、躯干粗大的震颤,四肢肌肉萎缩,尤以双下肢为甚,四肢肌力4级(能作抗阻力动作,但较正常差),末梢神经支配区感觉减退,双侧膝腱反射减弱,共济运动障碍,病理反射未引出。经精神检查后,结果发现:意识模糊,对周围环境不能定向,对自身除名字外均定向错误,接触时表情茫然,有时答非所问,有时在医生暗示下能做"木匠推刨子"的职业动作,存在小动物幻视,双手摸索,言语、动作零乱,思维不连贯,有时躁动不安,治疗补液需在约束保护下进行。入院后经实验室检查后,结果发现:血常规示白细胞数 $3.2×10^9/L$,血红蛋白 $84g/L$;血生化示钾 $3.19mmol/L$、磷 $0.64mmol/L$、钠、氯、钙正常,心肌酶、肝功能和肾功能指标大致正常;心电图示窦性心动过速 113 次/min,左室高电压;腹部B超示"酒精肝"图像;头颅CT示脑萎缩。

诊断:酒精所致精神障碍,伴谵妄的戒断状态。

五、常见的饮酒模式

酒依赖患者的饮酒模式与社交性饮酒模式不同,在旁人看来,不需要氛围,不需要理由。他们一旦离开了酒,就会出现严重的心理和生理改变,于是饮酒已成为他们固有的生活方式,常常不分时间、场合使用。对于他们而言,主要表现为以下几种饮酒模式。

(一)固定饮酒模式

酒依赖患者为避免出现戒断症状,必须维持一定的血液酒精浓度,但由于夜间睡眠时间长,随着酒精的挥发、代谢及排泄,次晨血液酒精浓度明显下降,通常处于一天的最低水平。常可见酒依赖患者在床头、床底等处掖着酒瓶,故"晨饮"对酒依赖的诊断有重要意义。

(二)连续饮酒模式

正常饮酒者的饮酒模式可因时因地而异,但酒依赖患者虽多次宣称戒酒却不能戒断。由于随着酒依赖患者的酒耐受性增加,以前的饮酒量及饮酒次数已让其没有了"陶醉"感,必须改变饮酒方式,以维持一定的血液酒精浓度,故其开始不分时间、场所在短时间内大量饮酒;而随着酒精中毒加重、肝功能受损及年龄增长,耐受性反而会出现下降,表现为"一喝就醉",但又"不喝不行",这时也已无"陶醉感",为追求"真的陶醉感"也会促使其反复连续饮酒,每天酒量可持续超过纯酒精 150mL(120g)以上。

(三)"山型"饮酒模式

"山型"饮酒模式(mountain drinking pattern)又称发作性酒狂(paroxysmal methomania),表现为终日沉溺于个人的酒精世界,与外界隔绝来往,患者可以连续几天饮酒,不吃、不喝,也不洗漱。甚至不顾将大、小便解在自己身上,一直饮到身体脱水,即"喝水也要呕吐,不能再饮酒"的状态方才停止饮酒。在这以后,患者虽可短期处于缓解状态,但不久又因戒断症状而陷于饮酒状态,如此过着"醉生梦死"的生活。长期酒依赖患者反复出现"饮酒→醉酒→入睡→清醒→饮酒"的饮酒周期,此种饮酒形式称"山型"饮酒模式,通常称为"发作性酒狂"。长期酒依赖患者的最常见的症状是缓解和复发的交替状态,而"山型"饮酒模式只不过是这种状态的极致表现,根据我们的临床观察,真正的连续饮酒方式相对少见一些。下面是一则典型的"山型"饮酒模式的病例。

病例 5-5

患者,男性,38 岁,汉族,大学本科,教师。既往有饮酒史 15 年,开始仅是朋友聚会或同事会餐喝喝酒,之后逐渐上瘾,现在每天必饮,有"晨饮"现象。近 5 年来饮酒量明显增大,主要喝劲酒,平均日饮 1.5～2.5kg 以上,且经常醉酒与呕吐,停饮时也出现呕吐,烦躁不安,全身发抖,3 年前在市中心医院查出"酒精肝"和"慢性胰腺炎",现一直服用胰腺肠溶胶囊(6 片/d)及间断服用护肝片,劳动能力明显受损,已无法胜任教书工作,一年前由家属关系调到图书馆工作,但仍经常"旷工",隔三岔五请假,独自一人躲在小宾馆酗酒,回学校时总是面容憔悴、衣衫不整、不修边幅。入院前一天下午与妻子吵架后又跑出去在宾馆酗酒,次日上午被家人找到送来住院,从房间空酒瓶的数量来看,估计喝了 3kg 以上的劲酒(8 瓶 500mL 酒精度为 35% 的劲酒),含纯酒精约 1120g。

入院后经体格检查后,结果发现:神志清,仪表不整,形体消瘦,脱水貌,体重 61kg,体温 36.9℃,血压 140/90mmHg,脉搏 118 次/min,心率 118 次/min,心律齐,两肺听诊无殊,腹软,肝脾肋下未及。经神经系统检查后,结果发现:四肢有细颤,四肢肌力正常,病理反射未引出。经精神检查后,结果发现:意识清,不修边幅,面容憔悴,蓬头垢面,接触被动,对答基本切题,言语、动作明显减少,情绪偏低,有时稍焦虑不安,无幻觉、妄想,自知力部分。经实验室检查后,结果发现:血常规示白细胞数 6.2×10^9/L,血红蛋白 122g/L,血小板数 84×10^9/L;血生化示谷丙转氨酶 105U/L,谷草转氨酶 205U/L,钾 3.21mmol/L,钠 130.5mmol/L,氯 93.5mmol/L,肌酸激酶 452U/L;心电图示窦性心动过速 118 次/min;腹部 B 超示"酒精肝"图像、胆囊肿大、胰腺回声改变伴钙化,主胰管结石伴扩张;头颅 CT 正常;腹部 CT 示慢性胰腺炎。

诊断:酒精使用障碍,发作性酒狂。

"连续"饮酒模式和"山型"饮酒模式是酒依赖患者单调的饮酒方式所达到的一种极端状态。可以这么说,是血液酒精浓度的"低谷"所引起的"晨饮"现象;因为机体对酒耐受性产生了变化(增加或下降),为追求"陶醉感"而产生"连续性饮酒";为避免严重戒断症状而形成"山型"饮酒模式。

六、联用其他物质问题

酒依赖患者多联用其他精神活性物质。在西方国家中,酒依赖患者常联用的精神活性物质如海洛因、镇静催眠药等。国内目前发现,这类患者主要联用烟类、镇静催眠药、ATSs 等精神活性物质。长期饮酒者常伴随有严重烟瘾,所谓"烟酒不分家",吸烟者是酒依赖的危险因素;联用镇静催眠药也较为常见,酒依赖患者常常因戒断症状或睡眠障碍而导致药物的不规范使用,久而久之,易产生耐受性变化而成瘾。酒依赖患者,尤其是使用注射途径联用其他物质的年轻人,是感染各类肝炎、性病及 AIDS 的高危人群。

七、躯体并发症

酒依赖患者中,多见营养不良和各种躯体并发症,长期大量饮酒对躯体损害是全方位、多系统的(详见第三章第四节"酒精导致的躯体损害")。各种躯体并发症的发生频率因各个国家的诊疗情况或国情的不同而有所区别。在欧美国家的死因统计中,心脏疾病所致的猝死是酒依赖死亡危险因子中的主要因素之一。在日本因酒引起的疾病中,占第一位的是肝疾病,如酒精性肝炎、脂肪肝、肝硬化等。我国根据酒依赖患者住院调查的有关报道发现,酒精所致的躯体并发症以肝疾病、消化道疾病为主。

八、胎儿酒精综合征

法国人 Lemoine 于 1968 年和美国人 Jones 和 Smith 于 1973 年,在其公开发表的报告里描述了酗酒的母亲所生的孩子有其共同的出生缺陷。缺陷的特殊症状群被称为胎儿酒精综合征(fetal alcoholic syndrome)。

胎儿酒精综合征是由于母亲妊娠早期大量饮酒,酒精中毒导致这些胎儿和新生儿生长发育障碍,轻到中度的精神发育迟滞,婴儿身高低于正常两个标准差,头围常小于正常儿童的平均水平。其临床表现为小头畸形,特殊的面容:短睑裂,上睑下垂,婴儿期下颌后缩,上颌发育不良,鼻唇沟扁平,上唇薄,鼻短上翻。有的患儿可有不同程度的心脏畸形、泌尿生殖系统、耳及四肢畸形。新生儿可有酒精戒断症状。婴儿可有易激惹。

研究认为,酒依赖女性若在妊娠早期的饮酒量越多,则发生胎儿酒精综合征的概率就越大,即便不是酒依赖的女性,如果也是在妊娠早期多次、大量饮酒,则同样可引起胎儿酒精综合征。

本征已成为小儿精神发育迟滞的三大原因之一。许金合于 1995 年报道,据估计世界范围内新生儿发生本征的比例为 0.33‰~1.04‰。为了保证我们的后代健康成长,应广泛进行有关宣传,如果通过有效的指导让女性在怀孕前后禁止饮酒,则可以避免胎儿酒精综合征的出现。

(陈志恩　汤庆平)

第五节　酒依赖的诊断及鉴别诊断

一、酒依赖的相关量表介绍

20 世纪 80 年代初期,我国精神科收诊的酒依赖患者很少,量表使用尚处于萌芽阶段,最初只是用于科研,临床实践体会并不深。随着我国经济社会的发展,特别是改革开放 30 年来,酒的生产量及消费量均飞速增加,酒精使用的相关问题亦日趋突出。因此,与此相适应的是,有关酒依赖这方面的量表被从国外大量翻译引进、修订,迄今已广泛应用于临床及科研教学等方面。目前,有关酒依赖这方面的量表较多,在本章中,我们主要对酒依赖筛查量表(李凌江的中文译本)、饮酒情况筛查量表及酒依赖诊断量表(杨德森的中文译本)进行介绍,以供参考。

(一)酒依赖筛查量表

酒依赖筛查量表(Michigan Alcoholism Screening Test,MAST)由 Selzer 于 1975 年编制,主要用于流行病学调查,在人群中筛出可能有酒依赖问题的对象,或在易感人群

（如精神科门诊患者）中应用（见表5-2）。

表5-2 酒依赖筛查量表（MAST）

分 值	条 目	是/否	是/否	□
	（0）你经常爱喝酒吗？或你喝（过）酒吗？			
(2)	*1.你的酒量与多数人一样或更少吗？	是	否	□
(2)	2.你曾有隔天晚上喝酒，次晨醒来想不起前晚经历的一部分事情吗？	是	否	□
(1)	3.你的配偶、父母或其他近亲曾对你饮酒感到担心或抱怨吗？	是	否	□
(2)	*4.当你喝了1～2杯酒后，你能不费力地控制不再喝了吗？	是	否	□
(1)	5.你曾对饮酒感到内疚吗？	是	否	□
(2)	*6.你的亲友认为你饮酒和一般人的习惯差不多吗？	是	否	□
(2)	*7.当你打算不喝酒了的时候，你可以做到吗？	是	否	□
(5)	8.你参加过戒酒的活动吗？	是	否	□
(1)	9.你曾在饮酒后与人斗殴吗？	是	否	□
(2)	10.你曾因饮酒的问题而与配偶、父母或其他近亲产生过矛盾吗？	是	否	□
(2)	11.你的配偶（或其他家族人员）曾为你饮酒的事而求助他人吗？	是	否	□
(2)	12.你曾因饮酒而导致与好友分手吗？	是	否	□
(2)	13.你曾因饮酒而在工作、学习上出过问题吗？	是	否	□
(2)	14.你曾因饮酒而被解雇吗？	是	否	□
(2)	15.你曾连续两天以上一直饮酒，而耽误甚至失去工作吗，有没有置家庭于不顾？	是	否	□
(1)	16.你经常在上午饮酒吗？	是	否	□
(2)	17.医生曾说你的肝脏有问题或有肝硬化吗？	是	否	□
(2/5)	18.在大量饮酒后，你曾出现过震颤谵妄或听到实际上不存在的声音或看到实际上不存在的东西吗？（若是，请注明： ）	是	否	□
(2)	19.你曾因为饮酒引起的问题而去求助他人吗？	是	否	□
(2)	20.你曾因为饮酒引起的问题而住院吗？	是	否	□
(2)	21.你曾因为饮酒引起的问题而在精神病院或综合医院精神科住院吗？	是	否	□
(2)	22.你曾因饮酒导致的情绪问题而向精神科或其他科医生、社会工作者、心理咨询人员求助吗？	是	否	□
(2/)	23.你曾因饮酒后或酒醉驾车而被拘留吗？（如有过，共几次： ）	是	否	□
(2/)	24.你曾因为其他的饮酒行为而被拘留几小时以上吗？（如有过，共几次： ）	是	否	□
	总分：□□			

MAST是自评问卷，包括25条需受检者自行回答的问题，每条回答只有"是"或"否"两种回答。

1.注意事项

(1)第一条问题(0)为引入性问题,不计分。原问卷问题是"你经常爱喝酒吗?"作为筛选题,为避免引起误解和漏查,可改为"你喝(过)酒吗?"。若为肯定回答者,则填此表;若为否定回答者,则不需继续填写。

(2)记录单上加"*"号者,即问题1、4、6、7为反向评分,否定回答计分,肯定回答不计分;而其余均为正向计分,否定回答不计分,肯定回答计分。

(3)计分方法为:问题3、5、9、16,每题计1分;问题2、10、11、12、13、14、15、17、19、20、21、22,每题计2分;问题8计为5分;问题18,若曾有震颤谵妄者,则计5分,若仅为严重震颤或幻听、幻视者,则计2分;问题23、24,按酒后驾车和醉酒行为被拘留的次数计,每次2分。

(4)评定的时间范围为包括现在和以往的全部时间。

2.结果分析

MAST只有一项统计量即总分。≥5分,则提示有酒依赖;=4分,为可能或可疑的酒依赖对象;≤3分,则可视作尚无问题。MAST以5分为界,经测试,其检出酒依赖患者的敏感度甚高,可作为筛查工具,主要要求有较高的敏感度,以降低漏诊率,但对同一患者来说,提高敏感度,意味着降低特异度,则相对应假阳性率会增加(即误诊的概率增加)。因此,对于该量表所检出的阳性对象,则需进一步检查,方能确定是否为真正的"酒依赖"患者。

(二)饮酒情况筛查量表

饮酒情况筛查量表(Drinking Situation Screening Table,DSST)是北京医科大学精神卫生研究所参考美国诊断交谈表(Diagnostic Interview Schedule,DIS)有关酒滥用和酒依赖的资料,再结合我国文化背景和过去社区酒依赖筛查的经验,制订出包括16个问题在内的饮酒情况筛查量表(见表5-3)。

表5-3 饮酒情况筛查量表(DSST)

条 目	是/否	是/否
1.你是否在一天内,能喝0.2kg白酒,或1kg果酒(或黄酒)或4瓶啤酒?	是	否
2.你是否有过在连续半个月时间内,每天至少喝0.1kg(或更多)白酒?或0.5kg果酒(或黄酒)或2瓶啤酒?	是	否
3.你曾经有过因喝酒而暂时失去记忆吗?(也就是说,在喝酒以后,对当时所说的话、所做的事,第二天记不起来)	是	否
4.你是否曾经想戒酒,但又没能做到?	是	否
5.你是否为了控制喝酒而规定自己在下午五点钟以前不喝酒,或不单独一个人喝酒?	是	否
6.你是否曾经有过因为停止喝酒或减少喝酒以后出现颤抖?(即两手抖动厉害,以致端茶端碗或点烟都有困难)	是	否
7.当你知道喝酒会使你自己所患躯体疾病(如肝炎、胃病)病情加重时,你是否还继续喝酒?	是	否
8.你是否有过连续两天或更多时间不停地狂饮,而从未清醒过的经历?	是	否

（续表）

条　目	是/否	是/否
9. 你是否在早晨一起床就空肚子喝酒？	是	否
10. 你的家人是否因为你喝酒太多而经常提出过反对？	是	否
11. 你是否在喝醉时和别人打过架？	是	否
12. 你是否曾因酒后开汽车，骑摩托车、自行车而出过事？（比如摔伤、车祸、被拘留）	是	否
13. 你的朋友、同事或医生是否为了你的健康而说你喝酒太多了？	是	否
14. 你是否曾经因为喝酒影响社会治安或被拘留过？	是	否
15. 你是否曾因喝酒在工作中（或学校）惹出麻烦？（比如旷工过多，或在工作、学习时也喝酒）	是	否
16. 你是否曾经因为经常酗酒而被辞退过工作，或被开除，或受过处分？	是	否

DSST 由筛查者自填，比 MAST 更为简便，每道题只有"是"或"否"两种回答，可在 5～10min 内完成筛选。

1. 注意事项

（1）DSST 的前 2 道题是有关饮酒量和饮酒频率的问题，后 14 道题包括中毒症状、心理依赖、躯体依赖、戒断症状、人格改变及对社会功能的影响。

（2）筛查时如第 1、2 题均回答肯定或第 1、2 题其中一题回答肯定，同时第 3～16 题中再有至少任何一题回答肯定，即为筛查阳性。

（3）评定的时间范围为包括现在和以往的全部时间。

2. 结果分析

1986—1987 年国内酒依赖及有关问题调查研究协作组的 8 个单位对此量表进行了 9 次测试，证实了该该量表的效度是肯定的。该量表在使用过程中简明易懂，易被接受，灵敏度高，总效率达 91%，可用于酒依赖及相关饮酒问题的流行病学调查。

（三）酒依赖诊断量表

酒依赖诊断量表（Schedule of Clinical Interview for Diagnosis-Alcohol Dependence，SCID-AD）为 Spitzer 于 1986 年编制的临床用诊断提纲（Schedule of Clinical Interview for Diagnosis，SCID）的有关酒依赖部分的内容。SCID 为半定式精神检查，基本按照 DSM-Ⅲ-R 诊断标准的要求设计，可以将其视为一种诊断量表（见表 5-4）。

表 5-4　酒依赖诊断量表（SCID）

序　号	内　容	是	否
A-1	你每天喝酒吗？记录平均每日饮酒数量（　），度数（　）。	1	0
A-2	你曾否有过一段时间喝得过多，或因饮酒出过问题吗？（原因：　）	1	0
A-3	曾有人反对你饮酒吗？	1	0
（A）	以上三题中，至少有一题为"1"吗？（如为 0，中止检查）	1	0
B-1	你曾花很多时间去保证酒的供应或思考喝酒的事吗？	1	0
B-2	你曾经发现你每次喝的酒比事先预计的量要多吗？	1	0
B-3	你是否要逐渐增加酒量，才会尽兴呢？	1	0
B-4	在你减少饮酒量或停止饮酒的日子里，出现过身体发抖或肢体震颤吗？	1	0

(续表)

序　号	内　容	是	否
B-5a	你在停饮数小时后,是否需要喝些酒才能控制身体发抖或其他不适?	1	0
B-5b	在身体发抖或其他不适时,饮酒能否使之改善?	1	0
(B-5)	以上两题中,B-5a 或 B-5b 至少有一项为"1"吗?	1	0
B-6	你曾试图减少酒量或戒酒吗?	1	0
B-7a	在你从事重要工作或承担责任时,如上班、上课、照看小孩等,你是否曾有下述情况,边工作边喝酒;或事先已喝足了酒;或处于酒后不适状态?	1	0
B-7b	你曾是否因饮酒、喝醉或醉后不适而误事、旷工或旷课?	1	0
B-7c	在从事饮酒可能造成危险的工作时,你是否也喝酒?	1	0
(B-7)	以上三题中,至少有一项为"1"吗?	1	0
B-8	你曾是否因饮酒时间过多,以致把工作、个人喜欢的文娱活动,或与家人、朋友相聚之类的事弃而不顾吗?	1	0
B-9a	你曾是否因饮酒而与家人或同事等难以相处呢?	1	0
B-9b	你曾是否因饮酒而造成精神不适,如情绪低落呢?	1	0
B-9c	你曾是否因饮酒而造成身体疾病,或使原有身体疾病加重呢?	1	0
(B-9)	以上三题中,至少有一项为"1"吗?	1	0
(B)	在 B-1～B-9 的九项中,至少有三项为"1"吗?	1	0
(C)	在你过去的生活中,喝得最多的时间有多长?(　)年(　)月	1	0
(D)	嗜酒成瘾开始于什么年龄?(　　　)	1	0

修改后的 SCID-AD 包括 A、B、C、D 四部分。A 为必备条件;B 为本量表的核心部分,相当于症状学标准;C 为病程;D 为起病年龄。

1. 注意事项

(1)若 A-1、A-2、A-3 三题,均为否定回答,则受检者无饮酒问题,可中止测评。

(2)表格中的各种问题均为提示式,如 B-4 询问的是"戒断症状"。而问题中仅以"发抖""震颤"为例,若该题回答为"否",则仍需询问"减酒或戒酒时,有什么不舒服感",并让他具体说明,以澄清有无戒断症状的第一条问题。

(3)一般以直接资料为主,间接资料为辅。既应直接询问受检者,必要时需从知情人或医疗档案等其他来源中取得相应信息。

(4)评定的时间范围为包括现在和以往的全部时间。

2. 结果分析

SCID-AD 为定性的诊断工具。若受检者(A)项为"1",属"问题饮酒";若受检查(B)项也为"1",即具有 9 项症状中的至少 3 项,符合酒依赖的症状学标准;若受检查(C)项病程达 1 个月,则就可诊断为酒依赖。

(A)项和(C)项的症状均符合标准,但(B)项症状不足 3 条,而 B-7 或 B-9 至少有一项为"1",则应诊断为"酒精有害使用"。

事物总有它的两面性。准确的量表在评估时具有数量化、客观化、清晰化等优点,其中最大的优势是能以具体数据的形式(主要是等级及等级和)来表示抽象的症状或有关情况,这符合当代科学的发展方向。但这些量表也有明显的机械性,一是量表规定了检查项目、方法、等级评分,尤其是诊断类量表,更是规定了询问方式、程序先后,甚至是规定了具体的问句,要求"照本宣科",故缺少灵活性。但精神检查是一门高深的艺术,需要具体情况具体对待,更需要日积月累的临床经验,所以量表不能取代临床检查,评分结果也不能代替病程记录。其次,多数量表特别是症状量表,各单项在总分中占相同的比例或各项症状在具体疾病中的评估地位都是等同的,也就是说,量表不能区分特异性症状与非特异性症状,也不能对那些提示疾病严重性或预后的重要临床症状和普通症状加以区分。有时其判别或结论与临床诊断未必一致。因此,量表只是一种评估工具,它的最大效能发挥则依赖于具体使用该量表者,这就如一本内科手册,并不能取代内科医生,而熟读内科手册也未必是高明的内科医生一样。有人比喻,量表的作用就相当于一张精神化验单,如果其结果支持临床表现,它便具有重要的参考价值;如果与临床表现相悖,那就应慎重斟酌。

二、三大诊断系统对酒依赖及戒断状态的定义

(一)ICD-10(1992)的诊断标准及要点

1. ICD-10(1992)定义酒依赖综合征的诊断标准

在过去一年内的某些时间内体验过或表现出下列至少 3 项或更多症状,可以诊断为酒依赖综合征。其包括慢性酒精中毒、发作性酒狂。其诊断要点包括如下。

(1)有强烈的饮酒欲望或冲动。

(2)难以控制饮酒次数以及饮酒量。

(3)当饮酒被终止或减少时出现生理戒断状态;使用酒精或类似物质能缓解或避免戒断综合征。

(4)因饮酒而逐渐忽视其他的快乐或兴趣,从而花费更多的时间用以获取、饮用酒精或从醉酒后恢复。

(5)有酒精耐受的依据,必须使用较高剂量的酒才能获得过去较低剂量的效应。

(6)固执地饮酒而不顾其明显的危害性后果。如过度饮酒对肝的损害,周期性大量饮酒导致的心境抑制或与酒有关的认知功能损害。

2. ICD-10(1992)定义酒精戒断状态诊断要点

(1)酒精戒断状态是酒依赖综合征的指征之一,酒精戒断状态需排除其他精神科状况(如焦虑状态和抑郁障碍)所引起的症状。其他状况引起的单纯性"遗留效应"和震颤,应与酒精戒断状态的症状相鉴别。其有如下诊断要点。如有戒断状态,同时需考虑酒依赖综合征的可能。

(2)如果这些戒断症状是就诊的原因或严重到足以引起医疗上的重视,则戒断状态应作为主要的诊断。

(3)躯体症状与饮用酒精的种类及剂量有关,心理障碍(如焦虑、抑郁和睡眠障碍)也是常见的症状。这些症状往往因继续用药而得以缓解。

(4)应注意的是,当最近未使用药物干预时,戒断症状可由条件性/习得性刺激所诱发。对于这类病例,只有当症状达到一定程度后,才能将其诊断为戒断状态。

(二)DSM-V(2014)的诊断标准及要点

1. DSM-V(2014)定义酒精使用障碍的诊断标准

一种有问题的酒精使用模式导致显著的、具有临床意义的损害或痛苦,主要包含酒依赖和酒精有害使用两类,且在12个月内至少表现出下列任2项症状。

(1)酒精的摄入量常常比意图的量更大或时间更长。

(2)有持续的欲望或失败的努力试图减少或控制酒精的摄入量。

(3)大量的时间花在那些获得酒精、使用酒精或从其作用中恢复的必要活动上。

(4)对使用酒精有渴求或强烈的欲望或迫切的要求。

(5)反复地使用酒精导致自己不能履行在工作、学校或家庭中的角色与义务。

(6)尽管认识到使用酒精可能持续或反复地引起或加重自己的社会和人际交往问题,但仍然继续使用酒精。

(7)为了使用酒精而放弃或减少重要的社交、职业或娱乐活动。

(8)在对躯体有害的情况下,反复使用酒精。

(9)尽管认识到使用酒精可能持续或反复地引起或加重自己的生理或心理问题,但仍然继续使用酒精。

(10)对酒精产生耐受,可通过下列两项之一来对"耐受"进行定义:①需要显著增加酒精的量来达到过瘾或预期的效果;②继续使用同量等的酒精会显著降低过瘾或预期的效果。

(11)对酒精产生戒断,表现为下列两项之一的症状:①特征性酒精戒断综合征[见酒精戒断诊断标准的(1)或(2)];②使用酒精(或密切相关的物质如苯二氮䓬类)来缓解或避免戒断症状。

DSM-V(2014)定义酒精使用障碍的标注分类有以下几类。①早期缓解:先前符合酒精使用障碍的全部诊断标准,但至少有3个月,不超过12个月不符合酒精使用障碍的任何一条诊断标准[但诊断标准(4)可能符合]。②持续缓解:先前符合酒精使用障碍的全部诊断标准,在12个月或更长时间的任何时候不符合酒精使用障碍的任何一条诊断标准[但诊断标准(4)可能符合]。③在受控制的环境下:此额外的标注适用于个体处在获得酒精受限的环境中。

2. DSM-V(2014)定义酒精戒断的诊断要点

(1)长期大量饮酒后,停止(或减少)饮酒。

(2)诊断标准(1)中所描述的停止(或减少)饮酒之后的数小时或数天内出现下列任2项(或更多)症状:①自主神经活动亢进(如出汗或脉搏超过100次/min);②手部震颤加重;③失眠;④恶心或呕吐;⑤短暂性的视、触、听幻觉或错觉;⑥精神运动性激惹;⑦焦虑;⑧癫痫大发作。

(3)诊断标准(2)的体征或症状所引起的具有显著临床意义的痛苦,或导致社交、职业或其他重要功能方面的损害。

(4)这些体征或症状不能归因于其他躯体障碍,也不能用其他精神障碍来更好地解释,包括其他物质中毒或戒断。

(三)CCMD-3(2001)的诊断标准及要点

1. 中国精神障碍分类与诊断标准第三版(CCMD-3)(2001)对依赖综合征的诊断标准

反复应用某种精神活性物质导致躯体或心理方面对某种物质的强烈渴求与耐受性。这种渴求导致的行为已极大地优先于其他重要活动。

反复使用某种精神活性物质,并至少满足下列2项,则可对依赖综合征进行诊断。①有使用某种物质的强烈欲望;②对所使用物质的开始、结束时刻,或剂量的自控能力下降;③明知该物质有害,但仍继续应用,主观希望停用或减少使用,但总是失败;④对该物质的耐受性增高;⑤使用时体验到快感或必须用同一物质消除"停止应用"所导致的戒断症状;⑥减少或停用后出现戒断症状;⑦使用该物质导致使用者放弃其他活动或爱好。

2. CCMD-3(2001)对戒断综合征的诊断标准

戒断综合征是指因停用或减少精神活性物质所致的综合征,由此引起精神症状、躯体症状,或社会功能受损。症状和病程与停用前所使用的物质种类及剂量有关。起病和病程均有时间限制。症状及严重程度与所用物质种类和剂量有关,再次使用则可缓解症状。

戒断综合征的症状标准包括如下几方面。

(1)因停用或减少所用物质,至少会出现下列任3项精神症状。①意识障碍;②注意力不集中;③内感性不适;④幻觉或错觉;⑤妄想;⑥记忆力减退;⑦判断力减退;⑧情绪改变,如坐立不安、焦虑、抑郁、易激惹、情感脆弱;⑨精神运动性兴奋或抑制;⑩不能忍受挫折或打击;⑪睡眠障碍,如失眠;⑫人格改变。

(2)因停用或减少所用物质,至少会出现下列任2项躯体症状或体征。①寒战、体温升高;②出汗、心率过速或过缓;③手颤加重;④流泪、流涕、打哈欠;⑤瞳孔放大或缩小;⑥全身疼痛;⑦恶心、呕吐、厌食,或食欲增加;⑧腹痛、腹泻;⑨粗大震颤或抽搐。

戒断综合征的排除标准如下。①排除单纯的后遗效应;②其他精神障碍(如焦虑、抑郁障碍)也可引起与本综合征相似的症状,需注意排除;③最近停用药物时,戒断症状也可由条件性刺激所诱发。对了这类病例,只有在症状符合症状标准时才可做出诊断。

在CCMD-3(2001)中,依赖综合征与戒断综合征只列出精神活性物质的通用诊断标准。如为酒精,则症状标准及病程标准均有所不同,不能生搬硬套,临床应用可参照下面的诊断思路。

三、酒依赖与戒断状态的综合诊断要点

依据ICD-10(1992)、DSM-V(2014)及CCMD-3(2001)中相关的诊断标准,结合询问病史,从而对酒依赖与戒断状态做出诊断。一般而言,这两类患者既往有持续的饮酒史(常需饮酒史在10年以上,女性较快,青少年可能连饮2年即可形成),并具有与酒依赖及戒断状态相关的各类精神障碍的特点、体征及社会问题。若现场接触酒依赖患者,则可发现其特征性的外部表现,即:结膜、面颊、鼻皮肤毛细血管增生,皮肤由于长期营养不良而变得薄而松弛;若伴有酒精戒断状态,则会有震颤。躯体检查可发现肝脏增大、心率加快等。对酒依赖和戒断状态的诊断及鉴别诊断做如下综述。

(一)酒依赖综合征

酒依赖综合征的诊断应具备下列任 2 项或 3 项症状以上,且需病程超过 12 个月。

(1)对饮酒具有强烈意愿或带有强制性的愿望。

(2)主观上控制饮酒及控制饮酒量的能力存在缺损。

(3)使用酒的意图是为了解除因戒酒而产生的症状。

(4)出现过生理戒断症状。

(5)出现了耐受状态,只有增大饮酒量才可达到先前少量饮酒即可产生的效应。

(6)对个人饮酒方式的控制能力下降,不受社会约束地饮用。

(7)不顾饮酒所引起的严重躯体疾病、对社会职业的严重影响以及所引起的心理上的抑郁,仍然继续饮酒。

(8)饮酒逐渐导致饮酒者时其他方面的兴趣与爱好的减少。

(9)中断饮酒产生戒断状态后又重新饮酒,使依赖特征反复重复出现,并且饮酒行为重于没有产生依赖特征的个体。

(二)酒精戒断状态

1.必须存在曾有过反复的、长时间的或大量的饮酒史,而近期停用或减少饮酒量或延长饮酒间隔的明确证据。

2.症状与体征不能用与酒精使用无关的躯体情况或其他精神障碍来解释。

3.必须存在下列任 2 项症状:①自主神经活动亢进(如出汗或者心率超过 100 次/min);②舌、眼球或平伸双手时震颤;③失眠;④恶心或呕吐;⑤一过性(视、触、听)幻觉或错觉;⑥精神运动性激惹;⑦焦虑;⑧惊厥发作。

需考虑排除患者合用其他精神活性物质的可能;应考虑单纯的酒精后遗效应及最近酒精戒断后条件性刺激诱发等因素(酒精的直接效应大多在 2 周内,最长不超过 1 个月)。

四、酒依赖和戒断状态相关的鉴别诊断

1.酒依赖患者常常存在慢性酒精中毒,其引起的震颤为混合性震颤,但以意向性震颤为主,多在肌肉运动时出现,运动的肢体愈接近目标时愈明显,也可因活动或情绪紧张而出现或加重。

(1)酒依赖患者的三种震颤形态

1)酒依赖患者戒断时表现为增强的生理性震颤,系生理性震颤被酒精戒断所强化,是一种肉眼可见的高频姿势性震颤,也是酒依赖患者典型的早期戒断症状之一。戒断症状严重者,在静止状态下可出现全身性粗大震颤,此时特征性改变是伴随强烈的谵妄症状。这种震颤虽然在静止状况下出现,但仍属于动作性震颤,与帕金森病所致的"静止性震颤"不同义。戒断状态下的"震颤"症状多数在饮用一定量的酒后,在数分钟内可减轻或消失,这也是它与其他震颤的鉴别要点。

2)慢性酒精中毒可引起小脑损害,临床表现为小脑性震颤。小脑性震颤多始于手部,进而波及四肢、舌、面肌和鼻翼肌。主要表现为意向性震颤。有时含姿势性震颤成分,主要见于小脑中线病变;有些小脑病变如橄榄桥小脑变性,呈类似帕金森病的静止性

震颤。通常震颤为双侧对称,同时伴随其他小脑体征如共济失调、躯干和头部的姿势性震颤及肌张力下降等。

3)慢性酒精中毒可引起周围神经炎,临床表现为周围神经病性震颤。周围神经病性震颤主要表现为上肢的位置性震颤,常伴有周围神经病变相应的症状和体征,如肌张力下降、肌萎缩、四肢远端感觉障碍等。

(2)酒依赖患者震颤的鉴别步骤

1)首先,要排除舞蹈病、手足徐动症、扑翼样震颤等非节律性不自主动作。另外,还应注意某些有节律性的、摆动性的不自主运动,如眼球震颤、反复性肌阵挛、肌纤维束抽动及抽搐发作并不是真正的震颤。

2)其次,应考虑到固有的原发性震颤及生理性震颤强化的有关因素。

3)最后,应与临床常见疾病如甲状腺功能亢进、低血糖、帕金森病、血管源性疾病及相关药物引起的震颤相鉴别。

2.酒精所致的幻觉症,应与精神分裂症相鉴别。前者往往发生于酒依赖患者戒酒后不久,病程短暂,预后良好。对于极少见的以单纯慢性幻觉为主的患者,应追踪观察,并根据其病情变化而加以鉴别诊断。

3.酒精所致的惊厥,应与原发性癫痫、外伤性癫痫等相鉴别。慢性酒精中毒患者的病史、临床体征和其他临床表现是鉴别的主要依据。

4.酒精所致的嫉妒妄想、被害妄想,应与精神分裂症、偏执性精神病相鉴别。显然,前者有酒依赖或慢性酒精中毒史。

5.柯萨可夫精神病、Wernicke脑病,应与重症感染中毒、代谢障碍、头部外伤、脑血管疾病等引起的脑器质性疾病类似的综合征相鉴别。

6.酒精所致的痴呆和人格改变,应与其他原因引起的脑器质性痴呆和人格改变相鉴别。

以上的鉴别诊断实际上都可以根据详细的病史询问、临床特征及必要的实验室检查等予以鉴别。

(蔡进伟　陈志恩)

参考文献

[1] 张亚林.高级精神病学[M].长沙:中南大学出版社,2007,325-343.

[2] 江开达.精神病学高级教程[M].北京:人民军医出版社,2011,112-118.

[3] 杨雪,盛利霞,郝伟,等.酒精戒断综合征:机制、评估及治疗进展[J].中国药物滥用防治杂志,2014,3:181-186.

[4] 张淑琴.神经疾病症状鉴别诊断学[M].北京:科学出版社,2009,69-81.

[5] 张淑云,张通.震颤发生机制的研究现状[J].中国康复理论与实践,2003,9(9):530-532.

[6] 张明园.精神科评定量表手册[M].2版.长沙:湖南科学技术出版社,1998.

[7] 世界卫生组织.ICD-10 精神和行为障碍分类[M].范肖冬,汪向东,于欣等,译.北京:

人民卫生出版社,1992.

[8] 美国精神医学学会.美国精神障碍诊断与统计手册[M].5版.张道龙,刘春宇,童慧琦,译.北京:北京大学出版社,2014.

[9] 中华医学会精神科分会.中国精神障碍分类与诊断标准[M].3版.济南:山东科学技术出版社,2001.

[10] Dawson D A, Grant B F, Stinson F R, et al. Recovery from DSM-Ⅳ alcohol dependence[J]. Addiction, 2005,100:281-292.

[11] Bhomraj T, Nelson L, Tom R. Essential tremor——the most common movement disorder in older people[J]. Age Ageing, 2006,35(4):344-349.

[12] Latt N, Saunders J B. Alcohol misuse and dependence. Assessment and management[J]. Aust Fam Physician,2002,31(12):85-1079.

[13] Edwards G, Gross M M. Alcohol dependence: provisional description of a clinical syndrome[J]. Br Med J, 1977,1:1058-1061.

[14] Schuckit M A, Daeppen J B, Tipp J E, et al. The clinical course of alcohol-related problems in alcohol dependent and nonalcohol dependent drinking women and men [J]. J Stud Alcohol, 1998, 59:581-590.

[15] Grant B F. Prevalence and correlates of alcohol use and DSM-Ⅳ alcohol dependence in the United States: results of the National Longitudinal Alcohol Epidemiologic Survey[J]. J Stud Alcohol, 1997, 58:464-473.

[16] Hugh M, Raymond J M. Treatment of alcohol withdrawal [J]. Alcohol Health&Research World, 1998, 22(1):38-47.

[17] Kosten TR, O'Connor PG. Management of drug and alcohol withdrawal[J]. N Engl J Med, 2003,348(18): 95-178.

第六章 酒依赖急性期脱瘾治疗

[本章主要内容]

本章主要介绍戒酒者的几种主要心态、传统与现代戒酒观的冲突、急性期脱瘾治疗的意义，对戒断综合征严重程度的评估及对量表评分后的评价，重点介绍苯二氮䓬类及抗癫痫药的药理性能与临床应用，酒精戒断症状的标准治疗等内容。

第一节 概 述

酒依赖(alcohol dependence)是由于长期反复饮酒引起的对酒渴求的一种特殊心理状态或异常行为模式，实际上，也同时存在伴随慢性酒精中毒导致的各种躯体损害。大量的研究表明，心理社会因素在酒依赖的形成、发生发展、防治转归及康复预后中扮演极其重要的角色。由此看出，酒依赖其实是一种典型的心身疾病(psychosomatic disease)，从治疗上看，它不具备纯粹躯体疾病可用药物治疗的特点，戒酒并没有强制性生效的功能，如不能像医生给患者打针，即使患者不愿意也要接受一样。因此，治疗的第一步是建立良好的咨询治疗关系。

患者往往是带着无奈来到诊室，或者嘴上说要戒酒，但仍"口不对心"。所以接诊时要充分注意患者的心态，医生过分的语言往往会把患者吓走，如："你到底是想死还是想活？你究竟怎么回事，上次跟我讲了不会再喝了，你怎么说话不算话呢？"。建立良好的医患关系是前提条件，医生首先要仔细询问患者的病史，倾听患者的诉求，尽量采取开放的问题来询问病史。

让酒依赖患者接受治疗的第一个障碍是来自患者的"否认"，不管是有意的还是无意的，患者总是把自己的问题淡化或根本不承认自己有问题。在这种情况下，医生首先要搞清楚患者否认问题的原因，倾听患者的解释。如果患者从内心层面认识到了自己的问题，但往往为了顾全自己的面子，而不愿意承认，此时医生要表现出耐心和乐于真诚帮助的态度，使患者消除戒备心理。可让患者记录每日的饮酒情况，包括饮酒量、次数、环境，饮酒时酒友情况，饮酒前的内心活动等，使医生有机会全面了解患者与饮酒有关的问题，有的放矢地帮助患者。

还有一种情况，即：患者虽然承认了自己的问题，但仍拒绝接受治疗。他们声称自己能够控制自己，"想喝酒可以喝，不想喝酒就可以停止，我现在一点都不想喝酒"。这时医生不能与之发生争执，以免加剧患者的否认、焦虑和愤怒。医生应心平气和把他的问题说清楚,并通过家属共同来做工作。

目前,临床上就酒依赖患者是彻底戒酒还是减少饮酒量的观点仍有争论。传统的观念认为,治疗的目的应是帮助患者彻底与酒绝缘,理由是酒依赖患者不能控制自己的饮酒行为,戒酒后会出现再次饮酒的行为,虽然开始的一段时间内也许会控制饮酒量和饮酒频率,但迟早会恢复到戒酒前的饮酒水平。但也有些研究发现,有 $10\%\sim15\%$ 的酒瘾者能在长时间内控制自己,既然饮酒是生活中的重要部分,对某些人来说是一件乐趣,只要患者能控制自己,就没有必要强行戒酒了。

我们认为,对于严重的酒依赖伴有躯体问题者、多次住院者,彻底戒酒无疑是这类患者唯一的出路。如果患者的酒依赖程度不重,有着良好的个体素质,且自控力较强,可以在自己的躯体、心理问题得到解决后适量饮酒(男性每周不超过 168g,女性每周不超过112g);但如果有两次以上的发作史,那么恐怕只好终生戒酒了。

急性期脱瘾治疗的主要目的为:减轻、缓解急性戒断症状及相关的痛苦与不适,提供安全、人性化的治疗环境;治疗相关的躯体、精神疾病,为今后的社会心理康复,防止复饮、复发打下基础。急性期脱瘾治疗通常需在医院内完成(时间约 2～4 周)。急性期脱瘾治疗是戒酒治疗的重要一环,但仅仅是第一步,绝大多数酒依赖患者经过多次脱瘾治疗后方才认识到戒酒的困难性,意识到社会心理康复对预防酒精复饮、复发的重要性。

(陈志恩)

第二节　戒断综合征及治疗环境评估

酒精所致的戒断综合征可发生在患者减少酒量或戒酒时,对于大多数患者来说,一般发生在减少酒量或戒酒后 6～8h,发病的高峰期为减少酒量或戒酒后 48～72h,持续 1 周左右;但对于躯体情况不良、老年患者和严重戒断的患者,戒断综合征持续的时间可能更长。

一、戒断综合征严重程度的评估

(一)有关戒断需询问的病史

1.何年开始饮酒,是间断性或是持续性的,是否经常醉酒。

2.既往戒断症状的严重程度,有无抽搐和谵妄。

3.有无间断使用其他精神活性药物的历史。

4.近期饮酒种类(如为白酒,则需询问酒精度数),日饮酒量及饮酒方式,突然不饮酒有何异常感觉。

5.目前躯体状况如何。

6.本次发病有什么饮酒背景,有无合并焦虑和其他精神障碍。

(二)戒断量表的评定

现已有若干量表对戒断综合征进行客观地评估及量化。本章主要介绍"酒精戒断综合征评定量表"和"临床研究所戒酒评定量表"。

1. Wetterling 等于 1997 编制了简明的"酒精戒断综合征评定量表(Alcohol Withdrawal Syndrome Rating Scale,AWSRS)"(见表 6-1)。

表 6-1　酒精戒断综合征评定量表(AWSRS)

项目指标	0	1	2	3	4
脉率/(次/min)	<100	101~110	111~120	>120	
舒张压/(mmHg)	<95	96~100	101~105	>105	
体温/(℃)	<37.0	37.0~37.5	37.6~38.0	>38.0	
呼吸频率/(次/min)	<20	20~24	>24		
出汗	没有出汗	轻度(手湿)	中度(前额出汗)	严重(全身出汗)	
震颤	没有	轻度(双手平举,手指展开轻微震颤)	中度(双手存在震颤)	重度(粗大震颤)	
激越	没有	坐立不安	在床上辗转反复	试图离开床	愤怒
接触	能够简短交谈	容易分散注意力	接触离题	根本不能交流	
定向力	完整	时间、地点、人物中有一个错误	时间、地点、人物中有两个错误	定向力丧失	
幻觉(听、视、触觉)	没有	可疑	一种幻觉	两种幻觉	三种幻觉
焦虑	没有	轻度(仅在询问时引出焦虑)	严重(自发焦虑)		

目前,国外普遍使用"酒精戒断综合征评定量表",结合病史询问,来判断患者戒断症状的严重程度,为镇静剂的使用及进一步治疗提供依据。

AWSRS 最高总分:T＝34 分,其戒断症状严重程度可分为如下几个级别。

(1)轻度≤5 分:几乎不需药物干预或在门诊口服苯二氮䓬类药物(BDZ)进行观察。

(2)中度 6~9 分:可能对中等剂量的 BDZ 口服治疗即有效,最好住院观察。

(3)重度≥10 分:需负荷剂量的苯二氮䓬类药物经静脉途径给药,同时需严密监测以防止癫痫及震颤谵妄的发生。

2. Sullivan 等于 1989 年编制了"临床研究所戒酒评定量表(Clinical Institute Withdrawal Assessment of Alcohol Scale,CIWAS)",美国的许多大型综合医院和成瘾治疗机构多采用该量表。国内已有中文修订版(CIWA-Ar),该量表共有 10 道题,前 9 道题为 8 级评分(0~7),最后一道题为 5 级评分(0~4)。最高总分为 67 分,<8 分提示为轻度戒断症状,8~15 分提示中度戒断症状,>15 分为重度戒断症状,其评分意义与 AWSRS 大致相同(见表 6-2)。

表 6-2　临床研究所戒酒评定量表(中文修订版,CIWA-Ar)

量表组成	评分方式	最严重表现
以下九项症状评分为 0~7 级(0 表示无症状,7 表示症状最严重)		
恶心或呕吐	自诉症状结合临床观察	频繁的呕吐
震颤	临床观察	严重震颤,即使是伸展手臂也会出现
阵发性出汗	自诉症状结合临床观察	大汗淋漓
焦虑	自诉症状结合临床观察	急性惊恐发作
触觉异常(痒、麻、虫爬蚁走感)	自诉症状	持续性幻觉
听觉异常(对声音异常敏感,幻听)	自诉症状	持续性幻觉
视觉异常(对光或颜色敏感,幻视)	自诉症状	持续性幻觉
头痛,头部有"紧箍感"	自诉症状	极度严重头痛
激越	自诉症状结合临床观察	持续踱步或者身体强烈摆动
以下症状评分为 0~4 级(0 表示无症状,4 表示症状最严重)		
定向力和感知器官异常	临床观察	对时间、地点和人物均失去定向力

具体操作方法如下。

(1)在入院 24~48h 内评估。

(2)每隔 4 小时评估 1 次,如果开始 24h 内出现一次评分 AWSRS>8 分或 CIWA-Ar>10 分时,则每隔 2 小时评估 1 次。

(3)如果一次评分 AWSRS>10 分或 CIWA-Ar>15 分,则每隔 1 小时评估 1 次,直到评分连续出现 AWSRS 分<8 分或 CIWA-Ar<10 分为止。

需要说明的是,这些量表可作为临床观察的辅助工具,但绝不能替代认真仔细的临床观察与检查。在临床实践中,既要否定量表的"无用论",更要反对量表万能的"机械论"。

(二)戒酒治疗环境及监测

住院戒酒给患者以最安全的场所,住院期间应切戒酒的外部来源和途径,同时能够保证在安静和安全的环境下仔细地观察病情变化,并使患者得到适当、合理的治疗。这里也包括对嗜酒者同伴各种探望方式的审查。

医生可根据自身的临床经验结合相关戒断症状评定量表对患者戒断症状的轻重程度进行评定。戒断症状轻者,可尝试一次性戒酒,并在门诊观察、治疗;中、重度患者则适宜住院治疗,由于这类患者酒精戒断后可以导致较严重的后果,如癫痫样发作、震颤谵妄等,所以,建议最好在医护人员监护下进行戒酒,以便及时处理戒断综合征。

(蔡进伟)

第三节　主要治疗药物介绍

一、苯二氮䓬类

苯二氮䓬类(benzodiazepines,BDZ)是临床上用于酒依赖急性期脱瘾治疗的主要药物。

(一)BDZ 药物的历史发展

20 世纪前期仅有少数药物如溴剂、水合氯醛、副醛等用于镇静和催眠的治疗。1903

年出现了巴比妥类,是 20 世纪 50 年代以前主要用于镇静催眠和抗焦虑的药物。

1955 年,Sternbach 和 Reeder 成功研制了氯氮䓬(利眠宁),1960 年,正式将其应用于临床,氯氮䓬是第一个 BDZ 类抗焦虑药,在抗焦虑药发展史上有划时代的意义,并迅速取代巴比妥类,而成为当时抗焦虑的首选药物。基于对这一类化合物的进一步研究,于 1963 年推出了第二个 BDZ 药物地西泮(安定),比氯氮卓作用强 3～10 倍,作用谱更广。临床实践证实,BDZ 药物不仅具有镇静催眠和抗焦虑作用,还有抗惊厥、抗癫痫及中枢性肌肉松弛作用。迄今为止,国外市场上已有 40 来种 BDZ 以其优良药理学性能、副作用轻微及相对安全的优势,已广泛应用于包括精神科、神经科在内的临床各学科中。当然,其中不乏有滥用和使用不当的现象。

(二)BDZ 药物的化学结构、药代学和联合用药间的相互作用

1. BDZ 药物的化学结构

地西泮(安定)是 BDZ 原型,由一个含 7 个原子的二氮䓬环(B)和 2 个苯环(A,C)并联而成。多数 BDZ 的两个氮原子在第 1 和第 4 位,故称 1,4 苯二氮䓬(见图 6-1)。

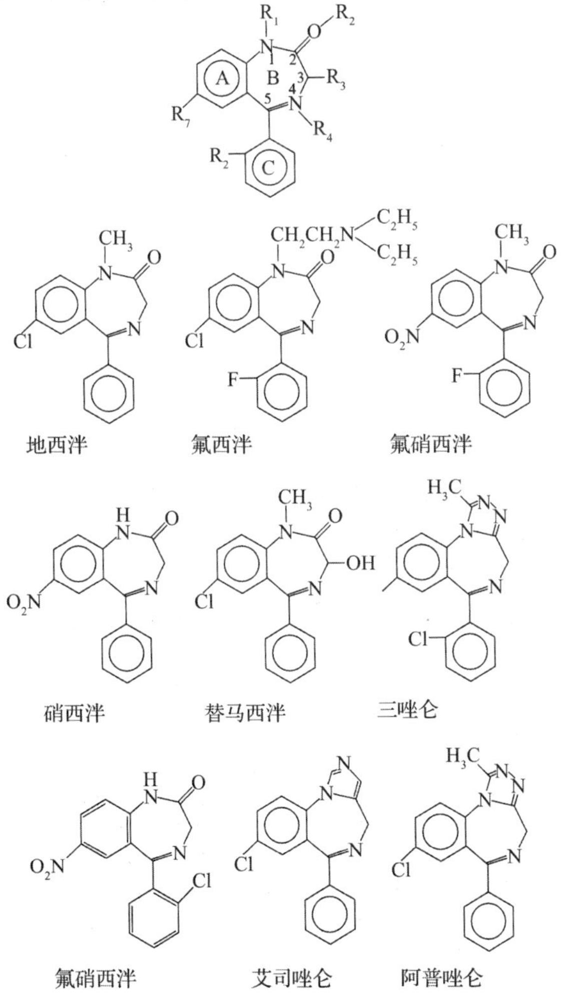

图 6-1　几种常用的 BDZ 的化学结构

2. BDZ 药物的药代学

BDZ 药物口服吸收快而完全,口服达高峰的时间为 0.5～8h。其中地西泮口服吸收的速度最快,儿童可快至 15～30min 达高峰,三唑仑、咪达唑仑口服吸收的速度也很快;氯硝西泮、奥沙西泮、氟西泮口服吸收的速度慢;阿普唑仑、艾司唑仑、劳拉西泮、硝西泮等口服吸收的速度居中;大多 BDZ 药物肌内注射的吸收速度不佳(除个别药物如劳拉西泮、氯硝西泮等)。

BDZ 药物血浆蛋白结合率高,故急性中毒时透析治疗作用有限。除奥沙西泮外,BDZ 药物的脂溶性较高,能迅速入脑,也意味着 BDZ 药物作用于肥胖和老年人的时间可能延长。BDZ 药物代谢方式有Ⅰ期代谢,为多数 BDZ 药物在肝脏内氧化的方式;Ⅱ期代谢,少数如劳拉西泮、奥沙西泮、替马西泮等经生物转化为无活性的葡萄糖醛酸盐、硫酸盐和醋酸盐化合物;还有的 BDZ 药物如氯氮䓬、地西泮、氟西泮,则分别通过Ⅰ期和Ⅱ期代谢。

临床上,常有人根据 BDZ 药物的半衰期来认定 BDZ 药物的作用时间,其实这是不可靠的指标,这主要与以下几方面因素有关。

(1)各种文献记录的 BDZ 药物半衰期有很大的差异,原因与有的 BDZ 药物有一种甚至多种活性代谢物有关,这些活性代谢物的 $T_{1/2}$ 可能对 BDZ 药物作用时间更有决定意义。例如,劳拉西泮、奥沙西泮、三唑仑等原药即为活性物;而氟西泮原药 $T_{1/2}$ 仅为 2～3h,但其活性代谢物 $T_{1/2} > 50h$;地西泮原药 $T_{1/2}$ 为 20～80h,其活性代谢物 $T_{1/2}$ 为 35～200h。

(2)BDZ 药物维持作用时间除主要由药物半衰期决定外,还受 BDZ 代谢方式、服药时间、频率及年龄等因素的影响。也就是说,BDZ 药物作用时间有一定的跨度范围,对每位患者而言,要结合具体情况进行综合分析。因此可见,有些文献将奥沙西泮、劳拉西泮划为短效类,而另一些文献将其列为中效类。当然,这种分类也与划分界线的定义标准不同有关。划分 BDZ 药物为长、中、短效只是一种相对概念,对临床应用有一定的参考价值。按 BDZ 药物作用时间可大致分为:$\geq 20h$ 为长效类 BDZ 药物;6～20h 为中效类 BDZ 药物;$\leq 6h$ 为短效类 BDZ 药物。

熟悉 BDZ 药物的药代学基本知识,对于临床医护人员乃至家属观察患者病情及治疗反应有非常现实的意义。尤其是对在门诊观察、经非口服途径使用 BDZ 的患者,能有效地预防跌伤等意外。在这一点上,我们在临床中已有不少的经验教训。

3. 联合用药间相互作用

BDZ 药物在人体中诱导肝药酶的作用很小,这也是 BDZ 药物用药安全性的一个重要指标之一。尽管如此,酒依赖患者由于长期过量饮酒引起多种躯体疾病或合并症,所以,有必要了解 BDZ 药物与一些常用药物之间的相互作用。

BDZ 药物中以经Ⅱ期代谢的劳拉西泮、奥沙西泮药物相互之间的影响作用最小。其他 BDZ 药物可能通过不同 P_{450} 同工酶如 2C3、2D6、3A4 等进行代谢。阿普唑仑、三唑仑、咪达唑仑主要通过 3A 同工酶代谢,如合用抑制此代谢途径的药物(如氟西汀),可使 BDZ 药物的镇静作用增强;合用 H_2 受体拮抗剂西咪替丁(cimetidine,又名甲氰咪胍)或者双硫仑(disulfiram,又名戒酒硫),可减慢 BDZ 药物代谢,并可使 BDZ 药物作用增强,作用时间得以延长(尤其是地西泮和氯氮䓬);异烟肼(isoniazid,INH)和雌激素(estrogen)可抑制 BDZ 药物代谢酶,合用可增强 BDZ 药物效应;香烟和利福平(rifampin)因肝药酶诱导作用,与 BDZ 药物合用可使 BDZ 药物代谢加速,使 BDZ 药物作用减弱。

BDZ 药物和地高辛(digoxin)联用可使地高辛半衰期延长;BDZ 药物与肌松药琥珀胆碱(succinylcholine,司可林)或戈拉碘铵(gallamine)联用可引起麻痹;BDZ 药物与其他镇静药、酒精同用,可引起明显镇静和中枢神经抑制,偶可引起呼吸抑制。

上述药物是酒依赖患者在 BDZ 药物脱瘾治疗中均可能见到的联合用药问题,在临床治疗中,医生需要做到心中有数,全面考虑到各种药物间的相互作用。

(三)BDZ 药物的药理作用机制

BDZ 药物的药理作用机制探索晚于 BDZ 药物的临床使用。1967 年,Schmidt 及同事首先发现地西泮可以加强 GABA 对猫脊髓的抑制作用,以后发现如内源性 GABA 被耗竭,地西泮的作用也随之消失。1977 年,一些学者用放射配体结合技术,在不同脑区特别是小脑、大脑皮质和边缘系统发现了特异 BDZ 受体。BDZ 药物对此受体有较高亲和力和特异性,其他药物则没有。不同 BDZ 的亲和力不同,且亲和力大小与体内药理学强度呈高度相关,这个发现为 BDZ 的药理作用机制提供了重要依据。

BDZ 药物的基本药理作用机制相似,电生理研究表明,BDZ 药物能增加 GABA 能神经传递功能和突触抑制效应,从而间接改变其他递质如 NE 和 5-HT 功能。BDZ 的中枢抑制作用可能与药物作用于脑内不同部位 $GABA_A$ 受体密切相关,该受体与氯离子(Cl^-)通道偶联,GABA 作用于 $GABA_A$ 受体,使细胞膜对 Cl^- 通透性增加,大量 Cl^- 进入细胞内引起细胞膜超极化,使神经兴奋性下降;BDZ 与 $GABA_A$ 受体复合物上的 BDZ 受体结合,诱导受体发生构象变化,促进 GABA 和 $GABA_A$ 受体结合,使 Cl^- 通道开放的频率增加,使更多的 Cl^- 内流,可引起中枢系统不同部位的抑制,具有镇静、催眠、抗焦虑、抗惊厥、抗癫痫及中枢性肌肉松弛作用(Cl^- 通道的一个结合位点由巴比妥类激活,巴比妥类延长 Cl^- 通道开放时间,而 BDZ 增加通道开放频率,这是两者的不同点)。这就是目前关于 $GABA_A$ 受体、BDZ 受体和 Cl^- 通道大分子复合体的概念(见图 6-2)。

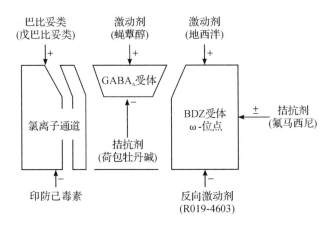

图 6-2 $GABA_A$ 受体、BDZ 药物受体和 Cl^- 通道大分子复合物

1. GABA 受体和 GABA$_A$ 受体

GABA 受体主要有 GABA$_A$ 受体和 GABA$_B$ 受体两个亚型。GABA 是哺乳动物中枢神经系统(CNS)最重要的抑制性神经递质,是 GABA$_A$ 受体和 GABA$_B$ 受体的天然神经递质。但 GABA 的抑制作用主要是与 GABA$_A$ 受体结合,由 Cl$^-$ 通道中介起效应。当 GABA$_A$ 受体被 GABA 或 GABA 激动剂(如蝇蕈碱)占据时,则 Cl$^-$ 通道开放,Cl$^-$ 内流形成超极化。

2. BDZ 受体

BDZ 受体即 BDZ 结合位点(ω 位点),又称为 Omega 受体。该受体位于 Cl$^-$ 通道复合物上,也分为 BDZ$_1$ 受体和 BDZ$_2$ 受体,两者都与 GABA$_A$ 受体有关。但在脑中分布不一,BDZ$_1$ 受体主要分布在小脑,BDZ$_2$ 受体主要分布在边缘结构。不同 BDZ 对 BDZ 受体的亲和力也不同。其他中枢神经系统抑制剂(如酒和巴比妥类),通过直接与 Cl$^-$ 通道相关位点发生作用,也可促进 GABA 能神经传导。

3. BDZ 受体配体

(1)BDZ(如地西泮)是 BDZ 受体激动剂,它可加强 GABA$_A$ 受体功能及 GABA 能神经传导。

(2)有些物质如 β-卡波林-3-羧酸(β-carboline-3-carboxylicacid,β-cc)也可与 BDZ 受体高亲和力结合,但拮抗 GABA 的抑制作用,产生与 BDZ 相反的效应(致焦虑、致惊厥作用),称为 BDZ 受体反向激动剂。

(3)BDZ 受体拮抗剂氟马西尼具有阻断 BDZ 受体的作用,临床上将其作为 BDZ 受体反向激动剂,可用于 BDZ 过量的解毒药。

(4)目前已合成了既有激动剂又具有部分拮抗剂特点的部分激动剂。部分激动剂占据受体后,它们激活受体的潜力低,需要占据较多的受体才能达到完全激动剂的效应。从理论上来讲,部分激动剂可能具有抗焦虑作用而无镇静作用或成瘾性,也就是说有可能把药物的抗焦虑作用和镇静、成瘾性完全分离开来。

一般认为,BDZ 的抗焦虑主要作用于杏仁核和海马内的受体而发生作用;镇静催眠主要作用于脑干核内的受体而发生作用。但由于对 BDZ 受体的选择性不同,加之药代动力学的差异较大,因此,临床用途并不完全相同。

(四)BDZ 药物的主要适应证

BDZ 药物主要用于各种原因引起的焦虑、失眠、中枢性肌肉僵硬,也可用于癫痫、酒依赖戒断症状的替代治疗;禁忌证有:老年患者、肝肾及呼吸功能不全者、青光眼、重症肌无力者、使用其他中枢抑制剂以及特殊职业(如驾驶员、高空作业及机器操作者)者应慎用,妊娠期女性及哺乳期女性禁用。如发生过量中毒,除常规洗胃、对症治疗外,还可采用特效拮抗剂氟马西尼。

常用的 BDZ 药物的药理作用、剂量及药代药理学特点见表 6-3。

表 6-3 常用的苯二氮䓬类药物

药　物	药理作用	常用剂量 /(mg/d)	口服起效速度	半衰期 $T_{1/2}$ /(h)	作用时间
氯氮䓬(clorazepate)/ 利眠宁(librium)	抗焦虑、缓解酒依赖	10～40	中速	30～60	长效
地西泮(diazepam)/ 安定(valium)	抗焦虑、抗惊厥、催眠、肌松作用及缓解酒依赖	5～40	快速	30～60	长效
硝西泮(nitrazepam)/ 硝基安定(nitrazepam)	抗惊厥、催眠	5～20	中速	18～34	中效
氯硝西泮(clonazepam)/ 利福全(rivotril)	抗焦虑(惊恐障碍、社交恐怖)、抗惊厥、催眠、缓解酒依赖	1～6	慢速	20～50	长效
阿普唑仑(alprazolam)/ 佳乐定(alprazolanic)	抗焦虑(惊恐障碍、社交恐怖)	0.4～6	中速	12～20	中效
艾司唑仑(estazolam)/ 舒乐安定(eurodin)	催眠	1～6	中速	10～24	中效
氟西泮(flurazepam)/ 妥眠多(dalmadom)	催眠	15～30	慢速	50～100	长效
劳拉西泮(lorazepam)/ 罗拉或氯羟安定(ativan)	抗焦虑、麻醉用药、缓解酒依赖(适用于年老体弱及有明显肝功能异常者)	1～6	中速	10～20	中效
奥沙西泮(oxazepam)/ 舒宁(serax)	抗焦虑、缓解酒依赖(适用于年老体弱及有明显肝功能异常者)	2～12	慢速	5～10	短效或中效
三唑仑(triazolam)/ 海洛神(halcion)	催眠	0.125～0.5	快速	2	短效
咪达唑仑(midazolam)	催眠,外科手术	15～30	快速	1.5～2	短效
氟马西尼(flumazenil)/ 安易醒(anexate)	逆转 BDZ 急性中毒,也可用于乙醇急性中毒	0.4～2 静脉缓慢注射	注射起效快	0.7～1.3	短效

二、抗癫痫药物

癫痫的发病主要与遗传易感性和脑损伤有关,前者是癫痫发病的基础和内因,后者是癫痫发病的条件和外因。癫痫的产生是由于神经元的异常放电所致,这种异常放电可由基因异常、离子通道(如 K^+、Na^+、Cl^-、Ca^{2+})功能或结构异常、神经递质(如 GABA、谷氨酸)异常所引起。目前常用抗癫痫药物(antiepileptic drugs,AEDs)主要是抑制病灶神经元过度放电,或作用于病灶周围正常神经组织,抑制异常放电的扩散,控制癫痫发作。现有的药物多数是通过第二种方式起作用。作用机制多与干扰 Na^+、Ca^{2+} 通道,增强脑内抑制性神经递质 GABA 介导的抑制有关。

(一)抗癫痫药物的发展

1857年,溴化剂作为全世界第一个有效的抗癫痫药应用于癫痫的临床治疗;苯巴比妥和苯妥英钠分别于1912年和1938年相继应用于临床;自此之后,乙琥胺于1958年从美国进入中国市场;20世纪后期,随着卡马西平、丙戊酸、氯硝西泮、硝西泮等的开发,出现了全新的抗癫痫药物;最近十几年,又有更多的抗癫痫新药不断涌现,如加巴喷丁、拉莫三嗪、托吡酯、奥卡西平、左乙拉西坦、氨己烯酸、噻加宾等。其中如拉莫三嗪、托吡酯、奥卡西平、左乙拉西坦等已被批准作为某些癫痫类型的单药治疗。这些抗癫痫新药,其中一些有较好的药代动力学和药效学,治疗指数高,严重不良反应少,不仅为难治性癫痫带来了新的曙光,同时也给精神科拓宽了抗躁狂药物治疗的新境界(换言之,目前精神科抗躁狂药物除经典的碳酸锂外,其余均为有效的抗癫痫药物)。不仅如此,近年来临床实践已经证实,这些新的抗癫痫药物对精神科一些行为障碍如易激惹、激越和冲动攻击现象有确切的疗效。

(二)各种抗癫痫药物特点

1. 苯妥英钠

苯妥英钠(phenytoin sodium)又称大仑丁,为二苯乙内酰脲的钠盐。其药理作用的基础是具有膜稳定作用,这不仅与其抗癫痫作用有关,也是治疗中枢疼痛综合征(三叉神经痛)和抗心律失常(室性心律失常)的主要机制。膜稳定作用机制如下。

(1)治疗浓度选择性阻滞电压依赖性 Na^+ 通道,减少 Na^+ 内流,选择性地阻断神经元持久、高频、反复放电,而对正常的低频放电无明显影响;苯妥英钠对强直后增强(PTP)有抑制作用,从而抑制异常放电的扩散。

(2)治疗浓度选择性阻滞 L 型和 N 型的 Ca^{2+} 通道,抑制 Ca^{2+} 内流,缩短动作电位间期及有效不应期,降低心肌自律性。但对哺乳动物丘脑神经元的 T 型 Ca^{2+} 通道无阻断作用,这可能与其治疗失神发作无效有关。

(3)抑制钙调素激酶活性,降低突触传递作用而稳定细胞膜。

(4)高浓度苯妥英钠诱导 GABA 受体增生,间接增强 GABA 作用,使 Cl^- 内流而出现超极化。

苯妥英钠是治疗癫痫大发作及局限性发作的首选药,但由于口服吸收慢,常先用起效较快的药物控制发作如苯巴比妥;但这类药物对失神小发作无效,有时甚至会使病情恶化。

苯妥英钠的不良反应与用药剂量、给药途径和用药时间有关,除对胃肠刺激外,其他不良反应与血药浓度大致平行,$10\mu g/mL$ 时可有效抑制大发作,$20\mu g/mL$ 时即可出现中毒反应。不良反应主要有牙龈增生、低钙血症、软骨病(可诱导肝药酶,加速维生素 D 代谢)、巨幼细胞性贫血(久服可致叶酸吸收及代谢障碍)、致畸作用(被称为"胎儿妥因综合征")。

苯妥英钠为肝药酶诱导剂,能加速多种药物的代谢而降低其疗效。如卡马西平可通过肝药酶诱导作用来加速本药物的代谢,从而降低其血浓度;而苯巴比妥可通过肝药酶诱导作用来加速苯妥英钠的代谢,又可通过竞争性抑制作用来减弱其灭活,因此,其对人体的影响具有不确定性。

总体来说,苯妥英钠由于抗癫痫谱窄,对认知影响大,药物间相互作用明显,对胎儿有致畸作用,治疗量与中毒量接近,近年来的使用量已逐渐减少。

2.卡马西平

卡马西平(carbamazepine)又称酰胺咪嗪、卡巴咪嗪、得理多,为亚胺二苯乙烯类。其药理作用机制如下。①抗惊厥作用,可能与治疗浓度阻滞电压依赖性 Na^+ 通道,抑制癫痫病灶及其周围神经元放电等有关。另外,卡马西平可通过降低相关酶的活性,减少GABA 的转化,从而提高脑内特别是突触内的 GABA 浓度,亦能达到抗惊厥的效果。②调节 Ca^{2+} 通道,阻滞 Ca^{2+} 内流,与其抗外周神经痛作用有关。

卡马西平是一种广谱抗癫痫药,癫痫大发作、精神运动性发作时及局限性发作时可作为首选药物,对失神小发作效果差。治疗外周神经痛如三叉神经痛的疗效优于苯妥英钠;对癫痫并发的精神症状,包括不典型躁狂抑郁症以及锂盐无效的躁狂抑郁症也有效;也可用于酒精戒断综合征的治疗。

常见不良反应有视力模糊、复视、共济失调等中枢神经系统症状和恶心、呕吐等消化系统症状,少见而严重的不良反应有骨髓抑制和皮肤红斑皮疹(故应定期复查血象)。

卡马西平具有肝药酶诱导作用,可加快苯妥英钠、乙琥胺和丙戊酸钠代谢速率而降低它们的血药浓度;苯巴比妥、苯妥英钠可通过诱导肝药酶而降低卡马西平的血药浓度;丙戊酸钠可抑制卡马西平的代谢速率,从而升高其血药浓度。

奥卡西平(oxcarbazepine)又称确乐多,是卡马西平的 10-酮基衍生物,它具有比卡马西平更好的疗效和更低的毒副作用,已在部分国家作为新型一线抗癫痫药物代替卡马西平而被应用于临床。其作用机制为:奥卡西平与 10-羟基代谢物(MHD)可阻滞电压依赖性 Na^+ 通道,阻止癫痫病灶放电的扩散;可抑制谷氨酸的释放;此外,奥卡西平还可作用于 K^+、Ca^{2+} 通道而发生效应。适用于成人或 2 岁以上儿童癫痫患者。可单独应用或与其他抗癫痫药物联合用于癫痫大发作及部分性发作的治疗。奥卡西平对肝药酶的诱导作用程度低,与其他药物的相互作用和影响少。

3.乙琥胺

乙琥胺(ethosuximide)为琥珀酰胺类抗癫痫药,主要用于失神小发作,疗效虽然不及氯硝西泮,但服用方便,每天单次服药即可,且不良反应较少,无显著镇静作用,故常作为失神小发作的首选药;对其他类型的癫痫无效,故需与其他抗癫痫药联用于混合型癫痫发作,以免可能加重混合型癫痫发作患者的强直阵挛性发作。乙琥胺的抗癫痫作用机制与其选择性阻断 T 型 Ca^{2+} 通道有关,丘脑神经元中 T 型 Ca^{2+} 通道电流被认为是失神发作的启动电流,它与患者 EEG 上的 3Hz/s 棘波形成有关。

乙琥胺一般对其他抗癫痫药物浓度没有明显的影响,但也有报道乙琥胺可以升高苯妥英钠血药浓度,卡马西平可使乙琥胺血药浓度降低。

4.丙戊酸钠

丙戊酸钠(sodium valproate)又称为德巴金、敌百痉、抗癫灵,化学名为二丙基醋酸钠。1964 年,其在法国首先被用于治疗癫痫并获得成功;1967 年,其开始在欧洲各国被广泛应用于临床,目前已成为治疗癫痫的常用药物之一。其药理作用机制为:丙戊酸钠不抑制癫痫病灶的异常放电,但能阻止病灶异常放电的扩散。其作用方式为:①阻断电

压敏感性 Na^+ 通道;②增强 GABA 能神经系统的抑制功能,抑制 GABA 氨基转移酶,减少 GABA 的代谢;抑制 GABA 转运体的活性,减少 GABA 的摄取;提高 GABA 合成酶-谷氨酸脱羧酶活性,使 GABA 合成增加;提高突触后膜对 GABA 的反应性。

丙戊酸钠是一种不含氮的广谱抗癫痫药,对各种类型的癫痫发作都有一定的疗效。对失神小发作的疗效要优于乙琥胺,但因其肝脏毒性而不作为首选药物;对大发作的疗效不及苯妥英钠和卡马西平,但当此两药无效时,用本药可能仍有效;对非典型小发作的疗效不及氯硝西泮;对精神运动性发作的疗效近似于卡马西平。

丙戊酸钠的毒性小、不良反应轻微。常见的有恶心、呕吐、食欲减退等消化道症状,饭后服用或逐渐加量可使症状减轻。中枢神经系统症状发生率低。主要可导致肝损害,40%的患者在用药初期会出现无症状性肝功能异常,偶见重症肝炎、急性胰腺炎等。少数患者会出现皮疹、脱发、血小板减少和出血时间延长,故用药期间要定期检查血象、肝功能。

丙戊酸钠可抑制苯妥英钠、苯巴比妥、氯硝西泮、乙琥胺的代谢,使它们的血药浓度升高;苯妥英钠、苯巴比妥、卡马西平可降低丙戊酸钠的血药浓度和抗癫痫作用;丙戊酸钠与其他血浆蛋白结合率高的药物如阿司匹林、磺胺类合用时,因竞争性抑制作用会使丙戊酸钠的游离血药浓度升高,从而使其药效和毒性作用均增强。

5. BDZ 药物

BDZ 药物种类繁多,与同为中枢神经系统抑制剂的巴比妥类不同,BDZ 药物对病灶本身无直接作用,不能消除癫痫病灶的异常放电,而是抑制异常放电向外扩散。其主要通过增强 GABA 与受体的结合力,增加 Cl^- 通道开放频率而起作用。用于癫痫治疗的主要有地西泮、硝西泮、氯硝西泮和氯氮䓬,上述药物具有较强的肌肉松弛、抗惊厥和抗癫痫作用。

(1)地西泮(diazepam,安定):1961 年合成,1963 年主要用于抗焦虑治疗,1965 年首先用于治疗癫痫持续状态。目前仍是治疗癫痫持续状态的首选药物,静脉注射显效快且较其他药物安全,但偶可引起呼吸抑制,宜缓慢注射,速度一般为 2~5mg/min。

地西泮能增强其他中枢抑制药的作用,若与其他药物合用,则应注意调整剂量,其与酒精有交叉耐受性;易成瘾,与其他可能产生依赖性的药物合用时,产生依赖的危险性增加;与抗高血压药和利尿剂合用时,可使降压作用增强;与普萘洛尔、西咪替丁合用时,本药在人体内的清除速率减慢,半衰期延长,应适当调整剂量;抗结核药利福平可加快本药的清除速率,使血药浓度降低;与抗心衰药地高辛合用时,可增加地高辛血药浓度而致中毒。

(2)硝西泮(nitrazepam,硝基安定):主要用于小发作,尤其是对肌阵挛发作和婴儿痉挛有较好的疗效。

(3)氯硝西泮(clonazepam,氯硝安定):具有广谱抗癫痫作用,对癫痫小发作疗效较地西泮好;对肌阵挛发作、幼儿肌阵挛发作也有良好的效果;静脉注射也可治疗癫痫持续状态,速度一般为 2mg/min。在 BDZ 药物中,其作用最强,抗惊厥作用比地西泮和硝西泮强 5 倍,且作用迅速(除口服途径),对呼吸及心脏的抑制作用大,故不作为治疗癫痫持续状态的首选药物,一般在地西泮无效的情况下才考虑使用。

6.苯巴比妥

苯巴比妥(phenobarbital,鲁米那)于 1912 年用于抗癫痫治疗,是巴比妥类中最有效的一种抗癫痫药物。巴比妥酸 C_5 位的一个氢原子若被苯基取代,则有较强的抗惊厥、抗癫痫作用,主要有苯巴比妥和扑米酮(primidone,扑痫酮)。苯巴比妥的药理作用机制:它既能抑制病灶的异常放电,又能抑制异常放电扩散。可能与以下作用有关,增强 GABA 作用于突触后膜上的受体,延长 Cl^- 通道开放时间,使 Cl^- 内流增加而降低神经元兴奋性;减少兴奋性氨基酸作用;较高浓度时也抑制 Na^+ 内流和 K^+ 外流。

苯巴比妥是中枢神经系统抑制药,随着剂量的增加,中枢抑制作用由弱变强,相继出现镇静、催眠、抗惊厥、抗癫痫及麻醉作用。主要用于防治癫痫大发作及治疗癫痫持续状态;对单纯性局限性发作及精神运动性发作也有效;对小发作、婴儿痉挛效果差。但因其中枢抑制作用明显,并不作为首选药。

苯巴比妥常见的不良反应有嗜睡、眩晕和精神不振等,因长期用药会产生耐受性,故上述症状可自行缓解。长期用药可发生药物依赖,停药后易发生停药综合征。

苯巴比妥为肝药酶诱导剂,可加速其他药物如地塞米松、地高辛和苯妥英钠等的代谢速率,降低这些药物的疗效;同时与乙醇、抗精神病药、抗组胺药、麻醉药、其他镇静催眠药合用时,会增强中枢的抑制作用。

7.GABA 活性增强药物

这类药物具有与 GABA 类似的结构,可通过抑制 GABA 氨基转移酶的活性,或为 GABA 的前药,从而使人体释放 GABA,提高脑中 GABA 的浓度等机制发挥抗癫痫作用,其中有些药物具有毒性小、不良反应少的特点。

(1)卤加比(progabide,氟柳双胺):为拟氨基丁酸药,是 GABA 受体的直接激动剂。卤加比和其代谢产物 SL75102 与 GABA 受体结合而发挥作用。其具有广谱抗癫痫的作用,对癫痫的痉挛状态和运动失调均有良好的效果;对强直-阵挛性发作、部分性发作及失神发作也有效。

(2)托吡酯(topiramate):又称妥泰(topamax),是一种以氨基磺酸酯取代单糖的新型抗癫痫药物。托吡酯通过多重机制产生抗癫痫作用:①阻断电压依赖性 Na^+ 通道,限制持续的反复放电;②增强 GABA 介导的神经抑制作用;③阻断红藻氨酸/AMPA 型谷氨酸受体,抑制谷氨酸介导的兴奋作用。本品适用于成人或 2 岁以上的儿童癫痫患者。可用于初诊为癫痫患者的单药治疗或曾经合并用药现转为单药治疗的患者,在临床上主要也被用作其他抗癫痫药物的辅助治疗,用于局限性发作和大发作,尤其是对儿童难治性癫痫的疗效较好。

(3)加巴喷丁(gabapentin):是一类由美国 Warner-Lanbert 公司首先开发研制的抗癫痫药物,于 1993 年首次在英国上市。其作用机制目前尚不明确。加巴喷丁结构与 GABA 相似,但不与 GABA 发生作用。目前,多数学者认为,加巴喷丁通过血脑屏障进入脑内,与大脑皮层和海马所特有的膜蛋白结合,从而引起脑内氨基酸代谢和浓度的改变,减少脑内兴奋性氨基酸(谷氨酸和天门冬氨酸)的生成,并降低其浓度而发挥抗惊厥作用。其主要用于常规抗癫痫药物不能取得满意疗效的局限性发作,也可用于局限性发作并全身性发作的治疗;对包括失神小发作在内的混合性发作,应慎用,因为其可能会使癫痫发作加重。若与制酸药同服,则可使其生物利用度下降 24%。

（4）氨己烯酸（vigabatrin，喜保宁）：于1997年12月获得FDA批准，为S（＋）型异构体和R（－）型异构体的混合物（1∶1）。氨己烯酸通过不可逆性地抑制GABA氨基转移酶，来提高脑内GABA浓度而发挥作用。其主要用于治疗癫痫局限性发作和大发作，也可与其他抗癫痫药合用以治疗难治性癫痫，尤其适用于顽固性儿童癫痫发作。

（5）噻加宾（tiagabine）：是一种GABA再摄取抑制剂，通过选择性阻断GABAⅠ型转运体，阻滞神经元和星形细胞对GABA的再摄取，增加突触部位GABA水平而对抗神经元的兴奋性，从而达到抗惊厥作用。其主要用于治疗成人和儿童癫痫局限性发作，可单用，也可与其他抗癫痫药联用。其近年来用于临床的癫痫治疗已取得了巨大成功。

8. 其他类

（1）拉莫三嗪（lamotrigine，利必通）：同时也是一种苯三嗪类衍生物，是一种新型的抗癫痫药物，于1994年获FDA批准上市。

拉莫三嗪是一种电压依赖性Na^+通道阻滞剂，具有多重抗癫痫机制：在体外培养神经元中，可抑制兴奋性神经递质谷氨酸所诱发的爆发性放电，阻滞癫痫病灶快速放电和神经去极化；还能阻滞Ca^{2+}通道，通过阻止异常放电的扩散而发挥抗癫痫作用。

对各类癫痫均有效，用于12岁以上儿童及成人的单药治疗或用于辅助治疗难治性不典型失神发作、肌阵挛发作、失张力发作及强直发作，也可治疗合并有Lennox-Gastaut综合征的癫痫发作。

常见的不良反应有胃肠道反应和中枢神经系统反应，少数人会出现皮疹，通常在治疗后8周内出现，少数严重者可出现血管神经性水肿和Stevens-Johnson综合征。

某些能诱导肝药酶的抗癫痫药（苯妥英钠、苯巴比妥、卡马西平）会加快本药的代谢；丙戊酸钠与拉莫三嗪共同竞争肝药酶，从而会降低本药的代谢速率；卡马西平与拉莫三嗪合用后，会使人体出现头晕、视物模糊、复视、共济失调等神经系统症状，上述症状一般在减少卡马西平剂量后会自行消失。

（2）左乙拉西坦（levetiracetam）：是吡拉西坦衍生物中的左旋乙基吡拉西坦，是一种新型的抗癫痫药物。美国FDA于1999年批准其用于成人部分性癫痫发作，2005年又将适应证扩大到4岁以上儿童。左乙拉西坦几乎具备了较好的抗癫痫药物的所有药动学特征：口服吸收迅速，生物利用率接近100％，不受食物影响；血浆蛋白结合率低于10％，能迅速通过血脑屏障；不经肝脏代谢，不产生酶诱导作用，66％以原形从肾脏排泄，27％代谢为无活性成分。抗癫痫作用机制尚不十分明确，但与传统抗癫痫药物的作用机制不同。研究发现，脑内突触囊泡蛋白SV2A是其发挥抗癫痫作用的独特位点，治疗浓度也可抑制海马锥体神经元高电压激活的N-型Ca^{2+}通道。

单药添加治疗部分性癫痫发作的有效率在40％左右，主要用于成人和4岁以上儿童难治性部分性癫痫的辅助治疗。本品具有良好的耐受性和安全性，常见不良反应有嗜睡、乏力、头晕，儿童还易出现情绪不稳、易激动等精神症状。

左乙拉西坦不受其他经常联合使用的抗癫痫药物影响，对苯妥英钠、卡马西平、丙戊酸钠、苯巴比妥、拉莫三嗪、加巴喷丁以及口服避孕药、地高辛、华法林的血药浓度也无明显影响。

（陈志恩　蔡进伟　兰开荣）

第四节　酒精戒断症状的标准治疗

根据所使用的药物,可将酒精戒断症状的标准治疗分为替代治疗和非替代治疗。

一、替代治疗

目前认为 BDZ 是治疗酒精戒断综合征的一线药物。替代治疗的理论基础是利用与酒精有相似作用的药物来替代酒类饮料,以减轻戒断症状的严重程度,使患者能较好地耐受戒断症状;然后在一定的时间内(大约 7～10d)将替代药物逐渐减少,最后停用。在治疗前就应告诉患者替代治疗只能减轻痛苦,必须做好相应的思想准备。对酒依赖患者而言,通常不宜讲抽象的、宣教式的大道理,尤其是对一些文化程度低、理解能力较差者,可通过列举一些生活中的具体事例,以真诚的态度来说明"凡成就某事,必付出一定代价"或"天上不可能掉馅饼"的事实和道理,从而使患者认识到戒酒的过程不可能一帆风顺,也为其心理上加强了准备程度,实际上也强化了其戒酒治疗的动机。

(一)BDZ 治疗酒精戒断症状的药理学优势

1997 年,美国成瘾医学会工作组对 1966—1995 年发表的 134 篇有关治疗酒精戒断的文章进行了综述,其结论是:苯二氮䓬类药物是治疗酒精戒断综合征的一线药物,所有种类的 BDZ 疗效相当。BDZ 作为酒精戒断综合征治疗的首选药物,是最常用的酒精替代药物,其优点包括:①与酒精有交叉耐受性;②治疗指数高,安全范围较大,对肝药酶几乎无诱导作用,不影响其他药物的代谢;③有抗癫痫作用;④作用于引起戒断症状的多个受体;⑤抗焦虑作用明显而迅速,作用谱范围广;⑥治疗失眠的效果好,依赖性、戒断症状较巴比妥类明显轻。

(二)酒精戒断状态时 BDZ 使用的几条基本原则

1. 不同半衰期的 BDZ 特点

长效 BDZ 是治疗酒精戒断症状的最好选择,国外常用的药物有地西泮、劳拉西泮和利眠宁(美国进口药)。其优点为:作用时间较长,不必每日多次给药,出现癫痫发作的可能性小。其缺点为:容易产生药物的蓄积、肝脏损害、肌无力、共济失调等症状。长半衰期的药物包括地西泮、氯氮䓬、氯硝西泮等。

2. 有肝功能损害的患者

对于有肝功能损害的患者,若用长效 BDZ,则可能导致过度镇静、共济失调和意识问题或者对经 I 期代谢的 BDZ 耐受性差。而许多酒依赖患者有肝功能损害,因此,可考虑治疗一些代谢较快的短半衰期 BDZ 或经 II 期代谢的 BDZ。

3. 各类 BDZ 的临床选择

根据具体患者的年龄,既往有无癫痫发作、肝功能损害,以及是否有影响患者代谢的因素而定。

4. 替代治疗原则

替代治疗原则为尽早、足量、短期。

（1）尽早：中至重度戒断状态和既往戒断时有癫痫发作和精神症状的患者是用药指征。一旦确认患者具有用药指征，应尽早给予 BDZ 替代治疗，以避免出现较严重的戒断综合征，从而减轻患者痛苦及降低医疗安全风险。BDZ 剂量应根据戒断综合征的轻重而进行个体化调整。

（2）足量：替代治疗可用负荷剂量（指在短时间内达到有效血药浓度的用量，可用首剂用量加倍的办法）及用相等剂量给药逐步累积达到的方法来治疗。脱瘾治疗普遍采用第一种方法，这样不仅可以较快抑制戒断症状，而且能有效预防可能发生的癫痫及震颤谵妄等。根据国内盛利霞等报道，其推荐的替代治疗剂量为：日饮用 500mL 酒精度为 50％～60％（V/V）的白酒相当于地西泮 40～60mg/d 或奥沙西泮 135mg/d，3～4 次/d，来进行替代治疗。当然，不同个体的治疗剂量差异很大，应根据戒断症状的严重程度结合患者年龄、躯体情况及对药物治疗反应等情况来调整，一般应用至轻度镇静作用出现时是停止加量的指标。

（3）短期：由于酒依赖患者本身具有成瘾的特质，再加上 BDZ 的确存在滥用及依赖风险，导致这一风险在很多年前曾被媒体所夸大，至今仍难以翻身。然而，上述风险在临床应用过程中的确需引起医生的重视。所以，用药时间不宜过长，以免形成 BDZ 依赖。一般停、减药方法为：①逐渐减量。一般持续治疗 7～10d，戒断症状基本缓解即可逐渐减药，具体减药速度要依据服药剂量和持续服药的时间而定。一般最快的减药速度是每周减服药量的四分之一，因而最短完全停药的时间为 1 个月左右。②改变使用方式。如原静脉途径给药的改为口服给药，原短效 BDZ 改为长效 BDZ，然后再逐渐减药。③试用其他药物。如减药过程中出现焦虑、易激惹、睡眠障碍等撤药症状，可试用奥卡西平、阿替洛尔、三环类抗抑郁药或奥氮平、喹硫平等抗精神病药物。④继续使用。如按上述处理后症状仍未缓解者，患者仍不能忍受或为年老体弱者，且 BDZ 药量不大，则可考虑继续使用。

5.BDZ 撤药症状和酒精戒断症状复发的鉴别

由于 BDZ 药物和酒精同为中枢神经系统抑制剂，且有交叉耐受性，有时往往难以鉴别，以下几条可以作为参考依据。①BDZ 撤药症状往往出现在减药后数天内，且症状先重后轻，最后大多缓解。②撤药症状出现或消失时间往往与药物的半衰期有关。③酒精戒断症状复发常常在停药 1 周后出现（与血液中 BDZ 药物清洗期有关），而且症状表现较重，有逐渐加重趋势，常伴有明显的自主神经症状。

二、非替代治疗

（一）非 BDZ 药物

BDZ 为公认的治疗酒精戒断症状的一线药物，但其他类型的药物也可辅助治疗酒精戒断综合征，可根据患者的具体情况进行选择。

1.抗惊厥药

常用的抗惊厥药（anticonvulsant）包括卡马西平、奥卡西平及丙戊酸钠。虽然可有效控制症状，但由于存在不良反应和起效时间的问题，效果不如 BZD。尽管卡马西平在欧洲常被用于预防酒精戒断相关的惊厥，但一般认为其临床疗效不如 BZD。不过，2002 年

Malcolm 等进行的关于卡马西平和劳拉西泮对酒精戒断综合征患者的疗效的对照研究（随机双盲设计）显示，两种药物疗效相当；但为期 12d 的随访结果进一步显示，卡马西平预防患者复饮较劳拉西泮更有效。此外，卡马西平可明显减少焦虑症状。一项 Cochrane 荟萃分析显示，抗惊厥药显著的疗效优于安慰剂；与苯二氮䓬类药物相比，卡马西平的疗效稍优于 BZD；应用抗惊厥药的患者比应用其他药物的患者，惊厥发作次数明显减少且药物副作用也较轻微。

2. β-受体阻滞剂

常用的 β-受体阻滞剂（β-receptor blockers）药物如普萘洛尔（propranolol）、阿替洛尔（atenolol）。β受体阻滞剂可缓解部分酒精戒断症状，比如可降低自主神经症状，但无法预防震颤谵妄及戒断性惊厥的发生。

3. α_2-受体激动剂

常用的 α_2-受体激动剂（α_2-receptor agonist）药物如可乐定（clonidine）。由于酒依赖和戒断往往涉及机体的儿茶酚胺系统，因此有人尝试使用 α_2 受体激动剂来治疗酒精戒断症状。研究发现，可乐定可以缓解与酒精戒断有关的躯体症状（如心动过速、血压升高等）及精神症状（如焦虑）。因此，针对酒依赖患者急性脱瘾期的戒断症状和稽延症状，可适当进行对症辅助治疗，从而达到缓解患者的不适感，增强脱瘾疗效的目的。至于 α_2 受体激动剂能否降低谵妄或惊厥的发生率，目前尚有争议，尚待进一步研究证实。

（二）纠正电解质紊乱

酒依赖患者经常伴有电解质紊乱，其中以钾、镁、磷等紊乱较为常见。电解质紊乱可造成严重的后果。目前认为惊厥和谵妄的发生与镁的缺乏有关；磷是高能磷酸键的成分之一，磷严重缺乏可导致骨骼系统、神经系统及血液系统的严重损害；血钾缺乏可引起心律失常和心功能紊乱，甚至危及生命。

1. 低钾血症

通常血钾浓度为 3.5～5.5mmol/L；若血钾浓度低于 3.5mmol/L，则表示有低钾血症。酒依赖患者在戒断症状时低钾血症或缺钾的常见原因有：①长期嗜酒导致摄入不足（进食不佳或胃肠功能差、吸收不良）。②戒断症状如呕吐、腹泻、多汗等使钾从肾外途径丢失。③钾向组织细胞内转移，如酒精戒断症状所致的过度呼吸引起呼吸性碱中毒或因大量输注葡萄糖液而导致钾盐补充不足（也称为钾跨细胞分布异常，通常该类原因仅引起低钾血症而不引起细胞内缺钾）。④同时伴有缺镁、缺氯。镁是 Na^+-K^+-ATP 酶激活剂，缺镁时，Na^+-K^+-ATP 酶功能低下，一方面影响钾的跨细胞转移，另外也使肾小管髓袢升支对钾重吸收减少，尿钾丢失增多，这也可能是同时发生镁、钾缺乏的患者仅单纯补钾而不易纠正缺钾的机制；缺氯时，会影响肾的保钾能力，而补足氯则有助于减轻碱中毒，利于纠正低钾血症。

低钾血症最早的临床表现是肌无力（一般血钾浓度低于 3mmol/L 时），也可见血清肌酸激酶活性升高（一般正常浓度为 38～174U/L），提示有肌细胞损伤；重者会出现肌麻痹（一般血钾浓度低于 2.65mmol/L 时），称为超极化阻滞（hyperpolarized blocking）；当血钾浓度低于 2mmol/L 时，特别是患者伴有较剧烈的肌肉运动时如癫痫大发作及震颤谵妄等,则会出现明显的肌细胞坏死,称为横纹肌溶解(rhabdomyolysis)。横放肌溶解的具体表现为:首先出现四肢软弱无力,常常下肢重于上肢,表现为站立不稳,容易造成摔伤、跌伤意外,以后可累及躯干及呼吸肌,严重者可致呼吸困难或窒息;还可有软瘫、腱反射减退或消失。

低钾血症可导致消化系统的平滑肌松弛无力,表现为厌食、恶心、呕吐、腹胀、肠蠕动减弱、便秘等,这些症状常与低钾血症互为因果,共同形成一个"恶性循环",更严重者可导致麻痹性肠梗阻和尿潴留(一般血钾浓度低于 2.5mmol/L 时)。故临床上若发现患者出现食欲差、腹胀等症状时,则应加以重视,需及时验血及补钾治疗;另外,在心脏方面,低钾血症可导致心肌兴奋性升高,传导性下降,自律性异常升高,表现为传导阻滞及各类心律失常(如窦性心动过速、期前收缩、阵发性心动过速等),若病情进一步加重,则表现为心脏抑制、心搏骤停。典型的心电图改变为早期出现 T 波降低、变平或倒置,随后出现 ST 段降低、QT 间期延长和 U 波。

低钾血症在临床上有时可以表现得很不明显,有时则表现为时间滞后性。我们在临床上经常会遇见这样一种有趣的现象:一位已出现数天典型戒断症状的酒依赖患者被送来住院,经家属确认其数天几乎未进食,在门诊检查时常无明显临床表现,血钾检查亦正常。然而住院期间经过足量补液、补钾治疗及改善胃纳后,复查血生化反而有明显的低钾血症,这时患者的临床症状也开始明显。目前可能的解释是这类患者多有比较严重的戒断症状,常常伴有严重的细胞外液减少,这时的临床表现主要是缺水、缺钠所致的症状。但当缺水被纠正之后,由于血钾浓度进一步被稀释或者补充了过量的葡萄糖溶液,造成钾离子内流,此时即会出现低钾血症的明显症状。因此,获得有效和真实的病史资料非常重要,对于中、重度戒断症状患者,除需加强观察外,入院初期每天复查电解质也是必需的,严重者需数小时监测一次。由于补钾量是分次补给,因此,要补足体内的缺钾量,通常需要连续 3～5d 的补钾治疗。

临床上判断缺钾的程度很难,虽有根据血钾测定结果来计算补钾量的方法,但实用价值很小,只能用于大致评估。通常是采取分次补钾、边治疗边观察的方法,并酌情补给。低钾血症时的补钾原则:①若口服补钾能奏效,则尽量口服,但酒依赖患者往往存在口服摄入效果不佳的情况,故通常采取口服与静脉补给相结合的方法。②静脉补钾时需避免引起高钾血症。a. 见尿补钾,如有严重的细胞外液减少或休克,则应先输给晶体液及胶体液,以尽快恢复血容量,待尿液超过 40mL/h 后,再静脉补钾;b. 补钾浓度要低,500mL 液体中含钾量不超过 20mmol(相当于氯化钾 1.5g);c. 补钾速度要慢:补液应缓慢滴注,输入钾量应控制在 20mmol/h 以下;d. 绝对禁止使用 10% 氯化钾溶液直接静脉推注。③严重缺钾时(细胞内钾明显不足),补钾需持续一段时间,因缺钾后细胞内外液恢复完全平衡的速度较慢,操之过急易导致高钾血症。如无明显影响钾跨细胞转移的因素存在(如酸中毒等),则通过观察血钾浓度的恢复基本上可以估计缺钾的补足程度。

2. 低镁血症

一般正常的血镁浓度为 0.64～1.25mmol/L,机体细胞内约 300 多种酶的活化需镁的参与,特别是与 ATP 代谢相关的酶,而体内大多数生物过程均需 ATP 参加。镁在体内的主要作用有如下几方面。①镁与 ATP 结合成复合物,激活许多重要的酶如磷酸酶、焦磷酸酶、己糖激酶、胆碱酯酶等,参与葡萄糖、蛋白质、脂肪的代谢。②镁具有稳定细胞内 DNA、RNA 和核糖体的作用,可促进 mRNA 与 70S 核糖体结合;通过调节 RNA 合成酶而影响蛋白质的合成;DNA 的合成和降解也需要镁的参与。③由于 Na^+-K^+-ATP 酶及 Ca^{2+}-ATP 酶均为镁依赖性的酶,加上镁对膜通透性的影响,镁在控制细胞内外 K^+、Na^+、Ca^{2+} 的转运中有非常重要的作用。④镁对心血管系统、中枢神经系统和神经肌肉等均有明显的影响。镁缺乏时可表现为神经肌肉及中枢神经系统功能亢进的表现,如面容苍白、肌震颤、手足抽搐及 Chvostek 征阳性、精神紧张、易激动等;严重者有烦躁不安、谵妄及惊厥。在临床上,镁缺乏者常伴有钾和钙的缺乏,如经补钾及补钙使低钾血症和低钙血症得到纠正后,若患者的临床症状仍未缓解,则应怀疑低镁血症的存在。对于一些基层医院检验科目前可能尚无法完成的镁测定项目,这时可以进行镁负荷试验,对镁缺乏有一定的诊断价值,方法如下:正常人在静脉输注氯化镁或硫酸镁 0.25mmol/kg 后,90％的注入量很快会从尿中排出;而对于镁缺乏者,采取相同的方法注入上述溶液后,40％～80％的注入量被保留在体内,仅少量的镁从尿中排出。

因此,癫痫和谵妄的发生可能与镁的缺乏有关。补镁可以帮助患者减轻戒断综合征的程度、预防癫痫和谵妄的发生。

3. 低磷血症

一般正常血磷浓度为 0.96～1.62mmol/L,血磷浓度低于 0.8mmol/L 时称为低磷血症。缺钾、缺镁的临床症状显而易见,而轻度低磷血症一般不会引起明显的特异性症状,患者在短时间内可能未察觉躯体症状,故临床常常未引起足够重视。然而,病理生理研究表明,机体重要的生命过程都有磷的参与,磷对机体代谢有十分重要的作用。磷在体内的主要作用有如下几方面。①核酸、磷脂、磷蛋白是机体遗传物质、膜结构、重要功能蛋白的组成成分,而磷则是这些组分的必需元素。②磷是高能磷酸键的成分之一,参与机体能量代谢的核心反应:ATP $\rightleftharpoons$ ADP+Pi $\rightleftharpoons$ AMP+2Pi,它是机体一切生命活动的能量源泉。③磷参与蛋白质的磷酸化过程,调控生物大分子的活性。④磷是骨和牙的基本矿物质成分;凝血过程的几个重要步骤都在磷脂的表面进行,血小板因子Ⅲ和凝血因子Ⅲ的主要成分就是磷脂。⑤磷酸盐参与酸碱平衡的调节;2,3-二磷酸甘油酸调节血红蛋白与氧的亲和力。

一般低磷血症引起的主要异常是 ATP 生成不足和红细胞中的 2,3-二磷酸甘油酸减少;急性低磷血症时,因细胞内丰富的磷储备代偿而不出现症状,但在长期严重的磷缺乏时,则可出现明显的损害,甚至危及生命(血磷浓度常低于 0.3mmol/L)。

在急性低磷血症时,以神经肌肉的症状较为明显,包括近端肌肉无力、厌食、头晕、鸭步态等;慢性低磷血症时,常以骨骼系统损害为主要表现,如骨痛、骨质软化、病理性骨折等;在极严重的低磷血症(血磷浓度低于 0.16mmol/L)时,可出现神经系统明显损害和神经精神症状。

血细胞在重度低磷血症时也可出现明显损害。若红细胞中的 2,3-二磷酸甘油酸生成不足,则氧离曲线左移可导致组织缺氧;若 ATP 生成不足,则会使红细胞膜因能量缺乏而僵硬受损,导致红细胞寿命缩短;白细胞功能活性受损,患者的感染概率增加;血小板聚集功能受损,而增加出血的风险。可见机体磷缺乏至少是这些血液疾病产生的重要病因之一。

自血清磷自动检测技术问世以来，住院戒酒患者中低磷血症的检出率甚为多见，由于对机体造成损害的更主要是磷缺乏，而不是单纯的低磷血症，故通常无明确特异表现或混入原发病的症状中，因此常常被临床医生所忽略。这就好像早年的精神病医生只重视"氯氮平"的治疗效果而容易轻视其潜在的毒、副反应及远期危害一样。因此，对磷缺乏需要保持警惕性，早期做出诊断分析，及时、适当的补磷非常有必要。

(三)补充维生素

酒依赖患者的另一个特点是维生素的缺乏(尤其是 B 族维生素的大量流失)，可导致 Wernicke 脑病，并发展成不可逆性痴呆。早期给药非常重要，给药剂量有个体的差异。

及时补充维生素，尤其是 B 族维生素是治疗急性酒精戒断综合征的常规措施之一，其中最常见且重要的维生素缺乏是叶酸和维生素 B_1 及维生素 B_{12} 的缺乏。

1. 叶酸和维生素 B_{12} 缺乏

叶酸和维生素 B_{12} 缺乏会引起细胞核 DNA 合成障碍而导致贫血，其特点是骨髓呈现典型的"巨幼变"。由于骨髓红细胞、粒细胞和巨核细胞三系及上皮细胞均可受累，所以主要表现为贫血、白细胞减少症及皮肤问题，严重者可表现为全血细胞减少。孕妇缺乏叶酸可能导致胎儿出生神经管畸形或低体重、唇裂、心脏缺陷等；维生素 B_{12} 缺乏还可有各种神经系统和精神方面的异常。在我国，因叶酸缺乏所致的巨幼细胞贫血较为多见，而因维生素 B_{12} 缺乏引起者则较为少见，其中以北方多发；但在欧美国家，则以维生素 B_{12} 缺乏引起者较为多见。除测定血清浓度外，尿中甲基丙二酸测定可用来区分叶酸和维生素 B_{12} 缺乏；维生素 B_{12} 缺乏时，尿中甲基丙二酸排出量增多，而单独叶酸缺乏时，则尿中甲基丙二酸排出量并不增多。

(1)叶酸(folic acid)：曾被命名为维生素 M、R 因子，是维生素 B 复合体之一，由蝶啶、对氨基苯甲酸和 L-谷氨酸组成，也称蝶酰谷氨酸(PGA)，1941 年，Mitchell 等从菠菜叶中提取纯化而成，故命名为叶酸；1946 年，Watson 等证实了治疗巨幼细胞贫血及恶性贫血除需补充维生素 B_{12} 外，还需要补充叶酸。

正常人体内的叶酸浓度为 8.1~45.3nmol/L。人体自身不能合成叶酸，新鲜水果、蔬菜、肉类食品、豆类、坚果类中富含叶酸。其中首推猕猴桃，有"天然叶酸大户"之誉。但天然的叶酸极不稳定，易受阳光、加热的影响而发生氧化，且食物中的叶酸溶解度低，需先经小肠的酶分解为单谷氨酸盐，才能被吸收，故生物利用度低，约 45% 左右，人体真正从食物中获得的叶酸并不多。合成的叶酸在数月或数年内保持稳定，且人体对其利用度高，约达 80%。叶酸在肠道(主要是十二指肠及近端空肠)被吸收后，会转变成 N_5-甲基四氢叶酸，通过维生素 B_{12} 的作用，去甲基后变成四氢叶酸进入细胞内，在细胞内则以四氢叶酸的形式起作用。单谷氨酸的四氢叶酸通过 ATP 合成酶的作用，再形成多谷氨酸盐，在肝细胞内储存。叶酸及其代谢产物主要由尿排出，少量可由胆汁(为血液浓度的 2~10 倍)排至肠道中再被吸收，形成肝肠循环。人体对叶酸的每天生理需要量为200μg。

酒依赖戒断时，每天从食物中摄取的叶酸严重受限制，加上酒精对肝实质细胞的毒性作用及戒断症状的影响，也会使叶酸的肝肠循环发生障碍，因此，叶酸很容易发生缺乏。此外,酒精戒断患者在大量补液的同时,常常需大量使用维生素 C,口服维生素 C 虽有利于含铁血红蛋白成分铁剂(Fe^{2+})的吸收,但同时也会抑制叶酸在胃肠道吸收,且大量的维生素 C 会加速叶酸的排出;在发生酒精性癫痫时,会使用苯巴比妥和苯妥英钠进行治疗或者预防惊厥发作,久服可致叶酸吸收和代谢障碍,均是叶酸补充的指征。

叶酸是含铁血红蛋白的组分,同时与维生素 B_{12} 共同促进红细胞的生成与成熟。叶酸缺乏与多种贫血有关,所以,处理酒精戒断时要考虑叶酸的补充,直至患者贫血得到纠正为止,一般需几周至数月的时间。

(2)维生素 B_{12}:又名钴胺素(cobalamin)、氰钴胺或动物蛋白因子。维生素 B_{12} 是迄今为止发现最晚的一种 B 族维生素,也是唯一含有金属元素的维生素,因含钴而呈现红色,又称红色维生素。维生素 B_{12} 在血液中的主要形式为甲基钴胺,在肝脏及其他组织内主要以腺苷钴胺的形式存在。

正常人体维生素 B_{12} 浓度为 $133\sim675$pmol/L。人体自身不能合成维生素 B_{12},其膳食来源主要为动物性食品,其中动物内脏、肉类、蛋类、乳制品中含量丰富。人体维生素 B_{12} 需要量很少,肝脏储存代偿能力大,一般不会出现缺乏。但长期饮食不正常及消化道疾病容易造成维生素 B_{12} 缺乏。维生素 B_{12} 的主要功能是红细胞成熟因子。内因子是胃黏膜壁细胞分泌的一种糖蛋白,它有两个活性部位:一个部位与进入胃内的维生素 B_{12} 结合,形成内因子-维生素 B_{12} 复合物,可保护维生素 B_{12} 不被小肠内水解酶破坏;另一部位则与回肠黏膜上的特异性受体结合,促进维生素 B_{12} 的吸收。人体对维生素 B_{12} 的每天生理需要量为 $2\sim5\mu g$。

长期嗜酒及呕吐会使胃黏膜壁细胞遭到破坏,引起内因子缺乏,从而影响维生素 B_{12} 的正常吸收和摄入,造成巨幼细胞性贫血;此外,壁细胞破坏会造成胃酸分泌不足,不利于酸性环境的形成,从而影响小肠黏膜对 Fe^{2+} 和 Ca^{2+} 的吸收。

(3)叶酸或维生素 B_{12} 的补充:①口服叶酸 $5\sim10$mg,3 次/d。对于胃肠道不能吸收者,可肌内注射亚四氢叶酸 $5\sim10$mg,1 次/d,直到血红蛋白恢复正常。如果同时有维生素 B_{12} 缺乏的情况,则不宜单用叶酸治疗,否则会加重维生素 B_{12} 缺乏症状,容易使神经系统症状加重。②肌内注射维生素 B_{12} $100\mu g$,1 次/d,直到血红蛋白恢复正常。用维生素 B_{12} 治疗后,患者的神经系统症状不易完全消失,特别是有严重的神经系统症状者。③经叶酸或维生素 B_{12} 的补充治疗后,应注意钾盐和铁剂(Fe^{2+})的补充。对于年老体弱或伴有心脏疾病的酒依赖者,其在血红蛋白恢复后常对血清钾降低不能耐受,特别是进食差者,应注意及时补充钾盐;对于营养性叶酸或维生素 B_{12} 缺乏者,若经治疗后症状改变缓慢或无改变,则要考虑缺铁的可能,应及时予以补充铁剂。

2. 维生素 B_1

维生素 B_1 因其分子中含硫及氨基,故又名硫胺素(thiamine)或抗神经炎维生素、抗脚气病维生素,是最早被人们发现和提纯的维生素,于 1896 年由荷兰科学家 Eekman 首先发现,于 1910 年由波兰化学家 Funk 从米糠中提取和纯化而成。在我国隋唐时代已有"久食白米发生脚气病"的记载,当时名医孙思邈已用"谷皮"治疗"脚气病"。人体对硫胺素的每天生理需要量为 $1.2\sim1.5$mg。

(1)硫胺素的吸收代谢:硫胺素在人体内不能合成,需依赖外源供给。硫胺素主要存在于种子的外皮和胚芽中；治疗用硫胺素都是化学合成的产品。硫胺素被小肠吸收，高浓度时呈被动扩散，低浓度时为主动吸收，通常人体每天吸收的量为5mg，其在酸性溶液中很稳定，但在碱性溶液中不稳定，易被氧化和受热破坏；氧化剂及还原剂也可使其失去作用。

（2）硫胺素缺乏的常见病因：凡摄入量不足和（或）损失增多和（或）需要量增加均可引起硫胺素缺乏。摄入量不足见于长期饮酒和（或）进食不佳，米饭制作不正确（长期吃精粮、稻谷碾磨过细或生米过度清洗），烹饪方法不当（烹调时温度过高或加热时间过长）。此外，饮用大量咖啡和茶叶或缺乏维生素B_2、B_6及叶酸会影响硫胺素的吸收。硫胺素损失增多见于长期大量饮酒，慢性胃肠疾病，大量输注葡萄糖及长期使用利尿剂、血液或腹膜透析者。硫胺素需要量增多见于妊娠期女性、儿童生长发育期、长期发热、甲状腺功能亢进、糖尿病、恶性肿瘤等慢性消耗性疾病。因此，酒依赖戒断患者不仅由于长期饮酒、胃纳不佳导致摄入量不足，同时酒精本身含有的抗硫胺素物质，会影响其吸收，而且会使体内有限的硫胺素大量丢失，极易造成缺乏。

（3）硫胺素的生理功能和缺乏症：①硫胺素在体内转变成有活性的焦磷酸硫胺素（TPP，又称羧化辅酶），参与体内糖的代谢过程，有保护神经系统的作用。硫胺素是人体能量代谢，特别是糖代谢所必需的，也是维持心脏、神经及消化系统正常功能所必需的。一般情况下，神经组织的能量主要来源于糖代谢，在硫胺素缺乏时，由于TPP减少，可造成糖代谢障碍，丙酮酸在体内积聚，引起神经组织能供减少，进而产生神经组织功能和结构上的异常。此外，硫胺素缺乏还能造成磷酸戊糖代谢障碍，影响磷脂类的合成，使周围和中枢神经组织出现脱髓鞘和轴索变性样改变。②硫胺素还具有促进认知、保持记忆水平、促进胃肠蠕动及增加食欲的功效。它可抑制乙酰胆碱酯酶（AChE）活性；当硫胺素缺乏时，此酶活性增高，会加速乙酰胆碱（ACh）的水解。中枢ACh主要参与觉醒、学习记忆和运动调节，有研究表明：Korsakoff综合征的记忆障碍主要由硫胺素缺乏所引起；Wernicke脑病以意识模糊（脑病）、眼部肌肉麻痹（眼震）、步态异常为主要临床表现，其病因与硫胺素缺乏导致中枢ACh减少而引起的觉醒和运动调节水平受损有关。周围ACh是传递神经冲动的主要物质；当它缺乏时，可使支配胃肠道、腺体等处的神经传导障碍，造成胃肠蠕动减弱、腹胀、食欲减退、消化不良等。③长期硫胺素缺乏可引起以多发性周围神经炎（干性脚气病）、中枢神经系统病变为主的Wernicke-Korsakoff综合征（脑型脚气病）及以循环系统病变为主的脚气性心脏病（湿性脚气病）。临床常表现为混合型，常有四肢麻木、肌肉酸痛、肌肉萎缩、肌力下降甚至行走困难（一般从远端开始，下肢重于上肢）、心力衰竭、气促、下肢浮肿及Wernicke-Korsakoff综合征等。一般对慢性酒精中毒患者来说，在长期缺乏硫胺素的基础上，随着病情的进展，由于劳动量和进食量进一步受到限制，故诱发脚气性心脏病的概率减小，但却容易向脑型脚气病进展。

（4）硫胺素的补充：硫胺素在体内的储备非常有限，所以所有戒断综合征的患者都应该在脱瘾治疗的第一时间给予足够的硫胺素治疗，以预防因硫胺素耗竭而诱发Wernicke脑病。有证据表明，尽管硫胺素治疗并不降低惊厥和震颤谵妄的发生率，但由于硫胺素缺乏是Wernicke脑病的主要致病原因，故临床医生仍应积极补充硫胺素，尤其是在给予葡萄糖治疗之前，因为后者的代谢会耗竭体内所剩不多的硫胺素，导致Wernicke脑病发生。对患有周围神经炎的酒依赖患者,硫胺素补充的时间要延长,有的患者可能需要6~12个月的治疗。由于酒精会使患者的食欲受到抑制,再加上本身胃肠道功能紊乱,对维生素的吸收不佳,所以口服剂量要大,必要时宜注射治疗。治疗方法为:①对一般酒精戒断患者,除改善饮食营养外,还须口服硫胺素 10mg,3 次/d,可加用酵母片或其他 B 族维生素。②对于急重症患者,应早期给予硫胺素肌内注射,100mg/d,连续使用 7~10d。对于急性脑病和心力衰竭者,可于短期内迅速好转,因心肌病变恢复较慢,可改为口服维持治疗;而对于某些晚期神经精神症状如 Korsakoff 综合征、肌肉萎缩等患者,可能效果不佳,难以完全恢复。

(四)营养治疗

酒依赖患者由于生活不规则,饮食结构发生变化,大量饮酒,抑制食欲,摄入不足;加上患者伴有肝功能不良、慢性胃炎等躯体疾病,营养的摄取也发生障碍;而酒仅能提供能量,尤其是白酒类多不含有机体所需的蛋白质、维生素、矿物质,脂肪酸等物质;所以,严重的营养缺乏是酒依赖患者共同存在的基本问题,故对酒依赖患者应加强营养,以提高机体的抵抗力。

1.酒依赖患者的饮食营养特点

(1)进食总量减少。

(2)食物营养结构不均衡。

(3)食物的消化、吸收及利用率降低。

(4)营养损失增加。

(5)组织对营养物质的贮存不足。

(6)机体对营养物质的需求增加。

其中营养素供给不足和摄入障碍是主要原因,常出现的营养缺乏主要包括维生素、蛋白质(氨基酸)、矿物质和微量元素的缺乏。维生素缺乏中以硫胺素最为多见,其次为叶酸、维生素 B_{12} 和烟酸;若并发肝病者,可发生脂溶性维生素(如维生素 A、维生素 D、维生素 E、维生素 K)缺乏。蛋白质缺乏是氨基酸摄入不足所致,此后主要表现为血清白蛋白减少。矿物质和微量元素缺乏有钾、钙、磷、镁、锌等。

2.常见的营养问题

(1)氨基酸、蛋白质缺乏:会导致蛋白质-能量营养不良(消瘦、低蛋白血症)。

(2)维生素缺乏:①硫胺素缺乏,会引起记忆障碍,干性脚气病如周围神经炎、脑型脚气病如 Wernicke 脑病。②维生素 B_2、维生素 B_6 缺乏,会引起低色素小细胞性贫血、癫痫样抽搐。③叶酸、维生素 B_{12} 缺乏,会引起巨幼红细胞性贫血。④维生素 K 缺乏,会引起凝血功能障碍、免疫力下降。⑤烟酸缺乏,会引起糙皮病、腹泻、痴呆等。

(3)矿物质和微量元素缺乏:①低钾血症(厌食腹胀、乏力、心率快、心力衰竭等);②磷缺乏(头昏乏力、骨软化、血液病等);③低钙血症(手足抽搐、感觉异常等);④低镁血症(眩晕无力、癫痫发作等);⑤锌缺乏(味觉受抑、食欲异常、免疫力下降、糖尿病等)。

(4)对葡萄糖代谢的影响:①低血糖(面色苍白、心慌、出汗、昏迷等);②高血糖(口渴多饮、多食、多尿等)。

3.饮食指导

戒酒治疗早期,患者常伴有胃肠道黏膜损伤,此时应以流质、半流质或软食为宜,待胃肠功能恢复后可逐渐改为普通膳食。因酒依赖患者多为蛋白质-能量营养不良,原则上应给予高蛋白、高热量、低脂饮食为主。

戒酒期间最好每天摄取150g蛋白质;在饮食上要以清淡为主,可以吃富含维生素和蛋白质的食物,如胡萝卜、豆制品、小米粥等,同时多吃新鲜水果蔬菜和坚果(补充钾、磷和镁)。

此外,对于酒依赖患者伴随的特殊躯体疾病,应分别给予特殊饮食。如对于合并糖尿病者,应给予糖尿病饮食;对于合并高血压病者,应酌情给予低盐、低脂饮食。

(五)其他躯体合并症的处理

前面介绍的是酒精戒断综合征的常规处理方法。由于酒依赖患者常常伴有各种各样的躯体疾病和异常状况,均应分别予以处理。例如,对于伴有酒精性肝损害者,应予以护肝处理;对于合并躯体感染者,应予以抗感染治疗。酒精引起的躯体合并症有明显的个体差异,对于不同的患者来说,酒精所致的各种躯体损害并不相同,有些患者所受到的损害以某一脏器为主,如有部分患者以肝脏损害为主,而有部分患者则以胰腺损害为主,也有其他患者以周围神经系统损害为主。

这类患者特别是肝脏、心脏问题多见,常需要与内科医生合作,进行准确诊治。当然,从戒酒的角度看,治疗躯体疾病的同时,千万不能忽视对心理问题的处理。

三、各类戒断症状的处理

1.单纯戒断症状

由于酒精与BDZ药物同为中枢神经系统抑制剂,其药理作用相似,故在临床上常用此类药物来解除酒精的戒断症状,称为替代递减治疗。要足量,不需要缓慢加量,这样不仅可以较快地抑制戒断症状,而且还能预防可能发生的癫痫及震颤谵妄等。

对于戒断症状轻者,可在门诊观察、治疗,一般口服地西泮剂量为7.5mg/次,3次/d,首次剂量可以更大些,没有必要加用抗精神病药。用药时间一般在5d左右,应逐渐、酌情减量、停药(见表6-4)。

表6-4 地西泮门诊戒酒用药剂量(mg)

日 期	6:00	12:00	18:00	睡 前
第1天	0	7.5	7.5	7.5
第2天	5.0	5.0	5.0	5.0
第3天	5.0	2.5	2.5	5.0
第4天	2.5	2.5	0	5
第5天	0	2.5	0	2.5

对于老年患者或者有严重肝功能损害者,可换用半衰期较短,且经Ⅱ期代谢的劳拉西泮或奥沙西泮来进行治疗。

这里需要介绍一下"点燃效应(kindling effect)",取自"星星之火可以燎原"之意。这一概念对理解酒精的渴求以及戒断症状有重要意义。所谓"点燃效应"是指对酒依赖患者而言,早期的戒断症状虽然轻微,但如果连续发生,且未得到有效的处理,则会使此后发生的症状更加严重,更难于处理。这一观念也是对为什么酒精戒断症状会一次比一次严重的最好诠释。

对于中、重度戒断症状患者,则更适宜住院治疗,由于这类患者酒精戒断后可导致较严重的后果,如癫痫样发作、震颤谵妄等,所以,建议最好在医护人员的监护下进行戒酒,以便及时处理戒断综合征。这类患者胃肠道功能差,通常需经非口服途径给药,由于地西泮肌内注射吸收速率慢而不规则,亦不完全,故临床上常以静脉途径给药。地西泮的负荷剂量为 20～30mg/d,24h 总量以 40～50mg 为限。临床上一般采用葡萄糖液 500mL加地西泮针 20mg～30mg 缓慢静滴作为首次治疗方案,用药时间为 5～7d,待戒断症状基本缓解后即可逐渐减药、停药。

如果患者有呕吐症状,可给予甲氧氯普胺(胃复安)10mg 口服或肌内注射,见病例6-1。

病例 6-1

患者,男性,39 岁,汉族,初中文化,个体户。有饮酒史 24 年,每天必饮,从不间断,伴晨饮现象,日饮高度白酒 0.5kg 以上。一周前在当地医院查出"酒精肝",入院前一天在妻子监督下戒酒,次日晚出现睡眠差,心烦焦虑,伴四肢发抖、出汗、恶心呕吐。因此,连夜由妻子送来住院戒酒。既往个人史无殊,有典型饮酒家族史,其父、大哥、二哥、妹妹均是问题饮酒者。

入院后经体格检查后,结果发现:神志清,定向准,出汗多,体温 36.8℃,血压 140/84mmHg,脉搏 110 次/min,心率 110 次/min,心律齐,两肺听诊无殊,腹软,肝脾肋下未及。经神经系统检查后,结果发现:四肢、躯干震颤明显,四肢肌力正常,口齿不清,末梢神经支配区感觉减退,病理反射未引出。经精神检查后,结果发现:意识清,定向准,自行入室,对答基本切题,未引出幻觉、妄想,情绪焦虑,诉梦多眠浅,夜间常因大汗淋漓而惊醒,主动要求补液,在诉说病症中多次出现"干呕",即时给予甲氧氯普胺针 10mg 肌注后未再出现呕吐情况。

入院后经实验室检查后,结果发现:血常规正常;血生化示谷丙转氨酶 147U/L,谷草转氨酶 257U/L,电解质、血糖、心肌酶、肾功能指标大致正常;心电图示窦性心动过速(110 次/min),左室高电压;腹部 B 超示"酒精肝"图像。

入院诊断:酒精所致精神障碍,单纯戒断状态;酒精性肝损害。

此患者为一轻、中度酒精戒断状态,躯体并发症主要有肝功能损害。故入院后给予经Ⅱ期代谢的奥沙西泮片替代递减治疗(首次予奥沙西泮片 30mg、tid),结合护肝养胃、补液治疗、给予大量 B 族维生素应用等对症支持。治疗 4d 后戒断症状基本缓解,情绪转平稳,躯体不适改善,胃纳、夜眠好转,奥沙西泮片逐渐减量,住院一周病情好转出院(复查肝功能指标示谷丙转氨酶 90U/L、谷草转氨酶 147U/L)。

这里需要指出的是,我们在临床中常遇见伴严重糖尿病的酒依赖患者,显然不适宜静脉滴注葡萄糖溶液,因为将地西泮针加入 5% 葡萄糖氯化钠溶液或生理盐水中会出现白色结晶、沉淀现象。若改用静脉注射,则又因剂量较大会使呼吸、心脏的抑制风险增加,而 BDZ 药物肌内注射大多吸收不佳(除个别药物如劳拉西泮、氯硝西泮等外)。此时,我们可以采用氯硝西泮针或劳拉西泮针(2~4mg、肌内注射、2~3 次/d)进行替代治疗,见病例 6-2。

病例 6-2

患者,男性,56 岁,汉族,高中文化,公务员。有饮酒史 3 年余,每天必饮,从不间断,伴晨饮现象,日饮高度白酒 1kg 左右。近几年来对酒耐受量下降,一般日饮白酒 0.5kg 以下,且经常醉酒,入院前一天因酒驾被拘留,次日晚出现夜眠差,心烦焦虑,易发脾气,骂人毁物,伴四肢发抖、恶心呕吐。因此,连夜由公安人员协同家属送来住院。既往有糖尿病及高血压病史 8 年,平时一直服用拜唐苹片(50mg、tid)、达美康片(80mg、bid)来降血糖治疗,硝苯地平缓释片(20mg、bid)来降血压,平时的血糖、血压控制平稳。入院时测血糖 10.1mmol/L。

入院后经体格检查后,结果发现:神志清,定向准,出汗多,体温 36.7℃,血压 150/94mmHg,脉搏 116 次/min,心率 116 次/min,心律齐,两肺听诊无殊,腹软,肝脾肋下未及。经神经系统检查后,结果发现:四肢、躯干震颤明显,四肢肌力 4 级(能作抗阻力动作,但较正常差),口齿不清,末梢神经支配区感觉减退,双侧膝腱反射减弱,病理反射未引出。经精神检查后,结果发现:意识清,定向准,在多人扶持下进入病室,表情茫然,对答基本切题,未引出幻觉、妄想,情绪焦虑,烦躁易怒,医务人员接触时一反常态,粗暴地命令护士尽快为其使用安定针,入院后又呕吐一次,为胃内容物,即时给予胃复安针 10mg 肌注后,未再出现呕吐情况。

入院后经实验室检查后,结果发现:血常规正常;血生化示甘油三酯 4.44mmol/L,葡萄糖 11.8mmol/L,糖化血红蛋白 7.7%,电解质、心肌酶、肝功能和肾功能指标大致正常;心电图示窦性心动过速(110 次/min),左室高电压;腹部 B 超示肝回声较密,胰腺囊肿,左肾结石;头颅 CT 示轻度脑萎缩。

入院诊断:酒精所致精神障碍,普通戒断状态;糖尿病;高血压病。

入院后予安定针(20mg/d、静滴)行替代治疗,将安定针加入生理盐水或 5%葡萄糖氯化钠溶液中溶解均出现白色絮状沉淀,故改用氯硝西泮针(2mg、肌注、bid)行替代治疗;其他对症支持治疗。3d 后戒断症状基本缓解;5d 后戒断症状完全缓解,情绪平稳,精神状况及躯体不适、胃纳及夜眠均有所好转,血糖、血压控制平稳,逐渐减量、停用氯硝西泮针,住院 2 周好转后出院。

2.震颤谵妄

一般在戒酒 48h 后出现震颤谵妄(delirium tremens,DT),72~96h 达到极期,震颤谵妄的前驱症状常常为胃肠不适、焦虑、失眠等。在意识障碍的基础上,出现典型的"三联征",包括形象生动的错、幻觉,言语、行为紊乱及全身肌肉震颤。幻觉以恐怖性幻视多见,常伴有自主神经功能亢进及"昼轻夜重"的规律。酒精戒断患者发生谵妄的危险因素包括:AWSRS≥10 分或 CIWA-Ar>15 分(尤其是收缩压>150mmHg 或心率>100 次/

min）；近期发生过戒断性谵妄（20％的患者可再次出现谵妄）或既往发生过戒断性癫痫或谵妄；老年患者；近期有其他镇静药滥用；合并其他内科疾病[包括低钾血症和（或）低镁血症，血小板减少症，以及呼吸系统、心脏或胃肠道疾病]。若患者没有合并严重躯体疾病，则震颤谵妄一般持续2～3d，常常以深而长的睡眠结束（当然，在临床观察中，如患者从兴奋躁动状态突然转安静，也需排除病情恶化的可能）；若患者伴有躯体疾病，则症状大多持续5～7d，通常病程不超过15d。

对于从事酒依赖治疗的专业人员来说，诊断酒依赖患者的戒断状态——震颤谵妄并不难，难的是如何处理和治疗；同时还需要注意的是，脑部疾病及代谢、内分泌问题也可出现谵妄，应予以鉴别。震颤谵妄多发生于合并躯体疾病、进食情况差、年龄较大的患者，对于酒精所致的躯体疾病，要予以特别积极的治疗。震颤谵妄的治疗通常是既复杂又困难的，其共患的躯体疾病往往较为严重且容易致死，所以需多专业学科人员，包括内外科、精神科的医生护士以及患者家庭人员等都需要参与治疗方案的决策。

震颤谵妄的处理原则如下。

（1）一般注意事项：①发生谵妄者，多有不安、兴奋的表现，需提供安静的环境，光线不宜太强；如有明显的意识障碍、行为紊乱、恐怖性幻觉、错觉，除予以适当的约束保护外，需要专人看护，以免发生意外；由于大汗淋漓、震颤，可能伴有体温调节问题，应注意保温；患者往往存在营养不良、免疫功能差的情况，再加上机体处于应激状态，易使机体出现感染，故应注意预防各种感染，尤其是肺部感染。②第1周需常规观察患者的体温、血压、脉搏、呼吸等基本生命体征及意识状态和抽搐发作情况，并加强护理，特别要防止窒息、跌伤等意外发生。

震颤谵妄患者因在酒精戒断状态下出现明显的自主神经功能症状，导致分泌物增加，再加上意识障碍、震颤、抽搐发作或因伴发呼吸道感染所致的痰液增多等因素，容易发生窒息。其中，老年人由于吞咽咀嚼功能减退，反应变得迟钝，咽部反射不敏感，饮酒后噎食时呕吐、咳嗽等反应更为微弱，在已噎食的情况下，身体未有及时反应，还在继续进食，最终造成噎食窒息。对于典型的震颤谵妄患者，常予鼻饲饮食。但对于震颤谵妄相对较轻、意识状况波动明显（主要是"昼轻夜重"的节律变化，也有部分病例日间也有明显变化）、没有给予鼻饲饮食、缓解期能配合进食的患者，反而更容易出问题。在患者意识状况相对清晰的情况下，家属或陪客往往会给患者提供不恰当的饮食，从而造成其噎食窒息，这在临床中已有很多经验教训，尤其在新入院的患者中经常见到。因此，对新入院患者家属及陪客，应及时开展常规饮食护理宣教。

对于这类患者，应尽量给予鼻饲饮食，如要自动进食，则应给予流质或半流饮食，避免硬、黏等不易嚼碎食物，喂食要缓慢、适量。

（2）镇静、控制精神症状：①BDZ药物为首选治疗药物，临床上需要给予较大剂量的BDZ药物来减轻患者自主神经的高度兴奋、减轻癫痫发作的可能和激越情况。但有时尽管给予高剂量的BDZ药物，震颤谵妄仍可能持续较长时间（常在7～10d以上）。大剂量BDZ的主要副作用为过度镇静、低血压及呼吸抑制等，使用时应加以考虑和重视。②其次，可考虑低剂量使用抗精神病药（antipsychotic drugs）。这些药物很少造成像安定类药物所引起的过度镇静、呼吸抑制和低血压。但要注意避免使用氯氮平、氯丙嗪等抗精神病药,因其可引起癫痫阈值降低,增加抽搐发作的风险。

当患者因受病情影响而不能口服药物,或者因激越等行为障碍而拒绝服药时,可考虑注射氟哌啶醇。通常选用氟哌啶醇针 5mg/次,肌内注射,1～3 次/d,可根据患者反应来增减剂量。其优点是对内脏毒性小,抗胆碱能作用小,对代谢速率影响小;缺点是易引起锥体外系症状(extrapyramidal symptoms,EPS),包括静坐不能、肌张力增高等,故应尽可能予以低剂量给药,患者有恶性综合征(neuroleptic malignant syndrome,NMS)倾向时应避免使用。

如果能够口服给药或者鼻饲管内给药,则可应用一些非典型性抗精神病药如利培酮、奥氮平、喹硫平等。其疗效与氟哌啶醇相似,但 EPS 等副作用的发生率却大大降低。有研究表明,在病因治疗的基础上,联合小剂量的非典型性抗精神病药,能有效地控制谵妄症状,缩短起效时间,提高疗效。常用的一些非典型性抗精神病药如下。

1)利培酮(risperidone,维思通):属苯丙异噁唑衍生物,由氟哌啶醇发展而来,是继氯氮平之后第二个非典型性抗精神病药。该药于 1993 年通过美国 FDA 审批,我国则于 1997 年引进该药。药理学特性:利培酮是 $5-HT_2-D_2$ 受体拮抗剂,$5-HT_2$ 拮抗比值$>D_2$,但保留相对较强 D_2 受体拮抗作用,D_2 受体绝对亲和力与氟哌啶醇相当;α_1、H_1 受体拮抗作用也较强;无 M_1 受体拮抗作用。

一般而言,当应用氟哌啶醇治疗谵妄效果不佳时,可以考虑使用利培酮。研究认为,利培酮能有效控制因不同躯体疾病所导致的谵妄,起效较快,而利培酮口服液对服药依从性差的震颤谵妄患者具有更重要的治疗意义。治疗一般从小剂量(0.5mg/次、2 次/d)开始,根据临床经验和症状变化来调整药物剂量。需要注意的是,随着药物剂量的加大,利培酮发生副作用的概率也明显增大。主要副作用有锥体外系症状、血清催乳素增高及体重增加。

2)奥氮平(olanzapine,再普乐):是噻吩二氮䓬类衍生物,由氯氮平分子结构改造发展而来。该药于 1996 年上市,并于 1999 年由我国引进。药理学特性:奥氮平为多受体作用药物,$5-HT_2$ 拮抗比值$>D_2$,但保留相对较强 D_2 受体拮抗作用,与利培酮相仿,喹硫平及氯氮平相对较弱;对 M_1、H_1 受体有明显的拮抗作用;对 α_2 受体拮抗作用较弱。

奥氮平在疗效与起效时间上与氟哌啶醇没有显著差异,但奥氮平耐受性明显优于氟哌啶醇,主要副作用是过度镇静和体重增加。治疗起始剂量为 2.5～5mg/d,一般不超过 15mg/d。

3)喹硫平(quetiapine,思瑞康):是二苯二氮䓬类衍生物,以富马酸形式存在,其化学结构类似氯氮平。于 1997 年首先在英国上市,2001 年在我国上市。药理学特性:喹硫平为典型的多受体作用药物,$5-HT_2/D_2$ 受体结合之比为 2,相对比较,具有较弱 D_2 受体拮抗作用,选择性与 D_4 受体结合,为目前多巴胺能拮抗的最少的非典型性抗精神病药;对 α_1、H_1 受体有较强亲和力;对 M_1、α_2 受体亲和力较弱。

当应用氟哌啶醇与利培酮治疗谵妄效果均不佳时,可尝试换用经不同代谢通道的喹硫平。其优点在于药物间相互作用的影响较少,若同时服用其他多种药物时合用喹硫平的安全性较高。治疗起始剂量为 25mg/次,2 次/d,应酌情调整。

(3)补液、补充大量维生素:纠正水、电解质及酸碱平衡紊乱,见病例 6-3。

病例 6-3

患者,男性,55 岁,汉族,小学文化,个体户。既往有饮酒史 30 年,每天必饮,从不间断,有晨饮现象,日饮劲酒 0.5kg 以上或啤酒 10 余瓶。近 3 年来对酒耐受量下降,一般日饮白酒 0.25kg 以下,且经常醉酒,1 月前在综合医院查出"酒精肝"。2d 前在家属监督下戒酒后出现夜眠差,次日晚即出现乱语、口齿不清、不识家人的情况,说"看见房间里有很多可怕的鬼头、蝴蝶在飞,感觉身上有很多虫子在爬,觉得有人要追杀他⋯⋯",为此在自己身上、房间里做出抓拿及拍打虫子的动作,惊恐不安,行为凌乱,夜间仓皇外逃,想要跳楼,病情时轻时重,尤以夜间为甚。

入院后经体格检查后,结果发现:神志不清,全身大汗淋漓,形体消瘦,体重 47kg,体温 36.7℃,血压 150/100mmHg,脉搏 110 次/min,心率 110 次/min,心律齐,两肺听诊无殊,腹软,肝脾肋下未及。经神经系统检查后,结果发现:四肢、躯干有粗大的震颤,四肢肌力 4 级(能作抗阻力动作,但较正常差),末梢神经支配区感觉减退,双侧膝腱反射减弱,共济运动障碍,病理反射未引出。经精神检查后,结果发现:意识模糊,对周围环境不能定向,对自身除名字外均定向错误,接触时表情茫然,有时答非所问,存在小动物幻视,双手乱摸,言语、动作零乱,思维不连贯,行为紊乱,躁动不安,治疗补液需在约束保护下进行,入院时乱打乱舞,引起手部皮肤多处擦伤。入院后经实验室检查后,结果发现:血常规示白细胞数 10.5×10^9/L,血红蛋白 85g/L;血生化示总蛋白 51.2g/L,白蛋白 32.5g/L,钾 3.15mmol/L,磷 0.64mmol/L,钙、钠、氯正常,心肌酶、肝功能和肾功能指标大致正常;心电图示窦性心动过速(110 次/min),左室高电压;腹部 B 超示"酒精肝"图像;头颅 CT 示轻度脑萎缩。

入院诊断:酒精所致精神障碍,伴有谵妄的戒断状态;贫血;低蛋白血症;低钾血症;低磷血症。

入院后予安定针 20～30mg/d 静滴替代治疗;予以奥氮平片 5mg/d 镇静,控制精神症状;芪胶升白胶囊(2.0mg、tid)补血;补钾,补充 B 族维生素,营养神经;其他营养支持治疗;结合康复、心理治疗。治疗 10d 后,病情明显好转,精神运动性兴奋好转,白天表现基本正常,但夜间睡眠不稳定,仍会有乱语、不辨家人、双手乱摸、在空中乱抓东西等情况。复查血常规示白细胞数 9.4×10^9/L,血红蛋白 102g/L;血生化示总蛋白 61.8g/L,白蛋白 39.5g/L,钾 3.54mmol/L,磷 0.94mmol/L,钠、氯、钙正常;心电图正常。请上一级精神科医生会诊,会诊意见建议:联合氯硝西泮针(2mg、肌注、bid)替代治疗;改用奥氮平片 10mg/d 来控制其精神症状、助眠,继续加强营养治疗及 B 族维生素的应用。会诊后采纳上级医生意见,继续治疗 1 周后夜眠好转,戒断症状完全缓解,四肢震颤消失,精神状况及躯体不适好转。

3. 酒精性癫痫

酒精性癫痫(alcoholic epilepsy)包括两方面内容:一是指酒依赖患者在中断饮酒后出现的戒断症状;二是指患者大量饮酒后出现的痉挛大发作。因两种状况的痉挛大发作所采用的药物治疗方法大同小异,因此采用酒精性癫痫来做统一叙述。酒依赖患者的共同治疗途径都是要戒酒或控制饮酒量,由于有 1/3 的酒精性癫痫患者在戒断后可以发展成震颤谵妄,所以必须积极治疗戒断后的癫痫发作,可选用卡马西平、丙戊酸盐类或苯巴比妥类药物;既往戒断时有癫痫发作史的患者,很有可能再出现戒断时癫痫发作,建议在戒断初期就应使用大剂量的 BDZ 药物或者预防性应用抗癫痫药物。单用足量 BDZ 药物可以预防患者的癫痫发作。许多研究发现,苯妥英钠对于酒精戒断所致的癫痫没有肯定的疗效,不建议使用;但也有研究认为,苯妥英钠与 BDZ 药物合用对有原发性癫痫的酒精戒断患者效果较好。目前,抗癫痫药物在酒精戒断时的应用尚有争论,需进一步研究证实。

酒精戒断所致的惊厥发作多数为单次发作,但也可在一段时间内连续多次发作,严重者可出现癫痫持续状态(SE)。SE 是指癫痫连续发作之间意识未完全恢复又频繁再发,或一次发作持续 30min 以上者。最新的概念关于全面惊厥性 SE 在临床实际操作中的定义则更为严格,是指发作持续 5min 以上或有 2 次及 2 次以上间断发作,发作之间的意识未恢复正常。在排除其他致病原因的前提下,待控制发作后,应同时进行相关检查以排外中枢神经系统感染、外伤或肿瘤等,并酌情处理。癫痫持续状态的处理原则如下。

(1)迅速控制持续发作状态:①静脉注射地西泮针 10mg,注射速度 2～5mg/min,可酌情每隔 10～15 分钟重复 2 次注射,以达到 30mg 的剂量或静脉注射氯硝西泮针 1～4mg,注射速度 2mg/min。对于癫痫持续状态未能控制者,20min 后可再重复原剂量 2 次(虽然 BDZ 药物与酒精有交叉耐受性,但仍应注意对呼吸的抑制作用)。②若上述方法无效,则可予静脉注射苯妥英钠针 18mg/kg,注射速度 50mg/min,必要时 30min 后再注射一次,苯妥英钠对大发作持续状态的效果好,无呼吸抑制和降低觉醒水平,但应进行心电监护和血压监护;或静脉注射苯巴比妥针 15mg/kg,注射速度 100mg/min,必要时 30min 后再重复给药一次。③若上述方法仍无效,则需在脑电图监护和呼吸支持条件下使用麻醉药物来控制发作,可选择咪达唑仑、苯巴比妥、异丙酚和硫喷妥钠。对于某些癫痫持续状态如部分运动发作持续状态,丙戊酸钠可迅速终止它,可静脉注射丙戊酸钠针,400mg/次,2 次/d。

(2)保持呼吸道通畅、吸氧,防止窒息。

(3)防治脑水肿,可用 20%甘露醇快速静脉滴注或地塞米松 10～20mg 静脉滴注。

(4)控制感染,避免患者发作时误吸,可酌情预防性应用抗生素,以防治感染并发症。若有高热,则给予物理降温。

(5)保持静脉通路,癫痫控制后予丙戊酸钠、苯巴比妥针维持治疗,其他治疗措施有补液支持,纠正水、电解质及酸碱平衡,改善脑功能等。

4. 酒精性戒断幻觉症

酒精性戒断幻觉症(withdrawal hallucinosis)是指在酒依赖基础上,突然中断饮酒后(通常在戒酒 24h 以内)出现戒断症状后的幻觉状态。酒精性戒断幻觉症患者如没有严重脑器质性损害及病态人格,戒酒后症状持续时间不长,用抗精神病药治疗有效,可选用第一代抗精神病药氟哌啶醇或奋乃静口服或注射(因这两种药物对内脏毒性小,对肝功能影响也小)或选用第二代抗精神病药利培酮口服或注射,剂量不宜太大,在幻觉、妄想被控制后可考虑逐渐减药,不需像治疗精神分裂症那样长期维持治疗。酒精性戒断幻觉症持续数日、数周、数月后会消失,最多不超过半年。但若治疗处理不当,则也可向震颤谵妄发展。

(陈志恩　吴绍长　金国林)

参考文献

[1] 江开达. 精神病学高级教程[M]. 北京：人民军医出版社，2011：112-118.

[2] 沈渔邨. 精神病学：[M]. 5 版. 北京：人民卫生出版社，2014：440-460.

[3] 张亚林. 高级精神病学[M]. 长沙：中南大学出版社，2007：325-343.

[4] 沈渔邨. 精神病学[M]. 5 版. 北京：人民卫生出版社，2014：922-931.

[5] 刘吉成. 精神药理学[M]. 北京：人民卫生出版社，2009.

[6] 杨雪，盛利霞，郝伟，等. 酒精戒断综合征：机制、评估及治疗进展[J]. 中国药物滥用防治杂志，2014，3：181-186.

[7] 金惠铭. 病理生理学[M]. 5 版. 北京：人民卫生出版社，2001：16-55.

[8] 沈渔邨. 精神病学[M]. 5 版. 北京：人民卫生出版社，2014：425-428.

[9] Edwards G, Gross M M. Alcohol dependence：provisional description of a clinical syndrome[J]. Bri Med J, 1977, 1：1058-1061.

[10] Schuckit M A, Daeppen J B, Tipp J E, et al. The clinical course of alcohol-related problems in alcohol dependent and nonalcohol dependent drinking women and men [J]. J Stud Alcohol, 1998, 59：581-590.

[11] Tracey J J, Jenny T, Richard P M. Treatmerit approaches for alcohol and drug dependence：an introductory guide[J]. Australia，2005：1034-1050.

[12] Hugh M, Raymond J M. Treatment of alcohol withdrawal [J]. Alcohol Health&Research World, 1998, 22(1)：38-47.

[13] Kosten T R, O,Connor P G. Management of drug and alcohol withdrawal[J]. N Engl J Med, 2003，348(18)：95-178.

[14] Thomson A D. Mechanisms of vitamin deficiency in chronic alcohol misusers and the development of the Wernick-Korsakoff syndrome[J]. Alcohol Alcohol，2000，35(1)：2-7.

[15] Guyton H. Textbook of medical Physiology[J]. 9th ed. Philadelphia：W. B. Saunders Company, 1996，375-382.

[16] National Institute on Drug Abuse & National Institutes of Healthy. Principles of drug addiction, treatmenta research——based guide [M]. Maryland：NIH Publication, 1999.

[17] Nick H, Tim S. The essential handbook of treatment and prevention of alcohol problems[J]. Chichester：Wiley, 2003.

[18] Dawson D A, Grant B F, Stinson F R, et al. Recovery from DSM-IV alcohol dependence：United States, 2001-2002[J]. Addiction, 2005，100：281-292.

第七章　酒依赖的康复治疗

[本章主要内容]

本章介绍国内外酒依赖患者戒酒后的复发率,复饮与复发的概念,复发的常见因素与对策,康复治疗的一般原则及方式,康复的心理药物疗法(维持脱瘾药物、睡眠障碍处理),详细剖析各种心理治疗方法及临床案例介绍。

第一节　基本概念和理论

在度过酒精戒断状态,生命体征平稳后即进行维持康复治疗,其治疗目的主要是改变饮酒行为,全方位强化脱瘾治疗,稳固既往治疗的有效成分,预防复饮、复发。有的文献将戒酒治疗分为急性期脱瘾治疗、维持期脱瘾治疗及后期康复治疗等步骤。一般认为,急性期脱瘾治疗是戒酒治疗的第一步,可看作是康复治疗的预处理;其后的许多酒精防治方法和措施都是为了康复的需要,共同目标是预防酒精复饮、复发。本节将戒酒治疗分为急性期脱瘾治疗及其后的康复治疗两部分进行描述和介绍。

一般正常人要改变固定的生活方式和习惯行为都是非常困难的,何况是对于酒依赖患者而言。显然,戒酒治疗绝不是一件轻松、能愉快享受的事情,它需要医患双方做出长期艰苦的努力,也需要双方共同承认复发在戒酒过程中是正常或常见的现象。但也有人反对这一观点,认为这可能造成患者偏离戒酒或控制饮酒量的目标。但目前大量的临床数据表明,在复发防治中,承认复发更有可能帮助患者自发产生戒酒意愿及动机,从而帮助其保持清醒状态及戒酒行为。

国外一项有关酒依赖患者治疗一年的资料显示,饮酒的复发率约为60%,最近欧洲有一项对189例男性酒依赖患者经住院脱瘾治疗后,随访一年的研究,发现有81例(42.9%)患者出现饮酒复发,有9例(6%)患者因酒精相关原因而死亡。国内报道的比例则稍高些,综合近年来相关期刊论文汇总分析,复发率约为60%~80%。复发的因素是多方面的,因此,复发的预防不仅是帮助患者远离酒精,还要帮助患者从他个人复发的经历中找到具体预防复发的措施。目前我国的急性期脱瘾治疗水平与国外差距不大,从临床角度来看,复饮、复发几乎不可避免,如何减少复饮率,这是目前及今后康复工作的重点。现阶段复饮、复发的生物学机制研究较为成熟,但可以预见,如果患者的动机不强,效果仍然不会理想。

一、康复

对患者而言,康复(recovering)指的是使患者恢复到未使用酒精时的情感、躯体和精神的健康状态,回归健康充实的生活方式的过程。康复并非一个终点,而是一次维持终生的旅程。酒依赖的康复包括:①完全彻底地停止酒精的使用;②承认对酒精无能为力;③明白自己患了一种慢性疾病;④对生活方式做出必要的改变;⑤寻求他人的帮助;⑥要有希望、自信及持之以恒的耐心。

二、复饮和复发

人在努力改变行为的时候偶尔会出现行为倒退,既往对脱瘾治疗的研究指明他们的复饮和复发行为很少只经历一次治疗就被戒掉的,他们常经历了"戒了→复饮→复发→又戒了"的循环周期。

复饮(drinking)或发作(attack)是清晰可见的具体行为,理论上可以定义为:开始恢复有问题的行为,是在保持变化过程中出现的一次失误。例如,一位酒瘾者如果发现家中有以前放的陈年老酒,便会立刻喝了,但他马上又会意识到这样做违背了自己的最高利益,就把剩余的酒扔到了垃圾桶里,这样他就经历了一次失误。这就好像初次练习骑马一样,由于骑马时思想不集中或因马的因素,导致在马上晃了晃,但并没有从马上摔下来。

复发(palindromia)是指实现酒精戒断一段时期后再次饮酒,并回到治疗前或自愿改变前的状态。简单地说,就是恢复了戒酒前的饮酒频率和饮酒量。复发是一种更严重的恢复问题饮酒的过程,整个时间要比单纯复饮的时间长,如上例酒瘾者喝了家中的陈年老酒,又买了一些,并继续饮用了一个月,那么他就经历了一次复发,更像是"从马上摔下来"。当然,多少程度的偏离(如酒精的使用量、使用频率、使用期限或相关的负面后果)属于复发,则要视原治疗计划的行为改变目标而定。持这种观点的人们认为,复饮和复发是准备状况的另一个方面,偶尔的失误是常见的,甚至是可以预见的;应把饮酒看成是这个治疗过程的一部分,是一次改变既定行为时出现固有困难的后果,也是一次可能发现新问题、新高危情境的契机。我们强调一次复饮不等于疯狂使用,这就加强了自我效能,减少了酒精使用时的紧张情绪和使用后的情绪低落。复饮了,就需要立刻采取行动,酒瘾者应该立刻离开饮酒的当下环境,去除继续饮酒的因素,以免复发。

也有一些著名的临床研究人员认为,"复发"一词偏向于从生物学医疗模型来理解依赖,因此,是过时的,甚至可能带来副作用。在美国的专业治疗环境中,最常见的对"复发"的定义是回到以前的任何形式的饮酒行为。但不管从哪种角度理解复发以及该名词能否有效推进酒精治疗,复发是医务人员及患者都必须重视的临床医疗现象。

三、引起复发的常见因素和对策

Marlatt 和 Gordon 接受了一项有关酒精治疗方法的大型访谈,发现在戒酒早期,患者更有可能处于促使他们再次饮酒的情境。同时发现有两大类因素与酒精复饮、复发有关。第一类为内心-环境刺激因素,即指个人内心或对物质情境的反应因素(61%),包括应对负面情绪(38%)、应对欠佳的身体-生理状态(3%)、正面情绪的强化和尝试自我控制

（9％）、被诱惑或怂恿（11％）；第二类为人际关系刺激，即指与人际交往活动相关的因素（39％），包括处理人际冲突（18％）、社会压力（18％）以及正面情绪的强化（3％）。总而言之，大部分受访者认为，个人内心刺激是导致复发的主要因素，尤其是负面情绪。

研究表明，以下因素经常会引起复发行为：①负面的情绪状态，如焦虑或抑郁；②人际冲突或与社会隔离；③社会压力或社会环境，如同伴劝酒等；④对酒渴求。

相应的对策有：①强调治疗动机改变的重要性；②识别高危环境；③应对技巧的训练，如应对社会压力，应对焦虑，抑郁和愤怒，应对渴求等；④寻找有效措施来回避诱惑；⑤做好复发的准备；⑥生活方式的改变对于保持清醒非常重要。

以上措施中对于高危环境的处理应放在首位。

四、康复的基础

"所有酒精治疗方法的目标都是用于防止复发"，与此一致的是，在防止复发领域常见的是认知行为治疗或是含有这种治疗技术成分的其他治疗方法，它们可以通过识别生活方式的四个基本方面的力量和弱点来打牢康复的基础。

1.稳定的生活环境

如果没有一个支持性的稳定的生活环境，保持清醒的机会将变得微乎其微。建立一个帮助患者康复的生活环境应考虑到该环境的位置、使用成瘾性物质的潜在危险以及该环境中的人等因素对患者的影响。

寻求家人、朋友或康复支持小组的帮助非常有必要，他们可以看到患者所看不到的有益或有害的因素，他们还可以帮助患者解答问题或讨论其所关心的问题。

可以让患者列出"目前生活环境怎样妨害康复"的清单和"有没有需要改变的情况"的清单，从而使患者更充分地了解自己目前的状况。

2.稳固的康复支持系统

围绕患者的与康复有关的人、场所和事物越多，患者的康复则变得越容易。要让患者注重怎样才能建立一种有效的康复支持系统。

在国外，制订患者的康复计划并执行监督，参与者有家属（主要为配偶）、治疗计划顾问、雇用的援助人员和治疗师等。

3.稳定的工作或固定的日常活动

在康复的初期，坚持以一日为基础的行动框架并把行动持续下来很有必要。初期，康复者经常缺乏日常自律行为，再加之有太多的空余时间，这时患者就会陷入以使用酒精的想法和付诸行动去填补这段时间的危险之中。所以，要让患者记住，这时他们的边缘系统可以快速出现那些旧有的想法和感觉。

漠视工作场所或日常事务中的饮酒危险因素是很常见的，患者经常认为：我有足够强大的力量去对付这些"危险"。告诫患者要避免去碰运气，并且对可能的"危险"要有所准备。保持忙于固定活动的状态可以防止患者的大脑纠缠于自己的问题，让患者寻找生活中的平衡。

4.稳固的人际关系

许多人已经破坏了自己与家人和朋友的关系，家人和朋友也许已经疏远了患者。治疗时虽然已经停止饮酒,但这时并没有修复这些已经被破坏了的关系,家人或朋友可能通过不合理的期望或长期的怨恨而对患者产生过度的压力。

患者需要稳固健康的人际关系来帮助他们渡过早期的康复阶段,让患者判定出可能对他们有害的人际关系并主动远离。要让患者在早期康复中就意识到:①在康复早期,更容易复饮、复发。有研究表明,酒依赖患者对酒的渴求(心瘾)可以持续 2 年左右的时间。其中,戒酒后 2~4 个月内"心瘾"最强。②为了保护自己,要持续监测自己。③对危险环境的识别很重要。如果意识到有危险的环境,就可以采取行动来使自己规避这类环境。④在有酒的环境中,需要警惕。⑤仅仅明白自己是个酒依赖患者,不足以保持清醒。⑥不能仅仅通过是否有使用成瘾性物质的冲动来判定自己做得如何。⑦可以允许自己离开不舒服的环境。⑧诸如"我认为以自己的能力足以去对付那处境"或"我会没事的,我明白自己不能喝酒"等措辞,则是"思维出轨"的危险信号。当认为已经把康复的事情尽在掌握中的时候,患者就可能处在麻烦之中。⑨把预防性的思维逐步变成自动的思维。

以上是在整个康复中我们需要帮助患者实现的目标,只有保持这些行为,才有可能获得持久的康复并减少复发。

临床学习精华(美国酒依赖临床治疗指南)
如何应对复发

1. 将复发视为学习历程。
2. 将复发视为一项具体、特别的事件。
3. 公开检视复发以减少内疚或惭愧感(这些感觉可能会使患者产生"破堤效应",导致绝望及持续饮酒)。
4. 分析导致复发的原因。
5. 检视当时饮酒的目的(在当时情境下,期望饮酒能带来什么)。
6. 计划如何处理复发的后果或结果。
7. 告诉自己很快就能控制局面。
8. 重整戒酒或控制饮酒量(视目标而定)的决心。
9. 立即制订康复计划——别犹豫,马上做!
10. 与治疗师联系并商讨治疗跟踪过程中出现的错误。

(陈志恩　张岩)

第二节　康复治疗的一般原则及方式

酒依赖的治疗,也即老百姓日常说的"戒酒"治疗,包括急性期脱瘾治疗(戒断治疗)及后期的康复治疗、预防复发等,是一个系统治疗的过程。单纯的药物治疗不能使患者得到完全康复,在系统治疗中特别强调心理治疗和自助治疗的作用,强调环境的管理和周围的支持,所有这些治疗的目的是使患者能够逐渐改变信念系统,终极目标是使之逐渐适应"滴酒不沾"的生活。

一、关于酒精使用相关问题及精神障碍有效治疗的一般原则

美国国家物质滥用研究所的治疗指南原则如下。

(1)没有任何一种单一的治疗方法会适合所有患者,针对患者的特殊问题及需要来整合各种治疗方法。治疗的设置、干预及服务对患者最终成功走向康复、恢复正常的家庭和社会功能极为重要。

(2)必须随时能得到治疗。由于酒依赖患者的求治动机并不充分,故让患者随时能得到治疗非常重要,这样可以让患者在有治疗动机时及时得到治疗;而错过治疗时机的患者很可能再次拒绝治疗。

(3)有效治疗是针对患者的各种需求而言的,而不是仅仅解决酒精的使用问题,还应解决与酒精使用所导致的医学、心理、社会、职业及法律等方面的问题。

(4)个体的治疗及服务方案必须随着患者的不断改变而进行持续的评估及调整。在治疗及康复过程中,需要多种服务和治疗方式的整合,在对依赖者的咨询及治疗中,经常需要药物治疗及其他医疗服务,如家庭治疗、父母帮助、职业的恢复、社会及法律的服务等。治疗方式应适合患者的年龄、性别、种族及文化背景。

(5)足够的治疗时间对治疗成功很重要。研究发现,对于大多数患者来说,3个月的治疗时间是一个使病情走向好转的门槛时间。经过这个门槛时间,酒依赖患者会产生向着康复更进一步的思维改变。由于患者经常过早地脱离治疗,所以必须考虑采取适当的治疗策略来促使患者保持足够的治疗时间。

(6)咨询(小组治疗或个体咨询治疗)以及其他行为治疗对成功康复极为重要。在治疗中,强调激发患者的治疗动机,建立抵制酒精使用的技巧,应用建设性以及奖励性的非酒精使用行为来替代酒精使用行为,从而提高患者解决问题的能力。

(7)药物治疗是重要的治疗基础,对伴有精神障碍的患者,药物治疗极为重要。

(8)因为酒依赖和精神障碍经常发生在同一患者身上,所以酒依赖或药物滥用合并精神障碍的患者必须同时对这两种情况进行评估和治疗。

(9)药物脱瘾是治疗的第一步,药物脱瘾治疗能够处理酒精戒断状态时出现的躯体症状,但脱瘾治疗对患者保持长期的清醒状态很少起作用。对多数个体来说,保持长期的清醒状态才是有效治疗的标准。

(10)治疗并非是自愿的,但必须是有效的。强烈的治疗动机能加快治疗的过程,家庭的包容与支持、职业的安置、犯罪制裁系统的参与等均能促使患者加入并维持治疗。这些对患者戒除酒瘾很重要。

(11)患者在治疗过程中常会发生复饮情况,因此必须对有无成瘾物质的使用进行持续监控。监测的目标是有无复饮行为,并对阳性监测结果的患者进行必要的反馈。通过监控能够帮助患者抵制对成瘾性物质的渴求。这些监控还能够为个体治疗方案的调整提供早期依据。

(12)治疗计划应该包含提供艾滋病、乙肝、丙肝,尤其是结核等传染病的评估,以帮助患者调整或改变行为习惯以避免自己和他人被传染。咨询应包括帮助患者提供怎样避免危险行为,还应帮助已感染的患者治疗他们自己的传染性疾病。

（13）康复是一个长期的过程，并且经常需要多种治疗方式的干预。由于复饮经常发生，并且有可能伴随其他慢性疾病，酒依赖患者需要持续的治疗和多种治疗方式的干预才能彻底戒断并且恢复社会功能。在治疗中或治疗后参与自我支持小组，对患者保持戒断状态很有帮助。

以上治疗原则适用于所有酒依赖患者，从事治疗的专业人员应该熟知这些原则，以便能够更准确地帮助患者选择治疗方式。

二、酒依赖患者戒酒治疗的现代概念

在谈及具体治疗之前，有些概念与常识需澄清一下，这不仅是专业从业人员，也是患者及家属所必须知道和理解的。

（1）戒酒是酒依赖，也是涉及所有饮酒问题共同的治疗方法及成功的唯一关键，但戒酒治疗是一个需要长期、系统治疗的复杂过程，正如患者不会在一夜之间形成酒依赖一样，戒酒不是一件轻而易举的事情，我们必须要正视它。首先，它需要医患双方共同克服反复的复发历程，更需要引导患者改变行为模式和自身人格方面的缺陷；其次，戒酒不是"千人一方"，治疗需个体化，避免"照本宣科"，应针对患者的具体情况来整合各种治疗方法；此外，戒酒没有特效的、一劳永逸的偏方，谨防上当受骗。

（2）药物治疗是急性期脱瘾治疗中重要的基础治疗；另外，还须积极缓解精神障碍症状，尽力改善躯体状况，以使患者有一个良好的身心状态去面对今后的戒酒治疗。急性期脱瘾是治疗的第一步，脱瘾治疗只是戒酒治疗的预处理，但其对患者长期的清醒状态很少起作用。所有的酒精治疗方法都是用于防治酒精复饮、复发的；从这个目标来看，不经历康复过程就不可能达到酒精戒断的目标。其中，社会心理综合干预方法显得更为重要，需要治疗者与戒酒者双方付出许多时间和努力，保持戒酒者长期的清醒状态是医患双方的共同治疗目标。

（3）戒酒很容易被定义为完全摆脱酒精使用。一般来说，对酒依赖患者的目标是在个体的余生中完全戒除酒精。而对于酒精有害使用者而言，目标是将饮酒量降低到一个不会对个体的身体健康或情绪构成威胁的水平。但酒依赖患者完全持续戒断并非易事，戒断、减少饮酒量、降低饮用频率、改变饮酒方式及时间（对某些特殊人群甚至可建议继续中度或少量饮酒），从而达到改善社会能力、减少危害等目标，这些均可设定为戒酒治疗的近期改变目标。正能量需要不断积累，只有持续的维持和巩固这些微小的、具体可行的近期目标，才能逐步戒断酒精，真正达到"滴酒不沾"的长远目标。

（4）酒依赖患者大多不愿意主动接受治疗，因此，建立良好的治疗关系（共情、无条件积极关注和真诚）及强化治疗动机非常关键，是心理治疗等综合性治疗方法实施的前提条件。心理治疗常见的误区是治疗双方处于"说教式"的师生关系。每个人都有改变自我的巨大潜能，治疗师的任务应该是释放这种潜能，引导患者以主角的身份进入心理治疗的情境中。当然，并不排斥一定条件下权威的"教授"作用。

（5）家庭和社会的支持，包括主要家庭人员的包容、理解与支持，职业的安置，婚姻的稳定，社会对酒精违法使用制度，犯罪制裁制度的完善等，这些对酒精长期戒断、预防复发十分重要。

三、康复治疗的方式

（1）尽可能以门诊治疗方式为主。首先是经济原因，以尽可能少的经济投入而获得治疗效益；其次，在酒依赖患者所生活的现实社会环境中，要教会他们如何建立没有酒精的生活。有一项较长时间随访（6～12个月）的研究表明，患者接受长期住院治疗或长期强化治疗并不比在门诊接受短期脱瘾治疗后的康复效果好。

（2）住院治疗。以下几种情况通常需住院治疗：以短期治疗为主者（2～4周）；出现中、重度戒断症状者；门诊脱瘾治疗无效或不能接受门诊治疗者；合并严重的躯体或精神方面并发症者；驻地遥远者。

（3）急性脱瘾治疗完成后，尽量少用或不使用药物治疗（当然不排除有些病例使用抗抑郁药或纳曲酮等），因为现有许多药物的干预疗效尚不肯定，而且康复治疗的最终目标是使患者回归到"无药"的主流社会。

（陈志恩）

第三节　康复心理药物疗法

一、维持脱瘾药物

多年来人们仅用双硫仑来尝试治疗酒依赖的复饮，由于双硫仑服用后有一定的危险性，只能在医护人员监督下进行，且需住院监护，故近年来其在临床上的应用有限，其预防复发疗效的实证支持也明显不足。目前，根据酒依赖的神经化学通路学说，加上动物实验模型，已有能够在一定程度上预防复发的药物。这些药物的安全性好，例如阿坎酸钙、阿片受体拮抗剂（纳曲酮）和一些SSRIs抗抑郁药，如氟西汀、西酞普兰和舍曲林等。它们的药用机制见表7-1。

表7-1　酒依赖患者药物疗法及假设的药用机制

药　物	药用机制
双硫仑（监管下）	饮酒后，阻碍酒精的代谢以产生不适的躯体反应
阿坎酸钙	抑制由环境所引起的饮酒欲望或冲动
纳曲酮	通过阻碍酒精释放的类阿片活性肽对脑部的作用而减少酒精所带来的愉悦感
SSRIs药物	通过改善抑郁症状来减轻个体对酒精的渴求

（一）酒增敏药

酒增敏药是指能够影响乙醇代谢，增高体内乙醇或其代谢物浓度的药物。

1. 双硫仑

双硫仑（disulfiram）又称戒酒硫（TETD）。1948年，首先由丹麦学者Jacobsen等发现双硫仑对酒精的增敏作用特点而被用来治疗酒依赖。预先3～4d服用足够剂量的双硫仑，可使人在饮酒后15～20min出现显著的体征或症状，引起饮酒者面部潮红、头痛、胸部窒息感、恶心、呕吐和低血压等症状，以上躯体反应是体内乙醛增加的结果。双硫仑可与体内的微量元素钼相结合而使之失去生物作用，而钼是肝细胞乙醛脱氢酶所不可缺少的成分。缺乏钼元素，则乙醛脱氢酶无法发挥脱氢作用，致使酒精代谢停留在乙醛阶段，这时血中乙醛浓度可达正常时的数倍乃至数十倍，从而造成上述综合征。患者通过对双硫仑所造成身体反应的恐惧和厌恶来达到戒酒的目的。专家推荐剂量为 500mg/d，可在每天早上服用，推荐使用时间为最少 6 个月。

Chick 等比较了戒酒硫与维生素 C 治疗酒依赖的疗效，在前 6 个月内，戒酒硫组戒酒时间比维生素 C 组长，饮酒量也比维生素 C 组低，但 6 个月后两者指标相同。有研究发现，此药对下列患者的效果相对较好：①年龄偏大者；②有强烈戒酒愿望者；③某些发作性狂饮者。因此，有学者建议，双硫仑治疗应选择一些有高度合作意愿的个体，并建立健全的监督体系，只有两者相结合，方可收到良好效果。

部分患者服用后可出现皮疹、疲劳、震颤、头痛等不良反应，专家建议一般无须停药，可将药物剂量减少至 250mg/d 或更少；少数人在应用双硫仑治疗中，即使饮少量的酒也可出现严重的不良反应，甚至有死亡的危险。因此，对于伴有心血管疾病的患者和年老体弱者，应禁用或慎用该药。在应用期间，除必要的监护措施外，应特别警告患者不要在服药期间饮酒。

2. 其他药物

同类药物还有柠檬酸氰氨化钙（calcium carbimide）、硝法唑（nitrefazal）及呋喃唑酮（furaxone）等。这类方法最先由 Voegtlin 用阿扑吗啡（apomorphine）和催吐药依米丁（ipecine）进行厌恶疗法；其治疗原理是使用上述药物后出现恶心呕吐感时，立即给患者饮酒从而产生呕吐，连续使用后形成对酒呕吐的条件反射，对酒产生厌恶。Sanderson 等用琥珀胆碱（succinylcholine）治疗酒瘾患者，认为效果很好，只是不能持久。酒依赖患者大多躯体状况较差，使用这类药物同样存在医疗安全风险，目前临床应用经验有限，也缺乏实证支持。

（二）抗酒渴求药

1. 纳曲酮

脑内啡肽可以促进伏隔核多巴胺的释放，而多巴胺的释放可以使患者产生对酒的渴求，而酒精具有可以激发内啡肽释放的作用。纳曲酮（naltrexone）为阿片受体完全拮抗剂，其结构与吗啡类似，与阿片类药物竞争结合阿片受体，能阻断所有的吗啡样作用，对脑内啡肽有拮抗作用。在动物实验中纳曲酮可以减少动物对酒精的摄入，减少酒精的正性强化作用。一些研究表明，患者服用纳曲酮后对酒的渴求程度减轻。

纳曲酮的用量为 50mg/d，一般前 3d 为减轻副作用可剂量减半。纳曲酮要在肝脏代谢，故肝功能差者应避免使用，特别建议将其与社会心理干预联用。

2. 阿坎酸钙

阿坎酸钙（acamprosate calcium），即乙酰高牛磺酸钙（acetyl high calcium taurinate）。阿坎酸钙属于 GABA 受体激动剂，其化学结构与 GABA 类似，它具有独特的作用机制，主要是通过乙酰化过程透过血-脑脊液屏障，刺激 GABA 抑制性神经的传导，同时对 NMDA 受体具有抑制作用，因而具有一定对抗酒精渴求、戒除酒瘾的作用。

阿坎酸钙应作为社会心理综合治疗的一部分,这种药对于企图通过喝酒来减轻戒断症状的患者特别有效,临床上也常与阿片受体拮抗剂合用。

Lhuintre 等的研究显示,在为期 3 个月的临床实验结束后,阿坎酸钙治疗组有 33% 的患者复发,安慰剂组的复发率为 66%。Pelc 等在一年的临床试验研究中发现其疗效与剂量相关。

对于体重 ≤60kg 者,推荐剂量为 1332mg/d,分 3 次服用;对于体重 >60kg 者,推荐剂量为 1998mg/d,分 3 次服用。由于阿坎酸钙在胃肠道吸收较少,以原型形式从粪便及尿中排出,胃肠吸收后的阿坎酸钙在体内不与血浆蛋白结合,以原型从肾脏排泄,因而耐受性较好,副反应很少。约 10% 会出现胃肠道反应。对于阿坎酸钙过敏或重度肾功能损害的患者(肌酐清除率 ≤30mL/min),则须禁用。

(三)选择性 5-HT 再摄取抑制剂

相当多的动物实验表明,5-HT 的缺乏与酒依赖的形成有关,选择性 5-HT 再摄取抑制剂(selective serotonin reuptake inhibitors,SSRIs)能够减少酒的摄入量。但多个临床试验的结果并不一致。

Angelone 等对西酞普兰(citalopram)与安慰剂的对照研究显示,西酞普兰的疗效为 52%,安慰剂为 30%;当患者合并抑郁症状时,SSRIs 的疗效更为明显。有研究显示,抑郁症状可以增加个体对酒精的渴求。Cornelius 等开展的为期 3 个月的临床研究证实,氟西汀(fluoxetine)可以缓解重度抑郁症状,同时还可减少饮酒量并增加戒酒的时间。所以,SSRIs 药物主要用于酒精戒断期后伴有抑郁症状的患者。

双硫仑、纳曲酮和阿坎酸钙三种药物目前已经被美国食品药品管理局批准上市,用于治疗酒精使用障碍的药物疗法,其中双硫仑的临床实证支持稍逊。

截至目前,这些所谓"戒酒药"在临床运用中仍有如下问题无法回答。①不清楚哪类药物对哪些患者最有效。②没有证据证实阿坎酸钙或纳曲酮对控制饮酒量有效;也不确定患者在戒酒一段时间后再饮酒的话,是否需要继续服药。③心理社会干预与不同药物整合使用的效果是否不同,也没有得到确切的证实。我们认为,任何酒精治疗方法的研究结论都应基于实证支持。在美国,基础认知行为治疗联合阿坎酸钙的治疗方案与支持性心理治疗联合阿坎酸钙的治疗方案之间的疗效差异得到了一些数据支持。

正如王传跃教授在展望"精神分裂症未来治疗"时所认为的,与高血压、糖尿病等慢性持续性疾病的药物治疗一样,在保证药物安全性的基础上,未来几种不同作用机制的抗精神病药的联合应用将成为必然。目前,对酒依赖的生物学机制研究相对成熟,特别涉及 5-羟色胺、多巴胺、阿片肽、谷氨酸等多系统的神经递质变化,单个受体的药物很难满足治疗的需要,我们希望能够通过不同作用机制的药物的组合来治疗酒依赖,或许这种模式更为有效。当然,这需要临床研究的证实。

二、睡眠障碍处理

尽管生活经验告诉我们,某些人饮酒后有利于睡眠,但酒精本身对生理性睡眠的节奏有干扰、破坏的作用,从事过精神科临床工作的人都知道,出院患者的医嘱中有一条"金科玉律"的戒条——常规戒酒、戒茶,其主要目的就是预防睡眠波动所导致的病情复发。对于酒依赖患者来说,失眠既是戒断状态的一个最基本症状,也是患者在戒断期后经常出现的最痛苦的主诉及最迫切要求解决的问题之一。

显然,与正常人群相比,酒依赖患者的睡眠障碍更为常见。同时有调查发现,酒依赖患者在接受治疗期间的失眠率仍然很高,大概在36%～72%。睡眠障碍可以加重酒依赖患者的其他潜在不良后果,如白天活动减少、记忆力下降、抑郁风险增加等。另外,长期大量饮酒会导致肺功能减退,更容易发生睡眠呼吸暂停综合征(一种特征为反复呼吸停止的睡眠障碍),此综合征与心脏疾病、脑卒中所致的死亡率相关。

二十世纪七八十年代,有许多学者利用多导睡眠图(polysomnogram,PSG)对住院治疗的男性酒依赖患者进行研究,分别在酒精摄入和酒精戒断两个时期进行。大部分研究发现,酒依赖患者摄入酒精后会导致入睡困难,总睡眠时间减少,慢波睡眠(slow wave sleep,SWS)百分比增加,快动眼睡眠(rapid-eye movement sleep,REMS)百分比降低,REM潜伏期增加。另外,有研究发现,酒依赖患者的基线 SWS%值的范围宽度在0.7%～44%,而酒精摄入所致SWS%的增加取决于基线SWS%值。当基线SWS%值<20%时,大量饮酒不会引起SWS%变化;而当基线SWS%值在20%～40%时,大量饮酒则会引起SWS%增加。

对酒依赖患者戒断期睡眠的研究发现,患者的睡眠潜伏期与基线水平相比有所增加,总睡眠时间增加。相对于夜间饮酒,戒断期酒依赖患者的SWS%和REMS潜伏期有所下降,REMS%在戒断期增加甚至达到基线水平,这一现象称为REMS反跳。

关于酒依赖患者睡眠测量所得出的一般结论如下:酒依赖患者在持续饮酒期和戒断期的持续睡眠时间被打断,表明酒依赖患者对酒精影响睡眠的耐受性可能有所增加。酒依赖患者的 SWS%在饮酒期增加,在戒断期返回到基线水平。总之,酒依赖患者的REMS在持续饮酒期被抑制,在戒断期反跳或返回到基线水平。

(一)生理性睡眠的解剖结构基础

大量的刺激和实验证明,下丘脑的视交叉上核和第三脑室侧壁与睡眠密切相关,当这些部位发生病变时,将出现持续性昏睡,出现"觉醒-睡眠周期"缺失的非生理性睡眠现象。近些年的研究还证明,与睡眠有关的解剖结构很广泛,其中视交叉上核及其相关联的视网膜-下丘脑束在"觉醒-睡眠周期"中,有自身节律性活动的功能。在动物中,该部位为生理周期的起始点,在人类中则可能为复杂的自动节律起始点的一部分。

在临床上,应用松果体分泌的褪黑素(melatonin)可以影响这一自律性周期的改变,从而达到调整生物钟的效果。

人类生理性睡眠根据脑电图(electroencephalogram,EEG)的特征可分为觉醒期(awaking state)、非快动眼睡眠(non-rapid-eye movement sleep,NREMS)和快动眼睡眠(REMS)。

正常的人脑电活动有其规律性,人脑电信号范围为 0.3～100Hz。按频率从慢至快可分为δ波(0.3～3Hz)、θ波(4～7Hz)、α波(8～13Hz)、β波(14～30Hz)。其中α波是成年人安静时的主要脑电波,在枕叶皮层最为显著,α波常表现为波幅由小变大、再由大变小的反复变化的梭形波(σ波);β波则为新皮层紧张活动时的脑电波,在额叶和顶叶较为显著。有时,β波可重合于α波之上。

α波在清醒、安静并闭眼时出现,睁开眼睛或接受其他刺激时,立即消失而呈现频率较高、振幅较低的β波,这一现象称为α波阻断;θ波可见于成人困倦时;δ波则常见于成年人睡眠时、极度疲劳或麻醉状态下。在积极思考、精神紧张时会发生α波降低或消失的情况;某些神经精神疾病(如癫痫、脑外伤、缺血性脑血管病、抑郁症和失眠)患者的α波节律降低或消失,且慢波增加;癫痫患者发病时可出现大量棘慢波。

1. NREMS

NREMS又可分为Ⅰ、Ⅱ、Ⅲ、Ⅳ期,其中Ⅲ、Ⅳ期又合称为慢波睡眠(SWS)。

(1)Ⅰ期(入睡期):处于嗜睡状态,脑电节律变慢,α波指数减少,逐步形成低电位的7Hz θ波,脑电波趋于平坦,为低电压混合频率EEG,后期可出现驼峰波;此期眼球有轻微游动,张力性肌电稍降低。若给予轻微刺激,则α波又可出现。

(2)Ⅱ期(浅睡期):进入浅睡状态,其特征是在θ波的背景上呈现出睡眠梭形波(σ波),就是脑电图中出现短暂性频率稍快(13～15Hz)、幅度稍低(20～40μV)的规律性电位活动,每阵时间约持续0.5～1.0s。而后出现K综合波(短促的高电位慢波,是δ波和α波的复合波),在颅顶部也可记录到尖波和慢波。此期高幅慢波(75μV以上,每秒在2次以下)少于20%,眼球运动基本消失,张力性肌电稍降低。

(3)Ⅲ期(中度睡眠期):脑电图上出现高电位(>75μV)δ波,自额叶向中央回扩散,各导联中约占20%～30%。

(4)Ⅳ期(深度睡眠期):呈现连续的高幅慢波(δ波),数量超过50%。无眼球运动,张力性肌电降低。

2. REMS睡眠阶段

EEG与NREMS相的Ⅰ期类似,有锯齿波提示REMS开始,α波增多,伴有快速眼球运动、张力性肌电降低。但对环境刺激的阈值很高,故有"反常相"之称。此时是一种深度睡眠并伴有眼球快速水平运动的状态(全身肌肉松弛,但眼睑和眼外肌可呈快速收缩状态)。

3. 睡眠周期

正常睡眠中,NREMS和REMS睡眠的时相交替出现,一次交替称作一个睡眠周期。在整个睡眠过程中,即从清醒至NREMS,按顺序"Ⅰ期-Ⅱ期-Ⅲ期-Ⅳ期"之后再向相反的方向发展而重新出现"Ⅲ期-Ⅱ期-Ⅰ期",然后进入REMS睡眠,接着再重复"NREMS-Ⅱ期-Ⅲ期-Ⅳ期-Ⅲ期-Ⅱ期"后才能进入第二次REMS睡眠。如此周而复始的循环,每晚约有3～5个周期。一般来说,越接近睡眠的后期,REMS睡眠的持续时间越长。两种睡眠时相状态均可直接转为觉醒状态,但在觉醒状态下,一般只能进入NREMS,而不能直接进入REMS睡眠。正常成年人的一夜睡眠中,NREMS睡眠约占75%～80%,而REMS睡眠约占20%～25%,儿童较长,但一般随年龄增长而缩短。睡眠时间因人而异,差异很大,故正常人有长睡眠者和短睡眠者之称。

正常的生理性睡眠与脑结构完整及神经递质平衡密切相关。如脑桥缝际核破坏,则SWS将消失;蓝斑是去甲肾上腺素能神经元的集中地,该区破坏可使REMS睡眠消失。因此,不同脑区的病损将产生病理性睡眠。觉醒与睡眠各期的脑电波变化见图7-1。

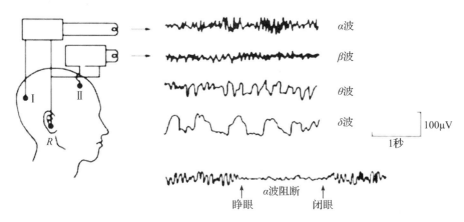

注:Ⅰ和Ⅱ点,是指引导电极放置位置(分别为枕叶和额叶);R点,是指无关电极的放置位置(耳廓)

图 7-1　正常觉醒和睡眠的各波段脑电活动

(二)睡眠和梦的功能分析

REMS 睡眠和 SWS 决定了睡眠的质量,SWS 有利于机体的发育和疲劳的消除,REMS 睡眠则对脑和智力的发育起着重要的作用。睡眠障碍中的夜惊、梦游症多发生于 SWS,而梦魇和噩梦多发生于 REMS 睡眠。在生理状况下,梦绝大多数出现在 REMS 睡眠中,也就是说,我们一夜的睡眠要做 4～6 次的梦,梦一般占整个睡眠时间的 20% 左右。因此,人人有梦,夜夜做梦都是正常现象,梦对身体具有十分重要的作用,研究表明:①梦有助于脑功能的恢复和加强;②美梦给人带来愉快的回忆,有助于稳定人的精神状态;③梦能预示某些疾病的发生;④有梦睡眠能延长人的寿命;⑤梦能启迪人的创造思维。

有梦本身是好事,一旦脑结构及完整性被破坏(如严重脑萎缩),那么也就没有梦了。这就像呼吸系统疾病的咳嗽症状一样,属于机体保护反应的自身防御机制。咳嗽是为了咳出痰液及其他异物,如一老年肺病患者,一反常态突然没有咳嗽了,反而是一种病情危急或插、切管治疗的标志。当然,任何现象都有一个度,超过了这个度就是异常睡眠了。

> **临床剪影**
> **对康复期睡眠问题的咨询**

(一位酒依赖患者戒断期后的门诊随访记录)

患者:医生,你帮帮我吧！我不想住院,所以想你帮帮我,唉！(表情稍焦虑)

治疗者:你能跟我谈谈具体有什么事情需要帮助吗?

患者:好的！近日来整晚都在做噩梦,出冷汗,白天醒后不解乏,没有精神,你给我开点药吧！

治疗者:最近有什么不顺利的事情吗?(治疗者尝试着和患者谈起饮酒情况、生活中各种负性事件及烦恼问题)

患者:我现在都不想喝酒了,这些烦恼问题也根本不用去想它了。我现在唯一的问题就是失眠,一整夜都在做噩梦,只要你把我的失眠治好了,我就不会烦恼了。(通过简单的神经系统检查和观察,发现患者双手远端手指有明显震颤)

【分析】　门诊咨询中,经常会遇见这类经过急性期戒酒治疗后处于康复期的酒依赖患者的有关睡眠问题的来访,上例中的患者若能排除原发性神经系统疾病和甲状腺功能亢进等躯体疾病,基本上就可以确认患者有酒精复饮并再次出现戒断症状。从上述咨询对话中可以看出,患者对饮酒问题很有可能撒谎或者由于各种原因不愿意暴露自身的真实情况,同时也反映了患者存在的认知问题。对患者的目前状况进行评估和分析:①患者目前对失眠过分关心与重视。②对做梦有误解,以为做梦等于没有睡。③将戒酒后的各种不适和不良情绪都归咎于失眠。显然,这为失眠的烦恼起到了回避现实的作用,将对失眠的烦恼代替了戒酒后的焦虑和现实生活的困惑。

应继续追查本次发病的饮酒背景(应激因素,饮酒的频率和量),从其近亲家属口中获取证据,可酌情选用药物来改善睡眠,并结合心理咨询和心理治疗,若患者存在中、重度戒断症状,则建议住院治疗。

(三)失眠的治疗

1. 药物治疗

(1)传统安眠药

1)巴比妥类(barbiturates):巴比妥类主要作用于 GABA 能神经传递的突触,通过延长 Cl^- 通道开放时间而增加 Cl^- 内流,最终引起超极化,增强中枢的抑制作用。巴比妥类可增加总睡眠时间,减少入睡潜伏期,显著缩短 REMS 睡眠期和轻度缩短 SWS 期,故患者服用后感觉做梦次数减少,睡眠质量改善。但人体对巴比妥类耐受产生快,停用后戒断症状严重,可引起 REMS 睡眠反跳,出现焦虑不安、失眠和多梦;此外,巴比妥类因其诱导肝药酶活性,干扰其他药物代谢,且治疗剂量出现耐受后,其致死剂量并没有改变,故其临床催眠作用基本已被 BDZ 药物所替代,目前临床上主要应用该药物的抗惊厥、抗癫痫和麻醉作用。

2)苯二氮䓬类(BDZ):研究表明,中等剂量 BDZ 即具有明显的镇静催眠作用,对睡眠各期都有不同程度的影响。多数研究表明:BDZ 可延长总睡眠时间,缩短入睡潜伏期,延长 NREMSⅡ期及缩短 SWS 期,从而治疗发生于此期的夜惊和梦游症;对 REMS 睡眠的影响小,REMS 睡眠时间虽然有所缩短,但睡眠周期增加,净睡眠时间延长。因此,患者感到服药后睡眠时间延长,睡眠质量改善。对于首次用药、原来睡眠时间短的患者,用药后的效果特别明显。连续用药后也可能产生耐受。BDZ 和巴比妥类对睡眠参数的影响比较,见表 7-2。

表 7-2　BDZ 和巴比妥类对睡眠参数的影响比较

观察项目	BDZ	巴比妥类
总睡眠时间	↑短作用药产生耐受	↑迅速产生耐受
NREMSⅡ期睡眠百分比增加	↑	↑
慢波睡眠(Ⅲ、Ⅳ期)百分比	↓	↓(轻度)
REM 潜伏期	↑	↑
REM 百分比	↓(轻度)	↓
戒断	短作用药会引起失眠反跳,长作用药后续作用于 REM(轻度)	反跳 NREMS,Ⅱ期睡眠缩短,总睡眠时间和 REM 反跳

长效 BDZ 催眠药,容易产生后遗效应,影响次日白天活动,且老年人有跌倒的危险,因而开发了短效 BDZ。但此后发现短效 BDZ 容易形成依赖,停用后可引起失眠和焦虑

反跳、顺行性遗忘甚至暴怒,而且发现剂量、治疗时间与反跳现象有关(见图7-2)。

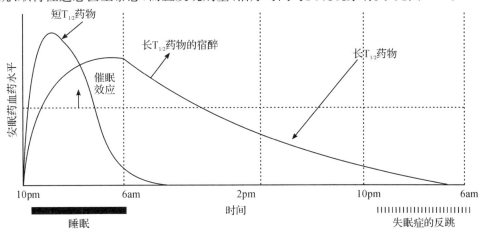

图 7-2　催眠时间和宿醉与失眠反跳的关系

BDZ 依赖与下列因素有关:①药物使用的时间。应用的时间越长,产生依赖的可能性越大。②药物的剂量。药物的剂量越大,越容易产生依赖。③药物的半衰期。药物的半衰期越短,越容易产生依赖。

BDZ 药物治疗失眠的使用原则:①间断服药原则。每周用药 2～4 次,能不用药就不用药,不长期大量服用。②最低有效量原则。小剂量管用就不用大剂量。③定期换药原则。如果是病情需要长期使用,建议每月更换另一种 BDZ 或使用第三代催眠药。注意换药时,原来的药物剂量要慢减,新加的药物剂量要慢加,一般 3～5d 减 1 次,1 次减一半的量。两种药物交叉服用一段时间后,再撤掉原来的药,把新药的剂量增加到治疗量。④若是短效的 BDZ,则减药的过程则须相应延长。如果患者年龄偏大,服药剂量不大,疗效较好时,也可以不换药,只要 BDZ 服用剂量不增加,在正常范围内疗效不减弱,就认为是患者治疗需要而不是药物依赖。

(2)第三代安眠药(Z 药)

第三代安眠药(Z 药)是指 20 世纪 80 年代后期出现的几种非 BDZ 类药物,包括唑吡坦(zolpidem)、佐匹克隆(zopiclone)、扎来普隆(zaleplon),因都有字母“z”开头而得名。具有催眠作用,无镇静、抗惊厥作用,可改善睡眠结构,但不影响生理睡眠结构,起效快,作用时间较短,几乎没有次晨的宿醉作用。一般不产生反跳性失眠、耐药和依赖,为治疗睡眠障碍的一线药物。

在临床上,应根据患者的睡眠障碍特点来选用相应的药物。①对于入睡困难者,选用诱导快速睡眠的药物,如第三代催眠药(Z 药)及短效 BDZ,如艾司唑仑、三唑仑、咪达唑仑。三唑仑是作用时间最短的安眠药,因在体内能被迅速清除而受到患者的欢迎,然而近几年来常被社会上不法犯罪分子使用(即所谓“迷幻剂”)。最近围绕它的严重副作用和依赖性,尤其是大剂量应用时导致顺行性记忆缺失和异常行为发生率增高的问题,引起了社会的广泛关注与争论,目前应用已大为减少。②对于存在明显焦虑者,可选用阿普唑仑、氯硝西泮、劳拉西泮、奥沙西泮等药物。③对于夜间眠浅易醒者,选择能够延长 NREM 睡眠Ⅲ、Ⅳ期和 REM 睡眠时间的药物,如佐匹克隆、硝西泮、氯硝西泮等药物。

④对于清晨早醒者,可选用中、长效类 BDZ,如氯硝西泮、氟西泮、硝西泮、地西泮等药物;如清晨早醒并感觉不安和惊慌者,常伴有抑郁症状,可选用抗抑郁药+中、长效类 BDZ。

氟西泮(妥眠多)在美国一直是最常用的安眠药之一,有助入睡和维持睡眠时间,副作用较少,长期应用较其他 BDZ 耐受性好,但服药过程中仍存在明显的首过效应。其作用时间为长效,主要由活性代谢物 N-去烷基氟西泮(半衰期 $T_{1/2}$ 长达 40~100h)维持;老年患者则更长,故主要隐患是该代谢物在体内积聚,造成后遗效应。艾司唑仑(舒乐安定),化学结构与三唑仑相似,口服吸收快,催眠作用较强,维持睡眠达 5~8h,与正常人的睡眠节律接近,故后遗效应少,本药作用温和,不良反应较小,临床应用较多,尤其适用于老年失眠患者。羟化类 BDZ 如奥沙西泮、劳拉西泮等,尽管催眠作用较弱,但因仅经Ⅱ期代谢,即直接经结合反应而代谢,因此也是伴有肝病和老年患者需用 BDZ 时的首选药;早期催眠药水合氯醛也不经肝药酶代谢,适用于一般失眠患者,也适用于老年、儿童及肝功能不良者。但由于水合氯醛可抑制乙醇的代谢,而乙醇可促进三氯乙醇的生成,两者会产生协同作用而引起机体出现严重的血管扩张和血压下降,故酒依赖患者应禁用水合氯醛。

目前,BDZ 的临床应用十分广泛。然而,由于此类药物种类繁多、作用谱广、性质各异,对临床使用造成了障碍。最近,国际著名的精神药理学家 Preskorn S H 博士,根据不同 BDZ 的 GABA$_A$ 受体亲和力及药物动力学特征,结合 BDZ 化学结构特点,提出了一种简明的 2×2 模型分类,以飨读者。笔者认为,此分类化繁就简,以便临床医生选择及更换最适合的 BDZ 进行治疗,尤其对于非精神科的临床应用有一定的参照意义。

所有的 BDZ 的作用位点相同,基本药理作用机制相似。但在药效动力学方面,不同的 BDZ 存在强度(BDZ 与作用位点的亲和力)的差异,这也导致不同药物间达到期望疗效所需要的剂量有所差异,这一特点与抗抑郁药及抗精神病药有所不同;而在药代动力学方面,BDZ 之间的差异甚大,尤其是代谢方式及半衰期。基于与结合位点亲和力的高低(纵轴),以及半衰期长于或短于 12h(横轴),将常用的 BDZ 分为 2×2=4 组。以下为具体分类(见表 7-3)。

表 7-3　BDZ 简明的 2×2 模型分类

时　间	药　物	药　物
半衰期($T_{1/2}$)>24h	7-硝基-苯二氮草 氯硝西泮:30~40h	2-酮-苯二氮草 ①地西泮:母药 24~48h;活性代谢产物可达 100h ②氯氮草:与地西泮相似 ③氟西泮:母药 2h;活性代谢产物可达 50~100h
半衰期($T_{1/2}$)≤12h	三唑类苯二氮草 ①阿普唑仑:11h(6~16h) ②三唑仑:2~6h	3-羟-苯二氮草 ①劳拉西泮:12h ②替马西泮:9h(4~18h) ③奥沙西泮:8h(6~11h)
亲和力情况	高亲和力(高效价)	低亲和力(低效价)

1）2-酮-苯二氮䓬：因在二氮䓬环2位上存在酮基而得名。其包括地西泮、氯氮䓬、氟西泮及很多更老的BDZ。此类药物效价较低，而半衰期很长，原因在于消除前需经过广泛的生物转化，导致其应用于老年人及肝功能受损者时可能引起过度镇静及积蓄中毒。它们半衰期的延长或缩短与联用药物的CYP酶系效应有关。氧化效应主要发生在肠壁或肝脏，由CYP酶介导；而共轭反应则可发生于大部分器官，不经由CYP酶介导。

2）3-羟-苯二氮䓬：因在二氮䓬环3位上存在羟基而得名。其包括替马西泮、奥沙西泮、劳拉西泮。此类药物消除无须经过氧化反应，代之以葡萄糖醛酸结合反应（即前述的Ⅱ期代谢）。因此，它们不受个体肝功能、年龄或联用药物CYP酶系效应影响。此类药物效价较低，劳拉西泮却是例外，效价较高；奥沙西泮是极性最强的BDZ之一，因它由羟基化及去甲基化而生成，故它达到最大吸收度所需的时间也最长，导致该药存在较慢的起效速度及较低的成瘾潜力。此外，药物在血液及脑脊液中的浓度相仿。

3）三唑类苯二氮䓬：因在二氮䓬环1，2位上加入一个杂环而得名。该结构增加了该类药物的脂溶性，导致其半衰期较短。它们也需经过氧化代谢，其快速吸收及高效价的特性使它最容易被滥用；而如果个体足够频繁及长期应用该类药物，因其较短的半衰期同样增加了出现停药反应的风险。足够频繁指一天至少使用2次，以达到机体产生并维持具有药理效应的稳态；足够长期一般指大于2周。麻醉科常用的咪达唑仑也有一个环状结构，却是一个稠合咪唑环，该药同样具有高效价及短半衰期，但主要用于镇静操作，而非作为一般处方药使用。

4）7-硝基-苯二氮䓬：氯硝西泮是目前唯一一种被广泛使用的7-硝基-苯二氮䓬。该药的结合位点亲和力接近阿普唑仑，但半衰期与2-酮-苯二氮䓬相仿，故该药每天给药一次即可实现稳定的血药及脑内药物浓度。

常用的BDZ的临床应用包括如下。

1）在使用2-酮及三唑类BDZ时，用药个体的年龄、肝脏疾病及CYP酶介导的药物相互作用必须加以考虑。当患者年龄较大、肝功能受损或同时使用抑制特异CYP同工酶的药物可阻碍BDZ代谢，造成蓄积中毒，如中枢神经系统抑制甚至昏迷；另一方面，若联用CYP酶诱导剂，则可能降低血药浓度，甚至在患者并不滥用该类药物的情况下造成戒断症状，包括惊厥。

2）与之形成对比的是，3-羟类BDZ则不受上述问题的困扰。故此类药物尤其是劳拉西泮常用于治疗存在严重酒精戒断风险、肝功能受损或存在肝衰竭可能的住院患者。如2-酮类BDZ治疗肝衰竭患者，则可能出现额外的镇静效应，甚至是平直的中枢神经系统抑制，进而由于高氨血症和BDZ蓄积的双重损害而出现昏迷。

一些酒精脱毒方案推荐奥沙西泮而非劳拉西泮，原因在于前者更强的极性可延长口服给药后达到最大吸收度的时间，进而降低滥用潜力。然而，上述特点也导致该药在治疗戒断症状时起效较慢，导致重复给药，最低有效剂量名存实亡，同时实现脑内最大分布所需时间较长。但劳拉西泮可经由静脉或肌肉给药，相比奥沙西泮起效速度更快。

3）三唑类BDZ由于其具有较高的亲脂性而拥有更快的吸收及分布速度，进而具有较高的滥用及依赖风险。即便风险较阿普唑仑低，使用推荐剂量治疗惊恐障碍，在不滥用情况下也有可能出现躯体依赖。

4)从药代动力学角度考虑,癫痫、惊恐障碍、慢性焦虑障碍不适宜使用短半衰期BDZ;同理,氯硝西泮也不是好的助眠选择,患者醒后可能损害个体的警觉性及反应时间。

5)一般而言,为减少不良反应,应尽量避免 BDZ 联用。然而,充分考虑药代动力学后,联用 BDZ 也并非绝对禁忌。就像治疗糖尿病联用长效与短效胰岛素制剂一样,就BDZ 而言,可以使用氯硝西泮全天候控制焦虑症状,并使用低剂量阿普唑仑来改善睡眠。然而上述药物联用仍需谨慎,且联用的前提仅适用于其他疗法难以奏效时。

(3)其他类

1)抗精神病药:奥氮平 5～10mg,喹硫平 50～200mg,适合伴有幻觉、妄想者使用。

2)抗抑郁药:米氮平 15～30mg,曲唑酮 50～100mg,适合有抑郁症状患者使用。

3)抗组胺药:本身是抗过敏药,副作用是催眠,基本没有依赖性,常用异丙嗪 25～75mg。

4)褪黑激素:是脑内松果腺体分泌的一种激素,市面上卖得很火的"脑白金"就是依靠它来发挥作用的,仅适用于轻度失眠患者。

5)其他中成药:乌灵胶囊、舒眠胶囊、枣仁安神胶囊等。

2.非药物治疗

同其他不同原因的失眠一样,纠正失眠的最佳选择是行为调整和心理调节,而非药物治疗。虽然 BDZ 在使用过程中相对安全,但不可否认个体对其仍有依赖性,对个体也会产生过度镇静、影响认知功能及抑制呼吸等副作用,可导致某些躯体症状持续时间延长甚至恶化。因此,下面这些非药物方法可根据患者情况在药物治疗前使用或作为在药物治疗时的辅助方法。

(1)保持乐观、知足常乐的良好心态,对社会竞争、个人得失应有充分的认识,避免因挫折导致心理失衡。

(2)白天尽可能安排力所能及的工作,包括适度的体育锻炼,以维持正常的生活节律,满足正常人际交往的需求,有助于晚上睡眠,但睡前 3h 应避免体育锻炼。

(3)睡前 4～6h 避免使用咖啡因(咖啡、茶)、尼古丁(烟),避免使用酒精帮助睡眠,也不要在睡前进食大量食物。

(4)创造有利于入睡的条件反射机制,如睡前半小时洗热水澡、泡脚、喝牛奶。

(5)规律作息时间,避免日间过度睡眠,晚上在固定时间内入睡。

(6)上床后尽可能少想白天的事情,避免过度考虑,避免在床上做其他活动,如看电视、谈话、进食、看书等,既不要努力考虑睡眠的问题,也不要努力控制自己的思维。如果卧床后不能迅速入睡,可起床稍微活动,等有睡意时再上床,目的是使床与睡眠形成条件联结。

(吴绍长　陈志恩　赵军飞)

第四节　康复的心理社会干预

与多数依赖物质一样,酒精的躯体戒断症状可能是维持饮酒行为的短期因素,而其他心理社会因素对于维持长期饮酒行为的作用则更加重要。躯体戒断综合征通常仅出现数天便会消退,严重者可有稽延症状(protracted symptoms),但渴求和重复饮酒的倾向会持续很长一段时间。"一朝吸食,十年戒酒,终生想毒",这是民间对物质依赖者无可奈何的总结。绝大多数酒依赖患者经过了多次戒断治疗后方才认识到戒酒的困难性,意识到社会心理康复、预防复饮的重要性。

任何成瘾性疾病,复发往往不可避免,似乎酒依赖患者一直处在"酗酒—戒酒—再喝酒—酗酒"的循环中,但是,患者从貌似重蹈覆辙的循环中明白了导致复发的社会、心理原因,学会了如何应对这些问题,加上社会、心理的支持和干预,还是有不少患者从这些循环中返回到主流社会中,我们永远不要放弃这些患者,只要患者还有戒酒动机。

对于酒依赖患者来说,无法获得有效的康复和社会功能回归,会使患者及其支持体系丧失了希望(hope)、信心(confidence)与治疗动机(motivation),常常表现为家属的"放弃心态(give up mentality)"和患者的"破堤效应(dike breaking effect)"。造成这结果的原因有:①长时间酗酒对心理、躯体的影响;②丧失了工作、人际关系、亲情、价值、自尊、自信;③反复破灭希望,成为社会、家庭的负担,患者、家属、治疗者均反复受挫。

心理治疗的目标是"共同进步(common progress)",治疗者首先要有信心、希望,作为治疗者,也常常受到挫折的困扰。从某种意义上来说,治疗者是唯一能真正给予患者希望的人,倘若自己没有希望如何给患者以希望? 作为治疗者,必须坚信希望是人类内在的品质,不管在何种困难的场合,将内力与外力结合起来最终将引导人们走向胜利的彼岸。因此,治疗者要逐渐引导患者的希望,要相信患者的潜力,帮助戒酒者发现和挖掘内部(如想象、发现特别、询问如何应付困难和危机等)和外部(已戒酒的朋友、重要人物及医生、护士)力量、资源,从而使患者逐步树立康复的坚定信心。

一项有关"希望"与"成瘾"关系的研究表明,增加问题饮酒者的"希望",则预示其有良好的预后。对这类患者开展为期一年的随访研究发现,"高潜能"组(有良好的康复希望)的戒断率与就业率明显高于"低潜能"组。心理社会干预措施主要包括动机性治疗、认知行为治疗、家庭治疗、集体心理治疗、环境的改变、参与戒酒者互助会及十二步法等。

一、建立良好的医患关系

心理治疗的第一步是建立良好的医患关系(doctor-patient relationship)。良好的治疗关系是任何心理治疗的前提条件,心理治疗总是要通过相互信任的关系来开展工作。心理治疗不同于药物治疗的特点,即不具有强制性生效的功能,如不能像医生给患者打针,即使患者不愿意也要让患者接受一样。相信有经验的心理医生多能领会"一旦拥有了这种关系,那么患者的毛病也就好了一半",这句话并非妄言。

这种关系的建立不仅仅是态度问题,也包括心理咨询的技巧和技术层面的问题。对治疗师而言,要认识到它既不同于师生之间的教学关系,也不是劳资双方的合同关系,而是一种信任、平等、合作的治疗关系,强调个体主动参与体验和改变,相信患者具有自我实现的能力。从理论上来讲,也就是人本主义学派代表人物卡尔·罗杰斯(Rogers C R)所创"来访者中心疗法(client centered therapy)"的中心思想,主要包括共情、无条件积极关注和真诚等治疗技巧。实践证明,这些技巧是心理治疗获得成功的必要条件,但并非充分必要条件。

(一)共情

共情(empathy,E)就是治疗师对患者内心世界的理解和体验,表现为对患者思绪及情感变化的敏感性。共情也称为神入、撷情、同感心、同理心、通情达理等。这些概念可能比较生涩,通俗地讲就是设身处地,大意为换位思考的能力。它包括三方面的含义:①治疗师通过患者的言行,深入对方内心去体验他的情感与思维;②治疗师借助自身的知识和经验,把握患者的体验与其经历和人格之间的联系,更深刻地理解患者的心理和具体问题的实质;③治疗师运用内容反应、情感反应等咨询技巧,把自己的共情传达给对方,以影响对方并取得反馈。

共情水平与理解另一个人的感觉能力有关,这不仅仅是看几本书就能学来的,它既有天赋的情商(emotion quotient,EQ)元素,也包含后天丰富的阅历和长年累月的经验积累。共情是从患者的参考框架来看待心理问题的,而不是治疗师假想处于患者地位时表达治疗师本人的价值观和态度;有共情的治疗师不仅会尽量听懂并理解患者所说的内容,也会尽量理解患者所想的内容,不仅要听患者说出来的内容,还要解析弦外之音,有时还需听无声之音。当然,共情要把握住角色转换,设身处地不等于将自己变成患者的影子;共情也要适度,过分共情会对患者产生不良心理暗示,强化其负性情绪。

倾听技术是心理治疗师的基本功,是共情的重要组成成分,也是建立良好咨询关系的基本要求。正确的倾听要求治疗师以机警和共情的态度深入到患者的感受中去,细心地注意对方的言行,如对方如何表达问题,如何谈论与他人的关系以及对自身所遇到的问题做如何反应等。还要注意患者在叙述时的犹豫停顿、语调变化以及伴随言语所呈现出的各种表情、姿势、动作,从而对言语做出更完整的判断。例如,谈及自己的人际关系时,患者可能会有以下几种不同的表述方法:①我和他人有矛盾(对人际关系客观的描述);②我自己没有处理好某些事情,造成人际关系紧张(患者内归因倾向非常明显,并以负责的态度做了自我批评,表明患者可能遇事容易内归因,自省自责,自卑退缩);③别人故意找我茬,造成人际关系紧张(是表明他人过错,不是自己的责任,表明患者可能推诿,容易有攻击性);④真是倒霉,自己赶上这么一个破单位(表明宿命论色彩,遇事易认命)。

所以,患者在描述人和事时所采用的语词或结构,有时往往比事件本身更能反映出患者的特点。

这种理解和共情在酒依赖患者的治疗中起着十分重要的作用,它加强了患者与治疗师之间的关系,有利于得到患者心理上的认同和情感上的共鸣。这种情感共享可以增加患者与治疗师之间的信任,鼓励坦率的情感流露,促使患者能够冷静梳理与酒精使用问题相关的、矛盾的情感,可以帮助患者做出明确决定以减少他们因嗜酒导致的消极后果。有研究表明,在使用相同治疗方法的治疗师中,共情的水平高低也能很好地预示治疗结果的差异,相当多的共情交流都包含反思的技巧。

共情是心理治疗的基本功,也是强化动机治疗和动机性访谈的一项基本原则。在临床上,某些心理医生或心理咨询、治疗的初学者,对患者缺乏共情,因此可能会导致心理咨询、治疗受阻甚至失败,缺乏共情的不良后果主要表现在:患者可能感到失望或觉得受到伤害,影响患者进行自我探索和自我表达,由此治疗师对患者做出的反应常常缺乏针对性。

临床剪影
对咨询中缺乏共情的探讨

（例1　某男性问题饮酒者因不知该选择继续饮酒或戒酒而苦恼）

求助者：我是跑业务的，从外地到本地工作有十余年了，前几年工作业绩也做得比较好，收入颇丰，因此把妻子及儿子都接过来，也购置了房子，安排了儿子上学。原本以为就此顺顺当当的，唉！（不语）

治疗师：你能跟我谈谈你需要帮助的事情吗？（站在求助者角度考虑）

求助者：好吧！近几年业务量下滑明显，自从上个月到医院检查出"脂肪肝"及2次醉酒经历后妻子就对我不满意了，经常跟我吵架，抱怨我酒喝得太多，甚至说要跟我离婚……她哪里知道我们男人的事情呢？既要奉迎上级领导，又要社交应酬、巴结客户，还要维持全家费用！我觉得自己的饮酒情况和大多数人一样，而且我的工作也需要饮酒来保持状态，但医生说我以后绝对不能再喝酒了，你说我该怎么办呢？到底该怎么办才好呢？

治疗师：这算什么难事？男人嘛，不要这样婆婆妈妈，既然医生都这样说了，那戒掉不就得了呗！犯什么难啊，实在无法决定的话，那就抓阄或者扔硬币正反面决定吧！（从治疗者内心感受及生活态度出发）

求助者：你说得倒很轻巧，如果真能这样我也不用来找你了，看来你理解不了我，我不和你说了。（扬长而去）

【分析】　上述咨询对话中，治疗师确实没有很好地理解求助者的内心世界。从求助者的角度来看其存在的问题，不难发现，他觉得自己的问题解决起来错综复杂，简直难于上青天，且其痛苦是有现实内容的烦恼，而不是没有明确对象和具体内容的忐忑不安或提心吊胆的焦虑，这对于求助者来说的确是一个非常难的问题。治疗者不能理解求助者的内心世界，所以良好的咨询关系也就无法建立了，咨询自然也不能继续下去了。

（例2　某女性问题饮酒求助者因丈夫婚外情而苦恼）

求助者：我以前是开发廊的，和一批姐妹一起上班，为了排遣无聊逐渐染上了酒瘾。3年前为了婚姻戒了酒，婚后一年产一女，2岁。半年前发现丈夫有婚外情后，很想离婚，但又想到孩子还小，一旦离婚，孩子缺爹少娘的，就下不了离婚的决心，我为此非常苦恼，因此，对酒又开始复饮。

治疗师1：现在社会风气江河日下，出现这种情况在所难免，你要看开点。（求助者会觉得治疗师完全忽略了自己的问题，根本不理解自己内心的感受）

治疗师2：这种事让你赶上了，苦恼也没有办法。（求助者可能觉得治疗师无法理解自己，可能动摇求助者继续咨询的决心）

治疗师3：这种事让你赶上了，只能选择其中之一了，哪里还有两全其美的事？（这显然是没有体验求助者的内心冲突所在，明显缺乏共情，也可能使求助者感受到治疗师根本没有理解自己，甚至怀疑治疗师是否愿意帮助自己）

治疗师4：你就是离婚了，自己也能过好日子的。（表面看是鼓励求助者，但显然还是没有理解求助者的苦恼所在，这种鼓励是苍白无力的）

治疗师 5：无论是谁遇到这种情况，都得经历痛苦的抉择，这是在所难免的。（这是空洞的理性判断，完全否认了求助者的情绪）

治疗师 6：要做出选择确实是挺困难的，但你总得选择其中之一吧。（治疗师虽然在一定程度上理解了求助者的内心体验，但理解得并不深刻）

治疗者 7：每一位妻子遇到这种情况都可能会在如何解决中苦恼，就像人们在遇到需要选择的时候不知如何选择一样，你在得到某件事物的时候可能要失去其他事物，而你想很圆满地解决这个问题又不想失去一个完整的家庭，但实在找不到好的办法，因此非常苦恼，我非常理解你此时此刻的心情。（共情）

（二）无条件积极关注

无条件积极关注（unconditional positive attention）指的是治疗师做治疗时的反应风格，就是治疗师对患者言语和行为的积极、正性的方面予以关注，从而使求助者拥有积极的价值观，拥有改变自己的内在动力。通俗地说，积极关注就是辩证、客观地看待患者。这对那些自卑感强或因面临挫折而一叶障目的患者，咨询本身就会有治疗效果。所谓"无条件"的意思就是说，在患者某种情绪发作的情况下治疗师不会终止其积极关注，不会随着求助者情绪和行为的变化而发生改变。这种关注在不同的治疗师之间表达各不相同。但是，一个诚恳的微笑、一个专注的点头、一次聚精会神的聆听，都可以提高互动性，能向对方传达积极关注。这次治疗很成功或表扬求助者有改变的想法，都能表现出积极关注。

（三）真诚

真诚（sincere）产生于患者和治疗师的态度、价值观以及目标相一致的可信、可靠、现实的行为。患者依靠的是诚恳的反应，这是完全没有偏向、没有伪装的。一个表现自然的治疗师比起一个照本宣科、僵硬、虚伪的治疗师会营造出更令人舒适的气氛，表现诚恳的治疗师具有与他们的语言相呼应的肢体语言、眼部接触以及面部表情，最主要的是人际间互动给人的感觉应该比记笔记本或执行治疗标准更重要，治疗师的这种品质有助于加强治疗关系。研究发现，这些治疗师比其他做同类治疗工作而没有这些品质的治疗师会产生更好的治疗效果。当然，真诚不是简单的不加掩饰的实话实说。治疗师表达真诚时应该遵循"既对患者负责，又有利于患者成长"的原则。

二、强化动机治疗

动机（motivation）一词来源于拉丁文"movere"，意指移动或引向行动。人的心理活动都有其内部推动力量，这种动力就是心理学中所谈到的动机。

动机就是引起、维持和促进个体行动的内在力量。它是在需要的基础上产生的，也可以从社会生活中通过学习而获得。动机不能直接地被观察到，也测量不到，只能由行为者内省或由他人从其外部行为进行判断。动机的三要素包括重要性（importance）、信心（confidence）及准备程度（preparation level）。

20 世纪 80 年代初期，Miller 建立了强化动机理论（motivational enhancement therapy，MET）并将其运用到临床实践中；90 年代初期，由 Miller 和 Rollnick 根据治疗

酒依赖患者的经验建立起来的一种以咨询为中心的访谈技术,通过探索和解决自身矛盾心理,从而增加其行为改变的内在动机;后来 Diciemente 将强化动机理论延伸应用至成瘾性疾病的治疗领域。近年来的大量研究表明,强化动机方法能够有效帮助酒依赖患者杜绝酒精滥用或者减少酒精使用。

对于酒依赖患者来说,戒酒动机是第一要务。强化动机理论认为,酒依赖患者的内在戒酒动机是发生改变的真正动力和关键因素,这种动机不是指其内在拥有的某种特征,而是表现在戒酒者的态度、认知、情绪及行为的改变过程中。很显然,对于一位戒酒动机不强的患者,若在治疗过程中不配合,则效果可想而知。但戒酒动机是多维度及动态变化的,可能在不同的阶段会有不同的状况,如患者可能在严重渴求或遇到应激时降低戒断的动机。因此,动机强化治疗既可以单独作为一种治疗模式,也可以整合到其他治疗模式中,所有具有强化动机的各种措施都应该贯穿于整个戒酒治疗过程中。

(一)酒依赖患者的行为改变阶段

1.沉思前期

沉思前期又称不考虑改变阶段(precontemplation),表现为拒绝就诊或治疗。在酒依赖早期,患者认识不到饮酒的危害,因此不考虑改变;在酒依赖后期,患者否认饮酒对自己生活的影响或不相信自己能康复,而不愿治疗。

2.沉思期

沉思期又称考虑阶段(contemplation)。当酒依赖的后果越来越明显时,患者开始认为自己有问题,可能需要改变,但处于矛盾阶段,并反复考虑是否需要改变。

3.准备期

准备期(preparation)是指患者经过反复考虑,认为必须改变自己的行为,开始准备改变,并作出具体的行动计划的阶段。

4.行动期

行动期(action)是指患者做好具体准备后,采取具体行动来改变自己的饮酒行为阶段。

5.维持期

维持期(maintenance)是指患者经过努力,采取一系列行动改变了酒精滥用行为阶段,但如何保持已发生的改变是治疗成功的关键。故此期主要是保持清醒、预防复发。

6.复发期

复发期(relapse)是指患者经过种种努力,但因各种原因又开始复饮的行为阶段。

上述为一般酒依赖患者康复需经历的六个时期,但并非所有的酒依赖患者戒酒过程均需经历上述阶段。每位酒依赖患者所经历的康复阶段或处于每个阶段的时间均不相同,并可多次循环经历这些阶段,所处的阶段及时间与患者心理、生理、家庭、社会及治疗等多种因素有关。许多患者长期打算戒酒而不采取行动,“具备知识,但不采取行动”,这在物质依赖者中是非常普遍的共性现象;而有的患者一旦认识到酗酒对自己的影响便努力去改变自己的行为;有的酒依赖患者戒酒治疗后保持很长时间才复饮或保持长期戒酒状态;而有的患者戒酒治疗后短期即复饮,复饮后又重新回到第一个或第二个康复期,循环经历改变的阶段。大多数酒依赖患者可能要经过多次循环才能最终成功保持戒酒状态,过程中可能会经过多次反复与倒退,只有从中不断总结经验、吸取教训,最终才能成功戒酒。

治疗者在处理处于沉思前期与沉思期的患者时不要逼迫患者行动起来,而是让患者看清自己的问题,激活内在的资源。患者可能在不同阶段内心出现来回摆动的情况,治疗者的主要作用是通过使用各种技术,启动患者的改变动机,加速患者的行动改变(见图 7-3)。

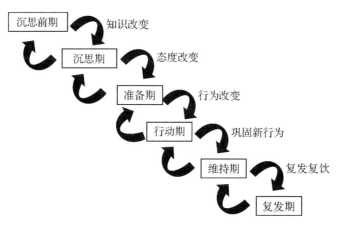

图 7-3　行为改变(戒酒)各阶段的循环状态

(二)改变的意愿

对于酒依赖患者来说,行为改变(戒酒或减少饮酒量)是强化动机治疗的核心目标,而愿意改变的动机被认为是行为改变的基础,实际上,现实中很少有缺乏动机的行为改变。然而,动机是持续变化的,由此,测量动机变化的意愿标尺应运而生。根据意愿标尺的样例,需要在各标尺中圈出最能体现目前感受的数字,见表 7-4。

表 7-4　改变意愿的标尺样例

数　字	内　容
1	我从未想过改变自己的饮酒状况,如渴求来了,就会立刻去喝酒
2	我偶尔想过改变自己的饮酒状况
3	有时我会考虑改变自己的饮酒状况
4	我经常会考虑改变自己的饮酒状况
5	我已经决定改变自己的饮酒状况,但信心不足
6	我已经决定改变自己的饮酒状况,且有足够的信心
7	我已经在尝试改变自己的饮酒状况
8	我的饮酒状况已有所改变,相对以前饮酒量较少
9	我的饮酒状况相对以前饮酒量显著减少
10	我目前已戒酒,如渴求来了,只要转移一下注意力就过去

有研究表明,这种简短而易操作的量化评估工具与相同行为度量的耗时较长的问卷具有高度相关性,如与酗酒动机改变准备问卷相关系数>0.7;而在评估不同的行为时表现出了良好的区分效度,如与评估安全性行为量尺的相关系数<0.2。

酒依赖患者治疗的进步很少是线性的,因此对其评估就比较困难。量化方法可以把问题具体化,以便能够更好地理解与操作,在任意的治疗阶段都可以用改变意愿的标尺进行简便和有效的度量。量化方法强调把行为改变看成过程,这样即使只能看到行为变化连续过程中微小的差别,也会使进步得以彰显和放大,从而放大患者的力量和适应能力,以帮助患者找出自己的进步,逐步帮助其建立成功的信心。同时能使治疗师以辩证的眼光来看待自己的工作,消除他们对工作的枯燥感及不满足感,最终增强医患双方的信任关系。

实际工作中,治疗师可依据患者意愿水平与之探讨行为改变。如患者意愿水平低,则治疗师可能需要提出对患者情况的担忧,并提供关于危险性饮酒的资料;如意愿指数表明患者尚未决定是否需要改变,治疗师可以运用决策平衡练习,引导患者分清饮酒的利弊或询问患者如何能增强改变的意愿;如意愿指数高,则治疗师可以帮助患者设计包括发现所需资源在内的改变计划。

同理,治疗师也可以自定义(1～10级)制作这种简易的辅助访谈量化工具对动机三要素进行度量,用以了解患者的动机水平。现举例问题如下。

(1)你认为行为改变(戒酒)的重要性有多大?(如1＝不重要,10＝非常重要)

(2)你对这种行为改变(戒酒)的信心有多大?

(3)你对行为改变(戒酒)的准备程度怎么样?

获得上述答案后,可进一步进行互动提问,如"你的得分为什么不能再高一点呢?""有哪些因素影响了你的得分?""如果要提高分数,你需要得到一些什么样的支持?"。

(三)强化动机治疗的内容

强化动机治疗的内容与本文第四章第三节"酒精相关问题的预防措施"中经实证支持的、行之有效的"酒精短期干预方法"相似。这些有效组成成分可总结为"FRAMES"。"F"表示对患者的行为做客观的反馈(feedback),以便让患者清楚继续这些行为可能带来的危险,反馈是心理治疗影响性技术中内容表达技术之一;"R"表示责任(responsibility),即让患者明白是否改变取决于其自身,而一旦决定改变,实现改变的责任也在于他们自身;"A"表示建议(advice),即帮助患者分清改变是否符合他们的利益,如符合,应实现何种程度的改变;"M"表示清单列表(menu),意为应向患者提供关于改变的多种选择,而非一种;"E"为共情(empathy),大意为换位思考的能力,表现为对患者思绪及情感变化的敏感,动机强化中对共情技巧的应用在下文动机访谈中有详细临床实例;"S"表示自我效能(self-efficacy),或是引导患者形成实现预期自我改变的自信。

临床剪影
在一个疗程中应用"FRAMES"

治疗师:从腹部彩超及肝功能检查结果来看,饮酒已明显损伤你的肝脏。(反馈)

患者:哇! 之前我从未觉得饮酒量已到达危及健康的程度。

治疗师:嗯! 怎样处理这些情况以及是否要做出一些改变都是由你自己决定的。(责任)

患者:我都不清楚怎样开始改变。从高中开始,我就每天喝酒。

治疗师:你可以做一些不同的尝试。对不同的人而言,每种方法的效果都不一样。

你可以尝试减少饮酒量，或一下子完全戒酒；也可以考虑改变一些用以打发时间的场所，或一起打发时间的人。（清单列表）

患者：我的肝脏已受损，现在我得改变一切。

治疗师：这是会让人觉得有点难以承受，首先要接受关于自己的健康状况，还必须考虑对自己的生活做出巨大改变。（共情）

患者：我很担心自己会做不到。

治疗师：记得你说过，当觉得每次和儿子玩传接球游戏时总上气不接下气，后来你为此就戒了烟。你有动机和理由来改变吸烟，你也可以采用同样的技巧来应对饮酒行为。（自我效能）

患者：这倒是。戒烟怕是我做过的最难的事情。但不管怎样，我还是做到了。快三年了，我都没有碰过一根烟。

【分析】　这是临床上一个简单应用"FRAMES"的实例，其中"R"是核心内容。在临床工作中常常会发现，许多酒依赖患者往往喜欢相互吹嘘，自我常常是建立在一种虚夸的自负基础上，表现为刚愎自用、拒绝医生建议或阳奉阴违，不能用一种诚心质朴的态度与人沟通，故难以建立起真正的责任感。因此，通过心理咨询和治疗，打破虚夸的自我"执念"，唤起患者的责任感，让患者明白责任的担当与将来自己获得的回报和关爱是分不开的，只有唤醒了这种责任感，才能真正激发患者的内在动力和意志力，从而变成患者一种自发的行动，并在现实生活中稳定且持续地保持这种戒酒行为。尚有不少临床心理干预技巧与措施可以提高患者的内心责任感，患者内心的"承认"是很重要的前提条件，"承认"包含许多认知成分，如患者能理解并接受渴求、戒断症状以及消极情绪，都是日常经验的一部分，只有这样患者才会正视现实，敢于负责和担当，能主动产生戒酒动机。

(四)促进动机强化或改变的策略

在酒依赖康复的过程中，治疗者可采取许多策略来影响戒酒者改变自己的态度、认知、情绪及行为，帮助戒酒者成功度过各个康复阶段。发生改变一般表现在认知过程与行为过程两个层面。促进改变的具体策略有：动机访谈（motivational interviewing）、心理教育（psychological education）、澄清价值（values clarification）、决策平衡（decision balance）、解决问题（problem solving）、设定目标（goal setting）、预防复发（relapse prevention）、角色扮演（role play）、认知技术（cognitive techniques）、调整环境（environment restructuring）、角色澄清（role clarification）、行为强化（behavior reinforcement）、加强社交技能（enhance social skill and communication skill）、评估和反馈（assessment and feedback）等。

由于酒依赖患者处于不同的康复阶段，治疗师应根据患者所处的不同阶段采取不同的促进改变的策略，即只有在正确的时间提供正确的帮助，才能成功促进其行为改变。例如，对于一位尚未认识到自己的问题、没有治疗动机的酒依赖患者，可应用动机访谈、澄清价值、决策平衡等技巧来帮助其发现并认识到自己的问题，进而采取行动改变自己的问题，即从改变其心理来引导行为来改变；对于一位戒酒动机强、处于行动阶段的患者，应该采用预防复发、行为强化、加强社交技能训练等来帮助其保持戒断状态。

1. 动机访谈

动机访谈又称为促动性交谈（motivational interviewing，MI），是强化动机治疗的最重要的一个心理咨询策略,是动机干预方法中最主要的组成部分,可看作是引导并强化患者改变动机的各种技巧集合。它以人本主义理论为基础,整合了动机心理学、社会心理学、心理治疗的理论与方法,是与患者的一种互动方式。它既可发现问题,又能促进医患沟通,同时也能进行临床治疗。

可以从三个层面来理解 MI。第一,是 MI 的主旨,即 MI 是协作性的、以患者为中心的,直接针对患者的性格特点来改变其特有的矛盾心理,并将这种矛盾心理视为改变过程的正常组成部分;第二,可从以下五项基本原则来解读 MI,包括表达共情、找出差距、避免争论、处理阻抗和支持自我效能;第三,MI 可被视为是用以实现其目标的一系列技巧的组合。

许多研究证实,MI 是一种很有效的干预策略。国外有不少报道显示,MI 在物质依赖、精神疾病、赌博及其他躯体慢性疾病如心血管疾病、糖尿病、高血压、艾滋病等领域的疾病治疗和行为改变方面具有较好的效果。在中国也有少量应用和报道,也显示出它在改变行为、改善躯体和心理健康状况方面具有良好的效果。

(1)MI 的五项基本原则

1)表达共情(express empathy):以患者为中心,从患者的角度考虑,充分理解患者,不指挥、不操纵患者,相信患者有能力解决自己的问题,引导性的咨询方式是促进行为改变的条件。治疗关系是心理治疗能否取得成功的一个重要变量,而共情是建立良好治疗关系的基石。共情是一种参与性技术,是从酒依赖患者的参考框架来看待其心理问题;共情应因人、因事、因情而定,有时沉默也是一种共情;共情应适度,尤其是不适当的情感反应,若共情次数过多或程度较重,反而会使其产生不良的心理暗示,强化患者负性情绪,不利于咨询、治疗向前发展,如"你觉得戒酒后很焦虑,很痛苦""你感觉没有希望,自己所付出的努力不足以改变现状";共情要把握住治疗师与患者之间的角色转换,治疗师体验患者的内心"如同"体验自己的内心,但永远都不要变成"就是"。否则,治疗师就变成了患者的影子,失去了客观、公正的态度。

2)找出差距(develop discrepancy):花时间让患者找出自己的期望目标或行为与目前处境之间的差距,如果不找出差距,患者不可能有治疗动机;当患者认识到其目前状态与期望之间的差距时,会强化其改变的意愿。

3)避免争论(avoid argumentation):当患者犹豫不决时,应避免与之争论,否则会促发更大的阻力。应该换一种方式与患者交谈,或者寻找其他契机。咨询、治疗的目标是"共同进步",只有让患者自己说出改变的理由,才有可能取得进步。避免争论的具体策略有带保留同意(附和)和双向反馈(一种影响性技术,指医患相互间的内容表达,反映对对方的看法、建议、忠告及解释等,增进相互了解,也可从对方的反馈中得知自己的反映是否正确,从而对咨询策略做出调整)。当然提出的建议、忠告不要绝对化,应注意措辞和缓、尊重,否则易使患者产生阻抗,影响动机访谈的进程。

4)处理阻抗(roll with resistance):阻抗在本质上是患者对于咨询治疗过程中自我开放与自我变化的精神防御与抵抗。它可表现为对某种焦虑的回避,或是对某种痛苦经历的否认。处理阻抗不仅是参与性技术,有时也需要运用影响性技术的技巧。治疗者可先利用交谈的反映技术(参与性技术)来帮助患者理清自己的问题,让患者做出改变的决策是最佳选择。

但不与患者争论,又要患者改变是一件困难的事情。因此,需要根据具体情况来改变治疗策略、化解阻力,推动咨询及动机访谈的进展。酒依赖患者在咨询中常常遇到的阻抗是患者不愿意付出努力进行改变。如"我知道这样喝酒不好,我应该改掉,但我改不了",这看似患者表现出一定的认知,但仍缺乏态度,也没有行为改变。要突破阻抗,首先要识别阻抗,了解阻抗产生的原因,从其背后经予沉重的回击,如问"你说想戒酒,请告诉我你为戒酒做了哪些努力?""你说想改掉嗜酒的坏习惯,请告诉我你做什么了?"此时,患者的回答肯定与其目标相差甚远,从而暴露出了矛盾,即可使用面质技术(影响性技术),如问"你说想戒酒,可又没有行动上的努力,这是存在矛盾的,你能进行解释吗?",突破阻抗后促进了患者的统一,或通过自己的努力来实现戒酒目标,或接纳自己的嗜酒行为而放弃改变,同时解决了矛盾的内心冲突。

5)支持自我效能(support self-efficacy):所谓"自我效能"是指个体有这样一种信念,相信自己有能力去完成所要求的行为,在治疗中要提高患者的自信心,相信患者有能力改变自己。让患者看到希望、对改变表示乐观,并有可行的办法来达到目标。可利用患者既往成功的经历或有相同经历者的成功经验来帮助其建立自信,并帮助患者将改变目标分解成许多可行的、具体的步骤。

临床学习精华
四种与自我效能相关的情境

1. 产生负面影响的情境,可能源自个人内心(如感觉压抑)或人际交往(如生气或沮丧)。
2. 社会交往(如在宴会上被敬酒)或存在积极情绪(如激动)的情境。
3. 担忧身体或其他方面的情境(如感觉身体不适)。
4. 产生戒酒念头或饮酒冲动的情境。

(2)MI的主要技术

与其他治疗方法一样,MI包含治疗师用以实现治疗目标的技巧或行为。对动机访谈而言,这些技巧主要关注治疗师如何开始与患者对话及如何应对患者的问题。

1)MI的核心要素——OARS:OARS技巧强调治疗师用以实现MI推动患者改变的具体行动。OARS技巧的含义包括如下。

①O=开放式问题(open-ended questions):开放式提问没有单一的答案,以中立的态度能引发出更多的信息。可促进对话、鼓励患者多谈,避免咨询师过早做出判断,保持良好的交流,更好地理解患者的观点和感受,也有利于患者进行自我探索。

在需要明确问题重点时也可结合封闭式问题,常用"是不是""对不对""要不要""有没有"等句式,但一般不宜过多使用,以免压制患者自我表达愿望的积极性,从而产生阻抗。

开放式问题常以"为什么"(为什么你会关注饮酒行为)、"是什么"(是什么促使你改变饮酒行为)、"怎么样"(你会怎样开始行为的改变)或"什么时候"(你觉得什么时候适合开始改变)作为开头。对于使用"为什么"式提问,尚存争议。理性情绪学派及精神分析学派,十分注重"为什么"的句子,认为这类提问是适宜的;而求助者中心理论学派则反对这种询问方式,他们认为如此提问会使患者感觉受到指责而产生对抗情绪或用情绪性的问题来讨论过去的事物。当然阻抗是否产生还与医患关系及提问的语气语调有关。

②A=肯定的态度（affirmations）：用肯定患者的优势与努力的语句来鼓励患者，指治疗师认可患者的优势、正面价值观、意图、成功，即为改变所做的努力。治疗师需用具体的表述来肯定患者（如"看来你在努力实现本周内饮酒少于 10 杯的目标"），而不是泛泛而谈（如"你这周表现不错"）。

③R=反映（reflections）：这是动机访谈的重要标志和最具挑战性的技巧之一。运用该技巧与患者互动的用意在于向患者表达共情并促使患者讲述更多关于改变的信息（包括患者内心思想、愿望、能力、理由、内心需求等）。"反映"是猜测患者想表达的意思及相应陈述，一般不是提问，一定条件下可以采取面质技术，促使患者自我探索。"反映"有以下几种主要类型。

a. 附和（echo）：为带保留同意（take reservations）。例如，某位患者可能会说："我的婚姻状况十分糟糕，如果我的老婆是你的，你也会染上酒瘾的。"对此陈述，治疗师本意是不能同意的，但带保留同意的反映可能是："有些婚姻是让人压抑的"或者说"妻子确实能起很大作用"。这种反映让患者在愿意的情况下继续讨论同一个题目或者转移到一个新的题目，而治疗师永远不用同意"饮酒是对婚姻不和谐的"理所当然的反应。

b. 重复（repetition）：即简单的反映（simple reflection），就是将患者的话重复说给他们听，说明治疗师听到了并理解了他们的话。例如，某位患者可能会说："我不像其他许多人那样饮用很多酒精。"简单的反映就是："你不像其他许多人那样饮用很多酒精。"这样重复的回答会让患者更乐意与你继续讨论或将专注力转移到饮酒的其他问题上。

c. 重组（recombine）：即重新构句（reconstruction）或释义（paraphrase），指治疗师把患者陈述的主要内容经过概括、综合、整理，用自己的话反馈给患者，以达到加强理解、促进沟通的目的。同上例患者说："我不像其他许多人那样饮用很多酒精。"释义有可能是"其他人的后果就比你更糟糕了"。这种反映在某种意义上是问了一个问题："我们是在谈论和你所相识的人比较起来，你使用多少克的酒精，还是我们在讨论经济、家庭、法律问题的事实？"。此时，如果患者有思想准备的话，可能会仔细考虑这些消极后果。

d. 双边反映（bilateral reflection）：双边反映表达的是患者进退两难的两个方面，既表达了共情，同时也表达了患者某些行为和价值观念之间的差别。例如，一位在大学读书的患者想在学校里得到好成绩，但又因为社交饮酒缺交了作业。这时的双边反映可能是"你想多学习，但也想参加很多社交晚会"。通过这样的反映方式，可将两个矛盾的概念同时表达，可以说明患者的行动和愿望有多重要，于是就有可能导致对行为改变的讨论。

e. 情感反映（reflection of feeling）：是指治疗师把患者陈述的有关情绪、情感的主要内容经过概括、综合、整理，用自己的话反馈给患者，以达到加强对患者情绪、情感的理解、促进沟通的目的。前面几条技术着重于患者言谈内容的反馈，属于内容反映；而情感反映则着重于患者的情绪反映。酒依赖患者也许不太会探索情感，所以抛出一些有关情感的言语可能特别有帮助。如果患者说"我经历了 30 次戒酒失败，感觉自己的人生就像一出悲剧"，那么你的情感反映有可能就是"这听起来很让人受挫折"，患者有可能继续说"实际上，我真的很悲伤"。这时双方的会话就进入了情感领域，于是就有可能导致更大的变化，因为人们往往在涉及强烈的情感问题时才会发生明显的生活方式改变。情感反映最有效的方式是针对患者现在的而不是过去的情感。比如在婚姻问题上，"你此时的情绪似乎是对你丈夫非常不满"比"你一直对你丈夫非常不满"更有效。

f. 质疑(question)：即面质(confrontation)技术，是一种影响性技术，是指治疗者指出患者身上存在的矛盾，以促进患者的探索，最终实现统一。常见的矛盾有理想与现实不一致，如治疗师说："你很想踏踏实实地睡个好觉，但因为不停地饮酒，导致睡眠节律紊乱，也没有听从医生的建议去戒酒、调理睡眠，你的理想和现实是矛盾的，你能解释一下吗？"；言行不一致，如治疗师说："你说你想戒酒，我看到的是你在饮酒，你所说的和你所做的是存在矛盾的，对此你如何进行解释？"；前后言语不一致，如治疗师说："你前面说你想利用五一假期努力学习，后面又说要在假期参加外地同学的婚礼酒宴，在时间安排上是前后矛盾的，对此你如何解释呢？"；患者与治疗师的意见不统一，如治疗师说："你告诉我你因为婚姻问题很苦恼，可是我从你的表情中却看出你有些快乐，这似乎存在矛盾，你可以解释一下吗？"在使用面质技术时应以事实根据为前提，良好的医患关系为基础，在良好的咨询关系建立前或事实不充分、矛盾不突出时，一般不宜采用。

④S＝总结(summary feedback)：词义为总结反馈，是动机访谈的关键环节。通过总结，以表达治疗师对患者的理解，并通过整合贯穿与患者对话的重要主题，继而引向新的对话主题。

2)MI 的倾听改变对话(change the conversation)——DARN：DARN 的含义包括如下。

①D＝欲望(desire)：欲望是由人的本性产生的、想达到某种目的的要求。这里指治疗师需关注体现患者改变欲望的语句，一些语句是明确的(如"我想戒酒")，一些语句则是微妙或模糊的(如"我的生活需要一些改变")。

②A＝能力(ability)：能力是顺利、有效地完成某种活动所必须具备的心理条件。能力是具体的，是和完成某种活动相联系的，而不是抽象的。这里指治疗师需顺应患者对其自身改变能力的评论(如"我已戒了烟，减少饮酒量应该不会比戒烟更难吧")。

③R＝原因(reasons)：治疗师需关注患者提出的改变原因。不同的患者有各自不同的原因。一些是健康问题(如"我担心喝酒会损伤肝脏")或酗酒带来的社会交往问题(如"可能因为酒后的言行，我已经失去一些朋友")。

④N＝需要(need)：人的心理活动都有其内部推动力量，这种力量就是人的需要。需要是有机体内部的一种不平衡状态，表现为有机体对内外环境条件的欲求。这里指治疗师需倾听患者的体现一定改变的迫切性的陈述(如"只有戒了酒，我才能与孩子们见面"，或者"我已经难以忍受几乎每天都带着宿醉醒来")。

DARN 强调倾听改变对话的技巧。在 MI 中，改变对话是一系列改变行动的开始，接着就是患者立下改变的决心(如"我将减少饮酒量")，这些决心将带来具体的行为改变。

发现"改变对话"开始时，治疗师需采用能帮助患者下决心改变的回答方式。在 MI 中，有些能有效回应"改变对话"的方法，包括反映(如"酗酒的代价似乎越来越大")、询问更多信息(如"能说一下其他促使你改变的原因吗")以及总结(如"收集与患者改变对话中重复出现的主题")。

临床剪影
共情倾听及倾听改变对话

治疗师：上周我们比较了你和其他人在饮酒行为上的区别。我想，你应该想过这些

区别。你是怎样看待这些反馈的呢?(开放式问题)

患者:嗯!我想我从未想过自己的饮酒行为会与别人不同。我所有朋友的饮酒量都和我一样。但我知道,我花了很多钱在啤酒的消费上。(DARN 中的原因)

治疗师:看来你很关注已花掉的钱。(反映)

患者:当然。但这不是主要问题。我担心自己可能在向孩子传递不好的信息。我不想让他们觉得我是酒鬼。(DARN 中的需要)

治疗师:你担心孩子们会认为你是酒鬼。(反映)

患者:咳……咳……可能我就是酒鬼。似乎我喝的酒比一般人多,不是吗?但过去的一周,我真的努力尝试去关注自己喝了多少酒。(DARN 中的需要)

治疗师:真是个好的开始——你开始关注自己的饮酒量了。(肯定)

患者:喝酒肯定影响了我的健康?(DARN 中的原因)

治疗师:你提到了一些重要的点。你关注自己花了多少钱、关注孩子们的想法以及自己是否是酒鬼。你还在考虑饮酒对自己健康的影响。(总结)

患者:对我而言,孩子是最重要的。我不希望他们步我的后尘(DARN 中的欲望)。我能改变(DARN 中的能力),我也需要为他们而改变(DARN 中的欲望)。

【分析】　上述咨询对话中,涵盖了反映性倾听及 MI 的基本原则和技术。请注意,治疗师以开放式问题开始询问,其余大部分都以陈述(反映)而非问题的形式应答。这一方式体现了共情,它表明治疗师在认真倾听并听取患者所言,这样能鼓励患者提供更多信息,不会产生被质问的感觉。此外,患者关于改变的陈述都归类到 DARN 中(原因、需要、欲望、能力);而治疗师用于跟踪患者治疗进程的很多技巧可称为"改变对话"。

MI 过程中,许多患者很少提及改变,于是需使用指导式的 MI 以提高"改变对话"出现的频率。常用的技巧有选择性反映、选择性要求患者做进一步说明;或者当很少出现甚至缺乏改变对话时,运用练习引出改变对话。决策平衡就是其中一种较好的练习方法。

(3)实践 MI 的步骤

实践 MI 包括 6 个步骤。①沉思前期:提出疑问,提高患者对现在行为的危害认识,鼓励患者思考和讨论问题;②沉思期:触动平衡,唤起改变的理由,不改变的危险,以及患者改变现在行为的内在力量,帮助患者评价其针对行为改变所做的各种选择的利和弊;③准备期:帮助患者采取打算要改变的最明智做法,帮助患者制订行为改变计划;④行动期:帮助患者采取步骤改变,肯定患者改变行为的成功之处并肯定其改变行为过程中存在的障碍和困难;⑤维持期:帮助患者识别并采取措施以防止复发,强化患者关于行为改变的承诺;⑥复发期:帮助患者重新开始打算、决定、行动的过程,而不是因为复发而变得沮丧和堕落。

(4)实施 MI 的方法

MI 的内容、治疗技术和技巧可以散在整合到其他心理治疗模式中,所有使动机增加的各种措施应使用于整个戒酒过程的各个阶段治疗中。作为单独的一种系统治疗模式,对某一患者而言,基线调查后通常需进行 10 次干预;前 4 次为每 2 周 1 次,采用面对面访谈,用时 60min,对干预对象的具体情况进行全面评估和干预;后 6 次为每月 1 次,采用面对面访谈或电话访谈,用时30min,根据设定的内容进行重点干预。

MI就像学围棋一样"易学难精",也许简单的一句对话就包含MI的技术和技巧,但要熟练系统地掌握该技术仍有一定的难度,首先对卫生服务机构人员的素质要求较高,而且目前基层医院在人力、物力资源相对有限的条件下,建议有重点地开展干预工作,可优先选择在经济收入水平较高的酒依赖群体中开展。此外,MI在中国应用时,应根据我国国情和文化特征做本土化调整或者做进一步简化,这是今后需进一步研究的课题。

临床剪影
动机访谈的临床技术应用范例

治疗师:你为什么住院?(开放式提问)

患者:嗨!别提了,前天喝醉了,说了点酒话,就被老婆以及单位同事送来了,真丢人!

治疗师:你好像很生气似的,能多谈谈吗?(反映/附和、开放式提问)

患者:是有一点,你说说看,把我送到精神病院,我今后还如何做人,怎么能抬起头来?

治疗师:你觉得很丢人是吧?你觉得自己不该住院?(反映/重组)

患者:当然了,他们把我当疯子整了。(患者存在阻抗,这个时候不能与之争论或直接对抗,反之会引起更大的对立)

治疗师:那好,我们暂时不讨论该不该住院的问题,我们讨论一下你喝酒的问题好吗?(换一个话题,把该不该住院暂时搁置一会,找机会再讨论)

患者:好的。(患者在医生的引导下,讲述了喝酒成瘾的过程,以及喝酒产生很多的家庭、工作、人际关系问题等)

治疗师:非常高兴你把你的问题都讲出来了。下面我来总结一下你的问题:喝酒影响了家庭关系,老婆几乎要与你离婚;工作也出现了问题,科长当不成了;身体也有问题了,肝功能、心功能都不正常了。(肯定、总结)

患者:其实我担心的问题是怕我儿子会看不起我。

治疗师:你担心你儿子说你是酒鬼,是吗?(反映/附和、提问)

患者:是的,我不能让儿子看不起我。也许我就是酒鬼,因为喝酒耽误了很多事情,没准哪天单位会让我下岗。所以我一直在考虑彻底戒酒的事情。

治疗师:能看清自己的问题,真好,愿意改变这是最良好的开端(肯定)。那你能不能再想一想该不该住院呢?(回到刚搁置的问题,从另一个角度克服阻抗)

患者:(迟疑了一会)是有问题,是有问题。

治疗师:很好,你现在对自己的问题看得比较清楚了,你也希望自己能戒酒,恢复你的尊严,但失败了数次。但是你还是对自己抱有希望,没有放弃(肯定,找出差距)。你刚才生气是因为他们把你送到了精神病院,可是除了这个地方,哪个地方能收你(面质技术)?

患者:(点头不语)

治疗师:你觉得到这个地方非常不好意思,我非常理解(共情),但这只是长痛与短痛的问题,难道你要老婆与你离婚、儿子看不起你、从科长的位置下来、喝醉了发酒疯才不丢人(面质技术,逐渐克服患者的阻抗)? 你现在再想一想,是否该住院(从另一角度问同一个问题,强化患者的治疗动机与治疗的合作性)?

患者:是的,真是不好意思,让你见笑了。

治疗师:不会的,假如说住院能给你解决三个问题,你认为你最需要解决的问题有哪些?(提供多种选择/找出差距)

患者:(思考了一会)我的问题可能都是酒惹的祸,把酒戒了是最需要解决的问题。

……(讨论与喝酒有关的问题、戒酒问题等)

治疗师:今天我们谈得很好,我们讨论了你喝酒所带来的各种问题,你特别担心儿子会看不起你,担心自己会下岗,怕饮酒会影响你的身体(总结)。我更高兴你能够认真思考这些问题,准备彻底戒酒,虽然在戒酒过程中会遇到各种各样的问题,但我相信你有能力,终究能成功戒酒的(肯定)。我们在下周二讨论戒酒会遇到的问题,以及应付的方法,好吗?

下面我们讨论你回家后所要注意的事情和需要做的事情,你要当作家庭作业来完成。

……

MI可以总结为如下几方面:以患者所做的决定为中心;运用咨询技巧,引导患者讨论改变;帮助患者识别其所处的阶段;引导患者发现他的现状与理想状态之间的差异;把干预与患者的动机联系起来,从而促使患者改变饮酒行为。其中着重强调患者个人的责任和乐观精神(希望和信心)的重要性。其关键应是引发患者做出决定并通过行动来实现改变。因为每个人都拥有行为改变的强大潜力,作为治疗师的任务是释放这种潜力,使这一个体所固有的自然过程得以起动。个人动机的改变是非常重要的,忽略了这开头第一步的治疗方法往往会失败。俗语云"万事开头难"。如果从一开始就有令人振奋的消息,那么事情就相当于解决了一半。

2.决策平衡

决策平衡是一种考察改变得失的技术,即鼓励患者把饮酒与戒酒的好处和坏处分别列出来,促进矛盾推力,由此形成所谓的"决策平衡"。我们不指望戒酒意愿明显低下或明显高涨的人在这种治疗技术下有很大的收益,但对戒酒感到矛盾或犹豫不决的患者,权衡利弊能帮助患者理清矛盾,使他们朝着比较高的目标前进,尤其当这个技术用于动机访谈中时。若戒酒的益处大于饮酒的益处,决策会倾向于戒酒。此外,从患者讲述的原因中也能发现饮酒的其他利弊,见表7-5。

表7-5　一位酒依赖患者的决策平衡虚拟样本

饮酒的利或好处	饮酒的弊或坏处	戒酒的利或好处	戒酒的弊或坏处
消除紧张、排解压力	损害身体健康	省钱	没劲
增强娱乐	酒后危险行为	身体健康	影响社交
结交朋友	花钱多	不会忧郁	心理压力大
工作需要	家庭矛盾	家庭和谐	工作无状态
保持状态	饮酒触犯法律	生活有规律	不能面对现实
接触反主流文化	社会、人际关系受损		

交谈中关注患者的矛盾心理,检视患者饮酒、戒酒的利弊后,鼓励进一步细化并概括,再提些问题可以更好地为决策平衡做总结。有 3 个问题可以询问:①是什么增加了不改变的坏处? ②是什么增加了改变的好处? ③这些行为在不久的将来会向什么方向发展?

患者经常认为饮酒的坏处对于目前不太重要,但是如果提醒他们现在的行为所呈现出的发展轨道,那么他们就会意识到现在的行为不能无限制地继续下去,对未来的看法可能会增加戒酒的好处。

在这个训练中,可以收集到更多的关于患者对酒精使用看法的信息。例如,某位酒依赖患者可能会说:"除了使用酒精,再没有别的什么方法可以让我睡着了。"这说明他有明显的认知问题需要展开辩论;有些酒依赖患者虽然嗜酒多年,但通常尚未经历过剧烈的消极后果,称:"只要我把酒戒了,一切都会好起来的",这也说明患者对产生变化的期望不太现实,缺少困难的思想准备。这些信息均为我们的整合式心理治疗提供了依据。

完成决策平衡对临床治疗的益处:有助于建立行为改变的目标;突显改变的利弊,让患者更加清楚地意识到一种行为的收益和代价;创造利于讨论改变行为的氛围;为评估、设定目标及商讨行为的改变提供框架。

在深入理解患者的矛盾心理、痛苦抉择的基础上,可通过面质和果断性训练技术,改变"改不了""做不到"的不良认知方式,促进患者的行为与认知统一,要么通过积极的行为改变,或自己的努力实现戒酒目标,要么接纳自己的嗜酒行为而放弃改变,两者只能选其一。

决策平衡练习使用说明
措辞说明

治疗师:请分别列出饮酒、戒酒的利与弊。换言之,列出饮酒、戒酒的代价与收益。列出清单之后,我们将逐一比较饮酒、戒酒的利弊。这些清单将帮助你决定是否需要戒酒。通常我们只是出于习惯做事情,而没有真正去考虑这些事情背后的利弊。但打算做出改变时,我们常常会用同样的方法比较改变的利弊。可能我们只是在做决定时如此考虑而没有列出清单。例如,打算换工作时,你会比较现有工作与新工作的利弊,权衡换工作的利(与弊相比)大于现有工作,再做出决定。你能理解吗? (等待患者做出反应,并在需要时做进一步解释)。在列清单时,你需要考虑以下问题:如继续像现在一样饮酒会有什么后果? 是什么让你喜欢饮酒? 戒酒会带来什么变化?

(给患者时间列清单。过程中可能需要给予患者一些提示。如果患者无从下手,可以给他们列举一些在临床对话中常见的例子。患者列出清单后,按如下方式可帮助他们从列出的信息中比较饮酒与戒酒的利弊。)

治疗师:好,列出清单后请比较一下利弊。记住,是否改变的决定权在你自己手中。基于这些清单,你是否认为值得按现有方式继续饮酒? 如果这些是你换工作的利弊,那么你是否难以做出决定?

(继续决策平衡,过程中会出现矛盾、犹豫不决。)

注:以上措辞可以稍作修改用于实现适度饮酒而非戒酒的目标。

3. 澄清价值

利用促动性交谈技巧,进一步引导患者进入人生价值及目标价值的探讨。例如,有一位酒依赖住院患者,家中共有4人,老伴及一女一子,前年女儿嫁到上海,而儿子尚未成家立业。每当谈及家庭状况时,患者总是描述女儿家境及经济条件如何如何好(经女儿证实并非实情)。通过几次咨询的共情,引起患者的自我开放,发现上述表现只是自己对儿子关注的一种折射、投影,其真正的目标价值是"由于儿子条件差,未结婚生育,自己想早点出院,想多赚点钱帮助儿子,期望早点当爷爷"。会谈中通过重复患者话语的鼓励技术(肯定),使患者对这一方面进行选择性关注,引导患者对此进行进一步深入的探讨,从而使其意识到目前行为后果与其个人目标价值的差距,从而引起对此问题的关注并产生积极改变的愿望。

4. 设定目标

要做到自信、自尊、自强,必须设定目标,强调患者与治疗师"共同进步"的良性循环,确定目标需注意以下问题。①应由患者自己设定目标,并让患者用自己的言语表达。②目标要具体,不宜太大、太广,且是可以经过努力达到的。③要有现实性,要寻找存在而非缺乏的东西作为目标。④强调从现在开始,强调行动,要患者觉得自己需要努力。

5. 心理教育

采用系统化心理学理论描述患者"嗜酒行为"的原因、实质或对其形成过程的复杂心理学现象进行解释,使患者从一个更新的角度来重新面对困扰、周围环境及自我,并希望借助新的观念、思想来产生领悟,提高认识,促进变化。严格来说,心理教育这种说教方式并不属于心理咨询和治疗手段,尤其是对于戒酒康复的初始阶段或文化程度较低、接受能力较差的酒依赖患者。

6. 行为强化

通过鼓励技术(肯定)、支持自信(自我效能)来强化行为。如治疗师所说:"通过几次咨询,你已经解决了一部分问题;所以,只要通过努力,你也一定能解决全部问题""我会和你在一起,支持你"。治疗师也可帮助患者找出、发现内部资源(如想象患者过去成功的经历或从过去屡戒屡败中发现例外)和外部资源(已戒酒成功的亲友或医务人员)来引导患者自我激励,提高认知,认识到改变后的生活会更好,然后促使其采取行动并强化其戒酒行为。

7. 加强社交技能

引导、鼓励患者与其有相同经历的酒依赖患者加强沟通和交往,改善人际关系的交往和相处能力,培养团体意识,鼓励互相信任,进一步了解和接纳自己。在互助小组中的分享体验,可能有助于减少患者的羞耻感,给患者提供与他人分享的机会,使之获得更多的希望,增进社会支持,提高自信心。

8. 预防复发

药物调整和缓解焦虑症状是改变嗜酒行为的心理学表层原因;强化治疗动机,矫正深层的核心错误观念,缓解内心的矛盾、冲突,提高认知水平是改变嗜酒行为的心理学深层原因;调整生活居住环境,改善家庭人员情感表达方式,提高认知水平,增加社会支持系统以提高归属感,增强自信心是消除嗜酒行为的社会、环境原因;通过实施这些预防复发计划,让患者体会到改变嗜酒行为的好处及成就感,增强其戒酒的愿望及决心。

三、认知行为疗法

用于物质使用障碍（酒依赖）的认知行为疗法（cognitive behavioral therapy，CBT）包括一些在持续时间、形式、内容及治疗环境等方面都有各不相同的方法，但这些方法具有两项共同点。第一，它们都包括一些帮助患者弥补应对技巧不足的训练。第二，CBT 是对社会认知理论的应用，具体表现为以下几项要点：①成瘾是一类习得的不良行为，生物因素可能使人易成瘾，但使用物质的方式却是习得的；②成瘾行为在连续使用某物质时出现，此过程中的每一步都受到同一学习原理的影响；③成瘾行为的决定因素是情境、外部要素、信念、期望及以往对物质使用的学习经历，社会因素对其也有重要影响；④成瘾行为一般在有压力的环境中发生，就此而言，物质依赖是一种应对不适的不良行为；⑤对物质预期效果的期望对成瘾行为的影响重大，自我效能也是一个重要的影响因素；⑥在自我管理中学习新技能及认知策略能改变成瘾行为，新行为在意识及决策的认知过程的控制下出现，并赋予个体实现及保持行为改变的责任。

从 CBT 构成成分来看，其为认知和行为两大部分，以下逐一加以介绍。

（一）行为疗法

行为疗法（behaviour therapy，BT）又称为行为矫正疗法或行为治疗，是通过学习和训练矫正行为障碍的一种心理治疗方法，是继精神分析之后重要的心理治疗方法之一。

1. 行为疗法理论

现代行为疗法只有近百年的历史，其不同于其他心理疗法的一个明显特征是行为疗法没有一位开山始祖，因而它没有一个统一始终、连续贯通的理论模式。从一开始，行为疗法的研究就呈现出一派百家争鸣的局面，很多学者各自独立地提出了行为疗法的种种理论。以下对几种主要的理论进行介绍。

（1）经典条件反射

经典条件反射（conditioning reflex，CR）又叫反应性条件反射。其代表人物为巴甫洛夫（Palvlov I P，1849），他在严谨的实验基础上发现，铃声这个无关的刺激可以由于食物的强化作用而逐渐成为食物的信号，继而单独的铃声也能引起唾液的分泌。从一个无关的刺激转变为具有某种信号属性的过程就是条件反射形成的过程（初级条件反射）。条件反射一旦建立之后，又能作为无条件反射引起第二级条件反射。例如，当狗已经形成了听到铃声便分泌唾液的条件反射之后，在响铃的同时又给它看一个彩色三角尺，它又可以习得只见彩色三角尺也分泌唾液的第二级条件反射。巴甫洛夫还研究了条件反射的泛化、辨别和消退作用。他用上述实验结果来解释行为的建立、改变和消退。

人由于具有概念和词语能力，可以用概念和词语替代任何具体的刺激物，所以人能够以词语建立极其复杂的条件反射系统。华生曾经认为，经典条件反射是一切行为的基本单位，意思是一切行为都可以通过分析还原为一个个经典条件反射。这一看法后来被一项有关操作性条件反射和其他学习形成的发现推翻了。但经典的条件反射的确是许多行为的获得途径，这是毋庸置疑的。遗憾的是，我们很难确认到底哪些种类的行为源于经典条件反射，因为许多行为既能通过经典的方式获得，也能通过操作的方式获得。

（2）学习理论

学习理论(learning theory)的代表人物为华生(Watson J B,1878—1958),他从老鼠跑迷宫的实验中观察到"学习"的作用。他认为不论如何复杂的人类行为都是学习的结果。复杂的学习行为遵循两条规律:①频因律,即某一行为反应对某一刺激发生的次数越多,那么这一行为反应就越有可能被固定地保留下来,并在以后遇到相同刺激时发生;②近因律,即某一行为反应对某一刺激在时间上越接近,那么这一行为反应就越有可能被固定地保留下来,并在以后遇到相同刺激时发生。

学习理论强调学习的作用,认为无论任何行为都可以习得,也可以弃掉。

（3）强化作用

强化作用(reinforcement)的代表人物为桑代克(Thorndike E L,1874—1949),他仔细观察猫为了吃到笼子外面的鱼如何设法打开笼门的种种行为。他提醒人们注意:美味的鱼是决定猫的行为的关键因素。他认为,行为的目的不是为了获得奖赏,就是为了逃避惩罚。最初,动物对同一刺激可能会做出几种不同的行为反应,但只有那些能给自身带来好处的行为反应更容易与这一刺激相联结,并在这一刺激重现时更有可能再发生;而那些会给自身带来痛苦的行为反应不易与这一刺激相联结,因而在这一刺激重现时再发生的可能性很小。桑代克称这一原理为效果律。他假定有一个"OK反应"的神经机制,这一机制能强化"刺激-反应"的联结。

（4）操作性条件反射

操作性条件反射(operant conditioning)又称工具性条件反射(instrumental conditioning),美国心理学家斯金纳(Skinner B F,1904—1990)进行了著名的操作性条件反射实验。在一个后人以他的名字命名的斯金纳箱中,安放有一套杠杆装置和一个食物盘,如果按压杠杆,就会有食物落入盘中。把一只饥饿的小白鼠放入箱中,它在寻求食物时偶然碰压了杠杆而获得了食物,如果这种偶然重复几次,小白鼠便会主动去按压杠杆,也就是说,它学会了按压杠杆来获取食物的行为。由于食物是对按压行为的奖励,因此也称为奖励性学习。根据同一原理,斯金纳还设计了惩罚性学习的实验。操作性条件反射的实验有力地说明:行为的后果直接影响该行为的增多或减少。若后果是奖励性的,则该行为发生频度增加,称为正性强化;若后果是惩罚性的,则该行为发生频度减少,称为负性强化。根据这一原理,可使行为朝着预期的方向改变,逐渐建立全新的行为模式,也称为行为塑造(behavior shaping)。

尽管行为医学的各种理论不尽相同,但这些学者都以"刺激-反应"的学习过程作为行为治疗的主要解释。因此,行为疗法总的原理是所有的行为都需遵循学习的规律;变态行为也属于习得性行为,可以习得,也可以弃掉。

2.行为疗法技术

在酒依赖领域,通常可应用行为放松训练、强化行为、厌恶疗法等行为治疗的基本技术。需要指出的是,系统脱敏疗法虽然可以达到改善焦虑的疗效并有实证支持,但对于酒依赖患者来说,应属不宜使用之列,因为这些暴露的刺激源,都是引发患者复饮、复发的高危情境线索。

（1）放松训练

放松训练（relaxation training）又名松弛训练，它是按一定的练习程序，学习有意识地控制或调节自身的心理生理活动，以达到降低机体唤起水平，调整那些因紧张而紊乱了的功能，古今中外属于此类的方法有很多，其共同特点是松、静、自然。这类方法简便易行，受客观条件的限制少，可提高患者改善症状的速度。

1）渐进式放松（progressive relaxation）：又名渐进性的肌肉松弛疗法。这是美国生理学家杰克伯逊（Jacobson）于20世纪20年代根据"在有意识松弛肌肉的同时，情绪也会得到轻松"的心身整体反应现象，而创立的一种通过对肌肉反复的"紧-松"练习，促进肌肉放松和降低大脑唤醒水平的一种放松方法。具体措施如下：采取舒适的坐位或卧位，循着躯体从上到下的顺序，渐次对各部位的肌肉先收缩5～10s，同时深吸气和体验紧张的感觉；再迅速地完全松弛30～40s，同时深呼气和体验松弛的感觉。如此反复循环，也可只进行某一部位或使全身肌肉一致的"紧-松"练习，练习时间从几分钟到二十分钟，可根据训练肌群的范围灵活运用。本疗法无禁忌证，老少兼宜，已广泛应用。

2）自主训练（autogenic training）：又称为自律、自生、自发训练。它是德国脑生理学家格特（Vogt）于1890年根据自我暗示可以得到类似催眠的放松而提出的。后经德国的舒尔茨（Schultz）于1905年确立，加拿大卢兹（Luthe）于1969年修订，现已广泛应用。

自主训练有六种标准程式，即沉重感（伴随肌肉放松）、温暖感（伴随血管扩张）、缓慢的呼吸、心脏慢而有规律的跳动、腹部温暖感、额部清凉舒适感。训练时在指导语的暗示下，缓慢呼吸，由头到足逐步体验沉重、温暖的感觉，即可达到全身放松的目的。

3）冥想训练（meditation training）：冥想是一种自我控制的心理调整方法，通过调节认知、情绪等行为而达到生物学效应。这是一种特殊的放松方法，研究表明，冥想不会产生与简单的放松方法相同的结果，说明放松不是其结果背后的唯一机制。冥想技术主要包括放松、集中思想及承认等几个方面。①放松（relaxation）是指调整呼吸、放松身体、缓解焦虑、降低压力，有利于酒瘾者降低紧张程度。②集中思想（concentrate）是指清除杂念、梳理思绪，有利于提高思维清晰度，这对处理日常生活事务有所帮助，对酒依赖患者而言，有利于保持清醒度，可以帮助患者避免做出随意饮酒的决定。③承认（admiting）是指承认自身的消极情绪、麻烦情形及个人的问题等比否认它更困难。让酒依赖患者接受治疗的第一个障碍是来自患者的"否认"，不管是有意的还是无意的，患者总是把自己的问题淡化或根本不承认自己有问题。当然，承认并不意味着患者必须忍受无法接受的困境，这与十二步法的概念相呼应。所以，承认其实包含了很多认知技术，这种承认使患者能够理解渴求、戒断症状以及消极情绪都是日常经验的一部分，在决定戒酒之前承认现实的客观性是很重要的，也就是说，只有正视现实，敢于负责和担当，才有主动要求行为改变（戒酒）的动机。

冥想训练方法有多种，包括正念冥想、超脱冥想、慈悲冥想和禅宗冥想等，但目前只有两种得到了实证支持即正念冥想和超脱冥思，下面对其进行介绍。

1）正念冥想（mindfulness meditation）：有时又称为内观疗法（naikan therapy），它是由日本吉本伊信先生于1937年提出、1953年确立的一种源于中国传统文化的心理疗法，目前已与森田疗法并列为两种独特的心理疗法。内观指的是对现时现刻有意识的感悟，意识到这是一个持续的、有时候是相当艰辛的过程。正念冥想让患者在静坐的状态下，思想慢慢地集中到身体的感觉（主要是呼吸），让思想在脑际掠过，就好像这些仅仅是思想而已。每天要进行好几个小时的训练，不许书写，限制说话，只吃蔬菜。它取自佛教的教义，将痛苦的根源看成是把事物看得过分清楚，内观法的原则可以理解为顺其自然地看待事物。已有大型研究表明，正念冥想可以帮助酒依赖患者降低酒精的使用；同样，一项发生于监狱的研究数据显示，参加练习的人大都不会企图逃避自己的思想，证明其有助于酗酒的治疗。

2）超脱冥想（transcendental meditation）：治疗师把咒语想成是一种参与者在头脑中经历的声音振动，不用费劲去产生它。这种振动使思想逐渐变慢，逐步集中于咒语本身，最终所有的思想都缓解了。患者一般一天做2次这种练习，20min/次。在美国已有多项研究证明，其改善了饮酒问题。现在这种训练项目在世界各大城市已广泛应用，但每位患者最多接受4次治疗，每次不超过2h。

（2）行为强化

行为强化（behavior reinforcement）指一个具体行为的发生，有一个直接结果紧随着这个行为，导致了这个具体行为在将来被强化的过程。

行为主义理论认为人及动物的行为是后天习得的，是行为结果被强化的结果。行为的后果直接影响该行为的增多或减少。若后果是奖励性的，则该行为发生频度增加，称为正性强化；若后果是惩罚性的，则该行为发生频度减少，称为负性强化。根据这一原理，可使行为朝着戒酒的方向改变，逐渐建立全新的行为模式，也称为行为塑造。强化治疗时的目标行为要具体、单一；强化刺激要适时、适当，强化刺激应在目标行为出现时进行，不可提前或滞后。

根据行为的广义概念，认知、想象等思维活动是行为表现中的一种隐匿性行为，所以，行为治疗只关心当前可观察的不适应行为，认为只有行为改变，其他态度（认知）及情感才会随之改变。它不在乎患者的"潜意识"或"内在精神的症结"，也不管问题症状的变化状况及因果关系。

在临床实践中，纯粹的行为技术不能解决所有的心理问题，即便是沃尔普（Wolpe J）的系统脱敏疗法（systematic desensitization therapy）也并非纯粹的行为技术，沃尔普称这个过程为交互抑制（reciprocal inhibition），它也需要患者通过思维过程来认识引起焦虑的刺激。

（3）厌恶疗法

厌恶疗法（aversion therapy）是一种通过轻微的惩罚来消除适应不良行为的治疗方法。当某种适应不良行为即将出现或正在出现时，当即给予一定的痛苦刺激，如轻微的电击、针刺或催吐剂，使其产生厌恶的主观体验，经过反复实施，将适应不良的行为和厌恶体验建立起条件联结，以后当欲实施一定行为时，便产生了厌恶体验，为了避免这种厌恶体验，患者只有终止或放弃原有的适应不良的行为。

例如，对酒依赖患者的治疗可使用阿扑吗啡（无水吗啡）。它是一种催吐剂，常常在注射后几分钟便引起人体出现的强烈的恶心、呕吐体验。治疗时先注射阿扑吗啡1～5mg，几分钟后让患者饮酒，几乎在饮酒的同时患者就会出现恶心、呕吐，反复几次之后，患者的饮酒行为与恶心、呕吐形成了条件联系。于是,只要患者饮酒便会出现恶心、呕吐,故其为了避免恶心难受,只好放弃不饮了。

厌恶疗法主要用于戒断酒精,应该在严格控制的条件下使用,事先要取得患者及家属的同意。因为目前尚有两个争议的问题:一是技术方面问题,从学习理论可知,惩罚是有危险的;二是伦理学问题,惩罚作为一种治疗手段,可能与心理治疗的宗旨相违背。鉴于此,Cautela 建议使用一种改良的厌恶疗法——内部致敏法(covert sensitization),即让患者自己想象被惩罚的情境,而不必由治疗师或其他人真的实施厌恶刺激。但实践证明其效果甚微。

案例 7-1

患者,男性,32 岁,高中文化,农民。为寻求戒酒方法而来心理科咨询门诊。家里自办了一个加工厂,诉有饮酒史 10 多年,每天必饮,从不间断,伴晨饮现象,目前日饮白酒 0.5kg(约 30°)左右,由于经济不甚宽裕,喝的大多是低档白酒。因为嗜酒如命,再加之多次恋爱告吹,期间曾因 2 次酒驾而被刑拘,也曾因检查出脑萎缩而多次自行戒酒,均未果。三年前与加工厂一女工结婚,生有一子,夫妻常因酗酒之事闹风波,故来就医。

治疗师建议住院治疗,选用厌恶疗法。具体做法如下。

第一,宣教过量饮酒的危害。告诉他一些数据,说明喝酒与神经系统及肝脏、心脏疾病的关系,告诉他喝酒会造成家庭、工作及人际关系受损。

第二,给患者看一个酒精肝硬化的解剖标本,让患者回忆自己酒驾经历或想象与饮酒事件相关联的情境如酒后驾车惨致车祸。

第三,带患者去病房看严重的慢性酒精中毒痴呆患者,看他们衣着污垢,不讲卫生,失去礼仪的严重状态。然后叫患者喝酒,他喝了几口酒,感觉也没什么味道,他担心因为自己喝了十几年酒,让脑萎缩不可能恢复了,也担心酒精难以戒断。治疗师对这种想法不置可否,但告诉他,现在戒酒还来得及。

第四,在让患者及家属充分了解厌恶疗法的原理、过程及利弊后,患方如同意治疗,让其于治疗前签订知情同意书。

一般在餐后 3 h 进行,先给予呋喃唑酮(痢特灵)片 0.15g 口服(每片 30mg,共 5 片),几分钟后给其喝平素常喝的白酒 0.25kg,饮酒后很快感到恶心难受,自觉胃内如翻江倒海,忍不住跑到卫生间剧烈呕吐。这种方法隔天使用 1 次,共治疗 7 次后出院。在每次治疗前后分别检测患者的血常规、肝肾功能、电解质及心电图;在每次治疗呕吐后,根据呕吐状况、自觉症状及血液检查结果,可酌情予以补液治疗。

一周后患者复诊,告诉治疗师已停止饮酒,因为一饮酒就觉恶心。6 个月后随访。患者说,酒已经戒断了。

【分析】 首先,厌恶疗法的厌恶刺激应该具有足够的强度。饮酒后的惬意和满足会不断强化饮酒行为,如果厌恶刺激强度小,则其产生的痛苦不足以压制原有的快感,那么也就失去治疗的意义。但是作为一种治疗措施,它又必须是无害的,起码是安全的,所以必须在严格控制下应用。而酒依赖患者常伴有诸多躯体疾病或问题,故我们一般选用躯体情况允许且有明确戒酒动机的年轻患者作为治疗对象。同时治疗前一定要患者签订知情同意书。

　　其次，靶症状要单一而具体。这是一般行为治疗的基本要求。例如，酒依赖患者常常伴有吸烟等不良嗜好，而治疗师只选择嗜酒作为靶症状，这就是症状"单一"；必须针对患者最常用的某种酒，即一定的酒精浓度和一定的量，这就是"具体"。只有保证动作的"单一"和"具体"，才能有利于建立条件反射。还有，人们在饮酒时通常是边吃菜边喝酒，治疗时要注意只让喝酒不让吃菜，否则治疗后也会形成条件反射，对吃菜产生厌恶反应。

　　再者，厌恶刺激要把握时机。最佳效果是厌恶体验与不良行为（饮酒）应该同步，所以时间要控制准确。电或针刺激容易控制，较难控制的是药物，故需要治疗师熟悉药物性能和患者的反应情况。如果在呕吐后再开始饮酒，则效果就会差很多。

　　酒依赖的原因很复杂，每一位患者都是独特的，常常不能单靠一种手段来解决问题。厌恶疗法就好像精神科中的电痉挛治疗（electro convulsive therapy, ECT）一样，对一些特殊的病例也许有意想不到的效果。然而，随着社会文化的发展，伦理学问题越来越受到社会各界的关注，加上我国现阶段的医疗环境，客观地说，这类方法在临床中并不常用，故临床经验尚待总结。

（二）认知疗法

　　认知疗法（cognitive therapy, CT）是根据认知过程影响情感和行为的理论假设，通过认知和行为技术来改变患者不良认知的一类心理治疗方法的总称。经典的行为疗法只强调行为的改变，而很少关注认知过程，以避免滞留于对一些无法证实的内心活动的争论。但实际上行为如果发生改变，认知不会一成不变。认知和行为常常结伴而行，也可互为因果。因此，认知疗法可看成是行为治疗的进一步发展，须高度重视对患者的不良认知和思维方式的研究，而且把自我挫败（self-defeating behavior）看成是患者不良认知的结果。

　　所谓"不良认知"，是指歪曲的、不合理的、消极的信念或思想，他们往往会导致情绪障碍和非适应性行为，而治疗的目的就在于矫正这些不合理认知，从而使患者的情感和行为得到相应的改变。

　　认知疗法不同于行为疗法，因为它不仅重视适应不良性行为的矫正，而且更重视患者的认知方式改变和"认知-情感-行为"三者的和谐。同样，认知疗法也不同于传统的内省疗法或精神分析，因为它重视目前患者的认知对其身心的影响，即重视意识中的事件而不是潜意识的冲突；内省疗法则重视既往经历，特别是童年期的创伤经历，而忽略意识中的事件。

　　认知疗法产生于二十世纪六七十年代，当时精神分析和行为治疗学派在心理治疗领域中是占有领先地位的两大流派。认知疗法的创始人最初接受的也正是这两大学派提供的训练。在临床实践中，出于对精神分析治疗在理论上和实践中的缺陷和不足，逐步摒弃精神分析，创立了自己独特的心理治疗理论和技术方法。

　　不同的认知疗法方法，各有其不尽相同的理论观点、治疗过程和方法，但都具有一个共同特点，即认知疗法认为人的思维对其情感和行为具有决定性的作用。认知疗法认为人的情绪困扰、行为问题和各种心理障碍均与人的认知和认知过程有关。因此，这一学派的各种疗法均重视人的信念及思维过程在调节情绪及行为中的作用，以改变认知为主的方式来达到消除或减轻各种心理问题及障碍的目的,认知疗法即因此而得名。

在改变认知的过程中,认知疗法主要通过下列三种途径来达到治疗效果:①发现现存的信念与事实之间的矛盾;②改变信念的建构系统;③对认知加工过程中的不合逻辑之处达到领悟。

各种认知疗法在以上三种途径对患者进行帮助的过程中都注重强调理性的作用,强调要改变认知必须付诸实践,强调要产生真正的改变必须不断地消除旧的不合理的认知影响,不断巩固新的合理的认知。此外,认知疗法经常同时采用多种行为治疗相结合的方法,因此认知疗法又称为认知行为治疗。

认知疗法历史较短,却发展迅速,目前流派众多,各有侧重,但最有代表性的还是埃利斯(Ellis A)的理性情绪疗法,贝克(Beck A T)的认知疗法和梅肯鲍姆(Meichenbaum D)的认知行为矫正法。

戒断症状的出现,使酒瘾患者不能自拔,需反复使用酒精以解除戒断症状。此时,出现两个恶性负性强化循环:"问题饮酒→社会家庭问题→负性情绪→酒精有害使用"和"酒精有害使用→依赖→戒断症状→酒精复饮"。对于酒依赖患者来说,最重要的康复措施就是预防复饮。预防复饮就是基于认知行为的治疗方法,帮助患者增加自控能力以避免复饮。基本方法为:讨论患者对饮酒的矛盾心理,找出诱发渴求、饮酒的情绪及环境因素,找出应付内外不良刺激的方法,打破复饮、复发循环。

功能分析:根据个性化治疗的原则及酒依赖的患者"生理-心理-社会"多因素模型,认知行为的基础是对患者酒精使用及相关领域的多方位评估。在对个体做初期的评估诊断过程中,功能分析是重点,它提供的信息可用于设计个性化的应对技巧及问题解决方法培训。在临床实践中,可用标准化评估方法完成功能分析(见表7-6)。

表7-6 饮酒行为功能分析表

项 目	前 因	饮酒行为	短期/长期后果
内容	何种情境?在哪里?谁在那里?日期及时间?有什么感觉?当时想什么?	喝了什么酒?喝了多少?如为白酒则度数多少?什么时间段内?	正面或负面后果,包括你的行为、想法、情绪、感受,与他人的关系等

然而,在医疗机构中,大量的功能分析以个人访谈的方式完成,以下的访谈步骤展示了这一过程:①在一张纸上划出两列,标题分别为原因和结果,然后说:"看一下饮酒如何成为你余生的一部分";②发现患者饮酒成瘾行为的前因:"请说明在过去什么情况下你最易于喝酒或在什么情况下你会喝更多的酒,或者可能是你与特殊的人在一起时,或者可能是在特定地点或在一天中某一时段,或者当你有特别的情绪时",倾听并思考患者的回答,将每一项前因写在"原因"一列;③患者完成对原因的描述后,询问患者为什么喜欢饮酒,该问题用于收集对酒精使用的期望和感觉,并不一定针对实际结果,将每一项期望的效果写在结果一列;④患者完成对原因及结果的描述后,指出某一原因如何引发一个具体结果,让患者将列出的原因及结果一一配对。

1. 理性情绪疗法

理性情绪疗法(rational-emotive,RET)又被译为合理情绪疗法。这是由 Ellis A 在

20世纪50年代末提出的疗法,顾名思义,这种方法旨在通过纯理性分析和逻辑思辨的途径来改变患者的非理性信念,以帮助他们解决情绪和行为上的问题。Ellis A常借用古希腊哲学家Epictetus的一句名言来阐述自己的观点:"人不是被事情本身所困扰,而是被其对事情的看法所困扰"。

(1)RET的核心内容

RET核心内容即为ABCDE理论:A(activating event)是指诱发性事件;B(belief)是指个体遇到诱发性事件后产生的信念,即个体对这一事件的看法、解释和评价;C(consequence)是指特定的情境下,个体的情绪及行为反应后果;D(dispute)是指治疗师对不合理信念的诘难和辩论,一般采用有针对性的、直接的及系统的提问方式;E(effect)是指个体对不合理信念产生动摇,进而取得治疗效应。ABCDE理论指出:并不是A引起了C,而是B引起了C,即诱发性事件只是引起情绪及行为反应的间接原因,人们对诱发性事件所持的信念、看法、理解才是引起人的情绪及行为反应的直接原因,因此,他们应对自己的情绪及行为反应负责。

(2)RET的工作程序

RET的操作过程包括诊断、领悟、修通、再教育四个阶段。

1)诊断阶段:①首先确认ABC。一般A和C较容易发现,而B则难以发现。不合理信念主要有绝对化要求、过分概括及糟糕至极三个特征。在诊断阶段,还应注意多级症状的存在。例如,患者第一个不良情绪(C1)很可能会成为新的诱发事件(A2),引起他另一种不合理信念(B2),从而导致更为不良的情绪反应(C2)。②医患双方共同商定治疗目标。一般包括情绪和行为两方面的内容,通过治疗使患者情绪困扰和行为障碍得以减轻或消除,当然,优先处理患者最需要解决的问题。

2)领悟阶段:①主要任务是使患者认识到——C不是由A引起而是由B引起;要改变C必须改变B;引起了C的B恰恰是患者自己的认知,因此,患者应对自己的情绪和行为反应负责。②进一步明确患者的不合理信念,需注意将其与合理信念相鉴别;要同患者对问题的表面看法区分开来。

3)修通阶段:为RET最主要的治疗阶段。精神分析治疗中的修通与RET的修通含义不同。前者常用情绪宣泄(共情)、释梦及解释等技术,而后者不提倡这种被动、消极的治疗过程,尤其不鼓励情绪宣泄,认为这反而强化患者的问题,使其陷入情绪困扰而不能正视自己的问题;前者常将问题困扰归因于早年的生活经验(特别是创伤经历),后者则不追究这些经验对目前的影响,但不否认患者对早年生活事件看法的作用。

修通常用的方法如下。①与不合理信念辩论。辩论是RET中最常用、最具特色的方法,它来源于古希腊哲学家苏格拉底的辩证法,即所谓"产婆术式(maieutics type)"的辩论技术,具体步骤是先让患者说出他的观点,然后依据他的观点进行推理,最后引出他的观点中存在的谬误而进行面质,通过反复辩论,使其感到为自己信念的辩护变得理屈词穷,同时要提供和指导患者分清什么是合理信念,什么是不合理信念,并帮助他们学会以合理信念代替不合理信念。当患者对这些信念有一定认识后,治疗是要及时给予肯定和鼓励,使他们有充分的自信以合理的信念来面对这些现实。在上述涉及人际关系与社会交往的不合理信念时,可运用黄金规则来反驳患者对别人或环境的绝对要求。黄金规则(golden rule)是指像你希望别人如何对待你一样去对待别人,这是一种理性信念。而反黄金规则常常是一些不合理的、绝对化的要求,如我对别人怎样,别人必须对我怎样等。RET 在辩论时需结合患者的具体问题进行,提的问题不宜过于委婉和含蓄,一定要保持客观者的身份,对患者的不合理信念应针锋相对,不留情面,故也有人称之为"手术刀式"技术。RET 辩论术是一种主动性和指导性很强的认知改变技术。从这点来看,治疗师的功能与角色和传统的心理咨询、治疗方法有根本的区别。在 RET 中,治疗师不仅是与患者不合理信念对抗的辩论者、说服者,也是一位指导者、分析者及权威信息的提供者。②合理情绪想象技术。③家庭作业。它实际上是医患双方一次 RET 辩论结束后的延伸,即让患者自己与自己的不合理信念进行辩论,主要有 RET 自助表(RET Self-Help Form)和合理自我分析报告(Rational Self-Analysis,RSA)。RET 自助表能指导患者自己进行 ABCDE 工作的过程,而 RSA 主要是以与不合理信念的辩论为主。④综合方法。RET 虽然是一种高度认知取向的治疗方法,但也强调认知、情绪、行为的整合。如在情绪方面对患者完全的接受和容忍,当然不是姑息迁就,只表明是对可能犯错误的人类一方的尊重。RET 虽然与救助者中心疗法有很大的不同,但在对患者无条件接受上两者却是一致的。RET 也结合了许多行为治疗技术,如自我管理程序,要求患者运用自我奖励和自我惩罚方法来改变其不良行为;另一种方法称为"停留于此",可以将其当成家庭作业进行,即鼓励患者待在某个他不希望有的情境中,以对抗逃避行为和糟糕至极的想法,目的是使患者有机会冒险做新的尝试,通过学习原理来改善不良的行为习惯,从而改变患者不合理信念;此外,还包括放松训练、系统脱敏等。

4)再教育阶段:主要任务是巩固前面的治疗成果,治疗结束后能用合理信念来应对生活中的问题。可重复使用前面各个阶段的技术,还可应用技能训练,包括自信训练、放松训练、问题解决训练和社交技能训练。

(3)RET 使用注意事项

1)RET 假定人有一种生物的倾向性,即通过图式框架来决定思维,故需要个体用毕生的努力去减少和克服这种思维定式。RET 有可能解决情绪困扰和不适行为的倾向性,但不一定能彻底消除。

2)RET 对年纪轻、智力和文化水平高、领悟力强的患者更有效;对治疗动机不强,偏执及领悟困难者可能疗效不佳。

3)对自闭症、精神分裂症患者的帮助有限。

案例 7-2

患者,男性,56 岁,汉族,高中文化。因情绪困扰和酒依赖行为而来院咨询。

背景资料:自诉有饮酒史 30 年,每天饮啤酒 7～8 瓶,从不间断。本人有戒酒意愿,此前曾数次来我院戒酒,但出院不久又复饮。2000 年因政府征用土地,同时有五人成为土地征用工进入电力公司上班,平时工作认真负责,曾多次得到领导表扬。2010 年退休,因当时未交保险,没有领到退休工资,对此一直不能释怀。近几年经常为此投诉上访,未有结果,每在上访未果后又复饮酒,故来就医。

治疗师在了解患者的基本背景情况后,决定对其采用理性情绪疗法,下面是咨询、治疗过程中的几个片段。

* 咨询、治疗片段一

患者:唉! 最近我觉得自己很无能,没有什么本事,人际关系也不好。

治疗师:按你所说,你是觉得自己无能、没有本事,才会终日闷闷不乐的吗?

患者:是的。我以前一直性格开朗、朋友多,绝不会像现在这样。

治疗师:按你的意思,你以前性格开朗,现在也必须是一个快乐的人,是这样吗?

患者:嗯(不好意思),也不都是⋯⋯

治疗师:那好! 让我们一件一件事情来看。首先,你说自己无能、没有本事,因此你肯定不会做饭、不会开车,找不到工作。

患者:不是这样的,我会做饭,我会开车,我原先在五个土地征用工里还是小组长,工作还多次获得领导的好评,退休是按法规进行的,我现在还被工厂找去做门卫。

治疗师:你前面说自己无能,没有本事,现在说到自己会做饭,会开车,做过小组长,退休后还被工厂找去做门卫,这些都是能力的具体表现,你的话前后是存在矛盾的,你能解释一下吗?

患者:嗯(沉默)。我好像不能说自己无能,没有本事。但我人际交往能力不行,人际关系不好吗。

治疗师:按你所说,你人际交往能力不行,人际关系不好?

患者:是的。

治疗师:既然你的人际交往能力不行,那么你肯定婚姻不顺利,也没有朋友,而且与每个同事都有冲突,就连和街上走的人都会有矛盾。

患者:不对,我已经结婚 40 年了,妻子对我一直不错的,家中有二女一子,除小儿子外,女儿都已嫁人了。原来在丽水,我朋友挺多的。原先在公司里人缘也是不错的,我怎么会和街上的人有矛盾呢?

治疗师:你前面说人际交往能力不行,人际关系不好,后来又说自己婚姻和谐,有很多朋友,原先在公司里人缘也不错,这些都是有良好人际交往能力的体现,你前后的说法似乎存在矛盾,对此你如何解释呢?

患者:啊! (思考)⋯⋯我脑子很乱,似乎我不能说自己交往能力不行、人际关系不好,我该怎么说好呢? (沉默)哦! 对了,是我与领导之间的交往能力不行。

治疗师:按你所说,你与领导之间的交往能力不行。

患者:是的。

治疗师:既然你和领导交往能力不行,那么,你肯定与公司里的领导都搞不好关系,都存在着矛盾,工作自然也干不好了。

患者:也不是,公司的总经理对我还是挺赏识的,特意让我当小组长,多次在大会上表扬了我的工作。我感觉与几位副总的关系应该还可以,就是与分管我们部门的副总有时会产生矛盾。

治疗师:你前面说和领导交往能力不行,后面又说总经理赏识你、提拔你、表扬你,你与几位副总的关系相处得不错,这些都是与领导交往能力的表现,你的话依然存在着前后矛盾,又该怎样解释呢?

患者：（沉默）我有点明白了，是我想得太多了。你的意思是我不是能力不行，也不是人际关系不好……（思考许久），跟你说了吧！其实是一件事情一直在困扰着我……

治疗师：能详细谈谈吗？

患者：好吧！2010年我们5个土地征用工陆续按规定退休，他们都有退休工资（每月2000元左右），有的只有4～5年工龄就退休。而我因此前没有交保险就不能领取。我去找单位领导，他们一点也不关心我……我也多次上访，都说现在没有办法了。你想想看，我工作都比别人好，付出没有回报……还有比这更糟糕的事情吗？

治疗师：因此，你信奉的是，有多少付出，就必须有多少回报。

患者：（插话，稍显激动）当然，共产党不是都说社会主义按劳分配吗？他们凭什么拿得比我多呢？

治疗师：你因此而生气、心烦、闷闷不乐，是吧？

患者：（沉默）好像是，但也不是。其实我也不在乎这点钱的，再说我也是为儿子娶媳妇考虑呢。

治疗师：这些都是你生活中发生的一些事，我们称之为诱发事件，但他们可能不是直接原因。

患者：那是什么原因呢？

治疗师：是你对这些事的看法。人们对事物都有一些自己的看法，有的是合理的，有的是不合理的，不同的想法可能会导致不同的情绪结果。如果你能认识到你现在的情绪状态是你头脑中的一些不合理想法造成的，那么你或许就能控制你的情绪。

患者：会是这样吗？

治疗师：我们举一个例子，假设有一天你带孩子去公园玩，你把你小孩非常喜欢的一个风筝放在长椅上，这时走过来一个人，坐在椅子上，结果把风筝压坏了。此时你会怎么样？

患者：我一定会很气愤。他怎么可以这样随便毁坏别人的东西？

治疗师：现在我告诉你他是一个盲人，你又会怎么样？

患者：哦！原来是个盲人啊，盲人看不见啊！

治疗师：你会对他愤怒吗？

患者：不会，我甚至有点儿同情他。

治疗师：你看，都是同样一件事——他压坏了你孩子的风筝，但你前后的情绪反应却截然不同。为什么会这样呢？那是因为你前后对这件事的看法不同了。

患者：的确是这样。看样子我的问题的确是因为我的一些想法在作怪。

治疗师：就你的问题来说，别人也可能遇到过。世上没有绝对的公平，在现实生活中工资待遇差距、人际关系不佳也是客观存在的，但并不是每个人都像你现在这个样子，怎么会这样呢？

患者：难道是我与他们想得不一样？可我不知道我的想法里有哪些不合理的地方。

治疗师：这正是下一步我们要做的。

【分析】 上述案例是理性情绪疗法较为典型的辩论。上半部分采用"产婆术式"的辩论技术，从中可以看到所谓三段式推论，其基本形式，一般从"按你所说……"，推论到

"因此",再推论到"因此……",治疗师利用矛盾,逐层深入,进行面质,直至患者改变不合理信念,建立合理信念。这个过程仅通过一次辩论通常是不能达到目的的,往往需要多个回合的反复辩论才能让患者明白。其中患者存在多级心理症状,如患者的不良情绪(C1)又作为新的诱发事件(A2),引起另外不合理信念(B2)——"我无能,没有本事,人际关系也不好"及(B3)"我以前性格开朗,必须是一个快乐的人,绝不应该像现在这样"。通过反复辩论,明确了认知过程的始动点——诱发事件(A1)"没有领到退休工资",找出了最基本、最主要的不合理信念:"有多少付出,就应该有多少回报"或"我工作好,领导必须对我好";通过反复辩论,使患者从"我脑子很乱(脑子不清醒是酒瘾者复饮的危险信号)"到"我有点明白了"的转变。下半部分向患者介绍了 ABC 理论,但没有空洞的说教,而是通过举例使患者接受这一理论。在患者稍有领悟之后,治疗师马上又结合他的具体问题进行了分析,指出他的问题别人也会遇到,但并非每人都像他这样。于是治疗师就把ABC 理论与患者的具体问题联系起来,并引导患者按这一理论来思考自己的问题。从下半部分对话可见,治疗师还没有指出患者的某个具体的不合理信念(以避免过分反复面质造成患者的阻抗),但已经使患者对下一步的辩论有了心理准备。

✳ 咨询、治疗片段二

治疗师:下面我们来具体谈一谈你和原公司领导的关系。你说你工作比别人好,领导应该喜欢你,必须像你对公司一样忠诚地对待你(具体地说,就是要领导帮你补办手续,实现你领取退休工资的愿望),是这样的吗?

患者:对。他应该这样做。

治疗师:你有什么理由要求他必须这样做呢?

患者:因为他是我的领导,我应该得到回报。

治疗师:为什么因为他是你领导,他就必须那样做,况且你已经退休,这种关系客观上已不存在了。

患者:这……你好像在为他辩护。难道他那样对我就有理吗?

治疗师:这不是为谁辩护,也不是有理没理的问题。你可以希望领导对你好,实际上很多人会有这样的希望,但是你无法要求他必须对你好,因为这太难做到了,事实也证明了这一点。看,问题恰恰在这里,因为你有了这种必须的要求,而它又难以实现,所以才像现在这样。

患者:是的,如果我没有这种要求,我也许不会像现在这样。但是我还是难以放弃。

治疗师:那是因为你已经习惯了这种想法。对于你的忠诚和专一,我表示理解,但你无法保证别人也像你一样一成不变。

患者:的确无法保证。

治疗师:我们再假设一种情境。有一个女人爱上了你,对你非常好,但你却不爱她——这非常有可能发生,对不对?

患者:是的,实际上我在年轻时就遇到过这种情况。

治疗师:你是怎么做的呢?是不是也像她对你一样?

患者:没有,我最后离开了她。

治疗师:为什么呢?

患者:因为……因为没有什么理由要求我必须爱她。我也做不到这一点。

治疗师:你看,这件事和你与领导的问题虽然具体情况不同,但本质是一样的,我们可能无法做到别人要求我们必须做的事情,那么我们也就无权要求别人必须为我们自己做到什么。

患者:……

治疗师:有一个关于人际交往的黄金规则,就是像你希望别人如何对待你那样去对待别人。你刚才对领导的那种观念符合这个规则吗?

患者:好像不是一回事。

治疗师:其实你将这个规则用反了,我们将这类想法称为反黄金规则——我如何对待别人,别人也应如何对待我。这是对他人的一种不合理信念,是一种绝对化的要求,因为我们无法要求别人必须为我做什么。如果总是这样想,你就会越想越恼火,越想越不快乐了。你看啊!首先你由"有多少付出,就必须有多少回报""我如何对待别人,别人也应如何对待我"引起生气、心烦、闷闷不乐,而这些不良情绪又成为新的诱发事件,引起其他不合理信念——"我无能,没有本事,人际关系也不好""我一直性格开朗,必须是个快乐的人,绝不应该像现在这样"。

患者:的确是这样,看样子,我确实不该有这样的想法……

治疗师:看,你的不合理信念又来了,刚才那个是对别人,这个是对你自己的。谁说你不应该有这样的想法?类似的想法我们每个人都会有,人在遇到正面事件时会高兴,遇到负面事件后会不开心,这是人之常情,谁都会有。但是我们要学会把对自己或别人"必须""应该"做到的事情换成"希望"或"想要"。这样,当我们不希望或不想要的事情发生时,我们的情绪就会仅仅是一种失望,而不是过分强烈地怨恨自己或他人……

患者:我理解了,谢谢你!

治疗师:那好,我们现在讨论一下你喝酒的问题,好吗?

患者:那是上月周三下午,因要求补发退休工资,上访未果,感觉很生气和沮丧。开车经过一个过去认识的啤酒经销商,那几天事情很多,脑子感觉很乱,我真的很想喝一杯,喝点酒可以让我放松一下……

治疗师:接下来呢,你喝酒时是怎样想的?

患者:我记得后来与那朋友一起发发牢骚,一会碰杯、干杯,开始喝了一杯后还不觉得轻松。于是就想再喝一杯应该没什么。但喝完第二杯,我开始觉得很爽。既然喝酒能麻痹自己,也能压制自己的沮丧心情,我唯一想做的事情就是继续喝酒。

治疗师:你看,这件事从表面来看是由于情绪不佳引起你发作性饮酒,但前面已谈过,真正的原因恐怕还是你对没有退休工资的非理性想法,由此产生的情绪反应后果(使你感到生气和沮丧)和行为反应后果(反复上访、借酒消愁)。

患者:是的。此前,我本来已戒酒半年,但现在全毁了。唉!又一次失败了……

治疗师:你说全毁了,那么自上月周三以后,你有再喝过酒吗?

患者:嗯,喝过很多次,为此,妻子很生气,经常跟我吵架。我想我是很难戒掉了,以前戒了很多次都没有成功,现在又一次失败了!这不又和我戒酒以前的习惯一样了。

治疗师:你看,你的不合理信念又来了,你这种想法叫"破堤效应",它是基于这样的一种不良认识——一旦我喝了酒,我就失败了,反正没有希望了,所以我就可以随便饮用了。一件事情的后果一旦被定义为要么成功、要么失败,那么在这两者之间就没有过渡了……于是给你带来了糟糕至极的情绪困扰,综合前述的各种不良情绪,可作为新的诱发事件,引起并加重了"破罐破摔"的心理状态(不合理信念)。

患者:(思考)对的,你的意思是又是我的不正确想法引起不良的饮酒行为,那么我又该怎么做呢?

治疗师:这是个好的开始。你该自己负起责任。现在还是让我们先来看看那天是什么原因促使你喝酒吧。

患者:嗯,首先我想我真的不应该去见那个朋友。我应该想到与过去的酒友见面后的结果。

治疗师:看来那个地方和那些人都是导致你喝酒的原因。还有其他什么原因呢?

患者:妻子与我吵架所带来的困扰。我的抗压能力本身就差,容易不耐烦,因此我感到戒酒缺乏支持,信心不足。

治疗师:据我了解,你妻子还是很支持你的,我会让你妻子多谈谈对这件事的反应。我们刚才谈过,复饮、复发在康复过程中是很常见的。关键在于你的态度,这就好比登山,开始登山还能适应,欲往上爬,就愈感心跳加速、胸闷、气促,感到山高不可攀;如果此时往回走,不再攀登,那么心慌、气促等就会减轻,人马上感觉轻松,但过得了这山吗? 如果不是往回走,而是停一停,休息一下或多点鼓励或补充点食物、能量甚至氧气,再慢慢攀登,或许就登上了山顶,翻过了这座山,是吗?

患者:嗯,我明白了,做好任何一件事情都需付出一定代价。需要坚持,不要自暴自弃,是吗?

治疗师:很好。现在我们来回顾一下你的喝酒问题。由于绝对化的两分式思维,形成了消极的暗示,给你自己带来了情绪困扰,造成了"破罐破摔"的心理状态,让自己转入了一个很麻烦的死角。故在戒酒过程中,一旦出现复饮、发作,一方面要勇于承认正常戒酒过程的小挫折,另一方面更要及时、积极地消除或改变这种不合理信念,你就可以完全摆脱酒精;其次,负性情绪,对酒的渴望,人际关系与社会压力,既往饮酒的环境、人、时间都是高危情境,而控制高危情境则是第一要务。

患者:我现在脑子完全清醒和冷静了。我一定会证明给你看我戒酒的决心。我真的不想不再回到以前的状态了。

治疗师:是的。只有你自己能让你自己不回到老路上。我会和你在一起,支持你。只有你去努力了,也会发现很多其他的支持资源。还有,参加治疗很重要,即使遇到了挫折也要坚持,只有这样,我们才能一起应付。对吗?

患者:我彻底明白了,谢谢你!

【分析】　通过上面的对话,我们可以清楚地看到治疗师是如何以黄金规则对人际交往的不合理信念——"我对别人怎样,别人也对我怎样"进行辩论的。不仅通过面质提问,也通过假想情境的例子来帮助患者认识到这一信念的非理性,并引导他对自己的问题进行主动思考,使患者放弃这一信念的同时,也在教他如何用新的合理信念代替。因此,治疗师不仅是辩论者,也是正确的信息提供者。

上述案例中,开始患者指出"你好像在替领导辩护",但治疗师并没有放弃客观中立的角色,没有表现过多的共情,也没有鼓励患者情绪宣泄,并引导患者也从这一角度思考他自己的问题。这是 RET 中至关重要的一点。

后半部分通过访谈的方式完成大量的功能分析,发现了患者对防止酒精复饮、复发有重大意义的高危情境。同时在访谈中继续找出并分析其不合理信念,使患者放弃不合理信念,同时教会他如何预防高危情境。当患者对这些信念有一定认识后,治疗师及时给予肯定和鼓励,并通过具体实例来帮助患者重建自信、增加自我效能,以强化其戒酒行为。

2. Beck 的认知疗法

(1)认知疗法的理论观点及相关概念

认知技术旨在冲击患者的非理性信念,让患者意识到当前困难与其非理性观念有关;教会他们更有逻辑性和自助性的信念,而且鼓励他们身体力行,验证这些新观念的有效性。同时与行为治疗紧密联系,是应用最多的心理治疗方式之一。

这种心理疗法的理论基础是 Beck 的情绪障碍认知理论,其原理是个体如果不能正确处理日常生活中的问题,或对自己的自动化思想中某些错误观念不加以内省,或是过分地按规则行事,无论哪种情况出现,都会造成认知歪曲,产生不良情绪和不适行为。认知转变疗法的主要目标在于改变患者歪曲的认知,从而改善患者失调的情绪和行为。

Beck 在 20 世纪 60 年代用精神分析的方法对抑郁症患者的想法和梦进行研究时发现,抑郁并非是像精神分析所解释的那样由指向自身的愤怒所致,而是由自我挫败的思维方式所致。进一步的研究使他确信,消极的认知偏向是抑郁产生的根源。他由此开始逐步建立起了认知转变疗法的基本理论和技术方法。

Beck 在 20 世纪 60 年代中期将对抑郁及其他一些心理障碍的产生及其治疗作用的认知成分区分为三种水平,具体包括如下几个方面。

1)自动化思想(automatic thoughts):是介于外部事件与个体对事件的不良情绪与行为反应之间的那些思想。因为他们对这些思想是如此的习惯,这些思想是如此经常地、自发地出现,导致患者若不专门注意就不会意识到其存在。例如,抑郁症患者对自身、周围世界、自己未来具有极端的负性的想法(抑郁认知三联症),这使他们常常感到自己毫无价值、内疚自责、无望。对于焦虑症患者而言,则常常存在着面临危险的思想(预期一定会有不好的事要发生)。由于这些思想存在于认知的表面层次,通常情况下不被患者所自觉,但加强注意或认真思考是能够被患者和治疗者意识到的。自动化思想近年来也被研究者界定为"前意识"水平的产物。

识别自动化思想较为困难,可通过下列方法确认:①确认目前处境是否会引发患者对过去经历体验而产生心烦意乱;②进行角色扮演,在产生情绪反应时,请患者描述当时的想法;③让患者描述在看到别人的情绪和行为发生变化时自己脑子一闪而过的想法;④请患者描述最近使其心烦的情境或在想象这种状况时,脑子里所浮现出来的想法;⑤在负性情绪下,观察患者喜欢什么、不喜欢什么,同时假设能改变目前状况时,患者喜欢什么样的改变;⑥通过了解事件的含义来发现自动化思想。

2)图式(schemata)或内部假设:Beck 认为图式是人们从童年期开始通过生活经验而建立起来的一种相对稳定的内部心理模式。个体可参照这些内部模式对外界事物进行感知、编码、记忆等信息加工活动。作为相对稳定的认知结构,图式既可以是积极的、适应性的,也可以是消极的、失调性的。例如,抑郁症患者早年的不良经历所形成的认知模式使他们倾向于过多的采用消极的评价和解释事件的方式,从而构成抑郁的易感倾向,这在抑郁症的发生、发展中起着决定性的作用。这种功能失调性的图式也被称为功能失调性态度。

3)认知的歪曲(cognitive distortion):认知的歪曲是指将功能失调图式与自动式思想联系在一起,是个体在面临一定的事件时所产生的消极的自动式思想。这些信息加工过程中所出现的一系列逻辑错误,被称之为认知的歪曲。常见的认知的歪曲包括以下几种:①任意的推断——无事实依据,武断下结论;②选择性概括——依个别细节,做整体结论;③过分概括化——孤立事件,得一般结论;④两级式思维——极端化思维,非白即黑;⑤过分夸大或过分缩小——夸大缺点,贬低优点;⑥个人化——将外部事件内归因于自己。

4)确定逻辑错误(基本图式):①从特殊的事件中得出一般性规律或原则;②注意"口头禅";③挑出患者在交谈中所讲的"我应该……""我必须……";④注意患者言谈中的言外之意。

这种认知疗法认为一个患者的自动化思想背后必有功能失调性图式或内部假设存在,而每种自动化思想及图式或假设均可能包含一种或几种类型的认知的歪曲。认知疗法中最重要的问题是使患者一步步认识到这些逻辑性错误,并促使其产生认知性改变。Beck 的认知疗法开始主要用于治疗抑郁症及焦虑症,后来修改后被用于治疗成瘾障碍。对于酒依赖患者而言,该疗法尽管治疗时间较长,但有实证支持其有显著的康复效果。

(2)Beck 认知疗法的工作程序

1)建立咨询、治疗关系:良好的咨询关系是一切心理治疗的前提条件,它是心理咨询、治疗赖以持续下去的基础,也是来访者中心疗法(client centered therapy)的中心思想和内容,具体方法详见本章第四节"康复的心理社会干预"(一、建立良好的医患关系)。

2)确定治疗目标:错误的认知和观念是导致情绪和行为问题的根源。因此,治疗的根本目标就是要发现并纠正错误观念及其赖以形成的认知过程,是指将其改变到正确的认知方式上来。上述目标可进一步分解为更为具体的咨询目标,从而使整个治疗过程比较有层次,也有利于治疗师在每一个目标的指导下采取更有针对性的具体方法和技术。

3)确定问题:这一步的首要任务就是把患者引导到某一特定的问题范围内,要患者集中注意那些具体的问题和可以观察到的事实,而且这些问题和事实通常是求助者所忽略的。具体来说,可通过提问、自我审查以及这两种技术的结合来实现。需要注意的是,咨询谈话的内容应基于具体化的、可见的事实,须避免陷入空洞的理论讨论。有些患者特别是文化层次较高的人,可能对某些心理学理论有所了解,常常会与治疗师探讨一些抽象理论问题,从而阻碍咨询的正常进行。

4)检验表层错误观念:表层错误观念(surface error concept)就是指患者对自己的不适行为的一种直接的、具体的解释。可通过建议、演示和模仿及几种技术结合起来应用进行检验。通常,仅仅纠正表层错误观念并不能使患者的问题得到根本的好转,但可以发现患者更为深层次的核心错误观念(core misconception)。

5)纠正核心错误观念:深层次的错误观念往往表现为一些抽象的与自我概念有关的命题。需要使用一些逻辑水平更高、更抽象的技术来进行纠正。常可用灾变去除、重新归因(reattribute)、认知重建等技术来进行纠正,而这些技术运用都离不开语义分析技术。语义分析技术主要针对患者错误的自我概念,这些自我概念常表现为共同的逻辑形式,即一个"主-谓-表"的句式结构。通过语义分析和转换,治疗师可以引导患者把代表他核心错误观念抽象的、无意义的句子转变成具体的、有特定意义的句子,使他学会把"我"分解为特定的事件和行为,并在一定的社会参照下来评价它们。

6)进一步改变认知:认知理论认为,认知过程决定行为的产生,同时行为的改变也可以引起认知的改变。不良认知导致不适应的情绪和行为,而这些情绪和行为往往使患者获得不利于身心健康与成长的经验,反过来影响认知过程,给原有的不良认知提供证据,使之更加隐蔽和巩固。因此,在认知疗法中,治疗师常通过行为矫正技术来改变患者的不合理认知,这种技术不仅仅是行为塑造本身,而且是与患者的认知过程相联系起来的,在认知与行为之间建立了一种良性循环的过程。

7)巩固新观念:"温故而知新",所谓认知复习,就是布置家庭作业或通过让患者阅读有关认知疗法材料的方式给患者提出某些相应的任务,在前面几个咨询过程中,治疗师要求患者在两次治疗间隔期完成家庭作业,在实际生活的情境下演示自己、观察、模仿别人,以及自己进行语义分析,不断记录、反省自己的行为和情绪体验,并完成梯级任务等作业。

案例 7-3

患者,男性,36 岁,汉族,某大学教师。因抑郁和家庭问题而来院寻求咨询治疗。

背景资料:患者有饮酒史 20 年,每天饮高度白酒 0.5kg 左右,从不间断,有晨饮现象。曾多次在温州医院住院戒酒未成功。一月前,妻子红杏出墙,跟人跑了,家中留一 6 岁女儿。患者为此情绪低落,经常酗酒,故由兄弟送来住院治疗。入院诊断为酒依赖综合征(抑郁状态),经过一周的急性期戒断治疗后,患者自诉一月来经常失眠,无食欲,常感乏力,提不起精神,对既往开心的活动和事物都不感兴趣,日常活动水平明显下降,以致影响正常教学和晋升论文的撰写,总感到生活中面临着许多难以解决的问题,故认为活着很累,产生自杀观念。汉密顿抑郁量表(Hamilton Depression Scale, HAMD)17 项评定为 26 分。另外,患者幼年丧母,由父亲抚养成人,平时性格比较内向、懦弱、不善交际。

【分析】 上述抑郁症状有一定的现实基础,患者对自己的问题有一定的自知力,也有一定的求助动机,且无幻觉、妄想等精神病性症状,因此,除给予抗抑郁药治疗外,适合联用认知疗法加以改变。下面为治疗师对患者的几次认知疗法的过程。

1. 第 1 次治疗

治疗师通过共情、理解及无条件积极关注等技术与患者建立良好的医患关系,形成一种密切合作的气氛,在此基础上进一步了解患者的基本情况,并通过咨询技巧,确定具体问题,引导患者进行自我审查。

治疗师:我很理解你目前的处境,我想,每个与你有类似经历的人都可能会出现你目前的感受。但是,你好像比别人陷得更深些,你觉得是什么原因导致了这种情况呢?

患者:是的。我想我在这方面的确不同于别人,也许和我的幼年经历有关。我读过一些弗洛伊德的书,我想我的这种状态是我幼年恋母情结的结果。

治疗师:这是精神分析理论中的一些问题,也许我们可在其他时间里讨论这些问题,但是现在我关心的是一些可以见到的事实,以及你的切身感受。比如,你很爱她(患者妻子),是吗?

患者:是的。结婚八年来我一直很爱她,对她有很深的感情,否则我也不会像现在这样。

治疗师:她也很爱你吗?

患者:怎么说呢,虽然我们保持了八年的婚姻关系,但这种婚姻关系并不像我理想中的那样好。

治疗师:你的意思是不是她并不像你爱她一样爱你?

患者:是的,实际上我们经常吵架,这几年我们处得并不愉快。主要可能与我们的性格不合有关,她性格外向、活泼、好动,经常不做家务,晚上也经常会与朋友出去唱歌、跳舞。我一直担心会出现今天这样的事。

治疗师:还有什么其他原因吗?

患者:还有我的喝酒问题,我也曾试图努力戒酒,但近几年不管什么情况,我一喝酒,我们就吵架。也有可能是夫妻性生活不和谐(不好意思)。

治疗师:那么这件事还有挽回的余地吗?

患者:不可能了。以前因自己爱面子、怕人议论,又考虑到孩子问题,所以一直忍让。有人说七年之痒,我原以为我们夫妻婚姻过了八年,会逐渐好起来。但是,现在不可能了,她与另外一个人好了,跟他跑了。而我则远不如那个人……

治疗师:那么八年以前呢?我是说你认识她以前,你是否也是现在这个样子?

患者:(思考一会)我想不是的。那时我很自信,生活也很充实,各方面都很好。总之与现在完全不一样。

治疗师:既然你在认识她之前过得很好,而和她在一起时却又不能愉快相处,那么为什么现在离开她你却认为生活没有意思了呢?

患者:这……

治疗师:在你认识她之前,你还和其他女孩来往吗?

患者:是的,实际上那时有很多女孩追过我。

治疗师:那么为什么现在离开她(患者妻子),就不能与其他女孩相处了呢?有道是"天涯何处无芳草"啊!

患者:我能力不如从前了,精力也不如以前旺盛,做任何事都没信心,怕做不好,索性就不去做,这样也很难再和别人像以前那样相处。

治疗师:你这样想是因为你目前还没从婚姻失败的阴影中走出来,而你一旦能从中解脱,也许你就不会像现在这样看问题了。我的意思是,如果你结束了这段你并不十分满意的婚姻,这对你以后的生活未必就是一件坏事。

患者:……(沉默、思考)

治疗师:退一步讲,如果你们继续相处下去,你是否认为那一定是个美满的婚姻和家庭呢?

患者:我不能肯定,但也许情况更糟。

治疗师:那么,是否可以这样认为,现在她离开你,你实际上并没有丧失比你以后幸福生活更重要的东西?

患者:(沉默一会)我想是这样。

【分析】 通过上面交谈可以看出治疗师所提的这些问题大都是可见的事实,很容易被验证。重要的是,这些问题通常都是被患者所忽略的经验和感受。如"她也很爱你吗?""你的意思是不是她并不像你爱她一样爱你?",使患者更深地去感受对方对自己的感情。实际上,患者的婚姻并非他想象得那样好,虽然他很爱自己的妻子,但他可能忽略了对方对自己感情的感受,或不愿承认妻子对自己不好。同时患者的抑郁情绪,使他忽略了自己在认识妻子以前的生活体验,实际上那时生活得很好。这就是前面提到的自我审查技术。

治疗师在提问及引导患者自我审查时应注意如下问题。一是,谈话应固定在一个范围内,讨论那些易被观察和体验的具体问题,避免空洞的理论探讨。本例中是关于患者对过去生活的感受及妻子对他感情的体验,这是很具体的谈话内容;而患者认为自己的问题与恋母情结有关,试图讨论精神分析的基本理论,应避免这类谈话内容。二是,应善于引导患者自我思考,而不要给患者灌输某种思想或告诉患者对错的主观意见。认知疗法的重要原则就是调动患者自己的潜能来解决自己的问题,它应贯穿于整个治疗过程,故治疗师的任务是授之以渔而非授之以鱼。

2.第2~3次治疗

在这两次治疗中,患者逐步暴露出一些不正确的观念,如认为自己不能像以前那样和人交往,自己的吸引力不如从前,别人对自己的印象不好,感到做什么事都做不好等。这都是一些具体事件,代表着患者的表层错误观念(自动化思想)。针对这些观念,治疗师建议他在实际情景中加以验证(真实性检验)。如让他去问问周围的人对他的印象是否真的那样坏;鼓励患者从事一些简单的活动,从而进一步了解他是否真的不能做这些事情。

实际反馈回来的结果是,周围人除觉得他情绪不好外,其他方面与以前并无很大差别,对他的评价仍然较高。患者对此结果感到高兴,因为他一直认为别人会因自己离婚而看不起他,并坚信自己做不好任何事情,但通过检验,他发现在一些事情上虽然做得还不能让自己满意,但结果却不是想象得那样糟糕。

通过几次这样的实际验证与讨论,患者的一些表层错误观念便不攻自破了,患者的情绪也因此有了好转。但遗憾的是,这种效果并没有持续多长时间,他仍然坚持认为自己无法像以前那样生活。他认为只是个别人对自己印象好,他无法保证所有他认识的人,特别是对他很重要的人也如此看他。他觉得自己在这些人面前表现得像个懦夫,在很多重要的事件上也表现得毫无能力。他不再用具体的事件来解释自己的行为,而是代之为更加隐蔽和抽象的另一种解释,即他坚持认为自己是个笨蛋,是个毫无能力、毫无价值的人。这些观念,都是一些抽象逻辑的推理过程,代表着患者的深层错误观念(认知的歪曲)。

3. 第4次~6次治疗

患者的深层错误观念是指自动式思想经过患者失调的内部假设,在这些信息加工过程中所出现的一系列逻辑错误,可利用语义分析技术来加以纠正。

治疗师:你说你是个笨蛋,是什么意思呢? 是否仅指你在某一件事情上你是个笨蛋?

患者:不是。我在很多方面都是这样,恋爱、学习、交往……我都失败了,这已经够说明问题了。

治疗师:可是你以前不是这样呀?

患者:是的,我以前生活得很好,也很有能力。

治疗师:既然这样,你觉得把"我是个笨蛋"这句话换成"我现在是个笨蛋",是否更合适些?

患者:嗯……可能是这样。不过,我想无论是现在,还是以后,我可能不会有什么改变了。

治疗师:以后的事我们先不去管它,我们只分析现在的情况。当你说"我是个笨蛋"时,这里的"我"指的是什么呢?

患者:当然是作为一个整体的我的存在。

治疗师:你这里的"我"是不是太抽象,太哲学化了? 好像不太容易被人理解。

患者:我不太明白你的意思。

治疗师:我是说这样一个"我"应该包括"我"的各种行为,"我"做的每一件事,"我"的每个动作,以及与"我"有关的各种东西,如"我"的头发、"我"的呼吸、"我"的衣服等,正是这些东西构成了"我"的存在,而脱离了这些具体内容,这个"我"也就没什么意义了,是这样吗?

患者:(思考了一会儿)我想是这样的。

治疗师:那么我们就换一种方式来说"我是个笨蛋"这句话,换句话说,你可以用刚才提到的那些"我"的具体内容来代替"我"。你可以试一试。

患者:那就是说,我的各种行为是笨蛋的行为,我做的每件事都像笨蛋一样……但我的头发、我的呼吸以及我的衣服……好像不能那样说了。(摇头,笑)

治疗师:对,你可以说"我上次恋爱时的表现就像个笨蛋一样"或"我和人交往时像个笨蛋",甚至可以说"我做的每件事都像个笨蛋"之类的话,但你不能说"我的每个动作也像个笨蛋"或"我的呼吸像个笨蛋",以及"我睡觉时就像个笨蛋"之类的话。这样的句子就没什么意义了,是吗?

患者:……(若有所思地点头)

治疗师:何况你并不是在每件事上都表现得像个笨蛋,在一些事情上你并不比别人笨,这一点在前面我们已经证实了。

患者:但我为什么意识不到这一点呢?

治疗师:因为你已习惯用"我是个笨蛋"这类先入为主的观念来考虑问题。

患者：你是说这样就容易掩盖事实、夸大后果，把那些不是笨蛋的行为看成是像笨蛋一样吗？

治疗师：很高兴你能认识到这一点。但这还不够，你能告诉我你刚才那句话里的"笨蛋"这个词有什么具体含义吗？

患者：一下子说不上来，但总之是个贬义词。

治疗师：对这个词，通俗的理解是没有把事情做好或做得不如别人好，或者是智力不高。这样说，就减少感情色彩，但更客观，更有实际意义。

患者：是这样的。

治疗师：好，考虑一下我们刚才的分析，你能不能把"我是个笨蛋"这句话重新说出来呢？

患者：让我试一试，我想应该这样说"我现在在婚姻这件事上没有做好"。

治疗师：很好！这句话就比原来那句话的含义丰富，它表明你过去并不是个"笨蛋"，虽然现在在某些事情上没处理好，但却不能说明你在其他事情上或在以后也不能做好，是这样吗？

患者：你的话有一些道理。

治疗师：好，你回去后自己还可以再做一些类似的分析。

【分析】 治疗师在应用语义分析技术时，在引导患者按照合理的思维逻辑完成一种扩充句子的练习，即把代表患者深层错误观念的"主语＋谓语＋表语"句子扩充为"定语＋主语(特定的客体和行为)＋状语(时间限定)＋谓语＋表语(可以进行有意义的评价)"的句子。这样就把原来无意义的句子转换成为更具体、更客观的句子。通过这种练习，患者学会了用客观标准来看待自己的问题，并且对问题以外的其他行为也有了新的认识。

在引导患者做练习时，要按一定层次进行。如本例先从加入时间状语"现在"入手，原来"我是个笨蛋"句式容易使患者坚信是稳定不变的；然后，引导患者对"我"及组成部分进行分析，并让其亲自进行替换练习，直到患者意识到原来的判断是不合逻辑的；最后对"笨蛋"一词进行转换，使之更具有客观意义。因此，进行语义分析时，先分析哪一部分并不重要，但一定要一步一步分析，循序渐进。

当然，这种技术不仅仅在咨询治疗中进行，也可在治疗后让患者自己练习完成。如上例中可让患者回家后列出类似"我是……"的自我判断句式练习，并记录下转换句子后的感受和评价。在下一次咨询治疗中，患者可与治疗师进行更深的讨论。这种作业对改变患者错误观念，建立正确的认知过程也有重要作用。

4. 第7～9次治疗

前面几次的治疗主要是通过言语技术来改变患者错误的认知过程和观念。而在这几次治疗中，主要通过行为技术来进一步改变原有的认知观念，并通过认知复习来巩固患者已经掌握了的新的认知过程和观念。主要内容包括如下。

首先，要让患者产生自信，重新唤起患者对愉快情绪的体验。患者在婚姻上的失败感是一种泛化性的负性体验。因此，他对过去、现在及将来的行为都予以否定性的评价。此时，他完全忽略了自己对愉快情绪的感受，即使有一些，也在那种泛化的、强大的抑郁情绪压力下变得模糊不清了。针对这种情况，治疗师有意引起患者对以前经验的回忆，包括从他小时候起许多的成功经历。当患者出现愉快情绪或其他积极的表现时，治疗师应及时予以肯定和强化，促使他体验到更多、更深的愉快体验。

其次，是对患者行为的重新塑造。患者在治疗中多次提及他在学习方面的困难（包括多次戒酒未遂），实际上他的学习能力并没有真的下降，而是他对自己的这种能力有不正确的看法。于是，治疗师采用了梯级任务作业的技术，帮他克服这种不正确的认识。让患者一下子达到他原来的学习状态是不可能的。因此，可根据患者的专业特点来帮他制订几个学习等级，包括：查文献，开始论文工作或逐步戒除酒精的具体步骤等。患者每完成一个学习等级，治疗师或患者自己就给予强化，从而使患者逐步达到他原来的学习状态。对于患者的人际交往问题，治疗师也采取了类似的行为矫正技术，让他对那些能引起他愉快体验和控制感的活动加以关注和标定，促使他建立起人际关系。这样不仅使患者感受到自己努力的结果，也帮助他注意到那些给他带来良性体验的活动和行为，逐步建立起新的观念，学会新的适应性的行为（包括戒酒行为）。

【分析】　认知复习则不仅是从这一阶段开始。在前面几个咨询治疗过程中，治疗师要求患者在实际生活的情境下演示自己，观察、模仿别人，以及自己进行语义分析，不断记录、反省自己的行为和情绪体验，完成梯级任务作业，这些都是认知复习的工作。

对于本例患者，经过 10 次左右的治疗，他在情绪和行为上已经从根本上有了改变，在人际交往、生活、学习等方面也逐渐恢复了以前的状态。他在最后一次治疗结束时对治疗师说："我觉得我的改变不仅仅是情绪和行为，更重要的是我对很多问题的看法有了根本的改变。"

3. 认知行为矫正疗法

梅肯鲍姆同样假设消极情绪来源于不良的认知，认知行为矫正疗法（cognitive behavioral modification，CBM）关注自我语言表达的改变，其中认知重组在治疗中发挥着重要作用。梅肯鲍姆认为，一个人的自我陈述与别人陈述一样能影响个体行为，因此，患者必须注意自己是如何想的、感受的和行动的以及自己对别人的影响，这是行为改变的一个先决条件。故 CBM 又称为自我指导训练（self-instructional training），主要是教会患者进行自我说服或现场示范指导（如治疗师与患者一起参加角色扮演）。

梅肯鲍姆认为，行为的改变是要经过一系列中介过程的，包括内部言语、认知结构与行为的相互作用以及随之而来的结果。他把行为变化过程分为三个阶段。第一阶段：自我观察，改变过程的第一步是来访者学习如何观察自己的行为，提高对自己的想法、情感、行为、生理反应和对别人的反应方式的敏感性；当治疗开始的时候，他们的自我陈述包含了许多消极的成分，随着治疗的进行，来访者获得了新的认知结构，这就使得他们能够以一种新的角度来看待自己的问题。第二阶段：开始一种新的自我陈述，来访者通过治疗来学会改变他们的自我陈述，新的自我陈述将作为新行为的向导，反过来，这一过程也会巩固来访者的认知结构。第三阶段：学习新的技能，治疗师教给来访者一些更有效的、可以在现实生活中应用的应对技能。同时，要让来访者继续观察和评价这些行为产生的后果，让其进一步调整自己的行为。

上述三种认知疗法同样假设痛苦情绪和不适行为来源于不良认知，然而他们之间也存在区别。其中，埋性情绪疗法在揭露和辩论不合理想法时更直接和更具对抗性，常采用步步紧逼（downwards arrow）技术或苏格拉底式逻辑提问；而贝克认知转变疗法和梅肯鲍姆认知行为矫正疗法相对更注重采用循循善诱（guide gently）技术或启发式提问，更强调患者的主动角色。前者主要为自我审查，后者为自我陈述。

（三）认知行为治疗

认知行为治疗（cognitive behavioral therapy，CBT）是综合上述认知和行为治疗的精华，是一种以通过改变不良认知而矫治不适行为的治疗方法，主要是通过认知重建、心理应付、问题解决等技术进行心理辅导和治疗，其中认知重建最为关键。CBT 自创立至今，已经成功地应用于治疗抑郁症、焦虑障碍、恐惧症、药物滥用、多种躯体形式障碍，包括躯体疾病引起的精神障碍及预防自杀等。但在不同的疾病中，CBT 具有不同的治疗环境，需要不同的治疗实施形式、不同的内容技巧、不同的干预时间及疗程。在酒依赖患者的康复治疗中，CBT 的基本方法是教会酒依赖患者使用新的处理问题的技巧。其关键点是综合运用认知和行为治疗技术，纠正认知偏差，学会自我控制，管理自己的行为。有学者称这种方法为"自我控制训练（self control training）"，需学习如何做到以下几件事情：①为行为改变设立明确的目标；②为饮酒行为和饮酒冲动做记录；③改变饮酒的方式；④为阶段性目标的达成奖励自己，并分别与治疗师和妻子签订行为契约；⑤明确对饮酒行为有强诱惑力的高危情境，并学习正确应对那些高危情境的策略；⑥布置家庭作业，让患者重复练习有效的应对技巧。

自我控制训练常用于以完全戒酒为目标的治疗过程，该方法特别适用于病况较轻的酒依赖患者。

认知行为治疗的目标：酒依赖患者治疗的目标除戒酒外，还包括收获正常的生活氛围如获得一份工作并坚持做下去、拥有更为幸福的婚姻和家庭生活，也需要学习应对愤怒以及找到饮酒以外的其他娱乐方式。

案例 7-4

患者，男，36 岁，已婚，设计师，有一子，6 岁。

背景：患者的主要问题是酒依赖，而且他自己也把这一问题看得很严重。治疗师与患者一起协商确定了戒酒计划。下面是患者对戒酒计划的描述。

基础水平：两年前大夫曾告诉患者他的肝脏出现了问题，而且建议他要逐步控制饮酒，最好要戒酒，否则后果会很严重。尽管他已在这个世界上活了 30 多年，但他还不想就此放弃生命。因为他不仅要养家糊口，还要培养儿子，所以，就按大夫给的建议去做了。

他坚持按大夫给的建议戒酒，并且每天都想象着自己戒酒后的样子。2 个月后，他的体重增加了 5kg，而且健康及精神状况也看上去比先前好多了。

然而，好景不长。因为他原先在学校读书时品学兼优，但自幼性格内向，不善言辞，参加工作后只顾工作，在同事眼中有点孤僻，在工作、生活中经常会遇到人际冲突或交往问题的困扰，自从染上酒瘾后，心理医生建议他要多参加社交活动以增加人际交流。他因换了新工作而使原来的计划付诸东流。新公司虽然收入不低，但大多是男同事，喜喝酒，工作很紧张，常常因此而误餐，故一天的忙碌工作后经常会聚餐，谁都无法拒绝。

临床剪影
对饮酒过错的临床探讨

患者：上周没有来的原因是因为我喝酒了。

治疗师：请再多说一些。

患者：上周五晚上，我下班后与同事出去玩。他们想去市中心的一个酒吧。因为上周工作非常累，所以出去玩听起来很诱人。我记得我们心理咨询治疗的一个目标是不去酒吧玩，一开始我也是拒绝去的，但经不住同事的劝说，允许我只喝点饮料，当时我想这是集体活动也不好推诿，又感觉盛情难却，无非只是与同事开心一下。但事情并不如我所料，后面我记得的事就是酒喝得太多，都无法开车，结果只能让朋友来接我。

治疗师："事情并不如你所料"是指什么？具体发生了什么事呢？

患者：嗯，这是我以前常去的一个酒吧。我认识那里的老板，他一直问我为什么不想喝酒，我的几个同事也劝我喝点酒，同时，他们都在喝酒，而且，这一周工作压力实在是很大，我真的很想喝一杯。我想又是周末，喝点酒可能可以让我放松一下。

治疗师：你说后来你记得的一件事是，因为酒喝得太多，导致无法开车回家，那么你是怎么从只想喝一杯到喝得太多以致无法开车回家的呢？

患者：这就与我以前的习惯一样了。一杯还不足以让我觉得放松。因此，就想再喝一杯应该也没什么事儿。但喝完第二杯，我开始觉得很爽。那是上周我第一次感觉很开心。既然很开心，我唯一想做的事情就是继续喝酒。

治疗师：让我们一件一件地来看这件事情吧。首先，我们谈过，发作（复饮）在康复过程是很常见的。

患者：了解。在这之前，我表现很好，但现在全毁了。

治疗师：你说全毁了，有证据吗？自上周五那晚之后，你还有没有再喝过酒？

患者：嗯，没有，都没有。但我总觉得喝过一次，就倒退了很多。

治疗师：在我看来，你在尽量不让一个晚上的饮酒把你带回到每天饮酒的习惯。

患者：对的，我想是这样的。但我的妻子很生气，甚至说再这样下去就要跟我离婚。

治疗师：我们可以多谈谈你妻子对这件事的反应。但我们现在还是先看看那天晚上是什么原因促使你喝酒。让我们把这件事拆开来，一步步地来看。同时，我希望你想一下之前的计划，想一想怎么样才能远离酒精。

患者：嗯，我想首先我真的不应该去那个酒吧。我应该想到与过去的酒友出去玩的结果。

治疗师：这是个好的开始。看来那个地方和那些人都是导致你喝酒的原因。还有其他的什么原因吗？

患者：嗯，还有就是上周工作很累，感觉让人筋疲力尽。

治疗师：另外，你提到你是迫于压力才喝酒的，而这压力来自同事、朋友和酒吧老板的压力。看来,你不仅在工作中感受到压力,在酒吧也感受到很大压力。

患者:嗯,我的抗压能力的确很差。

治疗师:有别的让你感觉更开心的事情吗?去其他地方或与其他人在一起?

患者:我妻子一直提议我们去约会一个晚上。回想起来,与家人一起吃顿饭和看场电影应该是一种度过周末的好方式。如果我那样做了,她也不会生我的气了。

治疗师:听起来,你还是想和妻子去约会。

患者:我只是需要证明我真的想康复。也许,我应该和她说明为什么那个晚上我会喝酒。还有,后来我就再也没有喝过酒。我真的不想回到以前。

治疗师:只有你自己能让你不回到老路上。你也有很多避免此类事情发生的工具。但还有一件事你需要明白,参加治疗很重要,即便是发生了让你很尴尬的事情,只有坚持参与心理咨询,我们才能一起应付。对吗?

于是患者的生活又恢复到戒酒以前的原样了。他每想到自己的问题,都会告诉自己不能再这样下去了,但都无济于事。唯一的选择就是重新制订一个戒酒行为计划,而且要坚持去做!

下面是治疗师新计划的3个步骤,并由治疗师负责收集数据并进行监督。治疗师还与患者签订了一份契约以约束其去实施这一计划。

患者的戒酒计划:日期为2013年7月15日。

第一步:戒酒目标建立。

为了健康和家庭的和谐,必须戒酒,目标是在6个月后戒除酒依赖。

基线水平评定:每天饮酒量通常为6瓶啤酒,平均每周为25瓶啤酒。

第二步:对目标行为的监控。

1.目标过程的选择

将戒酒过程以3个月的时间作为1个周期,可分为两个阶段。

(1)前三个月为减少饮酒量阶段:每天喝啤酒不超过2瓶,饮酒次数少于2次,外出饮酒不超过1次;每周去酒吧的次数不多于1次;与朋友外出聚会时,将交替着喝啤酒和不含酒精的饮料;喝啤酒时,将小口地饮用,绝不大口喝,每次不超过1瓶;当有大量饮酒的想法时,会尝试将注意力转向其他活动,如与朋友聊天,陪妻子看电影或帮儿子做作业、玩游戏。

(2)后三个月为戒断酒精阶段:在任何场合,绝对戒除酒精;将不再出现在饮酒的场合(如酒吧、KTV、经销商店及常会敬酒、劝酒的聚会);与朋友外出时,只喝不含酒精的饮料;每周将至少参加2次戒酒者互助会活动。

2.记录饮酒日记

每天对饮酒的时间、情境、饮酒量及结果进行记录;治疗师每次在患者向他汇报饮酒情况时,也在日历上做相应的标记,并且在其完成计划时给予表扬,见表7-7。

表 7-7　饮酒日记片段

日期与时间	情境 （如地点、在一起的人、想法、情绪等）	饮用量 （酒种类及饮用量，如白酒，要记录度数）	结果 （如正面或负面结果、想法、情绪等）
周五/9 月 13 日 晚上 6 点至晚上 9 点	下班后在烧烤店和 KTV，会餐、唱歌、喝酒，庆祝同事升职，开心	在烧烤店喝了 2 两高度白酒，在 KTV 又喝了 3 瓶啤酒	聚会结束后仍觉得快乐
晚 9 上点至午夜	一个人在家看电视，仍觉得脑袋"嗡嗡"作响	1 瓶啤酒	没睡好，第 2 天早上仍有宿醉
白天	被罚做家务，搞卫生	无	无
周六/9 月 14 日 晚上 8 点至晚上 11 点	在家陪儿子玩游戏，没什么特殊心情，觉得昨晚喝那么多酒比较愚蠢	无	稍有头痛，服安眠药后才睡觉，还是对昨晚喝酒后悔
下午 周日/9 月 15 日 4 点至晚上 10 点	在朋友家看国足比赛，有点兴奋、有点紧张，结束后有点沮丧	1 瓶啤酒	第二天早上没有精神，但不是真正宿醉

讨论饮酒日记

治疗师：填写自我饮酒日记后的感觉如何？

患者：嗯，这让我会细想饮酒行为，我应该会少喝一点，因为我知道我们要一起回顾日记。

治疗师：我注意到，按你所记的，你觉得周五晚上喝太多了。

患者：我喝了 2 两高度白酒和 3 瓶啤酒。唉！我又犯错了，因为周五下班后妻子带儿子回娘家了，这当然不能怪她。这主要还是自己思想放松了，我想自己实施戒酒方案已有 2 个月，与戒酒前常态相比，酒减了很多，但从未有过"思想出轨"，我想自己有能力应付同事聚会，而且同事升职确实是令人高兴的事情，我很难拒绝。

治疗师：看来你是为尝试自我控制饮酒而懊悔？

患者：第 2 天我是这么想的。

治疗师：当时你有什么感觉？

患者：有点兴奋，也挺累的。长久没喝那么多酒了，没睡好，次晨有宿醉。所以，周六就没有喝。

治疗师：那周日呢？

患者：在朋友家看球赛，虽然国足表现总是那么令人失望，朋友也没有劝酒，我也没有压力，在观赏球赛的过程中喝了 1 瓶啤酒，尚属正常。

3. 奖惩处理，巩固成果

(1)如果患者每天能完成计划指标，才可以做他自己喜欢做的事情，如看电视、观看球赛，并让妻子对此进行监督；如不能完成，次日就要做家务，替妻子搞卫生、洗碗、刷鞋。

(2)如果患者每周无违规记录，妻子将为他存上 100 元，咨询时治疗师要当众表扬他，否则从他个人生活费里扣除 100 元。他要与咨询师重新讨论这一计划并做必要的修改;他妻子也会及时对他的有关行为做出反馈。

(3)如果患者每月无违规记录,妻子将为他存上 500 元,否则从其个人生活费里扣除 500 元,如有饮酒行为,就重新开始上述计划;如果患者 6 个月后戒酒成功,妻子将为他提供 2 万元,供他出国旅行。

(4)当患者减少饮酒量,进入戒断酒精阶段以后,其仍要继续记录戒酒日记,对自己的行为进行监控。他要在卧室里放一面大镜子,以便他每天早晨观察自己的精神状况;在墙上贴座右铭——自信、坚持、耐心、清醒。他也将继续保持戒酒行为,并以此为荣,以饮酒为耻。

(5)行为契约

1)我(×××),同意实施上述戒酒计划,即我要从今年 7 月 15 号到明年 1 月 15 号戒除酒精。我同意上述计划中的附加条件,即如果戒酒失败,我将还给我妻子 2 万元。

签字: 日期:

2)我(×××的妻子),同意遵守上述计划中有关我的各项活动,并做好帮助、监督工作,同意在丈夫完成计划时为他提供 2 万元,并且在他未完成计划时接受他的 2 万元。

签字: 日期:

3)我(×××的心理治疗师),同意向某某提供心理帮助,与某某一起制订戒酒计划,在其遇到困难时帮助其解决并给予心理上的指导。

签字: 日期:

【分析】 这一阶段为强化治疗,在行为治疗或行为矫正中,治疗师并不关心患者行为问题的原因及潜在诱因,而只关心所设立的目标行为。在上述片段中,治疗师对患者最直接的帮助就是改变饮酒行为(戒酒)和强化这一行为的后果。

以上计划是针对患者具体问题的,其中也可以进行某些变化,如还可以争取获得社会支持(如组成戒酒小组)以加强其内在动机。以上治疗目标很具体,而且可以实现量化评估,对患者的戒酒行为有积极的意义。

同时这些措施又是系统的、有步骤的,每一步都是有行为原则的,通过强化作用不断巩固新行为。任何一次成功的减酒行为都会给患者带来自我控制与自我效能感,这些感觉会随着戒酒进程中的每次成功的微小减酒积累而变得越来越强。这也符合 Watson 学习理论的频因律。我们的先哲荀子早在《劝学篇》中就说:"不积跬步,无以至千里;不积小流,无以成江海",就是同一道理。

第三步:明确高危情境,学习应对技巧。

1.高危情境是指任何与过去饮酒有关并可能引发未来饮酒的事件、想法、情况、时间、地点、人物等相关线索。根据 Marlatt 和 Gordon 的大型调查发现,有两大类因素与酒精复饮、复发有关。第一类为内心-环境刺激因素,即指个人内心或对物质情境的反应因素(61%),包括应对负面情绪(38%)、应对欠佳的身体-生理状态(3%)、正面情绪的强化和尝试自我控制(9%)、被诱惑或怂恿(11%)。第二类为人际关系刺激,即指与人际交往活动相关的因素(39%),包括处理人际冲突(18%)、社会压力(18%)以及正面情绪的强化(3%)。其中个人内心刺激(尤其是负面情绪)是导致复发的主要因素。

2.通过患者两次复饮的日志记录与访谈分析,发现并找出可能引发饮酒的潜在高危情境,同时列出用于应对每一种高危情境的策略,见表7-8。

表7-8 高危饮酒情境的发现与应对策略

高危情境	应对策略
1.暴露于酒精相关的线索 ①时间:周五晚上 ②地点:酒吧、KTV、卖酒经销店 ③人和物:饮酒的同事、朋友或卖酒的老板和酒 ④事件:同事聚会、同事升职 根据经典条件原理,当个体处于与饮酒高度相关的情景时,该情境中的刺激(人、地点、酒及相关工具、有关事件)会引起饮酒欲望、进而导致饮酒行为的发生。酒精相关的暗示能加强好几种主观心理反应,如渴望、戒断、忧虑和紧张	**通过改变饮酒环境来帮助患者改变饮酒的动机。其目标是消除患者饮酒可能获益的后果。咨询师可以建议其找寻一个新的处所或者用一种新的方式融入社会。鼓励患者去找到能获得受益体验的替代方式和环境** ①规定周末帮妻子做家务或看一场电影或陪儿子玩游戏、做作业、看电视、看书 ②不进酒吧、KTV、俱乐部及卖酒商店,远离那些可以买到酒的地方 ③远离还在饮酒的同事、朋友,不与任何形式的卖酒者联系,别把酒放在家或办公室附近。对于有家族饮酒史的患者,需减少与这类家族人员的接触 ④尽量不参加涉及饮酒的聚会或宴会,取而代之有益的体育活动或加入类似戒酒者互助会的戒酒自助小组 ⑤对于②、③、④的应对措施,最基础的一项就是规避引发饮酒欲望的情境。但现实生活仍可能遇到这种情境,此时可酌情采取分散注意力、与知己朋友讨论饮酒欲望、任由欲望存在而不去抗争或屈从它们(任由欲望的强度上升,达到高峰后会自行减弱)、回忆饮酒的负面效果或用积极的自我对话法来应对与欲望伴随出现的必须饮酒念头,也可结合心理药物疗法,使用阿坎酸钙治疗由环境引起的饮酒欲望或冲动
2.负面情绪状态(如焦虑、抑郁) ①酒精戒断症状、对酒的渴求 ②社会家庭问题引起负性情绪 ③感觉戒酒难以实现或见效缓慢时产生挫败感而引起负性情绪 ④对酗酒问题的羞耻感及由此产生的破罐子破摔的"破堤效应"	**强化治疗动机,强调戒酒动机改变的重要性** ①心理药物疗法:应对渴求技能训练;冥想训练,主要包括放松(放松身体、缓解焦虑、降低压力),集中思想(清除杂念、梳理思绪、提高思维清晰度、保持清醒度)及承认(使患者能够理解渴求、戒断症状以及消极情绪,都是日常经验的一部分,在决定之前承认现实的客观性才有主动要求戒酒的动机);做好复发的准备 ②家庭治疗:注重建立一种有效、稳固的康复支持系统,寻求家人、朋友、重要人物或康复小组的支持 ③决策平衡训练:协助澄清价值,通过一些干预措施来帮助患者增强戒酒动机及改变的决心,帮助患者保持积极、乐观的心态,治疗者与其共同面对,共同进步 ④支持自我效能:心理认知疗法,通过检验表层错误观念,采用语义分析技术或"产婆式"的辩论技术来纠正深层的核心错误观念;还需结合行为矫正技术来改变患者的不合理认知

（续表）

高危情境	应对策略
	帮助患者建立一种平衡的生活方式,即稳定的工作和正常的婚姻生活,修复自己与家人和朋友之间的关系
3.人际关系及交往因素(家人或朋友可能通过不合理的期望或长期的怨恨而形成放弃或疏远心态,同时会对患者产生过度的压力) ①人际冲突 ②社交压力或被诱惑或怂恿 ③与社会隔离	①加强社交技能,鼓励患者与周围人群加强沟通和交往,改善人际关系和交往相处的能力,鼓励相互信任,进一步了解和接纳自己,提供与他人分享积极元素,使之获得更多的希望,增进社会支持,提高自信心;心理认知疗法,改善人际关系;精神规范与成熟,促进人格健全与成长
	②应对技巧训练,寻找有效措施来回避诱惑;对相关人员进行心理健康教育,寻求各种正性社会资源支持
	③团体心理治疗;参加 AA 等自组和互助小组

3.家庭作业

家庭作业(homework)又称为认知复习,即治疗师指导患者在疗程间隙的自然环境中完成具体的认知及行为任务,实际上是前面治疗过程在实际生活情境中的进一步延伸,在每一次咨询治疗后,治疗师可以根据具体情况给患者布置一定的针对性的家庭作业。使患者难以坚持戒酒行为的原因有很多,例如当下文化生活环境的先入之见、长期酗酒导致的心理认知偏差及饮酒行为已根深蒂固。CBT 的目的和原则就是要充分调动患者内在的潜能来进行自我调节,治疗师不仅仅要教给患者新的技能,更要使他们在日常生活中检验自己的信念;戒酒行为会带来自我控制与自我效能感,随着戒酒成功行为的持续积累,这些自我感觉会愈发增强,从而使患者具备足够的内在资源去应付诱发饮酒的高危情境。因此,治疗师跟进及监控患者完成家庭作业具有重要意义。

CBT 采用面对面交谈与观察及问卷的方式进行调查、记录,通常需要经过 10 次左右的治疗,前 4 次为 1 次/周,用时 60min;后 6 次为 1 次/2 周,用时 60min。

四、家庭治疗

家庭治疗(family therapy,FT)的主要基本理论起源于 20 世纪四五十年代发展起来的系统理论。这一理论认为:一个统一的整体是一个系统,是由相互联系的部分组成的,可以根据各部分的总和以及系统中某一组成部分对其他部分的影响及带来的变化来认识这个整体。因此,家庭系统观点认为:理解个体的最佳办法是评定家庭成员之间的相互作用;也有学者认为,分析家庭冲突的本质,消除产生冲突的根源才是家庭治疗的基础。

现代 FT 的要点是以系统学的观点来开展家庭治疗,已经不再强调以家庭团体为治疗单位来进行诊治工作。其特点是:将焦点放在家庭成员的互动与关系上;从家庭系统角度去解释个人的行为与问题;个人的改变依赖于家庭整体情况的改变。FT 主要用于核心家庭中,适用于儿童、青少年期的心理障碍,各种心身障碍,夫妻与婚姻冲突,各种精神病性障碍,成瘾障碍,慢性疾病的康复期,等等。

酒依赖患者普遍会对家庭成员,尤其是配偶造成负面的影响,将患者的配偶纳入治疗方案对整个家庭会有好处。家里有个嗜酒如命的人,妻女一般会异常痛恨,多次劝说无效之后,也只能听之任之了。她们普遍认为只要将患者送进医院就好,自己反正是无能为力了,就看医生的本事,这正是酒依赖患者家属普遍无奈和放弃心态的真实写照。从家庭成员的互动关系上进行解释,正是家属这种不正确、消极的态度,导致了患者更容易出现"破罐子破摔"的心态;反之,如果家属不断督促、鼓励他们,并能帮助他们正确面对现实,就有助于防止他们复饮、复发。大量事实或研究证明,没有婚姻、离婚或婚姻适应不良可以是形成、加固和维系酒依赖的一个重要因素,因此针对婚姻问题的直接治疗会有助于防止复发复饮。有研究表明,同家庭成员特别是配偶共同治疗的酒依赖患者比单独治疗的患者效果更佳。酒依赖患者家庭的治疗目的可以帮助家庭澄清问题所在,并提出使患者戒酒的建议,改善家庭成员间的人际关系,建立、维持良好的婚姻状况,发掘和扩展家庭的内在资源,提供最直接的社会支持,以提高患者应付问题的能力,从而促使患者远离饮酒的高危情境。

家庭治疗的时间一般在 6～8 个月,若仅以解决症状为主,则治疗需时较短;但若希望重新塑造家庭系统,则需加长时程。治疗师每隔一段时间与来诊家庭中的成员一起座谈,并布置治疗性作业,每次历时 1～2h,前面 4 次家庭治疗的频率为 1 次/周,以后可逐渐延长至每月或数月 1 次,总访谈次数一般在 6～12 次。若已建立起合适的结构,成员间的交流一直清晰、有效,发展了新的有效应付机制和解决问题技术,家庭内的凝聚力及患者独立自主的能力获得了发展和完善,尤其是维持问题饮酒(症状)的动态平衡已被打破,即可终止治疗;但若治疗超过 12 次仍未见效时,则应检查治疗计划并重新确定该家庭是否适合此种形式的治疗。

案例 7-5

患者,男,38 岁,已婚 6 年,工人,有一子,5 岁。因酒依赖 12 年,反复酗酒,由母亲带来住院戒酒(年内第 3 次住院)。经医生诊察结果,发现患者的问题是在半年前,因夫妻闹不和,妻子跑回娘家之后以在外打工为借口,一直未有音信。2 周前虽经妻子娘舅劝解,妻子已回家居住,但芥蒂并未消除,患者仍担心妻子会弃他而走,为此心情一直不好,借酒消愁。

家庭治疗的步骤与策略

1.澄清家庭背景

(1)辨认和诊断家庭动力学特征

了解家庭人员结构及其相互间交互作用模式,如:相互交流的方式和倾向;等级结构和代际界限;结盟关系等。

患者在家中排行第二,上有一相差十余岁的姐姐,已远嫁杭州。在患者未出生前,祖辈及父母都天天期盼得子,甚至求神拜佛。因此患者出生后一直在长辈的呵护、溺爱中长大。

患者爷爷及父亲均有嗜酒史。幼年时患者父亲因"酒精肝"去世,由母亲一人带大,母子长期相依为命,情感特别深,患者也特别孝顺母亲,但又性格懦弱,唯母命是从(其母亲原为一会计师,精明、能干、好强,目前虽已退休,平素在家中仍为领导角色)。患者过了 30 岁仍未结婚,后来经母亲朋友介绍,认识了现在妻子,就结婚了。婚后因不容易找房子,爷爷和奶奶住一套小房子,而新婚夫妻与父母住一套稍大房子,可是三人的生活从开始就很不适应,常为一些小事闹得不愉快,甚至吵架。母子间的日常生活的关心与照料会引起妻子不高兴;而媳妇的生活方式常会引起婆婆的不满。妻子为了健身,保持身材,花了上千元买了一辆跑步机摆在房子里,母亲在儿子面前责怪媳妇乱花钱,嫌家里拥挤,走路不方便,患者听了母亲的话,没经妻子同意,就把跑步机搬到了柴火间,使妻子大为生气,认为这个家里只有母亲跟儿子,加上丈夫多次戒酒未成功,平时得不到丈夫的感情温暖,感到自己是个局外人,一气之下就跑了。

(2)家庭对解决问题(戒酒)的态度和方法

目前,家庭人员对患者饮酒的态度为高情感表达方式。一方面妻子与母亲都是反对患者饮酒,开始都满怀希望,也倾注了不少心力,从这一点看两者是同盟关系,但其后因患者多次戒酒未果,婆媳双方的认识又有不同。其母认为这是不良的生活习惯,学了爷爷及父亲的酗酒陋习,真是"爱其深,责之切",因而采取简单的训斥、辱骂,甚至关押方式;而其妻子开始虽然异常痛恨,但在反复多次劝告、努力后,已是心灰意冷,除了工作,将情感的重心都放到了儿子身上,对患者只能听之任之了,她说"反正我是无能为力了,送进医院就看医生的本事了"。另一方面,其爷爷对患者是纵容、默许饮酒,当然这是次要线索。

2.规划治疗目标与任务

引起家庭系统的变化,创造新的交互作用方式,打破使问题饮酒维持的动态平衡,提高患者解决问题、应付挑战的能力,促进个人与家庭的成长。

(1)开始阶段:治疗初期,治疗师要注意共情,要用心让患者家人接纳其成为自己人(在治疗过程中,则要保持客观、中立的立场);大部分接受 FT 的人,对 FT 不太熟悉,应先将 FT 的性质向其做简要的解释,说明要互相遵守的原则;对于保守和守密的家庭,要注意保密原则,同时要充分调动各个家庭人员谈论的真实性,不仅利于信息去伪存真,也可促进家人的沟通,以了解各个人员对家庭的不同要求,从而引导他们去研究如何满足相互间不同的心理要求;原则上要尊重家庭里原有的权威阶级和个人,不冒犯家长权威,但必要时要能适当地制强佐弱,维持家庭平衡。

(2)治疗阶段:运用各种具体方法和技术,协助家人练习改善个人及家人彼此之间的关系。最重要的是要经常去处理家庭对行为关系改变所产生的阻力,适当地调整家庭系统的平衡变化与进展。俗话说"孤掌难鸣",西方人说"It takes two to tango(有两人才能跳探戈舞)",说明人际关系的相互性质。实际上,家里的个人行为也是如此。个体的不良行为绝不会是孤立的,而是受周围家庭人员影响和相互作用的,因此,任何问题行为不会是个人问题,而是变成彼此都要一起去关心和改善的家人问题。

在治疗过程中,需了解问题发生的来龙去脉,从过去情况来体会、分析目前问题,但要注意不要过于推敲往事,不要指责、追究谁的责任和过错,否则,只会重复陷入推卸责任的恶性循环。

俗话说"麻雀虽小,五脏俱全",家庭是由有血缘关系的成员组成的小群体,但也存在错综复杂的关系。本例在诸多人际关系中界定夫妻婚姻关系及婆媳关系为主要冲突。从 FT 的角度来看,患者的酗酒行为很明显与其婚姻问题有关;而其夫妻的婚姻问题又与婆媳关系及一家三人的不适应有关,当然夫妻的婚姻问题也受患者的问题饮酒影响。

从家庭发展的眼光看,患者与母亲尚未经历亲子分离阶段,虽然结了婚,可是夫妻之间尚没有建立起应有的联盟关系,因此要调节母亲与年轻夫妻间应有的关系,帮助夫妻建立做丈夫和做妻子的适当角色。首先,要处理的是帮助母亲减轻失去长年相依为命儿子的失落感,使其能以新的角色获得心理寄托感,这样她才会放心自己的儿子;做儿子的也才不会有罪恶感,放心成长,不用只做听从母亲的儿子,也能逐渐接受做丈夫的角色。而做媳妇的,要能替丈夫孝顺母亲,越对婆婆好,越能帮着婆婆与丈夫接受并调整他们的新角色。其次,要逐步改变母亲及妻子对患者饮酒的高情感表达方式和放弃心态,也许正是家属的这种不良态度加重了患者"破罐破摔"的心理,导致问题饮酒的维持与反复。上述治疗可采取具体分析的干预技术,如循环提问、差异性提问、假设提问、心理教育、积极赋义、改观重解(reframing,也称转负为正,意即换一个角度,改变既有观念以对一件事情重新了解与评价)、角色扮演、角色互换、非言语性干预等心理治疗技巧。

在 FT 中,在问题症状得到认知、领悟之前,可优先引发家庭中可见的积极行为变化。所有要改善的行为,要让家人在治疗现场开展实际练习,同时能给予及时的鼓励或奖励,通过行为强化,相互促进行为的改变。同认知行为治疗一样,要布置家庭作业,使上述治疗在实际生活情境中得到进一步检验、复习与强化,常用的有非言语性干预、症状处方(symptomatic prescription)、角色互换练习等。

3.终结阶段

养成家人能自我审查、改进家庭行为的能力与习惯,并维持已修正的新行为。治疗者逐渐将领导权归还给家人,恢复家庭自然秩序。

总之,FT 的要点是要忽视过去,注重目前,以系统的眼光了解患者家庭问题,并策动患者家人行为的实际改善。FT 要善用家庭原有的正性情感,并发挥家庭里存在的各种心理资源来启发进步。有效的家庭治疗,不仅能改善症状,还能打破否认,消除患者及家人对治疗的阻抗,促进家庭团结。

五、集体心理治疗

集体心理治疗(group mental therapeutics,GMT)是在团体情境中提供心理帮助的一种心理治疗的形式。通过团体内人际交互作用,促使个体在互动中观察、学习、体验,从而认识自我、探讨自我、接纳自我,调整和改善与他人的关系,学习新的态度与行为方式,以发展良好的生活适应过程。许多专家建议将 GMT 作为对物质依赖治疗的基本组成部分,治疗过程由一名治疗师引导,其适用于来自不同背景和处在依赖不同恢复阶段的患者。GMT 每次治疗对象为 3 名～10 名酒(物质)依赖患者,治疗频率为 1～2 次/周,1.5～2h/次。

(一)GMT 方式

1.以心理医生为主导的集体治疗:由治疗师进行讲解和指导,指出酒的负面影响,让参加者自由讨论,从而促进其戒酒的动机和决心。

2.以已戒酒者为主导的集体治疗:选出 1～2 名小组长主持,戒酒成功的依赖者将自己的亲身经历和体验介绍、教授给参与者,从而增加支持、友好和激励的气氛,以达到戒酒目的。

(二)集体心理治疗的宗旨

1. 帮助个体克服他们正独自承受酒瘾折磨的痛苦,有机会去发现自己的需求并非与众不同。

2. 为处于治疗早期的患者提供正面的角色榜样,学会在无酒状态下处理生活事件,学会处理紧急高危情况。

3. 激发改变的动机,使其希望重塑自己。

4. 排解孤独,重建集体归属感和凝聚力,学会适当地表达情感和需求,学会在无酒状态下与人交谈,减轻或消除病耻感(stigma)。

5. "无望"常常是由于信息缺乏、误解或视野不宽,用一种新的方式或场所传递正面信息,学会处理自己感觉不愉快的事件。

6. 现实世界的再现,学会拒绝饮酒,准备面对无酒的生活。

GMT 的力量是来自同伴的支持和鼓励。在治疗中,个体可以讨论他们的负罪感,在个人关系方面所存在的问题,或是饮酒如何改变了他们的生活。GMT 使患者有机会发现他们之间的共同问题,相互理解,表达自己的情感,学习如何表达自己的意愿,也为患者提供讨论和修改他们自己的治疗方案的场所,同时可以在治疗期间监测他们的行为,促进他们与治疗师保持接触,以便制订合适、有效的治疗措施,有助于预防酒精复饮、复发,促进康复。

GMT 可用于门诊或住院患者,特别适用于性格内向、缺乏主见及人际关系适应不佳的酒依赖患者。有研究表明,许多酒依赖患者存在上述情感障碍,缺乏想象力,因循守旧,长期沿袭旧有的生活习惯和行为模式,很难有良好的人际交往及关系,且其中有些患者(尤其是异性)参加个别心理治疗可能会对治疗师产生过度依恋或移情现象,不利于治疗的正常进行。因此,对于这类患者,则更适合开展 GMT 以促进其人际关系改善。

GMT 的局限性在于:个人深层次的问题不易暴露;个体差异难以顾全;有的组员可能受到伤害;个人隐私可能泄露,给患者带来不便。

团体心理咨询的措辞练习

(一位性格内向酒依赖患者,缺乏想象力,不善与人交往及表达情感,一旦与人接触就口拙嘴笨,举止失措,怎么办?)

治疗师:这个世界是大家的世界,是由许多人组成的社会;而人生活在这个社会中,每天都要与人打交道,是吗? 回避只是暂时消除自己与人交往时的窘迫与紧张,但过得了初一,逃不过十五,总归要与人打交道,对吗? 因此,回避不是好的办法,但不回避,紧张、焦虑和不自然的表现就很突出,是这样吗? 实际上,紧张情绪的产生就好像一位参加长跑比赛的非专业运动员,开始还能适应,但跑过一定负荷量后,可能会出现心跳加速、胸闷、气促,感到下肢沉重迈不开步,如果此时退出,这些不适就会减轻,但他能完成比赛任务吗? 若此时放弃岂不是前功尽弃吗? 如果不放弃,而是缓一缓,调整一下呼吸及步幅节奏,这些不适反而会减轻,继续坚持坚持,或许就跑完了全程,是吗? 这两种结果你觉得哪种更好,又会选择其中哪一种呢? 其实无论自然界还是人类社会,许多现象都有一个自限过程,只有坚持、不回避,就有"山重水复疑无路,柳暗花明又一村"的希望,你看,是不是这样呢!再者,与人交往也有一定技巧,为什么有的人很容易与人交往、有谈不完的话题呢?你观察过吗?以前在学校里习惯于从书本上学知识,是这样吗?有没有注意到社会生活中还有许多非书本的知识需要学习呢?如果需要,应该怎样学习呢?事实上,与人交往应该是先做听众与观众,先观察、耳濡目染,再模仿、参与,最后方才循序渐进地取得成功。如每天与人打声招呼、点下头、笑一笑,你可以做到吗?然后再要求自己与人每天交谈 5min、10min、20min,就像莘莘学子学习外文口语一样,行吗?这样坚持下去,你还会感到拙嘴笨舌吗?(等待患者做出反应,并在需要时做一步解释)

待患者有一定认知水平后,就在团体情境及现实生活中学习新的态度与行为方式,同时需要治疗师在治疗期间监测他们的行为,以促进人际关系改善,提高解决问题的能力,预防酒精复饮、复发。

六、精神与宗教

近年来,精神与宗教对康复的作用逐渐被认可。实际上,酒依赖患者有时常伴有精神问题而就诊于专科医院(各类精神障碍在下一章中有详细介绍)。当然,这里的"精神"是特指深层的、升华的层次,甚至达到哲学理念和宗教信仰层面,而非个体普通的心理活动过程。研究也表明,精神或宗教与酒精相关障碍之间是负相关关系。因此,需要询问患者信仰或宗教在他们生活中的作用或潜在的作用,对宗教信仰的追求可能对患者的康复过程有帮助。

(一)自组小组和互助小组

从技术层面看,参加自组小组有别于其他酒精治疗方法,他们不是由专业人员开发实施的,而是由同伴引导的,但其影响却非常大。在美国,很多接受戒酒治疗的患者都曾参加过自组小组,尤其是戒酒者互助会(alcoholic anonymous,AA)。自组小组让患者相互了解彼此的经历和经验对治疗很有帮助。对于有积极经验的患者,可以帮助他们再次参加自组小组;对于没有参加过自助小组或抵触参加自助小组的患者,可以鼓励他们参加几次活动,并让他们签订协议以保证他们能定时、定量地参加活动,发现参与的有效性后,可促使他们选择继续参加活动。

这些自组和互助小组都不属于宗教性质,但不可否认精神权威对改变信念及规范行为的作用。其治疗成分既有 GMT 性质,也包含精神成长因素。

1. AA

AA 又称作戒酒匿名会。1935 年 6 月,一位纽约股票经纪人 Bill 与一位医生合作在美国俄亥俄州成立了第一个 AA。AA 是志愿者自助组织。作为 AA 的成员,以自愿和匿名方式,无须缴纳会费或自愿提供捐款,患者可以在没有阻碍的情况下自由参加、讨论及交往。AA 不是一个宗教组织,不参与派系组织、政治势力,不介入任何纷争,也不采取任何特别的医学观点。AA 目前在世界上已有两百多万个会员,遍及世界 140 个国家和地区,共有近十万个小组。北京安定医院药物依赖中心于 2000 年也成立了 AA。

AA 的理念:①强调服务;②助人自助;③终身教育。

只有嗜酒者才能帮助嗜酒者,为了挽救自己,嗜酒者必须把他的信息带给另一位嗜酒者。

患者在 AA 内感到很自在,与其他成员除饮酒问题外还可以交流其他共同感兴趣的问题;可以向患者介绍不饮酒的朋友和为其提供酒吧外的活动天地;可以听到其他成员的饮酒借口,从而引以为戒;可以为其他患者提供帮助,从中找回以往只能在饮酒时体会到的自尊和自信。

"十二步法(twelve step therapy,TST)"及《戒酒者互助会》第五章摘要:①我们承认对酒无能为力,不能掌握自己的命运;②认识到有一种可以超越自我的力量,能使我们心理健康、神志清明;③决定将我们的愿望和意志交给我们所找到的伟大力量;④在精神上进行彻底和无畏的自我剖析;⑤勇敢地向自己、向他人承认自己过错的本质;⑥用伟大的力量除掉我们性格中的一切弱点;⑦谦虚地、真诚地改正我们的一切缺点;⑧列出所有被我们伤害的人的名单,自觉地向其一一赔罪并甘愿做出补偿,尽可能向这些人士直接做出补偿,除非这样做会伤害他们或其他人;⑨继续经常进行自我剖析,若有过错要迅速承认;⑩通过默想和反思不断增加超越自我的力量,自觉地寻求对自己有帮助的力量,找到这种力量以不断超越自我;⑪设法将从这些步骤中所唤起的精神上觉醒的经验传递给其他嗜酒者,并在我们一切日常生活中努力实践这些原则。

2. TST

TST 主要价值在于帮助患者保持戒酒的行为,而不涉及酒依赖的诊断和治疗,它的目标是要使个体保持清醒,并帮助其他酒依赖患者获得清醒。英国牛津大学的 TST 把酗酒概念化成了一种疾病,提供了一种松散的思维模式转换,潜在地限制了有害的自我谴责。牛津小组 TST 的精髓如下:①人性的缺点——保持稳定,不愿意改变;②人是可以改变的;③承认酒鬼是改变的必要条件;④改变的精神可以帮助人获得更高的力量;⑤奇迹是有可能的;⑥那些改变了的人将会去改变他人。

3. 十二步简易法

在 20 世纪 90 年代又发展了十二步简易法(twelve step facilitation therapy,TSFT)。TSFT 继承 TST 的关键性概念,鼓励常规出席小组会议,找到一位主持人,在小组里保持积极的态度。虽然是否参加活动由患者自己决定,但常规出席会议被定义为鼓励参与者每周出席三次,至少每周在大会上发言一次。由于在周末、假期、晚上是复发的最危险时间,要求他们在此时多多参加。

实践表明,AA 的会员通过 TST 能够保持戒酒的疗效。在美国,TST 是参与人数最多的酒精治疗方法之一。有人将 TST 的力量看成是一种福分,也有人把它看成是一种精神礼教。Nowinski 等研究显示,TSFT 康复效果与动机强化治疗及基础认知疗法相仿,且在人员参与度及持续戒酒天数方面还优于后两种方法。

(二)世俗节制组织及自我控制管理

有心理专家认为,AA 不能对精神方面的疾病做出诊断,又引入了匿名的概念,因而 TST 缺乏控制性和有效的较长时间的跟踪数据,对研究的效果提出了质疑。确实也有些人瞧不起这种方法,不愿意加入 AA。因此,一些有别于 AA 的方法便应运而生了,这些方法的不同之处在于:强调患者对是否饮酒的自我控制,而不将灵性或更高的力量作为治疗项目的内容。

1. 世俗节制组织

世俗节制组织也称为拯救我们自己(save our selves,SOS)。SOS 包括常规的会议,遍布美国和其他某些国家。SOS把个人饮酒的节制放在对个人要求的首位,并将它与其他问题都分开。这个组织建议参与者首先要承认自己是酒鬼,在康复方面用类似 TST的方法接受其他人的社会支持。

2. 自我控制管理

自我控制管理(moderation management,MM)依赖于很多标准的认知行为和动机访谈技术,特别是埃利斯理性情绪疗法中的 ABC 概念化技术及动机访谈中的决策平衡分析等。MM 关注的焦点在于节制饮酒,并不强调绝对戒酒;参加 MM 的人一般不是酒依赖患者,受酒精问题困扰的程度也低于 AA 会员。Brooks 等于 2003 年比较了两种疗法后发现,TST 能够明显降低酒精使用并增加社会交往;而 MM 则带来更大的健康和职业功能改善。

虽然以节制饮酒为基础的方法不断受到传统观念的质疑,但仍有充分理由相信这些方法确实满足了一些患者的需要,也能为个体健康及公共卫生带来益处。

(三)宗教

对于我国的大多数中、小城市及农村地区,尚缺乏 AA 等互助小组和自组小组。对某些患者,特别是由于家庭资源及社会支持系统严重匮乏,回到社区后就无人管理、缺乏照料和关怀者,使这部分"亚人群"长期游离于社会主流人群和文化之外,故适时参加宗教(religion)组织不失为一种康复措施的尝试。

人们常说,信仰的力量是无穷的。伊斯兰教将饮酒认为是一种罪恶,而我国无论是古老的佛教还是近代发展起来的基督教的教义都是反对饮酒及酗酒的,包括道德劝告、精神规范等。以前人们往往将宗教与封建迷信、伪科学等联系在一起。近年来,人们逐渐认识到了佛教也是我国传统文化的重要组成部分,佛教文化同时也被心理学界吸收、利用,例如前述的内观冥想就是取自佛教的教义,将痛苦的根源看成是把事物看得过分清楚,内观疗法的原则可以理解为顺其自然地看待事物。佛家提倡的清心寡欲、坐禅可能对于改善酒依赖患者焦虑、减轻对酒精的渴求和欲望、增强意志力、应付酒精诱惑力,特别对于患者保持清醒状态和增加社会支持大有裨益。

需要说明的是,这些方法尚处于摸索、探讨阶段,目前尚缺乏系统治疗模式的理论和实践,其治疗效果也缺乏足够的实证支持,有待今后进一步系统探究。

酒依赖的原因很复杂,不能单靠任何单一手段解决所有的问题,治疗中通常需要运用多种策略、多种干预或治疗方法为某一患者提供有效治疗。每一位患者都是独特的,他们都有不同的症状、病因或发病过程,也面对不同的相关后果及拥有不同的可用于治疗的支持和心理资源。所以,酒依赖治疗没有固定的治疗方案,也不存在对所有人都有效的强制性干预方法。治疗应基于个性化的评估与诊断,对这些要素的评估在治疗的诊断阶段就应开始,并在治疗方案的制订中集中体现。例如,鼓励患者多参加几次戒酒者互助会,让其自行判断参与的价值;同样有时需评估患者是否需要服用某种药物。尽管每名患者所需要的治疗策略可能各不相同,但有两条是戒酒所需必备的:那就是良好的医患关系和足够的戒酒动机。对于治疗方法的整合,比较重要的是在功能分析基础上,有针对性地选择最可能帮助患者缓解问题的干预方法。

近年来,酒依赖已成为值得重视和迫切需要解决的社会问题,也逐渐被研究者所关注。从研究方法上来看,部分的酒依赖障碍的机制还停留在描述、解释和分析层面。虽然对酒依赖的研究起步较早,并且产生了多种治疗的手段和技术,但仍是偏向于生物医学取向的研究,心理学在其中发挥的作用尚待进一步挖掘。例如,对于酒依赖患者,无论是以自愿或强制治疗,目前国内许多医院的药物依赖科的治疗基本上停留于急性戒酒脱瘾阶段,后续的心理社会治疗及干预方法并没有跟上。这些治疗仅提供了有限的医疗服务或心理关怀、辅导,缺乏有效的康复治疗体系、善后照顾体系和个体化治疗方案。酒依赖的研究方法需要进一步丰富,而且由于该症状受社会文化影响较大,需加强本土化的研究。

从环节上来看,对酒依赖的发生和发展机制研究相对成熟,而对于临床治疗和预防还是相对薄弱,特别是有针对性的心理治疗。由于心理治疗的发展受到很多方面的限制,所以更需要发挥社会整体的力量。研究者应该要进一步加强酒依赖等心理治疗的实践研究,并整合各种社会资源以开展有效防范。

(陈志恩　应益飞　张　岩)

参考文献

[1] 沈渔邨. 精神病学[M]. 5 版. 北京:人民卫生出版社,2014,440-460.

[2] 江开达. 精神病学高级教程[M]. 北京:人民军医出版社,2011,112-118.

[3] Maisto S A, Connors G J, Dearing R L. 成瘾障碍的心理治疗[M]. 包燕,译. 北京:中国轻工业出版社,2012,123-226.

[4] 中华医学会. 临床技术操作规范·精神病学分册[M]. 北京:人民军医出版社,2011.

[5] 郭念锋. 国家职业资格培训教程心理咨询师(二级)[M]. 北京:民族出版社,2011.

[6] 全国卫生专业技术资格考试专家委员会. 心理治疗学[M]. 北京:人民卫生出版社,2014.

[7] 赵敏. 药物依赖心理治疗的基本技术——动机强化治疗的理论和技术[J]. 中国药物滥用防治杂志,2006,12(6):311-314.

[8] 王东明,段荣珍. 酒依赖患者社会支持和应付方式的对比研究[J]. 中国药物滥用防治杂志,2011,12(3):136-137.

[9] Leahy R L. 认知疗法技术—从业者指南[M]. 张黎黎. 译. 北京:中国轻工业出版社,2005.

[10] 丁坚伟,吕斌军,张招萍,等. 认知疗法治疗酒依赖的临床疗效研究[J]. 中国行为医学与脑科学杂志,2012,15(10):888-889.

[11] Nichols M P, Schwartz R C. 家庭治疗的基础[M]. 林丹华,译. 北京:中国轻工业出版社,2005.

[12] 赵志强,夏叶玲,吕淑云. 酒依赖患者家属心理状况的研究与分析[J]. 中国药物依赖性杂志,2012,21(6):444-447.

[13] 吕红霞,杨瑞兰,李艳芳. 心理治疗与家庭干预对酒依赖患者复饮率的影响[J]. 中国临床康复,2005,20:104-109.

[14] 袁平,欧阳香烨,谈琳,等. 酒精中毒患者明尼苏达多项人格测查量表测试结果的聚类分析[J]. 中华精神科杂志,1996,29:162.

[15] 陈忠,李树敏,田胜项. 酒依赖患者的情绪障碍和述情障碍[J]. 山东精神医学,2001,14(3):186-187.

［16］National Institute on Drug Abuse. National Institutes of Healthy. Principles of drug addiction, treatmenta research-based guide［M］. USA：NIH Publication，1999.

［17］Connors G J，Longabaugh R，Miller W R. Looking forward and back to relapse：implications for research and practice［J］. Addiction，1996，91：191-196.

［18］Schellekens A. Comorbid anxiety diserders predict early relapse after inpatient alcoholtreatment［J］. Eur Psy, 2015, 30：128-136

［19］Marlatt G A, Gordon J. Determinants of relapse：Implications for the maintenance of behavior change. In P O Davidson and S M Davidson，Behavior medicine：changing health lifestyles(1980,410-452)［M］. New York：Bunner/Mazel,2010；15-23.

［20］Allen J P，Columbus M. Assessing alcohol problems：a guide for clinicians and researchers：National Institute on Alcohol Abuse and Alcoholism Treatment Handbook［M］. Bethesda，MD：US Department of Health and Hmnan Services，1995.

［21］Miller W R，Walters S T，Bennett M E. How effective is alcoholism treatment in the United States［J］. J Stud Alcohol, 2001, 62：211-220.

［22］Mcbride W J，Le A D，A Noronha. Central nervous systems mechanisms in alcohol relapse［J］. Alcohol Clin Exp Res,2002,26(2)：280-286.

［23］Donovan D M. Assessment of addictive behaviors for relapse prevention. In D M Donovan & GA Marlatt (Eds)，Assessment of addictive behaviors［M］. 2nd ed. New York：Guilford Press,2005；1-48.

［24］Rod Verheul. Predictors of acamprosate efficacy：results from a pooled analysis of seven European trials including 1485 alcoholdependent patients［J］. Psychopharmacol，2005,178：167-173.

［25］Preskorn S H. A way of conceptualizing benzodiazepines to guide clinical use［J］. J Psychiatr Pract, 2015,21(6)：436-441.

［26］Miller W R，Yahne C E，Tonigan J S. Motivational interviewing in drug abuse services：a randomized trial［J］. J Consult Clin Psychol，2003,7(5)：754-763.

［27］Carroll K M，Ball S A，Nich C，et al. Motivational interviewing to improve treatment engagement and outcome in individuals seeking treatment for substance abuse：a multisite effectiveness study［J］. Drug Alcohol Depend, 2006,81(3)：301-312.

［28］Diclemente C C，Caebonari J P，Montgomery R P，et al. The Alcohol Abstinence Self-Efficacy Scale［J］. J Stud Alcohol, 1994, 55：141-148.

［29］Connors G J，Longabaugh R，Miller W R. Looking forward and back to relapse：implications for research and practice［J］. Addiction，1996，91：191-196.

［30］Nowinski J，Baker S，Carroll K. Twelve step facilitation therapy manual：a clinical research guide for therapists treating individuals with alcohol abuse ang dependence［M］. Washington，DC：Government Printing Office，1992.

［31］Tedstone D, Coyle K. Cognitive inpairments in sober alcoholics perpormance on selective and divided attention tasks［J］. Drug Alcohol Depend, 2004,75：277-286.

［32］Shaffer H J，Laplante D A，Labrie R A，et al. Toward a syndrome mode of addiction：multiple expressions, commen etiology ［J］. Harvard Review of Psychiatry, 2004, 12：267-274.

第八章　酒精所致精神障碍

[本章主要内容]

本章主要了解急性酒精中毒的概念、发生机制、临床表现类型及诊断治疗规范，简要介绍了酒依赖戒断综合征四种类型，分别叙述了慢性酒精中毒所致精神障碍各类型的临床表现与鉴别诊断，其中重点介绍了酒精中毒性脑病四种类型的病因、临床特征与识别、诊断和处理原则，详细介绍了酒精所致精神障碍的护理原则，尤其是几种重要状况的规范护理流程。

酒精所致精神障碍（alcohol-induced mental disorders）是指酒精相关障碍的精神层面，泛指各种精神障碍的总称。大致可分为急性酒精中毒、酒依赖戒断综合征和慢性酒精中毒所致精神障碍三大类。有的教科书称之为酒精相关精神神经障碍（alcohol-related neuropsychiatric disorders）或酒精所致器质性精神障碍（alcohol-induced organic mental disorders），与酒精所致精神障碍实质上同义。由于酒精相关障碍涉及躯体、精神等诸多方面，严格来说，后两种命名更为准确。本文采用酒精所致精神障碍的名称只是为求简便而已。

第一节　急性酒精中毒

急性酒精中毒（acute alcohol intoxication）是指由于短时间摄入大量酒精或含酒类饮料后出现的中枢神经系统功能紊乱状态，多表现为行为和意识异常，严重者出现脏器功能损伤，导致呼吸循环衰竭，进而危及生命。急性酒精中毒可以在没有持续存在的酒精相关问题时出现，也包括在危险性饮酒、有害性饮酒及酒依赖等酒精相关问题基础上过量饮酒后产生。

急性酒精中毒已成为急诊科最常见的中毒类型之一，无论是国外还是国内，发病均呈上升趋势。据报道，西方国家约 10％ 男性和 3％～5％ 女性一生中因酗酒而引发过各种社会、心理和医学问题。有文献报道，急性酒精中毒患者占同期急诊患者的 0.5％，占急性中毒患者的 49％。虽然急性酒精中毒的直接病死率不高，但考虑其庞大的群体，并成为多种急症的诱发因素，故应予以高度重视。国内目前尚缺乏急性酒精中毒流行病学资料，诊治也无统一规范，临床上也常不断出现治疗措施应用矛盾的报道。因此，中华医学会急诊医学分会经过反复酝酿、讨论，达成了《急性酒精中毒诊治专家共识》，以指导临床实践。

是否发生急性酒精中毒及危险除与个体素质有关外,还与下列因素有关:酒精种类及血液酒精浓度;胃内有无食物(空腹者吸收快);是否食入了脂肪类食物(脂肪类食物可显著减慢酒精的吸收);胃肠功能好坏(胃肠功能好者吸收迅速);人体转化剂处理酒精的能力(能迅速将乙醇转化为乙酸者不易中毒)。

酒是含乙醇的饮品,谷类或水果发酵制成的酒含乙醇浓度较低,酒精度常以容量浓度(L/L)计。我国常用的啤酒的酒精度为 $3\%\sim5\%$,黄酒为 $12\%\sim20\%$,果酒为 $16\%\sim28\%$,其中葡萄酒为 $10\%\sim25\%$;蒸馏形成的烈性酒,如白酒、白兰地、威士忌等通常酒精度为 $40\%\sim65\%$ 。

饮酒后的酒精约 20% 在胃内吸收; 80% 为十二指肠和空肠吸收;饮酒后,尤其空腹饮用时,酒精很快被吸收进入血液循环并分布全身($2h$ 内基本吸收完全)。但实际上,乙醇几乎均在肝内代谢, 90% 在机体肝内代谢为乙醛(aldehyde)、乙酸(acetic acid),最后代谢成水和二氧化碳。乙醇的代谢是限速反应。乙醇清除率为 $2.2mmol/(kg \cdot h)$;据报道,成人每小时可清除纯乙醇 $7g(9mL)$,血中乙醇浓度下降速度约为 $0.43mmol/h$ 。如果大量饮酒,超过机体的解毒极限就会引起酒精中毒。

酒精的中毒量和致死量因人而异,取决于血液酒精浓度(即饮酒量及不同类别酒的酒精度数)和个体耐受性。一般来说,一次饮酒量越大,酒精度数越高,则吸收速度越快,血液酒精浓度也越高,酒精的抑制效应也越大。在饮酒后,酒精很快就能通过血脑屏障,脑和血液中的酒精浓度几乎总是平衡的。一般来说,血液酒精浓度越高,酒精中毒的严重程度就越重;而平素嗜酒者比非嗜酒者更能耐受酒精。对非嗜酒者来说,成人一次性摄入纯酒精中毒量为 $70\sim80mL$,致死量为 $250\sim500mL$,血液酒精浓度达 $11mmol/L$ ($50mg/dL$)时,常被称为酒精中毒浓度;当血液酒精浓度达到 $110mmol/L$ ($500mg/dL$)时,就能致死。小儿对酒精的耐受性较低,儿童一次性摄入纯酒精致死量约为 $25mL$,婴儿一次性摄入纯酒精致死量为 $6\sim10mL$ 。通过对严重醉酒患者的观察发现,醉酒患者死亡过程为:鼾声呼吸→上呼吸道梗阻→低氧血症→反射性呼吸加深加快→酒精中毒抑制反射→加重低氧血症→心脏缺氧、心率减慢→窦性心动过缓、窦性停搏、心搏骤停。

一、急性毒害的中毒机制

(一)中枢神经系统(CNS)抑制作用

乙醇具有脂溶性,可迅速穿过血脑屏障进入大脑神经细胞膜,并作用于膜上某些酶而影响神经细胞功能。乙醇对 CNS 的抑制作用,随着剂量的增加,由大脑皮质向下,通过边缘系统、小脑、网状结构到延髓。小剂量 CNS 会使机体出现兴奋作用,这是由于乙醇作用于大脑细胞突触后膜苯二氮䓬类(BDZ)——γ-氨基丁酸(GABA)受体,从而减弱GABA 对脑的抑制作用(皮层下脱抑制)。随着血中乙醇浓度的升高,皮层下中枢和小脑活动受累,若乙醇作用于小脑,则会引起共济失调;若乙醇作用于网状结构,则会引起昏睡和昏迷。极高浓度的乙醇会抑制延髓呼吸中枢和血管运动中枢,从而引起呼吸或循环衰竭。

(二)代谢异常

乙醇在肝细胞内代谢由辅酶Ⅰ(NAD^+)起中间体作用接受氢原子生成大量还原型

烟酰胺腺嘌呤二核苷酸（$NAD^+ \rightarrow NADH$），使之与氧化型的比值（$NADH/NAD^+$）升高，甚至可高达正常的 $2\sim3$ 倍。若乙醇在肝细胞内代谢异常，则会相继发生乳酸增高、酮体蓄积导致代谢性酸中毒以及糖异生受阻引起低血糖。

二、急性酒精中毒的分类及临床表现

急性酒精中毒又分为普通醉酒和异常醉酒，后者包括复杂性醉酒及病理性醉酒。

（一）普通醉酒

普通醉酒（common drunkenness）又称为单纯性醉酒（simple drunkenness）或生理性醉酒（physiological drunkenness），普通醉酒是指一次大量饮酒，多数人可产生对酒精的正常反应，并具有共同临床特征的醉酒。症状与饮酒量和血液酒精浓度以及个体耐受性有关，临床过程通常分为兴奋期和麻痹期。

1. 兴奋期

一般血液酒精浓度达到 11mmol/L（50mg/dL），即可进入兴奋期（excitement stage）。此期由于大脑皮层抑制控制功能的削弱，表现为皮层下脱抑制，初期多出现情绪兴奋、欣快、话多，对陌生人无拘束、对熟人更加融洽，表情满意，精力充沛和幸福感；可同时伴有心率加快，面部潮红，呼吸急促及各种反射亢进。此时意识无改变，某些社交饮酒者几乎到此种微醉状态时即会结束饮酒，这种微醉状态不影响其社会功能。对于仅处于兴奋期的微醉状态，多数学者认为不属于普通醉酒。

若血液酒精浓度超过 16mmol/L（75mg/dL），则思维进一步脱抑制，兴奋更加明显，联想加快，可出现知觉、表象与情感相结合的类情感高涨。患者表现为健谈，夸大，饶舌，说话声音大，可不顾及周围而大声喊叫，骚动、敲桌子等或情绪不稳，举止轻浮、自负，态度傲慢，易激惹，可有粗鲁或攻击行为，但这些行为多在一定范围内，即使出现了放纵和运动兴奋也保持一定的礼仪。少数患者也可出现沉默、孤僻或激情和抑郁混合在一起的表现，这时会把平时压抑的情绪和不满的事发泄出来，在愤怒的同时可出现悲哀、伤感、厌世等。其言语联想往往是与自己有关的事，而不会达到妄想观念或妄想的程度，也不会出现错觉和幻觉。许多法律机构将血液酒精浓度 80mg/dL 定为"醉酒"指标，此时驾车易发生车祸。

2. 麻痹期

典型普通醉酒状态是由麻痹期（paralysis stage）开始的，患者出现明显的麻痹症状如运动失调、发声不清、眼球震颤等，精神兴奋症状则随之消失。此时患者情绪变得温和，对周围不再关心，活动欲求降低。周围定向力可一直保持到入睡。记忆也多数在正常范围，有部分患者对当时情况有大体的记忆，极少数由于意识混浊加之处于兴奋状态可出现明显的记忆缺损或完全遗忘。因此，不能仅根据记忆障碍进行判断，而应依据饮酒后临床症状的特征和演变过程进行综合分析。麻痹期又可分为共济失调期和昏睡昏迷期。

（1）共济失调期（ataxia stage）：血液酒精浓度达到 33mmol/L（150mg/dL），意识出现混浊，肌肉运动不协调，行动笨拙，言语含糊不清，眼球震颤，视力模糊，复视，步态不稳，出现明显共济失调。当血液酒精浓度达到 43mmol/L（200mg/dL）时，会出现呕吐、恶心、困倦。此期患者可出现暴怒攻击行为，滋事肇祸。此期有许多嗜酒者都自认没有醉，继续举杯,不知节制;部分则安然入睡,直接进入昏睡期。

(2)昏睡昏迷期(comatose stage):当血液酒精浓度达到54mmol/L(250mg/dL)时,患者表现为昏睡、瞳孔散大、体温降低、心跳加快;当血液酒精浓度超过87mmol/L(400mg/dL),患者进入昏迷状态,压眶反射消失,心率快或慢,血压下降,呼吸慢而不规则,有呼吸道阻塞和鼾音,两便失禁,可出现呼吸、循环麻痹而危及生命。

此外,重症患者可伴发意外损伤,颅内压增高,酸碱平衡失调,水、电解质紊乱,低血糖休克,肺炎,急性肌病,甚至出现急性肾衰竭。

当然,并不是每个醉酒者的醉酒都是按部就班地遵循如此界限分明的发展进程。有些饮酒者仅限于兴奋期,如许多社交饮酒者到微醉状态时即会结束饮酒;有些饮酒者饮酒后可越过兴奋期而直接进入麻痹期。醉酒症状的强度如何,除饮酒种类、饮酒量、血液酒精浓度外,还取决于个体对酒精的耐受性。

(二)异常醉酒

异常醉酒(abnormal alcoholic intoxication)指酒精急性作用于异常个体的结果,是非常强烈而持续长久的精神兴奋和高级精神活动突发的严重障碍,患者的行为完全失去礼仪,出现了人格的异质行为。异常醉酒分为两类,与普通醉酒只有量的差异为复杂性醉酒,具有质的差异为病理性醉酒。

1. 病理性醉酒

病理性醉酒(pathological drunkenness)发生于极少数人,是指少量饮酒后突然醉酒,并同时产生严重的意识障碍及精神病理异常表现,多伴有紧张惊恐、片断的幻觉和被害妄想,常突然产生目的不明的攻击、伤人等行为。它是个体特异性体质引起的对酒精的过敏反应,多发生在无习惯性饮酒的人中。

普通醉酒者和复杂性醉酒者都保持程度不同的定向力;而病理性醉酒者的定向力丧失。因而,不能通过对现实的感知来判断自己与外界的关系,其存在行为盲目性、不现实性和幻想性,将会导致人体出现全面的错误感知,或行为由幻觉、妄想支配。由于当时环境、客观现实等对旁观者来说都是不可理解的。行为无目的性,无动机的指向周围的事或人,故认为与普通醉酒状态相比是质的异常。

病理性醉酒通常在摄入酒精后数分钟发生,一般持续时间不长,通常数十分钟到数小时,长者可达1天,最后常以醋睡结束,发作经历后对发作经历完全遗忘。

2. 复杂性醉酒

复杂性醉酒(complex drunkenness)是介于普通性醉酒和病理性醉酒之间的一种中间状态。它是指饮用一定量酒后迅速产生非常强并急速加深的意识混浊,醉酒的全过程比普通醉酒更激烈。发生复杂性醉酒常有脑炎、脑外伤、癫痫等脑病史,或脑器质性损害的症状和体征,或有影响酒精代谢的躯体疾病如肝病等和精神创伤等诱因,在此基础上,对酒精耐受力下降,当饮酒量超过以往的醉酒量(血液酒精浓度低于一般人中毒量即<50mg/dL)时,便发生急性中毒反应、出现明显的意识障碍。常伴有错觉、幻觉、被害妄想,可出现攻击和破坏行为。通常发作持续数小时或1d,发作后对发作经历部分或完全遗忘。

其特点是急速出现的严重精神运动性兴奋,持续的时间更长。不能像普通醉酒那样

"保持自我",人格丧失了基本状态,醉酒过程中礼仪丧失,行为与平时完全是"异质"或明显的对立,这也是复杂性醉酒的特征。另外,对环境多保持粗略的定向力,记忆大多是概括记忆,这两点也是与病理性醉酒的区别要点。

复杂性醉酒的兴奋与普通醉酒欣快性精神运动兴奋不同,前者是在不愉快的基本情绪的背景上,出现较深的意识混浊状态和严重的运动兴奋,易激惹和冲动;多伴有激惹性报复行为是其特征之一。例如,一位 20 岁男青年平时性格温顺正直,受大家尊敬,但内心嫉妒比他身体强壮的某男青年,在复杂性醉酒状态下,该二人发生口角,被对方击中一拳,患者当众把对方打死。此例在复杂性醉酒状态下的行为与平素温顺的人格形成明显的对比。

与普通醉酒不同,复杂性醉酒进入严重麻痹期兴奋症状减轻后可由环境的刺激而再兴奋;同样患者进入睡眠状态后,其睡眠深浅也往往会有明显变化,可由外界或自身的因素在睡眠中再度兴奋。

也有的复杂性醉酒患者常处于极端抑郁状态,频繁出现号啕大哭或激烈的绝望暴怒发作,自责自罪,在此状态的患者易出现自杀行为。这种自杀与普通醉酒患者于醉酒前已有准备的自杀不同。

由于急性酒精中毒常因危险行为后果涉及法律纠纷,司法鉴定判定的通则一般是:普通醉酒(单纯性醉酒)为有责任能力;复杂性醉酒为限定责任能力(部分责任能力);病理性醉酒为无责任能力。对于后两种醉酒状况的判定一定要慎重。对于第二次病理性醉酒发作或故意制造无责任状况者,应判为有完全责任能力。

国际上对于"病理性醉酒"名称仍有争议。这种分类主要与违法案件有关。目前也没有多少证据说明这是一个临床疾病单元,至少在 DSM-IV 中就再没出现这个疾病类别了。有学者认为,将其称为"非典型或特异性反应性酒精中毒"似乎更为合适。

实验室检查项目如下。

(1)血液酒精浓度:急性酒精中毒时呼出气体中的酒精浓度与血液酒精浓度相当。

(2)动脉血气分析:急性酒精中毒时可见轻度代谢性酸中毒。

(3)血清电解质浓度:急性酒精中毒时可见低钾血症、低镁血症和低钙血症。

(4)血糖浓度:急性酒精中毒时可见低血糖。

(5)肝功能检查:如在长期问题饮酒基础上发生急性酒精中毒时可有明显肝功能异常。

(6)心电图检查:酒精中毒性心肌病时可见心律失常和心肌损害。

二、急性酒精中毒的诊断与鉴别诊断

1.急性酒精中毒的诊断

急性酒精中毒的诊断并不困难。患者有饮酒史并有相关症状,同时呼出的气体或呕吐物有酒味,呼气及血液酒精浓度检查结果显示有一定浓度的酒精。

(1)具备以下两点可以做出急性酒精中毒的临床诊断。①明确的过量饮酒或含酒类饮料摄入史。②呼出的气体或呕吐物有酒精气味并有以下之一者:a. 表现为易激惹,多语或沉默、语无伦次,情绪不稳,行为粗鲁或攻击行为,恶心、呕吐等;b. 感觉迟钝、肌肉运动不协调,躁动,步态不稳,明显共济失调,眼球震颤,复视;c.出现较深的意识障碍如昏睡、浅昏迷、深昏迷,神经反射减弱,颜面苍白、皮肤湿冷、体温降低、血压升高或降低,呼吸节律或频率异常,心搏加快或减慢,二便失禁等。

(2)在(1)基础上如血液或呼出气体检测出酒精浓度≥11mmol/L(50mg/dL),可确诊为急性酒精中毒。

(3)急性酒精中毒程度的临床分级如下。

1)轻度(单纯性醉酒):仅有情绪、语言兴奋状态的神经系统表现,如虽语无伦次,但不具备攻击行为;虽能行走,但有轻度运动不协调;嗜睡能被唤醒;简单对答基本正确。

2)中度:具备下列之一者为中度酒精中毒。①处于昏睡或昏迷状态或 Glasgow 昏迷评分>5 分而≤8 分;②具有经语言或心理疏导不能缓解的躁狂或攻击行为;③意识不清伴神经反射减弱的严重共济失调状态;④具有错、幻觉或惊厥发作;⑤血液生化检测有以下代谢紊乱的表现之一者如酸中毒、低钾血症、低血糖;⑥在轻度中毒基础上并发脏器功能明显受损表现如与酒精中毒有关的心律失常(频发期前收缩、房颤或房扑等),心肌损伤表现(ST-T 异常、心肌酶学 2 倍以上升高)或上消化道出血、胰腺炎等。

3)重度:具备下列之一者为重度酒精中毒。①处于昏迷状态,Glasgow 昏迷评分≤5 分;②出现微循环灌注不足表现,如面色苍白、皮肤湿冷、口唇发绀,脉搏细弱或不能触及,血压代偿性升高或下降(低于 90/60mmHg 或收缩压较基础血压下降 30mmHg 以上,1mmHg=0.133kPa),昏迷伴有失代偿期临床表现的休克时也称为极重度;③出现代谢紊乱的严重表现如酸中毒(pH≤7.2)、低血钾(血钾≤2.5mmol/L)、低血糖(血糖≤2.5mmol/L)之一者;④出现重要脏器如心、肝、肾、肺等急性功能不全表现。

中毒程度分级以临床表现为主,血液酒精浓度可供参考,血液酒精浓度不同的种族、不同的个体耐受性差异较大,有时与临床表现并不完全一致。急诊科首诊时,通常轻度酒精中毒患者血液酒精浓度为 16~33mmol/L(75~150mg/dL),重度酒精中毒患者多在 43mmol/L(200mg/dL)以上。

2.急性酒精中毒的鉴别诊断

急性酒精中毒是一个排他性诊断,需在急诊科及精神科范畴内进行鉴别诊断,这对急性酒精中毒的临床处理有非常重要的现实意义。

(1)在精神科方面,需排除酒精有害使用、酒精所致的依赖综合征、戒断综合征,或精神病性障碍。只有在出现酒精中毒但不存在持续更久的相关问题时,才能考虑以"急性酒精中毒"作为主要诊断;若存在上述情况,则应优先诊断上述相关问题,同时也应考虑急性中毒。急性酒精中毒的兴奋期表现应与躁狂症或其他原因中毒所引起的急性类躁狂状态相鉴别。

(2)在急诊科方面,在诊断患者急性酒精中毒以前,应考虑到低血糖、低氧血症、肝性脑病、酒精混合药物过量使用等情况。在确诊急性酒精中毒后应考虑到隐蔽性头部外伤及伴随代谢紊乱的可能性。医生可以通过从随行家属或亲友处获取充分的病史资料,反复查体及辅助检查来做进一步确诊。

1)复合中毒的可能:急性酒精中毒应详细追问饮酒与症状的关系,需考虑复合中毒的可能,因为酒精中毒患者情绪失控后再次服用其他药物和毒物并不少见。酒精可加重镇静催眠类药物和有机磷农药（organophosphorus pesticide）的毒性，而减轻甲醇（methanol）、乙二醇（ethylene glycol）、氟乙酰胺（fluoroacetamide）的毒性。

2）急性酒精中毒的昏睡、昏迷：应与颅脑外伤、脑血管意外、低血糖、原发性癫痫、镇静催眠药中毒等引起的意识障碍相鉴别。

3）诱发病损及并发症：急性酒精中毒后患者出现外伤很常见，由于患者及陪同人员不能明确叙述病史容易漏诊；急性酒精中毒能诱发急性冠脉综合征、出血或缺血性脑卒中等；急性酒精中毒也可并发心律失常、横纹肌溶解综合征、贲门黏膜撕裂症（mallory-weiss syndrome）、胰腺炎、上消化道出血乃至消化道穿孔等。故应尽可能获得翔实的病史，系统、细致的查体和必要的辅助检查有利于减少漏诊、误诊。

4）类双硫仑反应：患者在应用某些药物过程中饮酒或饮酒后应用某些药物如头孢菌素（cephalosporin）、甲硝唑（metronidazole，又名灭滴灵）、呋喃唑酮（furazolidone，又名痢特灵）等可出现类双硫仑［disulfiram，又名戒酒硫（TETD）］反应。多在饮酒后半小时内发病，主要表现为面部潮红、头痛、胸闷、气短、心率增快、四肢乏力、多汗、失眠、恶心、呕吐、视物模糊；严重者血压下降及呼吸困难，可出现意识丧失及惊厥；极个别可引起死亡。类双硫仑反应可能与乙醛脱氢酶受抑制、体内乙醛浓度升高所导致的血管扩张有关。不同个体的类双硫仑反应的临床表现差异较大，不处理症状一般持续 2～6h。因类双硫仑反应与多种疾病特点相似，故易造成误诊，应注意鉴别诊断。

三、急性酒精中毒的治疗

治疗基本原则：将未吸收的酒精排出体外；加快已被人体所吸收的酒精的代谢速度；对症支持治疗，预防并发症。

1. 密切观察

轻度单纯性醉酒患者不需住院，一般居家观察即可。有肥胖、气道通气功能不良等基础疾病者要嘱其保暖，取侧卧位以防止呕吐误吸、感染等并发症；类双硫仑反应严重者宜早期对症处理。

2. 谨慎选择催吐措施

消化道内酒精的促排措施如催吐、洗胃和活性炭，不适合用于单纯性醉酒患者。洗胃前应评估病情，权衡利弊，建议仅限于以下情况之一者使用：①饮酒后 2h 内无呕吐，评估病情可能恶化的昏迷患者。②同时存在或高度怀疑其他药物或毒物中毒。③已留置胃管，特别是昏迷伴休克患者，胃管可试用于人工洗胃。洗胃液一般用 1％碳酸氢钠液或温开水，洗胃也不可过多，每次入量不超过 200mL，总量不超过 2000～4000mL/d，胃内容物吸出干净即可，洗胃时要注意气道保护，防止呕吐误吸。

3. 药物治疗

（1）促酒精代谢药

1）美他多辛（metadoxine，欣立得）：是乙醛脱氢酶（ALDH）激活剂，并能拮抗急、慢性酒精中毒所引起的乙醇脱氢酶（ADH）活性下降，加速乙醇及其代谢产物乙醛和酮体经尿液排泄。美他多辛能对抗急性乙醇中毒引起的三磷酸腺苷（adenosine triphosphate，ATP）下降和细胞内还原型谷胱甘肽（reduced glutathione，GSH）水平降低，维持体内抗氧化系统的平衡,起到拮抗急、慢性酒精中毒所引起的氧化应激反应的作用,改善饮酒导致的肝功能损害及因酒精中毒所引起的心理行为异常,可试用于中、重度中毒,特别是伴有攻击行为、情绪异常的患者。予 0.9g/次,静脉滴注;哺乳期、支气管哮喘患者禁用,尚无儿童应用的可靠资料。

2)适应补液及补充维生素:适当补液及补充维生素 B_1、维生素 B_6、维生素 C,有利于酒精氧化代谢。

(2)促醒药物

1)纳洛酮(naloxone):能特异性拮抗内源性吗啡样物质介导的各种效应,国外曾有研究质疑其在急性酒精中毒中的疗效,但共识委员会专家认为,纳洛酮能解除酒精中毒的中枢抑制,缩短昏迷时间,疗效不同可能与种族差异、治疗用量有关。建议对中度酒精中毒患者的首剂用量为 0.4～0.8mg 加生理盐水 10～20mL,静脉推注,必要时加量重复;若为重度酒精中毒,则首剂用量为 0.8～1.2mg 加生理盐水 20mL,静脉推注,用药后30min 神志未恢复者,可重复 1 次,或将 2mg 纳洛酮加入 5%葡萄糖或生理盐水 500mL内,以 0.4mg/h 速度静脉滴注或微泵注入,直至神志清醒为止。

2)盐酸纳美芬(nalmefene):具有高度选择性和特异性的长效阿片受体拮抗剂,理论上有更好的疗效。目前临床上已有将其应用于急性酒精中毒的报道,但尚需更多临床研究来评估其使用方法及疗效。

(3)镇静剂

急性酒精中毒应慎重使用镇静剂。对于烦躁不安或过度兴奋,特别是有攻击行为者,可用地西泮,肌内注射比静脉注射安全,但吸收较差,注意用药后观察患者的呼吸和血压;对于存在躁狂状况者,首选第一代抗精神病药氟哌啶醇(容易出现锥体外系副反应),非典型抗精神病药奥氮平等也可选择,口服比静脉应用安全。应避免应用氯丙嗪、吗啡、苯巴比妥类镇静剂。

(4)胃黏膜保护剂

H_2 受体拮抗剂如西咪替丁(cimetidine)、雷尼替丁(ranitidine)、法莫替丁(famotiding)等或质子泵抑制剂如奥美拉唑(omeprazole)、兰索拉唑(lansoprazole)、泮托拉唑(pantoprazole)等,可常规应用于重度中毒,特别是消化道症状明显的患者。质子泵抑制剂可能有更好的胃黏膜保护效果。

4.血液净化疗法与指征

酒精易溶于水,又具有亲脂性,血液灌流对体内乙醇的清除作用尚存在争议。血液透析可以直接将乙醇和乙醇代谢产物迅速从血中清除,需要时建议将血液透析作为首选方案,持续床旁过滤(CRRT)也是可行的选择,但费用昂贵。病情危重或经常规治疗病情恶化并具备下列之一者可行血液净化治疗:①乙醇含量超过 87mmol/L(400mg/dL);②呼吸、循环严重抑制的深昏迷;③酸中毒(pH≤7.2)伴休克表现;④重度中毒出现急性肾功能不全;⑤复合中毒或高度怀疑并其他中毒并危及生命,根据毒物的特点酌情选择血液净化方式。

5.抗生素的应用

单纯性醉酒无应用抗生素的指征,除非有明确合并感染的证据,如呕吐、误吸导致肺部感染。应用抗生素时应注意诱发类双硫仑反应,其中以β-内酰胺类中头孢菌素多见,尤以头孢哌酮最常见,其他尚有甲硝唑、呋喃唑酮(痢特灵,过去曾作为戒酒用"厌恶疗法"的治疗药物)等;喹诺酮类(quinoloness)则易诱发神经精神症状,需加以考虑,故用药期间宜留院观察。

6. 对症与支持治疗

对于昏睡及昏迷患者,应评估其气道和通气功能,必要时气管插管。要做好患者的安全防护;对于躁动或激越行为者,必要时给予适当的保护性约束。注意保暖,意识不清者应取侧卧体位,防止受凉或中暑,使用床栏,防止意外发生。维持水、电解质、酸碱平衡,纠正低血糖。对于脑水肿者,应给予脱水剂,中药醒脑静等可以应用。

在急性酒精中毒的诊治中,既要避免对病情评估不足而延误诊治的情况,也要避免过度医疗、浪费资源的现象发生。三级医院应有特殊要求的醒酒观察室,以满足日益增多的急性酒精中毒病例的临床需要。留院观察或住院治疗适用于中、重度中毒患者,并应常规行血电解质、葡萄糖浓度检查;有条件者,可行血气分析、血液或呼出气体乙醇浓度测定;有基础疾病或出现并发症者,应针对性进行检查。一般以下情况,应行头颅 CT 检查:①有头部外伤史但不能详述具体情节的昏迷患者;②饮酒后出现神经定位症状者;③饮酒量或酒精浓度与意识障碍不相符者;④经纳洛酮促醒等常规处理 2h 意识状况无好转反而恶化者。对于急性酒精中毒意识不清或不能准确叙述病史者,应常规检查心电图或床边心电图,特别是既往有心脏病史或高危因素者,必要时予心电监护。

四、急性酒精中毒的预后

社交性醉酒大多属于轻度酒精中毒,通常为一种短暂现象,中毒的程度会随时间的推移而减轻,若不继续使用酒精,中毒效应最终将会消失。因此,只要不出现组织损害或另一种并发症,急性酒精中毒均可完全缓解。

不同酒类、饮酒量及个体,醉酒后对机体损伤有所区别;对于中、重度酒精中毒患者,常出现不同程度组织损害及躯体并发症,故需慎重处理。但经治疗后,生存时间能生存超过 24h 者,大多能恢复;若有心、肺、肝、肾病变者,昏迷时间长达 10h 以上,或血液酒精浓度 >87mmol/L(400mg/dL)者,则预后较差,可能并发重症胰腺炎、横纹肌溶解等使病程迁延。造成死亡的主要原因有:①酒后外伤,特别是颅内出血,这是医院内死亡的常见原因。②急性酒精中毒所诱发的脑卒中、心肌梗死及恶性心律失常也是常见致死、致残原因。③急性酒精中毒后呕吐窒息并不罕见,如不能及时行气管插管等通畅呼吸道措施,可很快死亡。④其他急性酒精中毒导致横纹肌溶解(骨骼肌、心肌)出现急性肾衰竭及可诱发急性胰腺炎、胃穿孔、低血糖昏迷、代谢紊乱等都与患者死亡有关。

病例 8-1

患者,男性,55 岁,屠夫,在菜市场卖猪肉 20 余年。既往有近 30 年饮酒史,每天约饮自酿米酒 0.5kg 左右,5 年前因发现肝功能异常而戒酒,身体状况渐好。入院当日因家庭矛盾生闷气后独自在外面小饭店内饮 40°白酒 0.5kg 左右。回家后家人发现其表现出兴奋、话多,口齿含糊,步态不稳,挨个指责家属,指责女婿是看中他的钱财,又说兄弟间分配遗产不公,埋怨老伴平素对他的种种不好,即使是很早以前的小事也被他提起,情绪越讲越激动,家人上前劝阻,患者反而更被激怒,将饭桌推翻,又要去砸电视机,家人强行将其拉住并拨打120急救车,在救护车送其来医院途中,患者意识清晰度下降,并呕吐数次,为胃内容物,到医院时已经呼呼大睡,呼之无明显反应,在疼痛下尚能躲避及睁眼(晚21:15入院,据家人确认,入院是在饮酒后近2h)。呼气及呕吐物有明显酒味,经测血液酒精浓度为62mmol/L。

诊断:急性酒精中毒。

入院后让患者采取侧卧体位,留专人看护,给吸氧,必要时吸痰,保持呼吸道通畅,以避免因呕吐而发生窒息,留置导尿,同时注意保暖,防止受凉。入院后患者一直处于昏睡状态。体格检查:生命体征平稳,头颅、四肢无外伤,心肺听诊无殊,腹部检查(一),双手远端有震颤,四肢肌力正常,腱反射减弱,病理反射(一)。急诊检查:血常规示白细胞数10.5×10^9/L,中性及淋巴百分比正常;肝功能示谷丙转氨酶113U/L,谷草转氨酶97U/L;电解质示钾3.23mmol/L,钠131.5mmol/L,氯95.8mmol/L,钙、磷、镁正常;心肌酶、肾功能、血糖正常;血气分析大致正常;心电图示窦性心动过速113次/min;头颅CT正常。

入院后补液3000mL,促使酒精排泄,维持水、电解质平衡,包括补钾、补盐、补充维生素、改善脑功能及能量支持。

将纳洛酮针0.8mg加入5%的葡糖糖溶液中静脉滴注以维持醒脑治疗,患者于次晨5:30醒转,接尿量约为2500mL。

次晨纳差,进食少量米汤,自觉头昏外无明显不适,言行举止正常,情绪平稳,对环境有陌生感,称"好像做了一场噩梦一样,现在感觉周围一切都特别明亮,好像不是在丽水",对昨晚入院经过只有零星记忆,要求出院,称"现在看到酒没有什么感觉,再也不想喝酒了"。

【分析】　随着社会经济、人们生活方式及意识形态的发展与变迁,急性酒精中毒的发病率呈逐年上升趋势。上述案例为一中度急性酒精中毒患者,建议住院观察处理。尚需做好以下几件事情。

接诊时询问病史需询问饮酒种类(如白酒需询问酒精度数)、饮酒量,是否过量服用其他药物,有否误服医用或工业酒精及假酒(甲醇中毒),特别需详细了解有无外伤情况。

急性酒精中毒的救治原则基本上同其他中枢神经抑制剂中毒的救治,包括催吐(止吐)、洗胃,生命体征的维持,加强代谢等一般性措施。有关催吐、洗胃的选择方案如下。

(1)催吐:入院前没有呕吐且神志清醒者,可采用刺激会厌法催吐。

(2)洗胃:急性酒精中毒一般不主张采取洗胃措施。首先,酒精吸收快,在空腹状况下,饮酒后第1h、1.5h吸收量分别为60%和90%,在2h内基本吸收完成,加上呕吐等因素,患者送入院时胃里已经没有多少酒精成分了。其次,酒精、醉酒应激等因素本身对胃黏膜有一定的损伤,如洗胃不当,可引起急性胃黏膜病变、胃出血,严重者可引起穿孔。下列情况除外:①饮酒后半小时内,无呕吐伴昏迷者,医生建议洗胃。②饮酒后0.5~2h内,无呕吐伴昏迷者,家属要求可以洗胃。③可疑或明确伴有其他药物、毒物中毒者,例如安定类,医生必须向家属建议洗胃。

注意事项:入院前有明显呕吐或饮酒2h以上者一般不予洗胃;吸引器负压要小;洗

胃液不宜过大，一般为 2000～4000mL；洗胃时严密观察患者的情况及洗出液的量与颜色；洗胃过程中如出现频繁呕吐，可停止洗胃。

（3）镇吐：一般不使用该方法，如入院后仍呕吐次数较多、出现干呕或吐出胆汁，可给予甲氧氯普胺针（metoclopramide，俗名胃复安）10mg 肌注，以防出现急性胃黏膜病变（也可用 H_2 受体拮抗剂或质子泵抑制剂保护胃黏膜）。对于未出现呕吐者，则禁止使用止吐剂。

对于昏睡和昏迷的患者以及有心血管疾病的患者，必须送去医院处理。近年来有人将阿片受体拮抗剂纳洛酮（naloxone）用于急性酒精中毒的救治。一般用法为：肌内注射 0.4～0.8mg/次，也有将 0.4～0.8mg 纳洛酮溶解在 5% 的葡糖糖溶液中静脉滴注，可重复使用，直至患者清醒为止。据文献报道，及时、充分地使用此药，不仅可提高患者存活率，减少并发症，而且可缩短昏迷时间，目前已在很多地方作为常用的急救方案。

对于重症患者，需严密监测生命体征及心电监护，同时须补液、补糖及维持水、电解质平衡，防止并发症的发生。一般处理后，患者要转入 ICU 病房做进一步治疗。

民间解酒的方法有很多，如饮醋、糖水、咖啡及茶水等，这些方法虽然可以试用，但在医学上目前还没有这些方法对酒精中毒有效的实证支持。因此，不要期待这些方法的疗效。

其中民间常用咖啡和浓茶解酒并不合适，这是弊大于利。

喝咖啡和浓茶（含茶碱）能兴奋神经中枢，有醒酒作用，但由于咖啡和茶碱都有利尿作用，可加重患者机体的失水程度，且有可能使乙醇转化成乙醛后来不及代谢分解，就直接从肾脏排出从而加重对肾脏的毒性作用；其次，咖啡和茶碱有兴奋心脏、加快心率的作用，可加重心脏的负担；再者，咖啡和茶碱可加重酒精对胃黏膜的刺激和损伤。

（吴绍长　王树民　陈志恩）

第二节　酒依赖的戒断综合征

长期酗酒者在突然停止饮酒或减少酒量后，可发生下列 4 种类型戒断症状。

（一）单纯性戒断症状

在减少饮酒后 6～24h 发病。出现震颤、焦虑不安、兴奋、失眠、心动过速、血压升高、大量出汗、恶心、呕吐。多在 2～5d 缓解自愈。

（二）戒断幻觉症

患者意识清晰，定向力完整。以幻听为主，也可见幻视、错觉及视物变形或者零碎的被害妄想。一般可持续 3～4 周后缓解。根据 ICD-10 及中国精神疾病分类及诊断标准规定最长病程不超过 6 个月。

（三）戒断惊厥发作

往往与单纯性戒断症状同时发生，也可在其后发生癫痫大发作。多数患者只发作 1～2 次，每次数分钟。但也可在数日内多次发作。

(四)震颤谵妄

震颤谵妄为最严重的戒断症状,大多在停止饮酒后 48～72h 后出现,故有学者将其称为延迟性戒断症状,但也可在戒酒后 7～10h 后发生。患者精神错乱,全身肌肉出现粗大震颤。谵妄是在意识模糊的情况下出现生动、恐怖的幻视,可有大量出汗、心动过速、血压升高等交感神经兴奋的表现。

其中比较重要的是在酒依赖基础上,在突然中断饮酒后出现痉挛大发作及震颤谵妄两种状况。

(汤庆平)

第三节　慢性酒精中毒所致精神障碍

慢性酒精中毒所致精神障碍一般是指在慢性酒精中毒基础上出现的各种精神异常,包括精神病性障碍,情绪障碍,记忆、智力障碍及人格障碍等。

(一)酒精中毒性幻觉症

酒精中毒性幻觉症(alcoholic hallucinosis)是 1847 年由 Marcel 首先提出,是指酒依赖患者长期饮酒,在意识清晰状态下出现的以幻觉为主要症状的精神病状态,并有理由推断幻觉是在酒精的直接效应期内(2 周)产生。它包含两种情况:一是指长期、反复饮酒期间引起的幻觉状态,它不包括醉酒状态意识明显障碍时所产生的错、幻觉;二是指在酒依赖基础上,大量饮酒中断饮酒后(往往在 48h 内)出现的幻觉,我们称之为酒精戒断幻觉症,它不包括酒精戒断伴严重意识障碍时出现的错、幻觉,如谵妄、痉挛大发作状况。此时,患者的感觉往往较为清晰,可有不同程度的意识混浊和自主神经症状,但不存在严重的意识障碍。

酒精中毒性幻觉症是专指患者在意识基本清晰状态下出现的幻觉,更多是幻听,持续数日、数周、数月后消失,而超过半年以上者极少。幻听开始可以是单纯的敲击物体声或说话音,具有原始的器质性幻听的特征,如患者听到拉枪栓的"咔咔"声或枪的射击声,声音不会持续很长时间,声音使患者感到不安或被威胁,不久声音消失或出现言语性幻听。患者受幻听影响常有强烈的情感及言行反应,表情恐惧、焦虑不安。另外,受幻听的影响,患者可把大门紧闭,到处躲藏或找警察、精神病院要求保护,严重者可自杀。幻听到夜晚则更加严重,可由四面八方围攻患者,故有"包围性幻听"之称。患者可在幻觉或继发性妄想的支配下,对幻觉、妄想中的对象发起攻击导致刑事犯罪。

齐藤学根据酒精所致的幻觉症的临床特征分为:原始性幻觉型、急性幻觉型、慢性幻觉型、症状性幻觉型。

(1)原始性幻觉型:是在饮酒中断后数小时产生,是一过性听幻觉体验,持续时间不超过数分钟,可有枪发射声、敲门声。这些声音增加患者的被威胁感受和焦虑不安,声音逐渐变成耳鸣而消失或发展成谵妄状态。

(2)急性幻觉型:是在饮酒减少或中断后,多先有不眠、出汗、震颤等戒断症状而后出现幻觉,持续数周而消失。

(3)慢性幻觉型:多发生于震颤谵妄之后,幻听持续 3 个月以上,症状初期尽管有精神分裂症的一级症状,但缓解后不残留精神分裂症的情感淡漠,病前也无分裂样人格,但多留下记忆力减退、计算力降低等后遗症,不能恢复病前的社会及职业功能,脑电图及脑 CT 检查常见显著的皮质萎缩和脑室扩大。

(4)症状性幻觉型:发生于具有精神分裂症样人格的慢性酒精中毒患者,这类患者的幻觉不具备酒精所致的幻觉症的明显特征,常有命令性幻听和被控制体验,在大量饮酒后幻听变化不明显,多在戒酒一月余症状明显,经长期观察有精神分裂症的人格改变及症状明显化,此型与精神分裂症难于鉴别。

我们认为齐藤学的酒精所致的幻觉症的临床分类有一定的临床意义和诊断参考价值。根据我们的临床经验,20 世纪 80 年代,虽然药物依赖科(当时统称为精神科)收治的酒依赖患者很少,科研理论和临床实践水平有限,但临床上仍可见到一些以单纯慢性幻觉为主的慢性酒精中毒患者。幻觉多表现为幻听,具有原始的器质性幻听的特征,表现为固定不变的单调的物体敲击声或说话音,戒酒及予以足量抗精神病药治疗后,幻听症状迁延 6 个月以上乃至数年未能缓解,幻听内容多不会引起患者明显的情绪和行为波动,这类患者虽然存在一定程度的社会功能受损,但往往没有明显的个性特征改变,且基本保持其原有劳动力,在当时的临床称之为慢性酒精中毒的性幻觉症(相当于齐藤学分类中原始性幻觉型与症状性幻觉型的综合)。然而在临床实践中,发现一个有趣并值得关注的现象,虽然近年来酒依赖及慢性酒精中毒发病率及住院率有大幅度升高,但这类患者却是非常罕见了,对此可能的解释是与临床诊断水平的进步、精神药理学发展及其中一部分患者更改为慢性精神分裂症的诊断等因素有关。

在 ICD-10 及 CCMD-3 诊断系统中,将这种症状命名为残留性或迟发性精神病性障碍(ICD-10 编码-F1x.7),而将酒精中毒性幻觉症(ICD-10 编码-F1x.52)归入酒精所致精神病性障碍(ICD-10 编码-F1x.5)门下的一个子类。从这种诊断分类方法来看,残留性或迟发性精神病性障碍与酒精中毒性幻觉症是并列的关系,前者并不从属于后者。而我们的临床观察结果发现,前者的许多病例是从后者分离或演变过来的,这是该分类的不足之处。

酒精中毒性幻觉症应与精神分裂症相区别。酒精中毒性幻觉症往往发生于酒依赖患者戒酒后不久,常规戒酒治疗后一般持续数日,长者 1～3 周症状缓解,预后良好;若治疗不及时或处理不当,则可向震颤谵妄发展,这种情况与精神分裂症不难鉴别。但残留性或迟发性精神病性障碍患者病程常迁延不愈,多伴有人格改变及社会功能衰退,因病例少,目前尚缺乏脑器质性损害的佐证,故应追踪观察,根据病程进一步变化来进行鉴别诊断。本症的病因尚有争议,大多认为与酒精直接效应及脑器质性损害有关,但目前真正酒精中毒性幻觉症并不多见,故建议今后多中心、大样本筛选病例进行检查已明确脑器质性损害的证据。

(二)酒精中毒性妄想症

酒精中毒性妄想症(alcoholic delusiveness)是指慢性酒精中毒患者在意识清晰情况

下出现嫉妒妄想和被害妄想,受其支配可出现攻击、凶杀行为。这类患者通常起病缓慢,病程迁延,尤其是嫉妒妄想,通常抗精神病药治疗效果不佳,但如能坚持长期戒酒,结合适量抗精神病药治疗,也有病情恢复的病例。嫉妒妄想是指慢性酒精中毒患者出现的坚信配偶对己不贞的妄想,是酒精中毒所致的精神障碍最常见的类型之一。而被害妄想通常是在继发嫉妒妄想基础上而产生的。

　　嫉妒妄想的发生,有学者认为与长期饮酒引起性功能降低,阳痿等使性生活不能得到满足有关;也有的学者通过研究发现,有嫉妒妄想的患者并不都有性功能低下,在性功能低下的患者中仅76%有嫉妒妄想,有嫉妒妄想的患者中约有一半无性功能障碍,故认为本症与酒依赖患者病前的人格改变及夫妻关系的不平衡等因素有关。

　　患者坚信配偶对自己不贞,与一般精神疾病的嫉妒妄想类似,以男性患者多见。嫉妒妄想的早期患者可与妻子或想象的第三者保持相持状态,待其症状明显后则会到妻子或第三者的单位去控告,有时对妻子及怀疑的对象有强烈的攻击或暴力行为。妄想早期,患者可正常进行与嫉妒妄想无关的社会活动;至妄想晚期,随着脑器质病变的加重,嫉妒妄想则更加荒谬,如怀疑自己妻子与青年男子或少年儿童相爱等。若病情不严重,待长期停止饮酒后,此症状可消失,否则日趋严重甚至发展成痴呆。

　　酒精中毒性幻觉症及酒精中毒性妄想症目前主要治疗措施有:戒酒、改善或恢复脑功能及抗精神病药(antipsychotic drugs,APD)应用的对症治疗。一般认为 APD 治疗剂量比精神分裂症要小,疗程比精神分裂症要短。然而较 APD 治疗方法探究更重要的是该两种疾病的病因及诊断分类仍不明确,诊断概念比较混乱。

　　就现阶段“精神病学”发展和治疗水平来分析,一般认为,同功能性精神病(如精神分裂症)比较,酒精所致的精神病性症状(如幻觉/妄想)持续病程较短,会随着酒精的戒断进程而较快得到缓解。在 ICD-10 及 CCMD-3 诊断系统中,将酒精中毒性幻觉症和酒精中毒性妄想症统一归入使用酒精所致的精神病性障碍,且其病程标准为:一个月内症状至少部分缓解,而且 6 个月内痊愈。然而在临床上,酒精所致的持久性妄想、幻觉状态病例确有所见,这类患者是酒精有关障碍诊断归类的最大困难,它们究竟属于下列哪种状况尚存争议:①慢性酒精中毒所致的残留性或迟发性精神病障碍;②酒精加重、诱发精神分裂症;③残留性或迟发性精神病障碍与精神分裂症合并存在。

　　更进一步的问题是,慢性酒精中毒患者本身脑结构和功能多有较严重的损害,而迄今为止,精神分裂症的病因和病理生理研究仍未获得实质性突破。近年来,有不少研究证实精神分裂症存在脑结构和功能异常。那么酒精中毒性幻觉症、酒精戒断所致的幻觉、残留性或迟发性精神病性障碍妄想相互之间的内在关系如何?酒精所致的精神病性障碍的脑结构和功能达到多少范围、程度的损害才会出现幻觉、妄想等精神病性症状;精神分裂症患者的脑结构和功能损害如何?目前分类与诊断名称是否合理?如何科学分类更具有诊断价值并促进临床治疗和康复?这些都是今后需要进一步研究的课题。

　　目前临床可行的诊断思路研究:详细收集病史以了解精神病性障碍的发生背景,如果在饮酒之前确已有精神病史的,则发生的精神病不必勉强与酒精中毒联系起来;尽力寻找有慢性酒精中毒的客观依据,包括实验室(神经功能影像学、神经结构影像学、神经内分泌及神经病理学)和心理学方面的依据;从精神症状学方面进行分析;进行长期随访。

酒精中毒性精神病性障碍常用的抗精神病药如下。

（1）典型抗精神病药

典型抗精神病药又称传统抗精神病药或第一代抗精神病药。选用原则为宜选择高效价、低剂量类药物，因为这类药物内脏毒性小，较少对肝功能等产生副作用。常用药物包括如下。

1）奋乃静（perphenazine）：属哌嗪类化合物，口服易吸收，生物利用度为25％，90％以上与血浆蛋白结合，口服后1～4h达血浆峰浓度，经3～5个半衰期后达稳态浓度，主要经肝脏 P_{450} 同工酶 CYP2D6 代谢，血浆半衰期为8～21h，主要经肾脏排泄，目前尚不明确奋乃静有无活性代谢产物。奋乃静为高效价的 D_2 受体阻断药，治疗阳性症状有效，起始剂量为4～6mg/d，有效治疗剂量为20～60mg/d，主要有锥体外系副反应，对躯体器官系统影响较小。

2）氟哌啶醇（haloperidol）：1958年合成的第一个丁酰苯类药物，口服易吸收，生物利用度为40％～70％，92％与血浆蛋白结合，口服后3～5h达血浆峰浓度，连续给药一周达稳态浓度。主要在肝脏代谢，代谢产物之一还原氟哌啶醇有抗多巴胺作用，作用强度明显小于母药，但它可以转为母体药物，从而产生抗精神病作用，母体药物血浆半衰期为15～25h。氟哌啶醇为高效价低剂量抗精神病药的典型代表，是目前对 D_2 受体选择性最强、最纯的阻断药，治疗阳性症状疗效肯定。肌内注射该药对兴奋、激越、躁狂症状及行为障碍者的效果较好，而对阴性症状及伴发的抑郁症状疗效不肯定。有效治疗剂量为6～20mg/d，维持治疗量以2～6mg/d为宜，对躯体器官系统影响较小，但也有引发心脏传导阻滞及猝死的个案报道，常见有锥体外系不良反应，对有恶性综合征倾向的患者不宜服用。

（2）非典型抗精神病药

非典型抗精神病药又称新型抗精神病药或第二代抗精神病药。常用的有利培酮（risperidone）、奥氮平（olanzapine）、喹硫平（quetiapine）等药物。

（三）酒精中毒所致的心境障碍

酒精中毒所致的心境障碍（alcoholic mood disorders）是指长期反复大量饮酒，引起严重抑郁或躁狂状态，也称之为酒精所致心境障碍。它不包括醉酒状态下意识状态改变时所产生的情绪症状或酒精戒断状况下伴明显意识障碍时出现的躁狂状态。在 ICD-10 诊断系统中，将酒精所致心境障碍归入使用酒精所致的精神病性障碍的一个子类，规定其病程标准为：症状在一个月内至少部分缓解，而且6个月内痊愈。在 CCMD-3 诊断系统中，称为酒精所致的抑郁综合征或躁狂综合征。

酒精中毒所致的心境障碍多在明显酒依赖后出现，其情绪症状与饮酒密切相关，情绪症状出现在限制饮酒以后，且在酒精的直接效应期内（2周）。其中，以抑郁综合征最为常见，发病率更高，加上抑郁症状在酒依赖形成及复发中的负面作用，因此更加受人关注，临床研究也较多。有人报道，80％酒依赖患者曾有强烈抑郁的体验，30％～40％患者情绪低落达两周或更长时间，一般有35％的患者符合抑郁症的诊断标准。国外学者曾报道,患者及其家属所提供的病史,估计酒依赖患者中有 1/3 情感障碍是在大量饮酒前就已出现情绪低落,符合抑郁症的诊断标准,而有 2/3 患者是在饮酒后引起的,属于酒精所致的心境障碍。动物实验表明,5-羟色胺(5-HT)的缺乏与酒依赖的形成有关,选择性 5-羟色胺再摄取抑制剂(SSRIs),能够减少酒的摄入量。Mcgrath 等研究显示,抑郁症状可以增加个体对酒的渴求。Marlatt 和 Gordon 着手开展的一项大型调查发现,个人内心刺激(主要为抑郁情绪)是酒精复发的主要因素。酒精所致心境障碍的抑郁程度较抑郁症为轻,常无自责、自罪及焦虑不安,睡眠障碍一般为入睡困难,早醒少见,常无昼重夜轻的节律变化。病程短,停酒后多在短期内可减轻或消失。酒精中毒所致自杀与抑郁症相同,终生自杀率大约为 15%,说明两者有某些共性。

适量饮酒可缓解不快感,使人兴奋,因此,适量饮酒可有兴奋剂的作用。研究证实,适量饮酒对抑郁症的情绪改善最为明显,对正常人次之,而对酒依赖患者最差。因此,有相当一部分抑郁症的患者,为了改善抑郁情绪常常饮酒,使之容易形成酒依赖。研究也证明,一次性饮酒与持续大量饮酒对机体的影响也不同。对于慢性饮酒者,乙醇的代谢产物与机体内的 5-羟色胺相互作用生成 5-羟色胺酸,这一物质有类似利舍平的作用,使大脑放出 5-羟色胺和去甲肾上腺素,这种物质的枯竭,成为不眠与抑郁的原因。对于健康人,适度饮酒,可阻断体内的 5-羟色胺、去甲肾上腺素的代谢,此类物质在脑内的增加,有与抗抑郁剂类似的作用。

对于酒精引起的心境障碍,一般不需用长期使用抗抑郁剂或心境稳定剂,只要戒酒,大多数情感障碍都可以消失。对于严重的抑郁或躁狂,可酌情使用药物开展对症治疗,待情绪症状缓解后,如不再饮酒,可逐渐停用。若戒酒后患者仍有明显的抑郁症状或对于饮酒的控制能力差,既往反复复发者,一般在急性戒酒脱瘾治疗期后可适当给予抗抑郁剂来改善情绪,降低饮酒的欲望,从而减少复发。

这类患者门诊服药常见的问题有:一是,患者的服药依从性较差,难以坚持系统、规范的服用,二是,由于乙醇与有些抗抑郁药发生相互作用,使后者血药浓度难以达到治疗水平。

(1)抗抑郁剂

一般推荐 SSRIs、5-羟色胺(5-HT)与去甲肾上腺素(NE)再摄取抑制剂(serotonin-norepinephrine reuptake inhibitors,SNRIs)、NE 与特异性 5-HT 再摄取抑制剂(noradrenergic and selective serotonergic antidepressants,NaSSAs)作为一线药物选用,单用药。

1)SSRIs:有氟西汀(fluoxetine)、帕罗西汀(paroxetine)、氟伏沙明(fluroxamine)、舍曲林(sertraline)、西酞普兰(citalopram)5 种,俗称"五朵金花"。其中氟西汀最早上市,$T_{1/2}$ 最长(原药可达 2~3d,其活性代谢产物达 7~9d);其他 SSRIs 的 $T_{1/2}$ 较短,且没有明显活性代谢产物。帕罗西汀和氟伏沙明有较强的镇静作用,帕罗西汀还有一定的抗胆碱能副作用;舍曲林和西酞普兰对其他药物代谢的影响作用小,联合用物比较安全。

SSRIs 的有效治疗剂量:氟西汀 20~60mg/d,1 次/d;帕罗西汀 20~60mg/d,1~2 次/d;舍曲林 50~200mg/d,1~2 次/d;氟伏沙明 100~300mg/d,1~2 次/d;西酞普兰 20~60mg/d,1 次/d。

SSRIs 常见不良反应有胃肠道反应,在服药后 1~2 周内出现,一般无须处理或饭后服用,如症状严重,可加服小量舒必利(sulpiride)或非那根(promethazine)拮抗处理;其他较为少见的不良反应有头痛、失眠、焦虑、性功能障碍;过量服用或联用其他 5-HT 抑制剂可出现严重的中枢 5-HT 综合征(centre serotonin syndrome,CSS)。中枢 5-HT 综合征具有致死性,临床上应早期发现,停药并开展内科急诊处理。SSRIs 禁止与单胺氧化酶抑制剂(MAOIs)、氯米帕明(chlornipramine)、色氨酸(tryptophan)等联用。

2)SNRIs:目前主要有文拉法辛(venlafaxine)和度洛西汀(duloxetine)。SNRIs 具有 5-HT 与 NE 双重摄取抑制作用,起效较快(1~2 周)是其特点,同时对慢性疼痛有效,适合于伴躯体症状明显的抑郁患者。其中度洛西汀更符合 SNRIs 的纯净作用机制概念,除对 5-HT 与 NE 再摄取较强的抑制作用外,对其他受体作用很弱或无亲和力;文拉法辛则还有轻度的多巴胺(DA)再摄取抑制作用,3 种递质的摄取抑制作用与药物剂量有关,低剂量时以 DA 为主,兼有轻度 5-HT 作用;中等剂量时以 5-HT 与 NE 作用为主;高剂量时则对 NE 的再摄取抑制作用最强。

文拉法辛的有效治疗剂量为 75~300mg/d,一般为 150~200mg/d,速释剂,2~3 次/d;缓释胶囊,1 次/d;度洛西汀的有效治疗剂量为 40~120mg/d,一般为 60~80mg/d。

SNRIs 的不良反应同 SSRIs,此外尚有血压升高的副作用;故对于有基础高血压、心脏病患者,需注意监测血压。禁止将 SNRIs 与 MAOIs 联用。

3)NaSSAs:米氮平(mirtazapine),因有较强的镇静作用,适用于伴有焦虑及失眠的患者。常用治疗剂量为 30mg/d,必要时可增至 45mg/d,晚上顿服,起效快,通常 1 周内见效。主要的不良反应有嗜睡、口干、头晕、乏力、体重增加、血脂升高及粒细胞减少(罕见)。禁止将 NaSSAs 与 MAOIs 联用或禁用于粒细胞低于正常者。故治疗中要定期检查血象。

(2)心境稳定剂

常用的心境稳定剂有碳酸锂(lithium carbonate)及抗惊厥药(antiepileptic drugs,AED)。躁狂发作主要用心境稳定剂及抗精神病药(APD)来治疗。研究发现,这些药物单一用药能有效治疗急性躁狂发作(有效率约 50%),但仅不足 1/4 的患者获得临床痊愈;其次,对于严重躁狂发作患者,由于心境稳定剂起效时间较慢,常联用 APD(过去也称为强安定剂)来控制急性期症状,以满足病房管理及减少危险不良事件的发生率。因此,APD 使用的适应证不仅限于伴有幻觉、妄想的躁狂患者。事实上,已有许多研究证明第二代 APD 联合锂盐和丙戊酸盐(valproate)治疗较单一药物治疗有着更好的急性期疗效。

1)碳酸锂:是一种治疗应用历史悠久且研究最为广泛的典型抗躁狂药物,自 20 世纪澳大利亚医生 Cade 于 1949 年首先描述了锂盐对躁狂发作的成功治疗病例以来,后来大量研究同时证明了锂盐具有预防双相障碍复发的确切疗效,且可以显著减少患者的攻击行为及自伤、自杀率。近年来,临床应用发现,锂盐能使白细胞尤其是中性粒细胞数量增多。已有实验证明:锂盐能刺激粒-单核巨噬系统造血祖细胞生长,延长粒细胞半衰期,并能促进集落刺激因子(CSF)的合成,增加巨噬细胞的吞噬作用及促进红细胞与血小板的增殖。所以,尤其适合用于伴有白细胞减少或血三系减少的酒精所致的心境障碍的治疗。早期有研究提示,碳酸锂能显著减少酒依赖患者的酗酒发作次数;但后来的研究多得出否定结论,而且有人指出,服用碳酸锂期间如再饮酒,则会增加锂盐的毒性。

碳酸锂口服吸收快且完全,但通过血脑屏障进入脑组织和神经细胞则需要一定时间,一般需 7～10d 起效;锂离子极少与血浆蛋白结合,在体内分布很广,其中以甲状腺和肾脏内浓度最高,脑脊液及脑组织浓度是血浆浓度的 50%;碳酸锂不在体内代谢,主要以原形经肾脏排泄,约 80% 在肾小球滤过的锂在近曲小管与钠竞争重吸收,故增加钠盐摄入可促进锂排泄;锂可自乳汁排泄,肾廓清率为 15～30mL/min,随年龄增加其排泄时间延长,因此,老年人易蓄积中毒。

在急性躁狂发作时,碳酸锂的治疗剂量为 1000～2000mg/d,分 2～3 次饭后服用,先小剂量开始,逐渐加至有效剂量,维持剂量为 500～1500mg/d,年老体弱者的剂量应适当减少。合理的血锂浓度是保证治疗的关键。目前普遍认为,碳酸锂急性期治疗浓度为 0.5～1.2mmol/L(美国精神病学会治疗指南,APA),维持期治疗浓度为 0.4～0.8mmol/L,血清的锂盐浓度与临床效应密切相关,碳酸锂治疗窗窄,治疗剂量与中毒剂量非常接近。对于急性治疗期患者,每周要检测血锂浓度,一般上限超过 1.4mmol/L 即可出现毒性反应症状;若超过 1.6mmol/L 时,则应立即停药;若超过 3.0mmol/L,则可危及生命。当然存在个体差异,血锂浓度需结合临床症状来综合判断。另外,还应定期进行肾功能和甲状腺功能的检测。

锂盐常见的不良反应如下。

①早期不良反应:主要表现为胃肠道症状,如口渴、多饮、纳差、恶心、呕吐、腹泻或上腹痛等,系碳酸锂直接刺激胃肠道黏膜产生的不适反应,多发生在治疗一周内。

②后期的不良反应:系由锂盐治疗过程中积蓄中毒所致。因此与早期不良反应比较,症状严重而广泛。

a. 消化系统症状:同早期不良反应,如出现频繁呕吐和严重腹泻,应减量或停药,静脉补液(以糖盐水为主),注意水、电解质平衡。锂盐吸收快、排泄也快,若中毒不重,则停服一天后锂盐可被排清。根据需要,可酌情重新服用。长期服用还可引起体重增加及味觉减退。

b. 神经精神症状:表现为嗜睡、萎靡、乏力、视物模糊、双手细颤、腱反射亢进。如出现粗大震颤、意识模糊,则预示锂盐中毒,应停药并密切观察。

c. 泌尿系统症状:早期表现为多尿;严重者可出现尿崩症;中毒时可发生肾衰竭,出现少尿或无尿,必须立即停药,并及时抢救。

d. 循环系统症状和内分泌系统症状:心电图可出现 T 波低平,QRS 波群延长,心律不齐;内分泌系统可出现甲状腺肿大及功能低下和(或)促甲状腺激素(TSH)升高。

在急性躁狂发作时,在锂盐起效前,为了控制患者高度的兴奋症状以防衰竭,可合用 APD 或电抽搐治疗(ECT)。有报道称,氟哌啶醇可能增强锂盐的神经毒性作用如引起意识障碍等。故两药合用的剂量均宜小,血锂浓度最好控制在 1.0mmol/L;在合并 ECT 时,由于锂盐具有加强肌肉松弛药的作用,使呼吸恢复缓慢,故锂盐剂量也要小。

2)抗惊厥药:推荐使用丙戊酸盐(valproate)、卡马西平(carbamazepine)、奥卡西平(oxcarbazepine)及拉莫三嗪(lamotrigine)。

①丙戊酸盐:主要有丙戊酸钠(sodium valproate)及丙戊酸镁(magnesium valproate)。

丙戊酸盐控制急性躁狂的作用与锂盐相仿,对快速循环发作或混合发作与单纯躁狂发作的疗效接近。丙戊酸盐急性期治疗剂量为 $600\sim1200mg/d$,分 $2\sim3$ 次服用,先小剂量开始,之后逐渐加至治疗剂量,有效血药浓度在 $50\sim125\mu g/mL$;维持期可酌情适当减量,但至今尚缺乏丙戊酸盐维持治疗血药浓度和疗效关系间的资料。丙戊酸盐治疗血药浓度范围较宽,在该上限的治疗效果更好,因此比锂盐的适用人群更广泛。该药可与碳酸锂联用,但剂量要适当减小;与卡马西平合用时,会使两者的血药浓度均降低,从而影响疗效。

丙戊酸盐与锂盐及其他抗惊厥药相比,不良反应发生率低,患者耐受较好,对认知功能影响少。常见的不良反应有消化道症状如恶心、呕吐、腹泻、畏食等,罕见的严重不良反应有不可逆的肝功能损害、急性出血性胰腺炎及粒细胞缺乏症。因此,用药期间应定期检查肝功能及血常规。

②卡马西平:又名酰胺咪嗪,卡马西平适用于碳酸锂治疗无效、不典型躁狂、快速循环发作或混合发作的患者。该药急性期治疗剂量为 $600\sim1200mg/d$,分 $2\sim3$ 次服用,先从小剂量开始,逐渐加至治疗剂量,有效血药浓度在 $6\sim12\mu g/mL$;维持剂量为 $300\sim600mg/d$,以血药浓度在 $6\mu g/mL$ 左右为宜。也可与锂盐联用,但剂量要适当减少。

常见的不良反应为眩晕、视物模糊、共济失调、恶心、呕吐;少见的不良反应有肝功能损害及骨髓抑制,可见白细胞、血小板减少,严重者可发生再生障碍性贫血。患者也应定期复查血常规、肝功能。

奥卡西平是卡马西平的酮基衍生物,其抗躁狂作用类似于卡马西平,对双相障碍、快速循环型或混合型均有效。奥卡西平的优点为副作用明显小于卡马西平,见效比锂盐快。

③拉莫三嗪:是较新的抗惊厥药,治疗双相Ⅰ型躁狂发作的疗效与锂盐相当,同时适用于双相抑郁发作、快速循环型,也可作为难治性抑郁的增效剂。急性期治疗剂量为 $200\sim400mg/d$,分 $2\sim3$ 次服用,起始剂量为 $25mg/d$,逐渐加至治疗剂量,维持剂量为 $100\sim200mg/d$。目前尚缺乏拉莫三嗪对急性期治疗及维持治疗的最佳血药浓度的资料。由于拉莫三嗪与锂盐合用不影响肾脏对锂的廓清率,因此,拉莫三嗪与锂盐合用治疗双相障碍值得推荐。

研究证明,拉莫三嗪与锂盐一样,在延迟复发时间方面的效果优于安慰剂(平均复发时间为拉莫三嗪 197d,锂盐 184d,安慰剂 86d)。需要指出的是,锂盐在预防躁狂发作方面优势更为明显,而拉莫三嗪预防抑郁发作或复发效果则优于预防躁狂发作,目前已被美国精神病协会推荐为双相抑郁发作的一线药物。

拉莫三嗪最常见的副作用是头痛,其次是皮疹,偶可见过敏性红斑病(allergic erythema,又称 Stevens-Johnson 综合征),病变可累及心肌,具有潜在的致命危险,其发生危险性的概率为 $1‰$。临床上须严格按照逐渐递增剂量的原则,以避免上述不良反应的发生。

(3)抗精神病药

在 APD 联合心境稳定剂的治疗方案中,推荐使用第二代 APD,因为它们副反应较小,联合用药的安全性相对较高。在所有 APD 抗精神病药物应用于急性躁狂发作的研究中,奥氮平(olanzapine)获得最多的随机双盲、平行对照的研究支持,结果表明奥氮平治疗躁狂及混合发作的疗效优于安慰剂,与锂盐、氟哌啶醇、丙戊酸钠疗效相当,而奥氮平联合锂盐或丙戊酸盐的疗效更佳。安慰剂对照试验证实,奥氮平起始剂量 15mg/d 较 10mg/d 起效更快;甚至有研究提示,起始剂量为 20～40mg/d 时患者兴奋躁动症状在 24h 内即得到明显改善。奥氮平的耐受性较好,但要注意过度镇静、直立性低血压、体重增加和糖脂代谢异常等问题。

此外,有研究证实,奥氮平能有效治疗急性双相抑郁发作并预防其短期内转躁。一项大样本(833 例双相 I 型抑郁患者)随机对照研究发现,奥氮平以及奥氮平联合氟西汀控制抑郁症状的疗效均优于安慰剂,1 周左右即起效;而从治疗后 4 周至治疗 8 周试验结束时的数据显示,奥氮平联合氟西汀的疗效更优于单用奥氮平。值得肯定的是,无论单用或合用奥氮平,其转躁率(6%～7%)与安慰剂比较无明显差异。

目前,APA 也推荐喹硫平(quetiapine)作为双相抑郁发作的一线用药。一项以喹硫平 300mg/d 与 600mg/d 作为固定剂量、为期 8 周的治疗双相障碍随机双盲研究发现,无论是采用 300mg/d 还是 600mg/d 治疗,与安慰剂治疗相比,患者 MADRS 量表治疗前后减分值有显著性差异;若以 Montgomery-Asberg(MADRS)评分≤12 分作为临床治愈的标准,喹硫平 600mg/d 治疗 4 周时 49% 的患者达到临床治愈。而三组患者治疗过程中出现躁狂发作的概率相似(喹硫平 300mg/d 为 3.9%,喹硫平 600mg/d 为 2.2%,安慰剂为 3.9%)。

4. 酒精中毒性脑病

酒精中毒性脑病(alcoholic encephalopathy)是指长期(一般多于 5 年)大量饮酒引起严重的脑器质性损害,临床上以谵妄、记忆缺损、人格改变、痴呆为主要特征。

(1)轻度认知功能损害

慢性酒精中毒患者的轻度认知功能损害(mild cognitive impairment,MCI)是逐渐发展的,其早期临床表现很轻微,常不被人们注意,在日常生活中一般也无异常表现,但神经系统心理测验可以测出其异常表现。慢性酒精中毒患者认知功能损害的早期标志是记忆障碍,其主要表现是近事遗忘(ecmnesia),多为外显记忆(explicit memory)和回忆记忆信息来源(memory information source)能力下降。美国所做的一项对 500 名男性进行 10 年追踪观察显示:大约有 1/4～1/3 的人发生过与酒相关的记忆短暂丧失(wine related memory)。根据现有的材料表明,学习和记忆是在脑的不同部位和水平上同时和连续进行的,没有一个单一的定位。目前认为,与记忆有关的脑部结构,主要包括丘脑(thalami)、额叶(frontal lobes)、颞叶(temporal lobes)内侧面和边缘系统(limbic system),其中边缘系统特别是颞叶、海马(hippocampi)与记忆密切相关,海马回很可能在从短时记忆转化为长时记忆中起重要作用。据报道,从青年到老年,人类大脑皮层(cerebral cortex)神经元(neuron)丢失 10%～60%,加上酒精对中枢神经的毒性作用,丢失犹有过之,而额叶与颞叶丢失的程度超过顶叶(parietal lobes)和枕叶(occipital lobes),可以解释记忆较其他认知功能下降较快的现象;神经计数定量学研究发现,患者大脑海马区的神经元变性(neuronal degeneration),锥体细胞(pyramidal cells)和树突(dendrites)分支明显减少,有学者认为这是老年人记忆减退的神经生物学基础。

若未进行干预或进一步进展可出现明显的认知功能障碍,其主要表现是学习、抽象思维、灵活性、注意力、视觉空间协调性、视觉运动协调性、空间知觉等方面的能力下降;

还有倾向于夸大主观评价、缺乏理性和缺乏自知之明，但没有语言和阅读功能障碍。随着饮酒年数及年龄的增加，酒精中毒所致的认知功能障碍就会逐渐加重。其主要表现是计划、组织、决定和解决问题的能力下降，行为刻板、僵化，自控能力差、容易冲动，被动依赖，适应困难，没有能力调整行为模式，除饮酒外，几乎没有新的应付方式来处理应激。

MCI 治疗目标是：提高患者的记忆和认知功能，预防和延缓认知功能的进一步损害和发展，尽可能避免痴呆的发生。根据 MCI 的特点，在此时进行积极干预应该是有重要意义的临床阶段。我们认为，于恩彦教授提出的"早期-全面-系统-长期"的预防原则，体现了"生物-心理-社会"医学模式的本质理念，值得提倡和推广。

1)"早期"就是指只要认识到了痴呆的危害，想要预防，那么无论从什么时候开始进行都是有益的。换言之就是越早越好，宜早不宜迟。

2)"全面"指的是从生理、心理和社会生活三个层面进行预防。生理层面强调的是积极防治各种躯体疾病，如各种脑部疾病、动脉硬化、甲状腺疾病及"三高"代谢综合征，尤其要保护好大脑；心理层面强调的是保持乐观心态，防止各种精神疾病（如抑郁症）；社会生活层面强调的是积极参加各种有益的活动，培养并保持有益的兴趣，进行合适的体育锻炼，远离各种有害刺激，养成健康的生活方式。

3)"系统"指的是预防要有目的、有计划、有准备、有评估，遵循科学的原则，讲究方法，循序渐进。

4)"长期"指的是要持之以恒，坚持不懈。

当然，具体实施要按照预防原则来选择正确、合适的方法进行预防训练。对于一位长期嗜酒的患者来说，最主要的防治措施有：一方面，要戒酒或控制饮酒量以减轻或消除酒精对大脑的继续损害；另一方面，要注重改善或恢复脑功能。毋庸置疑，戒酒是一切酒精使用障碍的根本与通用法则。

关于 MCI 的药物治疗，目前学界还没有统一的方案，多数临床治疗药物没有获得美国食品药品管理局(FDA)批准(特可林为 1993 年 FDA 批准的第一个治疗 AD 认知功能损害的药物)，通常情况下临床医生可参照痴呆的治疗方法进行经验性治疗。这些药物包括胆碱酯酶抑制剂(anticholinesterase, AChE)如多奈哌齐(donepezil)、特可林(tacrine)、石杉碱甲(huperzine,又名哈伯因)，拟胆碱药(cholinergic)包括直接激动 ACh 受体如毛果云香碱(pilocarpine,又称匹鲁卡品)和具有抗 AChE 作用的毒扁豆碱(physostigmine)、加兰他敏(galanthamine)，N-甲基-D-天门冬氨酸(N-methyl-D-aspartate,NMDA)受体拮抗剂如盐酸美金刚(memantine,又称易倍申)，促大脑代谢药如双氢麦角胺(dihydroergotoxine mesylate)、吡拉西坦(piracetam)、奥拉西坦(oxiracetam)，抗氧化剂(antioxidant)如生育酚/维生素 E(tocopheryl)、司来吉兰(selegiline)，非甾体类抗炎药如阿司匹林(aspirin)、吲哚美辛(indometacin)，雌激素如雌二醇(estradiol,E_2)、褪黑素(melatonin)及钙离子拮抗剂如尼莫地平(nimodipine)、氟桂利嗪(flunarizine)。需要指出的是，这类患者因精神症状而使用精神药物时，应避免长期应用抗胆碱能药物(anticholinergic agent)。

病例 8-2

患者，男性，60 岁，退休工人。因记忆力下降半年余而由儿子陪来门诊。

背景资料：有嗜酒史 40 年，每天饮自家酿制的黄酒约 1kg，均在中、晚餐就餐时服用习惯,从不间断。保持长期均衡的饮酒习惯,从未出现过耐受性改变及戒断症状,也没有明显躯体或精神损害,一直能适应正常社会生活。

主要问题:患者半年前在无明显诱因下逐渐感到记忆力下降,如碰见很熟悉的人反应不过来,就是叫不出名字(朋友还误会他摆架子),也常忘事,因儿子、儿媳均为上班族,有一次早上原答应媳妇去幼儿园接孙子,但下午下班前早把此事忘到了九霄云外,以至于幼儿园老师打来电话后才由朋友接回家。类似的情况不止一次,患者为此懊恼不已,为了防止误事,他现在每天都将要做的事记在随身带的笔记本上。儿子也发现了这个问题,故说服患者前来就医。

通过询问病史了解到,患者10年前单位退休后在一个工厂当门卫,3年前老伴中风后就专职在家看护、照料老伴至今,并操持日常家务,包括洗衣、做饭、买菜、购物、去银行存取钱等均不受影响。经精神检查后,结果发现:认知功能未见明显异常,存在明显焦虑症状,担心自己会变成老年痴呆的模样及家庭状况。经神经系统检查后,结果发现:上肢肌力4级(能作抗阻力动作,但较正常差),下肢肌力3级(肢体能抬离床面,但不能抗阻力)。简易智力状况检查(Mini-mental State Examination,MMSE)总分25分,蒙特利尔认知评估量表(Montreal Cognitive Assessment,MOCA)总分20分,汉密顿焦虑量表(Hamilton Anxiety Scale,HAMA)总分18分。血生化、微量元素、营养指标及甲状腺功能未见明显异常,头颅MRI示老年性脑改变。

诊断:轻度认知功能损害;习惯性饮酒。

(2)韦尼克脑病

韦尼克脑病(Wernicke encephalopathy,WE)于1885年由Wernicke首先描述故命名,它是最严重的酒精所致精神障碍,也是慢性酒精中毒最常见的一种代谢性脑病。这一病变是由于长期饮酒引起慢性中毒后出现弥漫性皮质性脑萎缩,出现脑的毛细血管与小静脉增生,内皮或外皮细胞增多,海绵状组织松散,纤维性星形细胞增生;严重者的病变可涉及乳头体(corpora candicans)、第三脑室(ventriculus tertius)、导水管(aqueduct)及四叠体(corpora quadrigemina)区。WE年龄多为30~70岁,男性比女性稍多。一般在慢性酒精中毒基础上,连续几天大量饮酒,又不进饮食,引起硫胺素(thiamine,维生素B_1)缺乏所致,本症也可在酒精性柯萨可夫综合征的基础上产生,还可由其他的非酒精性因素引起。

WE临床上以突然发作的神经系统功能障碍为主要表现,病程多表现为急性或亚急性,部分患者可在震颤性谵妄之后出现"三联征":精神异常、眼肌麻痹(ophthalmoparalysis)及共济失调(ataxia)。精神异常主要表现为淡漠或精神涣散,定向力障碍,行为凌乱,容易激惹,多伴有意识障碍(disorder of consciousness),程度不同可表现为意识模糊、嗜睡及昏迷,这种异常有时难以与戒断症状相区别,故常被称为"泛发的混乱状态"。眼肌麻痹最常见的是双侧外展神经麻痹或复视。共济失调以躯干和下肢为主,上肢较少受累,患者站立、行走困难或步态异常。据报道,大约16%的WE患者可同时出现上述三组症状。有时也可出现瞳孔反射障碍(iris contraction reflex disorder),表现为缩瞳、瞳孔大小不等、对光反射绝对迟钝或凝滞,有时可出现痉挛发作。

辅助检查可见血中丙酮酸盐(pyruvate)水平增高,维生素B_1含量下降,肝功能异常;

头颅 CT 可见部分患者出现皮质萎缩和脑室扩大等脑萎缩改变;典型 MRI 改变为第三、第四脑室(ventriculus quartus)及导水管、乳头体可见长 T_1、长 T_2 信号,呈对称性分布,增强时可强化,尤其是矢状位增强扫描最能显示乳头体病变。

有学者认为,WE 主要是维生素 B_1 缺乏导致,但近期研究发现,与酒精对皮层下神经中枢的直接毒性作用也有关。此病预后差,但如能及时预判、诊断和治疗,少数患者可以完全恢复,如果患者能幸存下来,一般都遗留柯萨可夫综合征或逐渐向痴呆发展。

近年来,国外有文献指出,应用大剂量的 B 族维生素进行治疗(尤其是维生素 B_1),可使 WE 的发生减少,但对神经功能的恢复疗效有限。国内胡建教授认为,在开始治疗的 12h 之内,静脉滴注维生素 B_1 的安全剂量可达 1g。需要注意的是,在补充维生素 B_1 前禁用葡萄糖(glucose)及激素(hormone),因为前者会使丙酮酸脱氢酶(pyruvate dehydrogenase)活性降低,增加维生素 B_1 的消耗;后者可阻止丙酮酸(pyroracemic acid)氧化,使意识障碍加深,病情加重。

病例 8-3

患者男性,58 岁,工人,因意识模糊(嗜睡)10d,咳嗽憋喘 7d,尿潴留 3d,以"酒精戒断综合征,呼吸道感染"收治住院。

背景资料:患者有酒依赖病史 30 年余年,每天饮中、高度白酒 1kg 左右,曾查出有"酒精肝",但多次戒酒未果,期间两次因"酒精戒断综合征"在我院住院治疗。其家中兄弟姐妹及儿子均出国打工多年,基于患者目前糟糕的生活状况,5 月前儿子特地回国,在医生的帮助下已戒酒 3 个月,患者的一般情况良好,儿子也放心地回意大利了。

主要病史:好景不长,2 月前患者妻子因不堪忍受患者长期嗜酒带来的生活压力,独自跑了,患者因此大受打击,又开始大量饮酒,每日饮高度白酒约 2kg,导致出现精神恍惚,四肢震颤,10d 前被亲戚送到当地"县人民医院"住院治疗,住院次日出现严重的戒断症状——震颤性谵妄。1 周前出现发热、咳嗽、憋喘,在医院静脉滴注足量"头孢霉素"无明显好转。3d 前不能排尿,膀胱充盈,查 B 超诊断为"肾盂积水,尿潴留",留置导尿管后转来我院药物依赖科治疗。

入室时意识模糊,存在大量视幻觉,言语不清,语无伦次,惊恐不安,面部四肢发绀,出汗多。发热,咳嗽无力,喉中痰鸣音,重度憋喘,吞咽功能障碍,不能进食水,不能排尿,留置导尿管通畅,尿液清,大便失禁。查体:体温 38.9℃,呼吸 26 次/min,血压 140/84mmHg,脉搏 106 次/min,心率 106 次/min,心律齐,心音低钝,心前区未闻及病理性杂音,两肺呼吸音粗,满布干、湿性啰音,腹肌高度紧张,触诊不满意。神经系统检查:双手有细颤,四肢肌张力增强,四肢肌力正常,左下肢粗肿。辅助检查:腹部 B 超示"酒精肝"声像图;血常规示 WBC $9.2×10^9$/L,N 73.5%,L 12.3%;肝功能示谷丙转氨酶 107U/L,谷草转氨酶 65U/L。

入院诊断:酒精所致精神障碍(伴谵妄的戒断综合征);支气管肺炎。

治疗经过:入室后请呼吸内科医生会诊后选择适宜抗生素继续抗感染治疗,同时辅以吸氧、保持呼吸道通畅、安定针替代、镇静安神、改善循环、促进脑代谢、营养支持等综合治疗,病情逐渐稳定,渐至好转。入院第 15d 拔除导尿管,缓慢进食,睡眠正常,有轻度恐惧感,言语转清晰,可与人正常交流,轻度咳嗽,少痰,无憋喘。查体:四肢无肿胀,肌张力轻度增强，可自行坐立、翻身、床上活动，考虑近日出院。

入院第 18 天又不明原因地出现反应迟钝，表情淡漠，嗜睡，再次尿潴留，第 19 天出现昏迷，喉中痰鸣，呼吸不畅，眼球水平震颤，双侧瞳孔大小不等（左 3mm，右 1.5mm）、对光反射迟钝，肢体有粗大震颤，左上肢软瘫，血压 150/120mmHg，心率 72 次/min，心律齐，双肺呼吸音粗，未闻及干、湿啰音。急查颅脑 CT、颅脑 MRI：重度酒精性脑萎缩；见胼胝体异常信号，未见缺血性或出血性病灶。根据病史、症状、体征与检查结果，可排除脑血管意外及其他颅内压增高病变，诊断为 Wernicke 脑病。立即给予吸氧、吸痰，双静脉通道给药。一通道予以常规治疗，另一通道给予维生素 B_1 0.5g 加入 5% 生理盐水液 500mL 中，缓慢静脉滴注。进药 2h 后，四肢、眼球震颤明显减轻，4h 内药物滴完，四肢粗大、震颤停止，眼球固定于一侧眼角，未发生药物不良反应。第 20 天清晨苏醒，双目直视，呈木僵状。继续给予维生素 B_1 0.1g，肌内注射，2 次/d。第 21 天神志清醒，反应迟钝，嗜睡，惊恐不安，言语不清，四肢僵硬，不能自主活动，吞咽功能障碍，不能进食水，尿潴留，大便失禁。请营养师会诊后调配鼻饲液，后续治疗给予刺五加注射液 100mL，奥拉西坦注射液 3g 静脉滴注，2 次/d；维生素 B_1 0.1g 肌内注射，1 次/d。持续予以鼻饲、导尿，继续治疗 20d 后病情略有好转，但仍需鼻饲，持续导尿，大便失禁，四肢僵硬，不能自主活动。

入院第 42 天，根据病史、症状及舌暗红、苔厚腻微黄、脉弦滑等体征，请中医科医生会诊后给予鼻饲中药水煎剂。组方：白僵蚕 12g，全蝎 12g，生龙牡 30g，胆南星 12g，益智仁 12g，莱菔子 15g，陈皮 12g，桑葚子 15g，枸杞子 15g，赤白芍 12g，杜仲 12g，栀子 12g，黄芩 12g，苡米 30g，合欢皮 15g，甘草 6g。每日一剂，水煎 300mL，早晚 2 次鼻饲，服药后精神明显好转，喉中痰鸣消失，睡眠正常，言语逐渐清晰，主动与人交流，四肢强硬减轻，能够自主在床上活动。服药 1 周后停镇静剂，停鼻饲，正常进食；2 周后停导尿。随后辅以康复治疗，进一步促进了肢体功能的恢复，住院 70d 后病情好转出院。出院时精神基本正常，反应略显迟钝，言语较清晰，欠流利，饮食正常，有时大小便失禁，自行坐立，在人扶持下行走。

【分析】　酒精戒断综合征是酒依赖患者戒断饮酒后出现的一组综合征，具有神经系统、消化系统、循环系统、代谢系统、呼吸系统、泌尿生殖系统的多种症状。长期大量饮酒导致进食减少，摄入不足，引起多种营养成分缺乏。WE 以前被认为主要是维生素 B_1 缺乏引起，目前本病的发病机理尚不完全清楚。WE 多见于长期酗酒、严重营养不良、长期血液透析或长期静脉输液等患者。WE 的 MRI 表现为双侧丘脑及脑干对称性病变，急性期的典型改变为第三脑室及导水管、乳头体周围对称性分布的长 T_1、长 T_2 信号。在临床实际工作中，典型的 WE 的头颅 MRI 并不常见，故主要需加强临床观察结合病史做出诊断。

WE 呈临床特征为伴有意识障碍的精神异常（脑病）、眼肌麻痹（眼震）、步态异常三组症状（据报道，仅 16% WE 患者同时出现），也可出现瞳孔异常或痉挛发作，严重者出现昏迷，而急性发病者类似于中风，病死率较高。由于 WE 症状复杂，演变迅速，经常会被漏诊从而造成严重后果。所以，加强临床观察非常重要，一般情况下摄取低维生素 B_1 饮食 3 个月即可出现维生素 B_1 缺乏症状。在不能正常进食下，维生素 B_1 约 6~8 周耗竭。对

于凡具有维生素 B_1 缺乏可能的患者,当出现不明原因的反应迟钝、思维不清、嗜睡、甚至昏迷,眼球水平震颤,或肢体出现粗大震颤或瞳孔及对光反射异常时,均应考虑本病,并及时给予相应处理。本病预后较差,及时、大量补充维生素 B_1 是治疗本病的关键,但对神经功能的恢复疗效不肯定。由于伴随多种系统躯体疾病,临床处理常需联合多科会诊治疗,如本例就结合了药物依赖科、内科、营养科、中医科的"治疗同盟"。

由于中医疗法有其独特的理论体系及治疗方法,近年来,随着中西医结合的进展,它已广泛地融合到临床各科的综合性治疗措施中,并获得了很好的口碑和评价,这与整体、系统的理念相呼应。中医理论认为:心主神明,开窍于舌;肝主筋,开窍于目;脾主肌,开窍于口;肾主骨生髓,司前后二阴;肺主气,司呼吸。根据意识不清,言语不利,肢体眼球震颤,四肢僵硬,不能吞咽,不能排尿,大便失禁,咳嗽无力,痰多憋喘等症状分析,本病与心、肝、脾、肺、肾五脏损伤有关。心气伤则心主不明,意识模糊,舌强语塞;肝气伤则筋目失养,四肢抽动,眼球震颤;脾气伤则口禁不食,肌肉消瘦;肾气伤则髓虚脑空,惊恐不安,二阴开合失度;肺气伤则肃降失职,咳嗽憋喘。酒为辛辣之物,多饮必助热生火:酒伤脾气,运化失司,痰浊内生;酒伤五脏,气机不畅,血脉瘀滞。因此,酒伤五脏之时又伴风、火、痰、瘀之邪。五脏之"虚"与风、火、痰、瘀之"实"共为致病因素。病属"痉病"。治疗应以扶正祛邪为原则,针对多种病因给予补虚、熄风、豁痰、泻火、祛瘀等综合治疗。刺五加注射液活血化瘀,改善循环;奥拉西坦注射液、维生素 B_1 注射液营养神经,促进脑代谢,两者治疗的病因分别是"虚"和"瘀"。

(3)柯萨可夫精神病

柯萨可夫精神病(Korsakov's psychosis)也称为柯萨可夫综合征(Korsakoff syndrome),又称遗忘综合征(amnesia syndrome)。1887 年由 Kopcako B 首先提出,大多数患者是震颤谵妄的后遗症,也可是酒精所致的幻觉症的后遗症。

本病的发生,早期学者普遍认为是由于缺乏 B 族维生素而引起的。近来的研究认为,乙醇对大脑皮质下结构有直接毒性作用,从而引起大脑皮质联合区发生改变而致柯萨可夫精神病。可见于 Wernicke 脑病之后,也可独立出现。病理可见双侧乳头体、间脑(diencephalon)和海马的病变或出血。Victor 等分析了 82 例柯萨可夫综合征的解剖基础发现,记忆缺损与丘脑背内侧核的损害有关,与乳头体无关。

根据神经生理、生化的研究进展,可将记忆分为三种类型,即瞬时记忆、短时记忆及长时记忆。瞬时记忆也称为即时记忆,指对事物仅能保持一分钟内的记忆;短时记忆也称为近事记忆,指对几分钟到几天内新生事物的记忆;长时记忆也称为远事记忆,指对时隔很久事物的记忆。其生理机制一般认为,短时记忆是借助电模式实现的,而长时记忆是借助神经细胞的化学变化实现的。

记忆(memory)是一种在感知觉和思维基础上建立起来的精神活动,它是一切复杂的高级心理活动进行和发展的基础,在人们的认知过程和社会生活中不可或缺,具有非常重要的作用。记忆包括识记、保存、认知(再认)和回忆(再现)四个过程。通俗的说,就是记住、不忘、认得和回想起来。识记是记忆保存的前提条件,而认知和回忆则是某种客体在记忆中保存下来的结果或显现。记忆障碍可以在识记、保存、认知和回忆不同部位发生,但一般都同时受损,只是严重程度不同而已。遗忘(amnesia)也被称为"回忆的空白",是指局限于某一事件或某一时期内经历经验从记忆中消失。一般来说,它不是记忆普遍性的减弱,因此,它不是记忆减退,而是一种回忆的丧失。

正常人的记忆是与遗忘分不开的,因为一个人不可能将所有见过、听过、做过的事或各种体验都记住并长期保存下来,更不可能全部回忆起来。因此,遗忘既是一种记忆障碍,也可以是一种正常现象。根据 Ribot 定律,越是新近识记的事物越是遗忘得快,遗忘的发展总是由近事记忆逐渐发展到远事记忆。同时对记忆内容还有一定的选择性,这与人的情感、兴趣、爱好、注意等有关,尤其是能引起人们情绪紧张的事件,则识记得较为牢固。同样,内源性疾病会引起严重的遗忘症,通常也先累及新近事件的记忆,称为近事遗忘,继之逐渐丧失对久远事件的记忆,称为远事遗忘(retrograde amnesia)。这种漫长的扩展过程又称为逆行性遗忘(retro-active amnesia)。

柯萨可夫综合征以严重近记忆力障碍、遗忘,错构(paramnesia)及虚构(confabulation),定向力障碍(disorientation)为基本症状。最近的研究又指出,本病是顺行性遗忘(anterograde amnesia)、逆行性遗忘、视知觉与解决问题能力缺陷的认知综合障碍。顺行性遗忘主要表现近事记忆力障碍,患者不能学习新的语言及非语言信息,往往要经过数周或数月的重复指导,才能记住自己的床位和医护的姓名。对于逆行性遗忘,有的学者认为是继发的,患者由于酒精中毒对新的知识记忆有轻度障碍,即当时记忆的少,若干年后回忆起来就更少。视知觉及解决问题能力缺陷,表现数学—符号替换作业及在图中找物或其他概念形成测验的成绩均明显下降。因而患者对物体难于辨认,概念难于形成。患者意识清晰,思维明显障碍,在日常生活中心情愉快,情感活跃或欣快。不同患者可有轻重不等的多发性神经炎,肌萎缩或肌肉麻痹,腱反射减弱;呈慢性病程,往往经久不愈;也有的患者在数个月中完全恢复到正常。

有人将这遗忘综合征概括为"近事遗忘、定向力障碍、虚构"三联征,先是出现记忆逐渐缺失现象,尤以近记忆损害为主,即使刚刚发生的事情也记不住;继而出现时间定向障碍,对日期最难辨明;最后出现虚构,患者无意的编造经历与情节或远事近移的方式来填补记忆的空隙,虚构的情节一般不能在记忆中保持,在每次重述时都有变化,且易受暗示的影响。对此患者自己却全然感觉不到,自得其乐,终日呈现欣快状态,这是本征的一大特点。

WE 与柯萨可夫综合征是慢性酒精中毒患者常见的并发症,发生率在慢性酗酒人群中可高达 12.5%。临床上 WE 与柯萨可夫综合征常有重叠表现,但两者并不一定是同一疾病的不同发展阶段,即前者并非以后者告终,后者也不一定继发于前者。WE 属于急症范畴,死亡率较高,应积极救治。

柯萨可夫精神病、Wernicke 脑病应与重症感染中毒、代谢障碍、头部外伤、脑血管疾病等引起的脑器质性疾病类似的综合征相鉴别。

病例 8-4

患者,男性,52 岁,石匠。嗜酒史 20 年,记忆力下降 5 年。

主要病史:患者高中毕业后就跟人学习石雕手艺,由于工作繁重,经常饮酒解乏。随着年龄的增长,酒量增大,近 20 年每天要饮 1kg 中、高度白酒,从不间断,自己常说酒比饭还要重要。最近 5 年从每餐必饮发展到晨起就饮,无菜也饮,不听家人劝阻,每天心情很好,但记忆力明显下降,刚刚说过的话、刚做过的事转身就忘,为此经常忘事、误事。2

周前由女儿、女婿带来住院,在医生督导下开展戒酒行为。

患者搞不清日期、时间,都记不住早晨吃的是什么,搞不清昨天参加了哪些娱乐活动,还经常讲一些子虚乌有的事,然而自己却表现出煞有其事的样子。如患者称自己是昨天乘火车才来到丽水的,并拜访了许多朋友,还去超市购物,参加了儿子的婚礼,并且包了红包 1000 元(患者为青田籍,儿子在丽水某公司上班,前年已结婚)。精神检查:意识清楚,时间定向障碍,思维内容有障碍,情感欣快,记忆力减退,近事记忆损害明显,虚构,未引出精神病症状。不承认自己喝酒过度致病,自诉双手指经常发麻。躯体检查:心肺功能正常,肌肉萎缩,四肢肌力 4 级(能作抗阻力动作,但较正常差),末梢神经支配区感觉减退,双侧膝腱反射减弱,病理反射未引出,闭目站立不稳,指鼻及跟膝胫试验欠稳准,昂伯氏征阳性。头颅 MRI 报告:基底节区多发梗死灶。

诊断:柯萨科夫综合征(慢性酒精中毒所致)。

(4)酒精中毒性痴呆

酒精中毒性痴呆(alcoholic dementia)也称为酒性痴呆,在长期大量酗酒的患者中,有的出现脑器质性痴呆。酒依赖患者反复发生震颤谵妄、痉挛发作,进而出现急性或慢性进行性人格改变、智力低下、记忆力障碍的痴呆状态。它比柯萨可夫精神病及酒精所致的幻觉症少见,发生的概率尚缺乏报告。齐藤学于 1985 年报告,酒精中毒性痴呆约占酒依赖患者的 2%。

智力(intelligent)的含义包括既往获得的知识、经验,以及运用这些知识和经验来解决新问题、形成新概念的能力。智力必须在解决问题的过程中才能表现出来,并因问题的不同需要有不同的能力,如表现为理解力、计算力、分析能力、创造力等。智力活动与思维、记忆和注意密切相关。思维是按自己一定逻辑规律进行的认识活动,如一个人思维能力低下,一般智力水平不会高。然而,智力水平很高的人,在某些病理情况下可出现思维形式障碍;相反,智力水平较低的人,在一定范围内,思维可按正常逻辑进行。当记忆力减退、注意力不集中时,则智力活动难以进行。记忆本身不属于智力范畴,但是严重的记忆障碍也常伴有智力障碍。知识是智力重要的组成部分,但没有接受良好教育,文化水平不高的人,不等于智力水平低(检查时需充分考虑到个体年龄、文化程度、职业及职位等因素)。故在判定智力程度时,通常需要检查记忆和知识程度。

痴呆(dementia)被定义为在意识清晰状态下,出现的全面智力活动的减退。它是一种综合征,可见定向、记忆、理解、计算、学习等能力以及判断力的障碍,并伴有影响脑功能的器质性情况。这类患者常伴有明显的精神症状,逐渐丧失社会性的情感,原始的情感和本能意向占优势。一般来说,病变多为进行性,常不易恢复或不能完全恢复。

本病的发生,除了酒精直接作用于脑组织外,还有酒精中毒导致的痉挛、低血糖以及 B 族维生素缺少、脑外伤等对大脑综合性损害的结果。额叶功能障碍和额叶皮质突触损失是酒精中毒性痴呆的主要原因。病程多呈缓慢发展,初期可有倦怠感,对事物不关心,如情感平淡、无抑郁感受的焦虑不安和烦躁。继续发展可出现衣着污垢,不讲卫生,失去礼仪的严重状态。这种状态多数经过一年多渐出现定向力及识记明显障碍,生活需他人帮助的明显痴呆状态。在整个病程的发展中可见到柯萨可夫精神病、Wernicke 脑病、多发性神经炎及酒依赖戒断综合征。晚期仅有片段语言,卧床不起,尿失禁等。病程可持续数年,预后不良。但如能及时戒酒,早期适当治疗,也可阻止病情继续发展,病情有可能得到改善。

诊戒酒精中毒性痴呆时,应注意与酒依赖患者发生的急性中毒或戒断症状出现的意识改变相鉴别。一般饮酒终止 3 周以后,若上述症状持续存在,则可以诊断本症。如果年轻的酒依赖患者出现视空间认知障碍、知觉协调运动等发生障碍,就可推测是酒精中毒性痴呆的早期,应及时采取治疗措施,以防止疾病发展。这时患者脑电图可有低波幅慢波,大脑影像学显示脑室扩大,大脑皮质特别是额叶的显著萎缩。

酒精所致的痴呆和人格改变应与其他原因引起的脑器质性痴呆和人格改变相鉴别。以上均可根据病史、临床特征及化验检查等予以鉴别。

(5)酒精中毒性人格衰退

酒精中毒性人格衰退(alcoholic personality deterioration)患者对饮酒的需要超过其他一切活动,日趋加重的以自我为中心,自私、行为道德标准下降,为了得到酒而不诚实甚至偷窃和诈骗、丧失对家庭和社会的责任感,冷淡,孤僻而不会与人交往及表达情感、丧失亲情、友情,对工作疏懒不负责任,玩忽职守,而大多数患者都表现出工作技巧和能力下降,客观上也容易受到意外伤害。

病例 8-5

患者,男性,55 岁,汉族,初中文化,货车司机。患者初中毕业后就学驾驶,开大车帮人运货,由于工作繁重、单调,经常与同事饮酒解乏解闷,之后渐上瘾,近 20 年来每天要饮 0.5kg 多高度白酒,从不间断,自己常说酒比饭还重要。最近 10 年来,从每餐必饮发展到晨起就饮,无菜也饮,经常独饮,每每喝醉或因"酒驾"被刑拘多次。期间因躯体情况多次戒酒出现震颤谵妄或抽搐发作而送我院住院治疗,出院后戒酒不久往往又复饮。近 4 年来已不听从家人劝阻,仍每天喝酒,具体酒量不详,喝酒后貌似心情很好,但记忆力明显下降,容易忘事、误事,刚刚说过的话转身即忘,早晨吃的是什么都记不住,做事情丢三落四,并有待人接物冷淡,缺乏亲情感,有时很自私不顾他人,有时出现无故焦虑不安、发脾气、骂人,已不能正常工作,但基本个人生活尚能自理。最近 2 年来生活退缩,不知个人卫生,言语、词汇明显减少,讲话不清楚,已无能力获取酒类饮料饮用。去年曾在某中医院住院,诊断为"阿尔茨海默病",予"多奈哌齐片"等药物治疗,但疗效不佳,病情持续加重,连基本个人生活也不能自理。近 3 月来开始不知主动吃饭,大小便乱拉,外出家门迷失归途,发脾气,打骂妻子,称要打死妻子,家人无法管束,送来住院治疗。既往个人史无殊。家族史:其父亲也有嗜酒史,晚年得"脑中风瘫痪";其母 55 岁患"老年性痴呆",具体治疗情况不详。

入院后体格检查:神清,检查欠配合,体温 36.5℃,血压 127/82mmHg,脉搏 80 次/min,心率 80 次/min,心律齐,未闻及杂音,肺部听诊未闻及啰音,腹平软,无压痛及反跳痛,肝脾肋下未及。经神经系统检查后,结果发现:双手震颤明显,四肢肌力 4 级(能作抗阻力动作,但较正常差),口齿不清,慌张步态,动作缓慢、僵硬,肌张力略增高,末梢神经支配区感觉减退,双侧膝腱反射减弱,病理反射未引出。经精神检查后,结果发现:意识清,对自身定向准确,认识家人,其他定向不准,接触交流欠佳,口齿不清,思维贫乏,能建立很简单的对答,有时答非所问,未引出幻觉、妄想,情感平淡,情绪不稳,有时突发行为冲动,特别针对其妻子(问其何故也说不出所以然),记忆、智力明显减退,生活不知料理,大小便乱拉,无羞耻感,自知力无。经实验室检查后,结果发现:大小便常规大致正常;血常规、血生化、微量元素、营养指标及甲状腺功能未见明显异常;凝血功能示凝血酶原活度212.8,余大致正常;血液流变学呈高黏血症倾向。辅助检查:心电图示窦性心律,不完全性右束支传导阻滞;头颅 CT 示酒精性脑萎缩,以额叶为甚,左侧小脑半球有小软化灶;腹部 B 超示"酒精肝"图像;TCD 示脑血管弹性下降;脑电图示低波幅慢波;韦氏成人智力量表(Wechsler Adult Intelligence Scale,WAIS)IQ 总分 22 分。

诊断:酒精中毒性痴呆。

入院后给予 B 族维生素、多奈哌齐、奥拉西坦、尼莫地平、美金刚及精神药物(奥氮平控制精神症状、助眠,奥卡西平改善激越、冲动行为)等,治疗 1 个月后患者情绪转稳定,冲动行为消失,进食、夜眠好转,双手震颤明显减轻,步态、动作协调性明显改观,但记忆、智力无明显改善,生活仍不知料理,需人照料,以临床"进步"出院。

【分析】 酒精中毒性痴呆是酒精对脑组织的慢性直接作用所致的特征性痴呆,是由长期大量饮酒引起的脑器质性损害,是慢性酒精中毒最严重的状态之一,通常伴随酒精中毒性人格衰退综合征。其发生可能与酒精对脑组织的直接毒性作用(酒的因素包括酒的质量和纯酒精摄入量、饮酒方式和时间等)以及酒精中毒引起的震颤谵妄、痉挛发作、低血糖、营养不良如 B 族维生素缺乏、头颅外伤、严重肝病等对大脑的综合性损害有关。此外,遗传因素的作用也不可忽视。已有研究表明,酒精中毒发生率一级亲属比一般人群高 6～8 倍,酒精对大脑损害的敏感性也受遗传因素的影响。

本病除戒酒、改善营养和大量维生素治疗外,尚可针对其他病因给予相应治疗,如阿尔茨海默病、慢性肝病、脑缺血等。如出现明显精神症状,也可使用相应的抗精神病药物进行对症治疗(应注意避免使用抗胆碱能副作用强的药物,因其可加重认知功能的损害)。然而,本病与其他老年痴呆一样,目前尚无特殊有效的治疗方法,重在预防为主,通俗地讲,就是要早发现、早诊断、早处理。例如,一位年轻的酒依赖患者如果出现视空间认知障碍、知觉协调运动等发生障碍,就可推测是酒精中毒性痴呆的早期,应及时采取治疗措施,以尽可能地防止疾病发展为痴呆状态。

21 世纪是"脑"的世纪,人脑的复杂性远远超出了我们当前的认识能力,传统的细胞生物学等的实验室研究对于解决人脑对复杂信息的获取、处理与加工及高级认知功能的机制,犹如只见树木不见森林。世界卫生组织(WHO)已在积极倡导和推进全球人类脑计划的研究,人类脑计划包括神经科学和信息科学当今自然科学两大热点的相互结合研究,其核心内容是神经信息学,主要涉及精神病学与神经病学及老年医学等领域。脑科学研究已被列为事关我国未来发展的重大科技项目之一,"中国脑计划"专家建议,从认识脑、保护脑和发展脑三个方面展开研究。认识脑就是要进一步认识若干脑主要功能的工作原理及机制;保护脑就是阐明若干脑重大疾病的致病机理,并发现其早期诊断指标,预防和治疗脑疾病和脑损伤;发展脑就是开发大脑潜能,带动类脑人工智力研究与发展。

(吴绍长　陈志恩　程伟进)

第四节　酒精所致精神障碍的护理

一、酒精所致精神障碍的护理原则

酒精所致精神障碍又称酒精相关的精神神经障碍,包括急性酒精中毒、酒依赖的戒断症状、慢性酒精中毒所致的精神障碍三方面内容。慢性酒精中毒所致的精神障碍又包括酒精中毒性幻觉症、妄想症、心境障碍及韦尼克脑病、科萨科夫精神病、酒精中毒性痴呆、酒精中毒性人格衰退等。在护理中应遵循的护理原则:首先满足生理的需要,其次是确保患者的安全,再者是满足个人发展的需要。

(一)初步了解患者的病情

评估患者躯体情况、精神症状、酒精所致精神障碍的严重程度,提供基本生理需要,为护理指明方向和重点。

(二)根据患者酒依赖和中毒严重程度灵活掌握戒酒进度

戒酒第一周特别注意患者的体温、脉搏、血压、意识状态和定向能力,避免出现严重的戒断症状以致危及生命,严格防范冲动、伤人、出走等意外事件。

(三)针对患者出现的焦虑紧张和失眠症状进行对症治疗、营养支持

针对患者出现的焦虑紧张和失眠症状,在遵医嘱予以积极对症治疗的同时,护理人员还应做好营养支持、心理护理,提高患者求治欲望及信心,使患者积极主动地配合治疗。

二、酒精所致精神障碍的基础护理

酒精相关的精神障碍的基础护理按照精神科基础护理的规范要求执行,主要包括患者的饮食护理、安全护理、睡眠护理、药物依从性护理等。

(一)饮食护理

问题饮酒者饮食无规律,大多食欲下降,戒断症状重时甚至拒绝或无法正常进食。因此,慢性酒精中毒患者可发生不同程度的摄入性营养不良,主要包括 B 族维生素、微量元素、矿物质、氨基酸和蛋白质等摄入不足。护理人员应观察患者每餐进食情况,给予易消化、营养搭配合理的膳食,住院早期因常伴有胃肠道黏膜损伤,应以流质或半流质为宜,同时鼓励患者多饮水。对严重呕吐无法自行进食者,由护理人员协助喂食,必要时管饲或静脉营养支持。

(二)安全护理

1. 对于有精神症状的患者,护理人员必须以平静、理解的态度给予保证及介绍环境,以减轻患者恐惧。根据病情设立专人护理,给予隔离或保护约束,同时防止患者自伤或伤人。

2. 戒酒是酒依赖及所有问题饮酒共同的治疗方法。而入院治疗后患者常难以克服

戒酒所带来的生理上的痛苦和心理上的依赖,为了饮酒,他们会不择手段、千方百计地想尽各种办法,往往要求提前出院,或想逃跑,或联系别人送酒,或外出就餐时趁陪护不注意取酒偷饮,因此要密切关注他们的言谈举止,分析、掌握其心理活动,切实断绝酒的一切来源和途径,这也是保证患者安全的另一手段。

3.许多酒依赖患者伴有人格问题,存在上述情感障碍,缺乏想象力,缺乏基本的人际交往,遇事易激惹、冲动,甚至违反规章制度、不服从管理、治疗,应给予耐心解释,接触中也应该注意方式、方法,既要坚持原则,又要注意共情,正确疏导,避免直接发生冲突,也可给予行为治疗。

(三)睡眠护理

酒依赖患者在戒断后往往存在顽固性失眠,如不及时纠正,患者的注意力就会集中在躯体的不适感上,易诱发复饮或对静脉催眠药物的依赖性。在药物调整基础上,应采取措施协助患者改善睡眠,如指导患者建立规律的作息时间,白天参加各种文娱活动,改善睡眠的环境,要保持安静、舒适、光线适中、空气清新;睡前不宜太饿或太饱;睡前避免剧烈运动、过度兴奋或其他刺激,放松心情,控制情绪,不让焦虑和恼怒等杂念对自己产生困扰,以免肌肉紧张或大脑活动频繁,不能入睡;听一些轻柔的音乐,睡前用温水洗澡,注意脚部保暖等,并严密观察及记录患者的睡眠时间。

(四)药物依从性护理

多数患者是在家人强迫下来院戒酒的,故其对治疗的配合度不高,服药依从性差。首先,护士要与患者建立良好的护患关系,向患者讲解住院治疗的必要性。其次,要严格执行医嘱,及时准确认真查对,严格执行"三查八对"制度,在逐渐加药、减药的过程中,要密切观察患者的各种不良反应,及时处理不良反应。患者需要服药时,要送药到口,每次检查患者口腔,在确保其服下后方才离开,避免藏药、漏服、忘记服药等情况发生。

三、酒精所致精神障碍的整体护理

(一)护理前评估

护理评估是整个护理程序的基础,护士运用评判性思维,通过观察、交谈、护理体检及查阅健康记录等方法,从生理、心理、社会文化等方面收集与患者健康状况有关的主、客观资料,进行全面护理评估。

1.生理方面

(1)一般情况:患者的年龄、性别、籍贯、婚姻状况;饮酒史,饮酒种类、方式、持续时间及目前饮酒的量和间隔时间;个人卫生自理能力等。

(2)躯体情况:患者生命体征有无异常;身高、体重、活动量、进食情况、饮食习惯;有无震颤、谵妄、腹泻、恶心呕吐、步态不稳等戒断症状。

(3)睡眠:评估患者平时睡眠情况,近来睡眠情况,睡眠时间,有无失眠或早醒,有无借助药物或酒精帮助入睡等。

(4)排泄:评估每天排便次数、时间、性质,有无问题存在,如腹泻、便秘。

(5)活动与休息:了解患者平时对那些活动感兴趣,平时的作息安排及活动量,了解近期有哪些改变,有无行为怪异等现象。

(6)并发症:有无感染性疾病、消化道疾病、肝肾功能损害、心血管系统疾病、神经系统疾病等。

2.心理方面

(1)认知:有无知觉的改变,如出现幻听、幻视及被害妄想等症状;有无智力与记忆力损害,如遗忘、错构、虚构;有无注意力和定向力障碍。

(2)思维:有无思维内容障碍及思维过程方面的改变,如酒精中毒性嫉妒妄想。

(3)情感:有无焦虑、抑郁、紧张、恐惧不安;有无兴奋、吵闹、易激惹和情绪不稳;有无情绪低落、淡漠、自责等。

(4)人格特征:有无反社会行为。

(5)自知力:对疾病的认识,对治疗的合作程度。

3.社会功能

(1)患者的人际交往能力、社会生活自理能力有无减弱。

(2)患者与家庭成员的关系有无受损,有无子女受虐待、婚姻破裂等问题。

(3)患者不良行为的程度,有无旷工、欺骗、偷窃、赌博等不负责任,不讲道德的行为,甚至有更严重的影响社会安定的犯罪问题等。

(4)社会支持系统状况,如患者的家庭成员是否有酒依赖,家庭成员及亲友对患者的支持及关心状况如何。

4.其他

既往治疗用药及药物不良反应;实验室及其他辅助检查(血、尿、粪便常规)、血生化、心电图、脑电图检查结果。

(二)常用护理诊断及相关问题

1.营养失调(低于机体需要量)与消化系统功能障碍、缺乏食欲等有关。

2.意识障碍与酒精或药物过量所致的中毒、戒断症状等有关。

3.感知改变与酒精或药物过量所致的中毒、戒断症状等有关。

4.思维过程改变与酒精或药物过量所致的中毒,药物依赖导致的中枢神经系统受损,戒断症状有关。

5.焦虑与调适机制发生严重的困难,"需要"未获满足或与戒断症状有关。

6.自我概念紊乱(低自尊、自暴自弃、自罪、自责等)与缺乏正向反馈、家庭关系不良、社会支持缺乏等有关。

7.社交障碍与人格改变、行为退缩等有关。

8.潜在暴力危险(针对他人或针对自己)与酒精或药物中毒、戒断综合征,或个人应对机制无效有关。

(三)护理措施

1.一般护理

多数患者是非自愿戒酒的。首先,护士要向患者讲明住院治疗的必要性,并向家属宣传患者入院后有强烈的饮酒欲望,但在戒酒期间患者如果复饮,会对其身体造成严重损害,以及加重二次戒酒的困难。向家属做好病房规章制度的宣传,要求家属配合,不能给患者偷带酒喝。因戒酒病房环境较封闭,患者可能感到恐惧或不适用,因此,做好入院护理十分重要,由护理人员向患者介绍医院的环境,主管医生、主管护士、同室病友,使患者尽快熟悉环境,减少或消除患者的恐惧焦虑情绪。

2. 安全护理

(1)对于有精神症状的患者,护理人员必须以平静、理解的态度给予保证及介绍环境,以减轻患者恐惧。根据病情设立专人护理,给予隔离或保护性约束,以防止患者自伤或伤人。

(2)此类患者多伴有人格障碍,表现为激惹、冲动,甚至违反规章制度、不服从治疗、可给予行为治疗,在接触中也应该注意方式、方法,既要坚持原则,又要正确疏导,避免直接发生冲突。

(3)患者入院 3～5 d 后,大多数戒断症状严重,难以克制生理上的痛苦和心理上的依赖,要求提前出院或想逃跑,因此要密切关注他们的言谈举止,分析、掌握其心理活动,保证患者的安全。

(4)对有强烈饮酒欲望的,断绝酒的来源是护理工作中至关重要的环节,护士要做好患者家属的宣教,会客后加强安全检查,防止患者得到酒后复饮。

3. 对症护理

(1)精神症状护理:患者入院后出现幻觉妄想等精神症状,护士要密切观察患者病情变化,因患者情绪易激惹、易与病友发生冲突,故护士要将患者隔离于小房间,耐心解释给患者以安全感,患者不愿配合治疗时,应掌握患者情绪变化的特点,做好解释工作,避免激惹患者,从而保证精神科药物的治疗。在条件允许的情况下,可以让家人陪同,协同做好劝说工作。告诉患者服药的重要性,待症状消失后不必长期服用。

(2)戒断症状护理:患者在入院 7 ～8h 后,出现了极度饮酒欲望,情绪不稳、焦虑、易激惹、四肢震颤、走态不稳,并大量吸烟。此时应注意卧床休息,避免剧烈活动,减少体力消耗,站立时要缓慢,护士应及时向患者讲解上述的不适症状是戒酒过程中的一种表现,随着治疗的进行,不适症状会逐渐消失。

(3)药物护理:在逐渐加药、减药的过程中,要密切观察患者的各种不良反应,注意病情变化,配合医生做好危重患者的抢救和护理。

(4)躯体并发症护理:酒依赖患者多数有不同类型的躯体疾病,如心血管系统疾病、肝肾功能损害、消化道疾病、神经系统疾病及传染性疾病等。除做好生活护理外,对心血管系统疾病患者,应密切监测血压、脉搏;对肝肾功能异常及其他消化系统疾病患者,要从饮食上加以重视,减少刺激性食物对消化系统的损害;对于神经系统存在不同程度损害的患者,如手指颤抖、共济失调的患者,应加强照顾,防止跌倒或其他意外的发生;对患有传染病的患者应注意操作中严格无菌规程,防止交叉感染。

4. 心理护理

(1)建立良好的治疗性护患关系,尊重患者、接纳患者,采取接受的态度,耐心倾听患者叙述不适的感受,并很自然传递出愿意帮助患者的愿望。

(2)矫正不良行为,对患者的不良行为绝不迁就,努力规范患者的行为,如严加防范患者的觅酒行为。

（3）建立正性的自我概念，帮助患者重新认识自己，对患者好的品质、行为给予肯定，让患者改变对自己的负性评价，以积极的态度看待自己，提高自尊。

（4）加强认知干预，针对具体情况，向患者及家属提供有关酒精滥用和成瘾的知识，让患者能主动认识到酒精滥用的危害，自觉配合戒酒。

（5）鼓励患者参加有益的活动，如各种工娱治疗、编织、绘画、下棋、运动、音乐等，以转移患者对物质的渴求心理。

（6）帮助患者认识复饮的高危因素及采取正确的处理方法。

5.社会支持

（1）提高家庭和社会支持。恢复期患者多数表示会坚决戒酒，但又担心自己难以控制，还有一部分人担心出院后会被人瞧不起，家庭不接纳。家庭与社会是患者心理问题特别是不良饮酒习惯形成的重要场所，家庭成员提供可靠的支持对物质依赖者的康复非常重要。

（2）建立社区团体治疗、患者小组和个别咨询的组织形式，可邀请家属一起参加治疗和康复目标的制订。

（3）宣教疾病知识，使家属和患者意识到饮酒行为对身心健康的影响，以及对家庭和社会带来的严重后果。指导患者如何处理与其他依赖人员的接触，最大限度地降低复饮的危险因素。遇到生活、家庭及社会环境不良刺激时，不再依赖饮酒来减轻压力，采取其他方式或进行心理咨询。强化家庭支持功能，使患者感受到家庭的照顾和温暖。家人起到监督、关心和支持作用，在护理过程中若出现不适，则应及时处理，保持与医生的联系，及时获得医生指导。

(四)护理后评价

1.生理方面

（1）患者营养状态、睡眠状态等是否得到改善。

（2）患者有无发生躯体感染性疾病及其他并发症。

（3）急性中毒患者生命体征是否平稳，是否发生其他并发症。

2.心理方面

（1）患者的戒断症状是否得到控制，感知和思维是否恢复正常。

（2）患者能否控制不良情绪，纠正不正确的认知，认真执行戒酒计划。

（3）患者是否建立正向的自我概念和积极的应对机制。

3.社会方面

（1）患者有无发生冲动行为、自杀行为和出走行为。

（2）患者是否可以与他人进行有效的沟通，建立有效的人际关系，并主动承担社会责任。

（3）患者能否主动参与各种活动，利用社会支持资源。

四、酒精中毒与戒断几种主要状况的护理

(一)急性酒精中毒的护理

急性酒精中毒不仅给患者健康造成损害，如重度酒精中毒可危及生命，同时也是影

响社会安定的因素。由于很多患者发病急,病情重,精神症状突出,不配合检查与治疗,给医院急诊工作增加了很大难度,是急诊科的常见疾病。需要做好以下护理内容。

1. 接诊前处理

在接到急性酒精中毒患者的求救电话时,询问患者神志是否清醒、是否伴有呕吐,酒后有交通事故者应尽可能详细了解受伤病史,同时医务人员接诊时要自我保护,注意安全。对于重度酒精中毒患者,若其神志不清,发生心搏、呼吸骤停,则应保持患者呼吸道通畅,进行心肺复苏。现场救治和转运应严密观察患者的生命体征,将呼吸道通畅作为重点,维持人体的呼吸循环功能。

2. 主要的护理问题及措施

(1)呼吸道通气不畅——与反复呕吐有关

目标:患者气道通畅,血氧饱和度在正常范围。

措施:①平卧位,若发生呕吐,则将其头偏向一侧;②及时清理口、鼻腔内异物,必要时吸痰,以保持呼吸道通畅。

评价:患者气道通畅,没有窒息现象的发生,血氧饱和度在95%~100%。

(2)低效型呼吸形态——与高浓度乙醇抑制延髓中枢有关

目标:患者自主呼吸正常。

措施:①鼻塞或面罩吸氧,3~5L/min;②给予口腔通气管应用,防止舌后坠;③纳洛酮0.8~1.2mg加生理盐水20mL,静脉推注。

评价:患者呼吸正常,面色、口唇、甲床红润。

(3)代谢异常——与乙醇在肝内代谢生成大量氧化物有关

目标:患者无代谢性酸中毒、低血糖出现。

措施:①根据饮酒后时间或有无呕吐情况酌情给予洗胃;②静脉注射高糖溶液,肌注维生素 B_1、维生素 B_6。

评价:患者查血生化示水、电解质、酸碱平衡基本正常。指测血糖达到5.2mmol/L或以上。

(4)舒适的改变——与恶心呕吐、被动体位有关

目标:患者不适感减轻。

措施:①保暖,病室温度22℃~24℃,湿度50%~60%;②及时更换床单、被褥、病服;③每隔2小时翻身1次,协助其采取舒适体位;④及时清除气道及口腔分泌物。

评价:患者体温正常,床单清洁、干净,环境安静、舒适。

(5)思维过程紊乱——与酒精中毒早期,皮层下脱抑制释放有关

目标:患者安静入睡,配合治疗。

措施:①遵医嘱适量使用镇静剂;②耐心做好与患者的有效沟通;③准确及时补液治疗。

评价:患者情绪稳定,相对安静状态。

(6)有受伤的危险——与乙醇作用于小脑,引起共济失调有关

目标:患者无坠落意外发生。

措施:①使用床挡或护栏;②应有专人看护,加强巡视;③躁动不安者使用约束带。

评价:患者卧床休息,皮肤完好。

3. 宣教

鉴于酒精滥用现象的日益增多和急诊干预的效果,应根据患者不同的心理情况及时与患者及陪护人员进行思想交流,开展健康教育,在患者清醒及情绪稳定后向其及家属宣教酒精中毒的危害。最终让他们明白饮酒虽可帮助入睡,使自己感觉良好,提升性欲,增强信心或是忘记痛苦的记忆,但酒精对情感或关系问题的处理是不会有帮助的,而且从长远来看,它只会令这些问题变得更糟。

(二)酒依赖戒断综合征的护理

1. 酒精戒断痉挛大发作的护理

酒精戒断痉挛发作是酒精性癫痫最常见的表现形式,多在停饮酒后 12～48 h 后出现,多表现为癫痫大发作。痉挛大发作的主要护理措施如下。①按神经系统疾病一般护理常规进行护理。②痉挛大发作时立即给患者安置侧卧位,让其伸颈、下颌向前托起以保持呼吸道通畅。③有义齿者应取出,上下磨牙置牙垫,防止舌咬伤及舌后坠,严重抽搐时要防止患者骨折和摔伤。④对于存在呼吸困难者,应给予低流量吸氧,必要时气管切开。⑤要密切观察患者的意识、瞳孔、呼吸、血压的变化,详细记录抽搐发作的部位、顺序、次数及持续时间,为医生提供治疗的依据。

2. 酒精戒断震颤谵妄的护理

长期大量饮酒者如果突然戒酒,大约在 48 h 后会出现震颤谵妄,72～96 h 达到极期,此期患者病死率较高,因此对戒酒、酒精中毒患者入院后 1 周,特别是 3d 内要做好针对性护理。主要护理措施如下。①将患者置于易观察的病室内,给予重点看护,保持环境安静,光线不宜太强,避免各种刺激。②严密观察患者意识、体温、脉搏、呼吸、血压、皮肤颜色,是否有大汗淋漓、四肢的粗大震颤以及瞳孔散大,排便情况等。随时做好记录并向医生报告,遵医嘱及时予以处理。③要保证患者的安全,要有专人看护。应防止患者跌倒,防止发生越窗坠楼、自伤、伤人或其他危险行为,必要时应给予约束性保护或 24h 床旁陪护。④保证患者的基本生理需要,维持水、电解质平衡,震颤谵妄患者因肢体震颤、不协调性兴奋躁动并且伴有发热、出汗等自主神经功能亢进症状,极易引起代谢紊乱失调。可酌情给予鼻饲饮食和留置导尿,此时应密切观察脱水及电解质紊乱的临床表现,准确记录每日出入量,按鼻饲常规护理,保证患者有足够的摄入量(蛋白质、脂肪和维生素等),维持水、电解质、能量代谢平衡,保持留置导尿通畅,防止并发症的发生。⑤患者出现震颤谵妄状态时,护理人员在上下班之间要做好床旁交接班。在震颤谵妄缓解期,对于能进食的患者,可给予软食(流质或半流饮食),避免硬、黏等不易嚼碎的食物,喂食要缓慢、适量。根据我们的临床经验,老年谵妄患者极易发生噎食窒息,尤其是震颤谵妄相对较轻、意识状况波动明显、没有给予鼻饲饮食、在缓解期能配合进食的患者反而容易出现思想麻痹、放松警惕。在患者意识状况相对清晰的情况下,家属或陪客常常给其不恰当的饮食而造成患者噎食窒息,特别新入院的患者很常见。因此,对新入院患者的家属及陪客,应及时进行常规饮食护理宣教。

(徐梅玉　蔡　琳)

参考文献

［1］沈渔邨. 精神病学［M］. 5 版. 北京：人民卫生出版社,2014,440-460.

［2］张亚林. 高级精神病学［M］. 长沙：中南大学出版社,2007,325-343.

［3］Gelder M，Mayou R, Cowen P. 牛津精神病学教科书［M］. 4 版. 刘协和,袁德基, 译. 成都：四川大学出版社,2004.

［4］刘协和,杨权. 精神科急诊医学［M］. 湖南：湖南科学技术出版社,1993.

［5］中华医学会急诊医学分会. 急性酒精中毒诊治专家共识［J］. 中华急诊医学杂志, 2014,23(2):135-138.

［6］葛均波,徐永健. 内科学［M］. 北京：人民卫生出版社,2015,900-906.

［7］胡建,郝伟. 慢性酒精中毒对大脑损害的形态学研究［J］. 国外医学·神经病学神经 外科学分册,1998,25(2):72-74.

［8］于恩彦. 轻度认知功能损害的研究进展［J］. 浙江医学,2012,3(34):153-158.

［9］胡建,沈海今. 韦尼克脑病的特征研究［J］. 中国危重病急救医学,1998,10(4):251-253.

［10］江开达. 精神药理学［M］. 北京：人民卫生出版社,2007.

［11］陈贵廷,杨思树. 实用中西医结合诊断治疗学［M］. 北京：中国医药科技出版社,1991.

［12］蔡壮,高静. 酒依赖患者述情障碍及人格特征的相关性分析［J］. 中华现代护理杂志, 2011,33:4018-4020.

［13］李凌江. 精神科护理学［M］. 2 版. 北京：人民卫生出版社,2008.

［14］李小寒,尚少梅. 基础护理学［M］. 2 版. 北京：人民卫生出版社,2006

［15］Volpicelli J R. Alcohol abuse and alcoholism：an overview［J］. J Clin Psychiatry, 2001,62(20):4-10.

［16］Conor K，Keith F. Trait markers for alcoholism：clinical utility［J］. Alcohol Alcohol,1999,34(5):649-665.

［17］Brun A,Andersson J. Frontal dysfunction and frontal cortical synapse loss in alcoholism- the main cause of alcohol dementia［J］. Dement Geriatr Cogn Disord,2001,12(4):94-289.

［18］Thomson A D. Mechanisms of vitamin deficiency in chronic alcohol misusers and the development of the Wernick-Korsakoff syndrome［J］. Alcohol Alcohol,2000,35(1):2-7.

［19］Marksteiner J，Bodner T, Gurka P. Alcohol-induced cognitive disorde：alcohol dementia［J］. Wien Med Wochenschr,2002,152(3):98-101.

［20］Anton R F. Pharmacologic approaches to the management of alcoholism［J］. J Clin Psychiatry,2001, 62(20):11-17.

索 引

（以中文拼音为序）

M